江苏省高等学校重点教材

内经理论与临床应用

—— 主编 ——

吴颢昕

U0339018

上海科学技术出版社

图书在版编目（CIP）数据

内经理论与临床应用 / 吴颢昕主编. -- 上海 ：上
海科学技术出版社，2022.12
ISBN 978-7-5478-5994-0

Ⅰ．①内… Ⅱ．①吴… Ⅲ．①《内经》－中医学院－
教材 Ⅳ．①R221

中国版本图书馆CIP数据核字(2022)第211620号

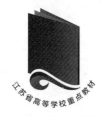

江苏省高等学校重点教材

（编号：2021－2－173）

内经理论与临床应用
主编　吴颢昕

上海世纪出版(集团)有限公司 出版、发行
上 海 科 学 技 术 出 版 社
（上海市闵行区号景路 159 弄 A 座 9F－10F）
邮政编码 201101　　www.sstp.cn
常熟市华顺印刷有限公司印刷
开本 787×1092　1/16　印张 17.25
字数 380 千字
2022 年 12 月第 1 版　2022 年 12 月第 1 次印刷
ISBN 978－7－5478－5994－0/R·2656
定价：60.00 元

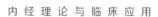

编委会

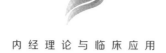

前　言

　　中医经典著作是中医理论之渊薮，是经过千百年临床实践检验的经验结晶，所谓"经者，径也"，是学习、研究、发展中医学术之门径。中医临床学科的发展、临床疗效的提高，必须借助传统中医科学的思维模式及其医学理论的继承与发扬。读经典是提高中医工作者专业素质、促进临床水平的提高、培养优秀中医临床人才的重要途径。

　　中医本科教育，主要是以培养合格的中医临床人才为目标。因此在整个中医本科教育过程中，提升培养人才的中医临床水平是核心。《黄帝内经》（以下简称《内经》）一书奠定了中医理论的框架，自西汉末年成书之后，一直有效地指导着中医理论与临床的发展。学习《内经》是提高中医临证水平、培养中医临床人才的必由之路已成为中医共识。目前本科"内经选读"课程一般开设在第二、第三学年，定位为中医基础理论提高课程。该阶段学生尚未具有相关临床知识，较难深入领会中医经典理论的临床价值，而进入高年级，特别是在进入临床学习之后，作为高等中医院校的学生，他们迫切需要将已学的中医基础知识综合运用于临床疾病的诊断与治疗，以应对临床复杂的病情。为此，南京中医药大学中医基础理论与内经教研室于2013年自编了《内经理论与临床应用》一书，用于八年制、九年制及研究生"内经理论与临床应用"选修课程教学，至今已十年，深受学生的欢迎。为进一步提升教材质量，南京中医药大学中医基础理论与内经教研室邀请了成都中医药大学、湖南中医药大学、山西中医药大学、云南中医药大学、宁夏医科大学中医学院、贵州中医药大学相关专业学者，对《内经理论与临床应用》教材进行重新编写，并正式出版，以供高年级中医、中西医结合专业本科生及中医类专业学位硕士研究生学习使用，帮助学生进一步掌握《内经》的理论体系，巩固培养中医临床辨证思维。本教材具有以下特点。

　　一是突出中医临床思维培养。教材编写核心以培养中医传统思维为目标，重点展示《内经》理论的内在临床逻辑，加强中医经典学习与中医临床的紧密结合。以心藏象理论与临床应用为例，教材将心经的循行，心的主要生理功能，心与形、窍、志、液、时的关系，心病的病因特点、证候、治疗用药特点归类介绍，使学生能够从整体把握中医心藏象的理论体系及其临床应用。

二是重视经典原文对临床的指导。为更好体现中医经典理论的临床价值，教材辑选经历代中医临床证明对临床辨证、诊断治疗具有较大指导意义的《内经》原文，详细分析经文对临床的指导价值，以名家医案为桥梁衔接《内经》理论与临床的学习，培养学生对中医文化的自信，激发学生学习经典的兴趣，训练学生辨证论治的技能。

三是强化岗位能力提升。教材所选经典条文与新版执业中医师考试大纲及国家教学指导委员会四大经典等级考试对接，以适应岗位能力的需求。教材编写中适当增加了现代临床医学知识及现代中医临床研究成果，以密切传统经典理论与现代中医临床的联系，进一步完善学生的知识结构，提高他们对中医理论的认识及中医现代临床研究的水平，不断提高中医临床疗效。

中医药事业的发展，在于大批优秀中医人才的培养，人才的培养离不开优秀的教材。与传统教材相比，本教材无论是原文的选择、编排内容还是《内经》理论与临床的衔接等，均有新的尝试。

因水平有限，不足之处，敬请各位有志于中医药事业发展的同仁批评，并提出宝贵意见，以便进一步修订完善。

本教材为2021年江苏省高等学校重点立项教材，由南京中医药大学中医学院·中西医结合学院虞山医派中医经典传承基金资助出版。

吴颢昕

2022 年 7 月

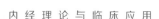

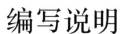

编写说明

　　《内经》一书奠定了中医理论的框架,《内经》成书之后一直有效地指导着中医理论与临床的发展。历代医家对中医学的发展均未能突破《内经》传统的理论模式,《内经》一直被奉为"中医经典中的经典",《内经》相关课程也一直是培养中医专业人才的核心课程。高等中医药院校本科生相关中医基础理论提高课程一般开设于第二、第三学年,待进入高年级,特别是在进入临床实习之后,亟须一座桥梁指导学生将中医经典理论知识应用到临床实践中。为此,我们编写了《内经理论与临床应用》教材,以满足中医药院校高年级学生对临床知识储备的需求,帮助学生尽快掌握中医临床辨证思维。

　　遵"老师好教,学生好用"之旨,本教材节选《内经》相关临床论述原文,并按照藏象学说、精气血津液学说、病证理论、诊法理论、治则治法理论及运气学说等六大分类集中编排,这对于解决当今中医药院校高年级学生需要集中学习《内经》经典理论的需求并用以提升中医临床能力是很有裨益的。在内容的编排上,既遵循了中医临床人才成长的规律,强化了中医理论思维的培养与岗位能力的培养,亦体现了中医临床学科实践性强的特点。此外,为方便教学,在格式上,就精选的《内经》原文予以标号,如第一章第一节第一段原文予标示为"1101",第三章第二节第三段予标示为"3203"。在内容阐释上,除了对《内经》原文中的重点、难点做必要注释,还重点围绕《内经》理论的临床运用展开论述,并辅以古今名家医案,以加深学生对《内经》原文的理解,突出《内经》理论的指导意义。在表现形式上,对较为抽象的经络循行、运气学说等内容,绘制了图表,使学习内容更加直接、更加具体。

　　本教材所辑原文以人民卫生出版社 2012 年 3 月出版的《黄帝内经素问》《灵枢经》为底本,并参照《针灸甲乙经》《黄帝内经太素》《类经》等书对底本明显错讹之处或与现行提法有冲突的内容做必要订正。

　　本教材编写分工:编写大纲由吴颢昕提出,第一章由吴颢昕、王光耀编写;第二章由朱向东、姜惟、成映霞、吴颢昕、刘舟撰写;第三章由柳亚平、史俊、王蓓蓓撰写;第四章由王平、韩诚、曹淼、朱博冉、张栎婧撰写;第五章由周宜、吴颢昕撰写;第六章由刘舟、周岚、骆殊、蒙玲莲、周雯、吴颢昕撰写;第七章由郑晓红、骆殊撰写。最后经吴颢昕统稿、定稿。

　　本教材适用于高年级中医、中西医结合专业本科生及中医专业学位硕士研究生《内经》提高课程教学,亦适用于各中医院、中西医结合医院医师培训使用。编委会虽竭尽全力,仍难免有疏漏或不当之处,恳请同道专家及使用教材的广大师生提出宝贵意见,以便今后不断完善与提高。

《内经理论与临床应用》编委会

2022 年 10 月

目 录

第一章

绪　论

学习目标

> ① 掌握《内经》理论的临床价值；② 掌握《内经》理论临床思维方法；③ 了解《内经》临床体系构架；④ 掌握《内经理论与临床应用》的学习方略。

| 第一节 |

《内经》理论的临床价值

《内经》不仅建立了中医理论体系，更为中医临床医学的发展做出了不可磨灭的贡献。《内经》对临床常见疾病描述丰富，是中医临床各科发展的基础。无数中医名家成功之路证明，学习《内经》是提高中医临床水平、培养优秀中医临床人才的必由之路。《内经》理论对中医临床的指导主要体现在以下几个方面。

■ 一、《内经》理论是中医临床发展的源泉

《内经》被历代名医大家尊称为"医家之宗"，它是以长期医疗实践经验为基础，深受古代哲学思想、古代科学技术等影响而形成的医学理论精华。《内经》具有极高的科学性和思想性，历代中医临床的发展，皆是对《内经》思想内涵的拓展延伸与挖掘。

以中医学辨证论治专著《伤寒杂病论》为例，其阴阳、脏象、治法等基础理论直接源自《内经》；其六经辨证方法脱胎自《素问·热论》之六经辨证体系；其诊法亦从《内经》而来，仅是将《内经》的三部九候法简化为人迎、趺阳、寸口三部诊法。

金元四大家之一的李东垣，将散见于《内经》各篇之中有关脾胃与机体生理、病理的论述系统

化,从脾胃的角度予以阐述、创新,提出"内伤脾胃,百病由生"的理论,发明了补中益气汤、升阳益胃汤等治疗内伤杂病的名方,构建了与外感病相对的内伤病学体系,完备了中医临床的辨证体系。

清代瘀血学说的发展亦深受《内经》的影响。著名医家王清任基于《内经》有关瘀血的论述,系统梳理了瘀血致病的病因病机,著《医林改错》一书,从望色、疼痛、出血、发热等四个方面详细阐述瘀血的诊断标准。基于《素问·阴阳应象大论》"血实宜决之"治则,立"活血八法",制活血化瘀方二十余首,其中血府逐瘀汤、通窍活血汤、膈下逐瘀汤、少腹逐瘀汤、身痛逐瘀汤、补阳还五汤等至今仍在临床广泛运用。中西医汇通早期代表人物唐容川秉承《内经》之理,师古不泥,躬于实践,总结了血证病因病机,撰《血证论》,提出"止血、消瘀、宁血、补血"四大血证特色治法,完善了血证用药忌宜与预后。瘀血学说理论的建立与活血化瘀法的确立,对当代高血压病、糖尿病、冠心病、肿瘤等重大疾病的防治具有极其重要的指导价值。

■ 二、《内经》理论是提高中医临床疗效的关键

《内经》理论可启迪临床医生的辨证思路。当代《伤寒论》研究大家陈亦人曾治一武姓患者,口涎偏多数月,苔薄黄,舌红,脉沉。陈亦人宗《灵枢·口问》"黄帝曰:人之涎下者,何气使然?岐伯曰:饮食者,皆入于胃,胃中有热则虫动,虫动则胃缓,胃缓则廉泉开,故涎下"之旨,认为此口涎偏多属于胃热,治以清胃热,予白虎汤加味治疗,药后口涎即减少,连服七剂,症情大减。口涎偏多后世认为属于脾虚不摄,故治疗多从健脾固摄入手,前医曾用健脾固摄法治疗,疗效欠佳。陈亦人从患者苔薄黄,舌红,结合传统中医学理论,辨证为胃热证,运用白虎汤清胃热,药证相符,效如桴鼓。

深入学习与研究《内经》理论,有助于加深对疾病病机的认识,更有效地指导临床治疗,提高临床疗效。如"国医大师"周仲瑛通过对《灵枢·经脉》"手少阴气绝则脉不通……脉不通则血不流,血不流则毛色不泽,故其面黑如漆柴者,血先死"及《素问·平人气象论》"颈脉动喘疾咳,曰水"两段经文的研读,分析体悟出心衰的病机特点属于本虚标实,主要是阳虚而瘀,水饮上犯心肺。由于气(阳)虚血滞,脏腑气化功能障碍,水液输布失常,体内水湿痰饮潴留,以致本虚与标实互为因果,且尤以瘀血为其主要病理因素,结合《金匮要略·水气病脉证并治》"血不利则为水"之说,周仲瑛将温阳益气、活血通脉和祛痰(饮)利水作为主要治法,用于心衰的治疗,取得了较好的疗效。

上述案例充分说明了掌握并熟练运用《内经》理论指导临床是提高中医辨证水平与临床疗效的关键。

■ 三、《内经》理论是指导临床合理用药的指南

《内经》不仅对疾病有深刻的认识,对临床药物的配伍、药物的使用、药物的毒性等亦有广泛而深入的研究,是中医临床用药的指南。

在药物配伍方面:《内经》最早提出了方剂配伍中"君臣佐使"的概念,《素问·至真要大论》曰:"主病之谓君,佐君之谓臣,应臣之谓使。"通过借喻封建体制中的官僚等级,说明药物在方剂中的主次从属关系。后世通过对君臣佐使内涵的不断完善,使其成为中医临床遣方用药的重要原则。

《素问·至真要大论》将方剂分成"奇、偶、缓、急、大、小、重方"等七大类,并提出若重复使用奇

方和偶方仍难以奏效时，多是因为病情复杂而邪气深重，可在组方配伍时采用反佐的方法加以治疗。《内经》以病邪轻重、病位高下、病势缓急、药味奇偶及病体强弱作为方剂分类的依据，其中所蕴含的对方剂进行分类研究的思想对后世产生了积极的影响。

此外，《内经》还提出了治疗六淫邪气方药性味配伍原则。"风淫于内，治以辛凉，佐以苦，以甘缓之，以辛散之。热淫于内，治以咸寒，佐以甘苦，以酸收之，以苦发之。湿淫于内，治以苦热，佐以酸淡，以苦燥之，以淡泄之……"是后世方剂采用性味组方配伍的原则与范式，如银翘散用辛凉苦甘配伍治风温在表，犀角地黄汤用咸寒苦酸配伍治热入血分，真武汤用苦热酸淡配伍治水湿泛滥，均是《内经》药物配伍理论应用的体现。

用药剂量方面：《内经》有"三指撮""五丸""十分""一升半""五合""为之三拊而已""饮汁一小杯，日三稍益"等定量描述。《内经》还根据疾病的病程长短，提出服药次数和剂量应当根据具体病情而定。如《灵枢·邪客》用半夏汤治疗目不瞑："其病新发者，复杯则卧，汗出则已矣。久者，三饮而已也。"指出根据病证的新发久发，临床服药剂量应有区别。此外，《内经》也十分重视服药有度，常以"知"为度，以"已"为愈，对方剂服用的常"度"有客观标准的描述，如"汗出则已矣""令汗出至足已"等。《素问·五常政大论》提出："能毒者以厚药，不胜毒者以薄药。"能毒，指能耐受气猛味厚作用峻猛药物的患者，则可以加大剂量，不能够耐受峻猛的药物者用量宜酌减，为临床如何科学使用中药剂量，提供了理论依据。

用药禁忌方面：《素问·六元正纪大论》云："妇人重身，毒之何如？岐伯曰：有故无殒，亦无殒也。"《类经·十二卷·十三》注："有是故而用是药，所谓有病则病受之，故孕妇可以无殒，而胎气亦无殒也。"后世在此基础上进一步提出了妊娠的用药禁忌，认识到某些药物有引起流产、早产的可能，并分为禁用、慎用两类。禁用的药物，虽病情需要，也不能应用；而慎用的药物，则在不得不用的情况下可斟酌使用。如半夏为妊娠慎用药物之一，但往往用以治疗妊娠呕吐，而无流产之弊，亦即"有故无殒"之义。随着科学的发展、认识的深入，某些药物虽不属于孕妇禁、慎用药之列，但经实验证明可通过胎盘血液循环而影响胎儿发育者，亦当禁用。

《内经》阐述的妊娠用药的准则，同样揭示了在一定的范围内药物的耐受性及毒性反应可随机体疾病状态的不同变化而变化。有学者对大黄的安全性问题进行了"药证（病）"相关评价，结果表明，与正常动物比较，肝损伤动物对大黄的最大安全剂量提高了4倍，提示大黄辨证（病）减（避）毒是客观存在的。这不仅印证了"有故无殒，亦无殒"论断的正确性，更重要的是为研究有毒药物治疗孕妇疾病提供了新的思路与方法。

■ 四、《内经》理论是中医临床治疗方法的渊薮

《内经》亦是临床各种治疗方法的集大成之书，以药物疗法为例，除了内服药外，还有药物熏洗法、药熨法和敷贴法等方法。为了有效提高临床疗效，《内经》提出了"杂合以治"的治则。《素问·异法方宜论》曰："故圣人杂合以治，各得其所宜。故治所以异而病皆愈者，得病之情，知治之大体也。"《黄帝内经素问集注·卷之二·异法方宜论篇第十二》注："夫天有四时之气，地有五方之宜，民有居处衣食之殊，治有针灸药饵之异，故圣人或随天之气，或合地之宜，或随人之病，或用针灸、毒药，或以导引按摩，杂合以治，各得其宜。""杂合以治"的具体内容包括以下几种。

1. **杂合方法** 因于不同的天时气候、地理环境、饮食习惯、生活方式，造成了各种不同的体质及易发疾病，采用多种方法综合治疗，如将药物、针刺、砭石、情志、热敷、导引、按跷等方法按病情需要相互结合使用，可显著提高临床疗效。例如，内伤经络可以针药并进，急症虚脱可以药灸并施，久病缓图可以药食并调，阳虚证可选灸法与膏方同用，阳热实证可选刮痧与刺络并行，痰湿证可选埋线与敷贴同施等。在选择各种治法的时候，要悉知各种方法的优缺点，合理组合，优势互补，以有效缩短治疗周期、扩大治疗范围、提高临床疗效。

2. **杂合治则** "杂合以治"不仅是治疗方法的综合运用，更是多种临床思维及诊治理念的融合。针对疑难杂症，单一治则往往难以胜任，每每需要调和阴阳、扶正祛邪、因势利导、正治反治、调理脏腑、调和气血、标本缓急、治病求本等多个治则综合运用。如补气活血治疗中风后遗肢体痿废不用，就是补虚泻实、调和气血、缓则治本的体现。多种治则配合可发挥中医药补泻结合、内外结合的多层面的调理特长，从而达到扶正祛邪、疗病健体、防治结合的目的。

3. **杂合药物** 《内经》关于具体方药的应用实践描述散见于多篇中，统称"十三方"。其中除生铁落饮、兰草汤、豕膏、醪醴为单味药物外，余均为药物相合或药食杂合。如泽泻饮用泽泻、白术各十分，麋衔五分，三药混合研末治湿热内蕴，汗出恶风，筋缓身重之酒风。半夏汤用炮制过的半夏和秫米调和阴阳，治不眠之证等。《内经》十三方，就其所用药物来说，包含了动物、植物、矿物；就其剂型来说，有汤剂、丸剂、散剂、膏剂、丹剂、酒剂；就其用法来说，有内服、外用。这些方剂是我国医学史上运用方药治疗疾病的早期记载，反映了早期选药、组方、剂型、用法等具体方法，在中国方药史上有独特的理论意义与历史价值。

综上所述，杂合以治思想是中医临床治疗方法发展的渊薮，杂合以治的方法是提高中医临床疗效最重要方法之一。

| 第二节 |

《内经》临床思维方法

思维是人类观察世界、认识世界、改造世界的基本程式，是思维主体、思维对象、思维工具三者之间的一种结构关系。天人相应、取象比类、揆度奇恒、司外揣内等思维方法不仅是《内经》临床体系构建过程中的方法学，也是临床认识疾病、指导临床用药最常用的思维方法。

■ 一、天人相应

"天人相应"是《内经》认识疾病的基本思维方式之一。《灵枢·岁露》云："人与天地相参也，与日月相应也。"《素问·气交变大论》亦云："善言天者，必应于人……善言应者，同天地之化，善言化言变者，通神明之理。"说明了人与自然界普遍联系的特性。

从生理上讲,人与天地自然界万物同构相通相应。《素问·宝命全形》云"天有阴阳,人有十二节;天有寒暑,人有虚实",说明人体生理功能当顺应自然环境,如自然界有春温、夏热、长夏湿、秋燥、冬寒的气候变化,人体的生理活动亦当符合春生、夏长、长夏化、秋收、冬藏的相应变化。

从病理上讲,人体调节功能失常,不能对天地环境变化做出适应性调节时就会发生疾病。如《灵枢·百病始生》言:"夫百病之始生也,皆生于风雨寒暑、清湿喜怒。喜怒不节则伤脏,风雨则伤上,清湿则伤下。三部之气,所伤异类。"同时,在疾病的发生、发展过程中,诸多天时因素也发挥重要作用。如《素问·生气通天论》中认为:"因于露风,乃生寒热。是以春伤于风,邪气留连,乃为洞泄。夏伤于暑,秋为痎疟。秋伤于湿,上逆而咳,发为痿厥。冬伤于寒,春必温病。四时之气,更伤五脏。"说明四时之气对发病有一定的影响。《灵枢·顺气一日分为四时》曰:"朝则人气始生,病气衰,故旦慧。日中人气长,长则胜邪,故安。夕则人气始衰,邪气始生,故加。夜半人气入脏,邪气独居于身,故甚也。"说明了一般疾病大多白天病情较轻,夜晚较重。因为早晨、中午、黄昏、夜半,人体的阳气存在生、长、收、藏的规律,因而病情亦随之有慧、安、加、甚的变化。

从养生防病来讲,《内经》非常注重顺应环境四时并体现在未病先防的预防思想之中。如《素问·四气调神大论》提出:"夫四时阴阳者,万物之根本也。所以圣人春夏养阳,秋冬养阴,以从其根,故与万物沉浮于生长之门。"《内经》根据"天人相应"的理论,强调养生中应当顺应自然界四时阴阳的变化。即春夏阳气生长,养生应顺应天时而注意养护阳气;秋冬阳气收藏,养生应顺应天时而注意养护阴精。

二、取象比类

取象比类是由宏观认识微观、以一般推论个别、从抽象到具体、从已知到未知,实现认识由一个领域向另一个领域过渡的主要思维方法。

《素问·示从容论》云:"夫圣人之治病,循法守度,援物比类。"这里的"援物比类"就是取象比类之意。它是在掌握大量感性材料的前提下,以具体的形象或现象为基础进行抽象,并与已知相似事物或现象进行比类,进而推论出其相似或相关的性状特点的思维方法。《内经》中援物比类的方法俯拾皆是。如《灵枢·五变》云:"请论以比匠人。匠人磨斧斤,砺刀削斫材木,木之阴阳,尚有坚脆,坚者不入,脆者皮弛,至其交节,而缺斤斧焉。夫一木之中,坚脆不同,坚者则刚,脆者易伤,况其材木之不同,皮之厚薄,汁之多少,而各异耶……黄帝曰:以人应木,奈何?少俞答曰:木之所伤也,皆伤其枝,枝之刚脆而坚,未成伤。人之有常病也,亦因其骨节、皮肤、腠理之不坚固者,邪之所舍也,故常为病也。"以刀斧砍削树木,其结果不同的原因在于树木本身质地的差异,推论出病因相同,而发病情况不同的原因在于体质的差异。取象比类法在《内经》中得到了广泛的应用,主要表现在阐述人体的生理功能及疾病的病因病理、诊断方法、治则治法等方面。

说明生理现象:在"与天地相应,与四时相副,人参天地"的思想指导下,《内经》广泛应用自然现象类比人体,以说明人体某些生理现象。如《灵枢·刺节真邪》云:"下有渐洳,上生苇蒲,此所以知形气之多少也。"下面有水湿的沼泽地,上面才能生长蒲草和芦苇,从它们是否茂盛,可想到水泽的多少。同理,从人体外形的强弱,就可以测知气血的多少。又如《灵枢·五癃津液别》云:"天暑衣厚则腠理开,故汗出……天寒则腠理闭,气湿不行,水下留于膀胱,则为溺与气。"说明春夏阳气发泄,气血容易趋向于体表,表现为皮肤松弛、疏泄多汗等;秋冬阳气收藏,气血容易趋向于里,表现为皮肤致密、少汗多尿等。人体五脏六腑、气血津液、经络等功能的协调,维持着人体正常的生理功能。

分析病因特性:《内经》运用取象比类思维方法建立了独特的病因学理论体系。举例而言,古代医家发现由某种病因所致的以病位游移、行无定处等为特性的病证,犹如自然界中风的善行、数变的特性,故将这种病因命名为风邪。如风疹块就有皮肤瘙痒、发无定处、此起彼伏的特点。《素问·风论》云"风者,善行而数变"正是说明了这点。

帮助疾病诊断:《素问·五藏生成》云:"五脏之象,可以类推;五脏相音,可以意识;五色微诊,可以目察。"《内经》中多处引用五色、五音、五味等内容帮助临床疾病的诊断。《素问·五藏生成》云:"五脏之气,故色见青如草兹者死,黄如枳实者死,黑如炲者死,赤如衄血者死,白如枯骨者死,此五色之见死也。青如翠羽者生,赤如鸡冠者生,黄如蟹腹者生,白如豕膏者生,黑如乌羽者生,此五色之见生也。生于心,如以缟裹朱;生于肺,如以缟裹红;生于肝,如以缟裹绀;生于脾,如以缟裹栝楼实;生于肾,如以缟裹紫。此五脏所生之外荣也。"文中论五脏生色,如翠羽、鸡冠、蟹腹等均系形象比喻,表示内脏精气不衰,预后良好;论及死色,如草兹、枳实、炲等说明内脏精气衰败,不能内守而外露,预后不良。

指导疾病治疗:《灵枢·玉版》云:"何物大于天乎?夫大于针者,惟五兵者焉,死之备也,非生之具。且夫人者,天地之镇也,其不可不参乎?夫治民者,亦唯针焉。夫针之与五兵,其孰小乎?"以针和五种兵器相比较,强调针的作用。《灵枢·逆顺》亦云"《兵法》曰:无迎逢逢之气,无击堂堂之阵。《刺法》曰:无刺熇熇之热,无刺漉漉之汗",将针刺治病与打仗进行类比。打仗时如果敌人士气锐盛,阵容严整,则不可轻易冒进迎击。同理,治病时在患者呈现大热大汗,病邪病势旺盛则不可施针,必待热其势衰退之际方可刺之。

后世在《内经》基础上,运用取象比类思维创造了许多在临床上非常有效的治疗方法。例如治疗火热上炎的"釜底抽薪"法,使用属寒凉和具有泻下作用的汤药,如用大承气汤通腑泄热,即用苦寒通便的药物来达到退热的目的;治疗肠燥便秘的"增水行舟"法,是使用滋阴补液的汤药,生津润肠以通大便;还有治疗肺气闭阻、肃降失职、小便不利的"提壶揭盖"法,运用宣发肺气的汤药,调畅气机,以下小便等。

■ 三、揆度奇恒

"揆度",即揆情度理,犹言测度、思考与谋划。"奇"是变,"恒"是常。"揆度奇恒"就是用比较的方法测度事物的正常和异常。

疾病是由于外感六淫、内伤七情、饮食劳逸等因素作用于机体,引起的异常生命活动过程。《素问·经脉别论》以整体观念为基础,指出疾病产生的关键在于"过用",即所谓"生病起于过用"。凡适度则为"常"、为"恒";过用则为"变"、为"奇"。《灵枢·五变》认识到"同时得病,其病各异"。外邪入侵之病与不病,与体内环境的失调及天地四时阴阳变化等皆有密切关系。因此,必须从整体角度综合揆度各种内外因素对疾病的影响,才能准确把握疾病的发生、发展变化的机制。

《素问·疏五过论》曰:"善为脉者,必以比类奇恒,从容知之。"揆度脉之变化可了解正气强弱及疾病的性质、发生、发展，以及推测疾病的预后。平脉为恒，病脉为奇。正常人体脉象随自然界四时季节的不同，会产生诸如春弦、夏洪、秋毛、冬石等有规律的变化。如《素问·脉要精微论》云："四变之动，脉与之上下，以春应中规，夏应中矩，秋应中衡，冬应中权。"《素问·玉机真藏论》云："所谓逆四时者，春得肺脉，夏得肾脉，秋得心脉，冬得脾脉，其至皆悬绝沉涩者，命曰逆四时。未有脏形，于春夏而脉沉涩，秋冬而脉浮大，名曰逆四时也。"脉逆四时为脉与四时不相通应，则为病。所以《素问·平人气象论》中说："脉得四时之顺，曰病无他；脉反四时及不间脏，曰难已。"

揆度治法之奇恒：正治法为恒，从治法为奇。在多数情况下，病机与症状性质符合，故治疗当补偏救弊，所谓"寒者热之""热者寒之""虚则补之""实则泻之"等，皆为治疗之常法。但随着疾病的发展，往往变证多端，会产生"寒极生热""热极生寒"，以及"大实有羸状""至虚有盛候"等变化，《素问·至真要大论》中使用"寒因寒用""热因热用""通因通用""塞因塞用"等从治之法，从揆度奇恒的角度看，可称为治之奇法。

四、司外揣内

"司外揣内"是《内经》中最重要的诊察原则之一，它是在古代辩证唯物主义认识论思想指导下，经过长期的临床实践，不断积累经验而形成的。

中医诊断学的望、闻、问、切四诊方法就是基于体表与体内脏腑的密切关系而采取的行之有效的诊察方法，是"司外揣内"原则的具体运用。《内经》根据体表与脏腑的本质联系，将通过四诊获取的外部资料，经过综合分析，推断体内脏腑的生理功能和病理变化，以了解疾病的本质。故《灵枢·外揣》云："五音不彰，五色不明，五脏波荡，若是则内外相袭，若鼓之应桴，响之应声，影之似形。故远者，司外揣内，近者，司内揣外，是谓阴阳之极，天地之盖，请藏之灵兰之室，弗敢使泄也。"

《内经》认为在诊治疾病的过程中，不仅要看到疾病现象和本质相一致的方面，更要看破现象与本质不一致的方面，才能透过现象看到疾病的本质，例如临床中的真寒假热证、真热假寒证等。因此，《内经》一再强调"能合脉色，可以万全""能参合而行之者，可以为上工"。就是说医生诊断疾病时，一定要把通过四诊感官收集到的情况通过去粗取精、去伪存真地综合分析，方能透过疾病的现象，抓住疾病的本质。

第三节

《内经》临床体系构架

《内经》不仅全面论述了中医学的基本理论，还对中医临床各科皆有丰富的论述，构建了中医学临床体系的基本框架。

■ 一、内科

《内经》中记述了数以百计的内科常见疾病。值得重视的是,《内经》对这些疾病的病因病机、临床表现、证候分类与治疗原则及预后的认识,至今仍有效地指导着临床实践。

在内科疾病的辨证方面,《内经》奠定中医学八纲、脏腑及六经等辨证纲领的基本内容。如《灵枢·本神》记载的五脏虚实证候及《素问·调经论》中描述的表里、寒热、虚实等,均是八纲辨证之先导。脏腑及六经辨证的内容,则在《素问》的《热论》《咳论》《痿论》,以及《灵枢》的《厥病》《口门》等诸多篇章中有详细论述。

在内科疾病的治疗方面,《内经》中提出了相应的治则与治法,如治病求本、标本先后、正治反治、扶正祛邪、三因制宜等治则。至于具体治法,更是丰富多彩,仅《素问·阴阳应象大论》中就提出了汗、吐、下、温、清、消、补等内治方法。《内经》对一些疾病还制定了专方专药,如治疗酒风的泽泻饮、治疗不寐的半夏秫米汤等,为后世医家所推崇。

在疾病的调理方面,《内经》亦有较全面的认识。如《素问·藏气法时论》提出:"毒药攻邪,五谷为养,五果为助,五畜为益,五菜为充,气味合而服之,以补益精气。"主张将药治与食养相结合,先以药祛邪,再以谷肉果菜扶正。对于具体疾病的调理方面,《内经》亦有深刻的认识,如《素问·热论》指出"病热少愈,食肉则复,多食则遗",《素问·病能论》指出狂证患者在服药的同时,应当注意饮食的调节。

■ 二、外科

《内经》对外科疾病的形成、诊断及治疗,有较为完整的理论体系。据不完全统计,《内经》中所记载的如痈疽、鼠瘘、肠覃、痔疮等外科疾病有40余种。《灵枢·痈疽》是讨论外科疾病的专篇,文中论述了有关痈疽的病因、病机及猛疽等18种病证的病名、病位、症状、治法、预后及痈与疽的区别。

关于外科疾病的病因病机,《内经》认为外感六淫(尤其是热邪)、内伤七情、饮食不节及虫毒所伤等皆为其主要病因,而地理环境、生活习惯等均为其重要诱因。《素问·生气通天论》云:"高粱之变,足生大丁,受如持虚。劳汗当风,寒薄为皶,郁乃痤。"认为过食肥甘厚味之品,会使人产生疔疮;劳而汗出,风寒入侵,脂液凝于汗孔,产生粉刺;郁久化热,形成痤疮。

《内经》对外科疾病的病机亦有深刻的认识。《素问·生气通天论》云:"营气不从,逆于肉理,乃生痈肿。"《灵枢·痈疽》亦云:"营卫稽留于经脉之中,则血泣而不行,不行则卫气从之而不通,壅遏而不得行,故热。大热不止,热胜则肉腐,肉腐则为脓。"后人将"营卫不和,郁于肌肤,气血凝滞,经络阻塞"归纳为痈疽发病的根本病机,指导临床从调和营卫、清热解毒、排脓托毒及行气化瘀等方面治疗痈疽。

在外科疾病诊断方面,《内经》十分重视四诊在外科疾病的诊治之中的应用。如《灵枢·五色》认为:"黄而膏润为脓。"通过望诊判断脓成与否。《素问·病能论》则详细描述了胃脘痈的脉象及形成机制:"其脉当沉细。沉细者气逆,逆者人迎甚盛,甚盛则热,人迎者胃脉也,逆而盛,则热聚于胃口而不行,故胃脘为痈也。"《灵枢·上膈》云:"微按其痈,视气所行。"《太素·卷第二十六寒热·虫痈》注:"以手轻按痈上以候其气,取知痈气所行有三:一欲知其痈气之盛衰,二欲知其痈之浅深,三欲知其刺处之要,故按以视也。"即凭借触诊诊断痈之虚实、深浅及针刺的部位。

对于外科疾病的治疗,《内经》重视外治方法在外科疾病治疗中的重要作用。《灵枢·痈疽》云:"发于足趾,名脱痈,其状赤黑,死不治;不赤黑,不死。不衰,急斩之,不则死矣。"指出使用手术方法切除坏死组织,同时强调手术不及时可引起严重的不良后果。《内经》已经认识到外科疾病虽然表现于外,但其根本原因在于体内脏腑功能的失调。如《灵枢·寒热》云:"鼠瘘之本,皆在于脏,其末上出于颈腋之间,其浮于脉中,而未内著于肌肉而外为脓血者,易去也。黄帝曰:去之奈何?岐伯曰:请从其本引其末,可使衰去而绝其寒热。"提出鼠瘘虽然症状显现于外,但其根源却在脏腑,治疗必须内外结合,方能获得满意的效果。临床外科疾病治疗可采用内治、外治或内外合治之法,例如对于败疵一病,就可内服清热解毒的连翘汤,并加厚衣服,以求发汗而消之。

■ 三、妇科

《内经》对妇科的贡献,主要表现在对女性解剖、生理、病理、胎孕妊娠、诊断鉴别及对妇科常见疾病的认识等方面。

在解剖方面,女子胞之名始见于《素问·五藏别论》。因女子胞具有受纳精气,形成胞胎,孕育新的生命,有类似的"藏精"功能;又有排出月经,或分娩胎儿,类似腑的"排泄"作用,故称其为"奇恒之腑"。

关于女子胞与五脏之间的联系,《素问·奇病论》云:"胞络者系于肾。"《素问·评热病论》亦云:"胞脉者属心而络于胞中。"指出女子胞通过冲任二脉与心、肾发生直接联系。《素问·骨空论》云:"任脉者,起于中极之下。""督脉者,起于少腹以下骨中央。"《类经·九卷·二十七》注:"中极之下,即胞宫之所。任冲督三脉皆起于胞宫而出于会阴之间。"从冲任督三脉的起点上说明它们与女子胞的关系。历代医家多重视冲、任、督、带与妇女生理上的联系。如《妇人大全良方·卷一·崩中漏下生死脉论第十七》云:"妇人冲任二脉为经脉之海,外循经络,内荣脏腑,若阴阳和平,经下依时。"由此可知,女子胞是人体组织结构的一部分,它的生理与整个脏腑经脉气血相关,而与心、肝、肾、脾及冲、任、督、带之脉关系尤为密切。

《素问·上古天真论》指出:"女子七岁,肾气盛,齿更发长。二七而天癸至,任脉通,太冲脉盛,月事以时下,故有子。三七,肾气平均,故真牙生而长极。四七,筋骨坚,发长极,身体盛壮。五七,阳明脉衰,面始焦,发始堕。六七,三阳脉衰于上,面始焦,发始白。七七,任脉虚,太冲脉衰少,天癸竭,地道不通,故形坏而无子也。"这是对妇女生长发育过程包括生殖功能成熟与衰退自然规律的比较全面的阐述,与现代医学关于女性分为儿童期、青春期、性成熟期、更年期、绝经期五个阶段的生理变化基本一致,已成为阐明女子月经、胎孕、产育等生理、病理的主要理论依据。

《内经》认为外感六淫、七情内伤、房事不节三端是妇科最常见的致病原因。《素问·离合真邪论》云:"天暑地热,则经水沸溢。"认为热迫血行,可致月经过多。《素问·阴阳别论》云:"二阳之病发心脾,有不得隐曲,女子不月。"《素问·痿论》亦云:"悲哀太甚,则胞络绝,胞络绝则阳气内动,发则心下崩,数溲血也。"认为情志异常变化可伤及内脏,气血运行失常,引起月经失调。《素问·腹中论》云:"病名血枯……若醉入房中,气竭伤肝,故月事衰少不来也。"提出性生活不节,房事过度,耗伤肾精,精血同源,精亏血虚,引起闭经、不孕等症。

《内经》对妇科疾病的诊断亦多有论述。例如《灵枢·邪气藏府病形》云:"肾脉……微涩为不月沉痔。"这是由于肾气不足,精血亏虚所致的月经不行,血虚则运行涩滞,故见涩脉。《素问·通评虚实论》还运用脉诊来判断产后发热的预后。在妇科色诊方面,《灵枢·五色》提出"面王诊法":"女子在于面王,为膀胱、子处之病,散为痛,抟为聚,方员左右,各如其色形。其随而下至胝为淫,有润如膏状,为暴食不洁。"对于不同疾病的鉴别诊断,《灵枢·水胀》以月经的正常与否来区分肠覃和石瘕,符合临床实际。

《内经》记载的妇科常见疾病有不月、血枯、带下、不孕、子喑、产后发热、瘕聚等,对月经、胎孕、产育、哺乳等常见妇科疾病均有论述。

《内经》中记载了许多妇科疾病的治疗方法,如石瘕"可导而下",即可采用通里攻下、活血化瘀等方法治疗。对于因失血过多而致的血枯闭经,《内经》创制了四乌鲗骨一藘茹丸,具有补气养血、化瘀通经之效。《内经》还提出妊娠用药的法度如"有故无损,亦无损也"及"衰其大半而止,过者死"。指出孕妇若内有积聚,可用毒药以攻之,但仅能适可而止,不可过度用药,过度用药可导致胎儿死亡。后世在此基础上进一步提出了妊娠的用药禁忌。

四、儿科

《内经》中有关儿科方面的内容,涉及小儿生长发育、生理特点、疾病诊断及预后等方面。

《灵枢·本神》云"故生之来谓之精,两精相搏谓之神",《灵枢·决气》亦云"两神相搏,合而成形,常先身生,是谓精",指出了生命起源于胚胎,胚胎的形成与父母之精有密切的联系。当胚胎形成之后,不注意养胎、护胎是导致新生儿出现先天性疾病的常见原因。如《素问·奇病论》云:"帝曰:人生而有病癫疾者,病名曰何?安所得之?岐伯曰:病名为胎病。此得之在母腹中时,其母有所大惊,气上而不下,精气并居,故令子发癫疾也。"表明孕妇的精神情绪会对胎儿的发育产生影响,提示了养胎、护胎的重要性,也为探讨儿童先天性疾病的病因提供了依据。

《素问·上古天真论》论述了小儿的生长发育的过程:"女子七岁,肾气盛,齿更发长;二七而天癸至,任脉通,太冲脉盛,月事以时下,故有子……丈夫八岁,肾气实,发长齿更。二八,肾气盛,天癸至,精气溢泻,阴阳和,故能有子。"以二七为女性青春发育期,男性以二八为青春发育期,对儿童生长、发育不良疾病的诊断具有指导意义。

《内经》充分认识到处于不断生长发育时期的儿童,无论脏腑的形质及各组织器官的生理功能活动均未完善,故《灵枢·逆顺肥瘦》云"婴儿者,其肉脆,血少气弱",后世医家基于这一认识提出了儿童具有"稚阳未充、稚阴未长"的生理特点。

《内经》中还记述了儿科疾病的临床表现及预后转归情况。如《灵枢·论疾诊尺》云:"婴儿病,其头毛皆逆上者,必死。耳间青脉起者,掣痛。大便赤瓣飧泄,脉小者,手足寒,难已;飧泄,脉小,手足温,泄易已。"描述了儿童垂危症、痛症、泄泻的诊断与预后,特别是以手、足的寒温判断泄泻的吉凶,至今仍具有重要的临床指导意义。

■ 五、骨伤科

中医骨伤科是防治骨、关节及其周围筋肉损伤与疾病的学科。《内经》中有大量关于骨、筋、关节、肌肉等疾病的病因病机、症状、诊断、治疗等内容的论述,对中医骨伤科的形成具有奠基作用。

在解剖方面,《灵枢·骨度》中记载了测量人体骨骼长短、大小、广狭,并按头颅、躯干、四肢各部所算出一定的标准尺寸。指出可以根据骨度的长短,测得脏腑的大小和经脉的长短。《灵枢·经筋》指出十二经筋维系骨关节,联络百骸,维络周身,以行气血养筋骨。

在病因方面,《内经》根据骨科常见的堕坠、击仆、举重,以及劳损、六淫等病因,建立了外伤损内、恶血内留的创伤说;过劳损伤气血、筋骨及内脏的劳伤说;热邪伤骨及风寒湿三气杂至合而为痹的外感病因说,至今仍指导着骨伤科的临床辨证论治。

在诊法方面,重视望诊与脉诊在骨病中的应用。如《素问·脉要精微论》云:"腰者肾之府,转摇不能,肾将惫矣;膝者筋之府,屈伸不能,行则偻附,筋将惫矣;骨者髓之府,不能久立,行则振掉,骨将惫矣。"通过对肢体活动的观察,判断骨伤的病位与病性。《脉要精微论》还通过望诊与切诊合参了解跌仆堕坠等外伤的情况:"肝脉搏坚而长色不青,当病坠若搏,因血在胁下,令人喘逆。"《灵枢·终始》提出病在筋与骨的鉴别诊断方法:"手屈而不伸者,其病在筋,伸而不屈者,其病在骨,在骨守骨,在筋守筋。"

在骨伤科的治疗方面,《素问·调经论》提出"病在筋,调之筋;病在骨,调之骨。燔针劫刺其下及与急者;病在骨,焠针药熨"的骨伤科治疗原则与针刺、药熨治疗骨病与筋病的方法。《素问·缪刺论》云:"人有所堕坠,恶血留内,腹中满胀,不得前后,先饮利药。"外伤之后,恶血留于体内,二便不通,宜采用利药,即通利二便与活血化瘀药物治疗,活血化瘀一法至今仍是临床骨伤治疗的不二法门。

■ 六、眼科

《内经》对眼的生理结构、病因病理、诊断及目病防治皆有详细的论述,是中医眼科理论之源,对后世影响深远。

《内经》对眼的生理结构与功能有深刻的认识。《素问·脉要精微论》指出眼睛的主要生理功能是"视万物,别白黑,审短长"。《灵枢·大惑论》云:"五脏六腑之精气,皆上注于目而为之精。精之窠为眼,骨之精为瞳子,筋之精为黑眼,血之精为络,其窠气之精为白眼,肌肉之精为约束,裹撷筋骨血气之精,而与脉并为系。上属于脑,后出于项中。"首次提及瞳子、黑眼、白眼、约束、目系等眼部解剖名称,并认为眼的生理功能活动与五脏密切相关,为后世眼科"五轮学说"奠定了基础。

《内经》认为眼科疾病的病因主要有以下四个方面:一是外感六淫:六淫外袭皆可导致眼疾的发生。如《素问·风论》云:"风入系头,则为目风,眼寒。"二是脏腑功能失调:由于眼与五脏六腑之间有密切联系,因此心神失常、肝失疏泄、肺失宣降、脾失健运、肾失封藏等均可引起眼疾。《素问·金匮真言论》云:"东方青色,入通于肝,开窍于目。"《素问·五藏生成》亦云:"肝受血而能视。"故眼科疾病与肝脏象功能失常关系最为密切。三是气血失常:《灵枢·邪气藏府病形》指出:"十二经脉,三百六十五络,其血气皆上于面而走空窍。"如果气血失常,或虚或瘀,均可导致眼疾。四是外伤：如《素问·刺禁论》云"刺匡上陷骨中脉，为漏为盲""刺面中溜脉，不幸为盲"，提示在眼部及其邻近部位进行针刺，如操作不当，可损伤眼睛，甚至造成失明。

《内经》中记载的眼病有目眗瘲、目痛、目锐眦痛、眼寒、目瞑、目风、目盲、目不明、视歧等 40 多种，还有戴眼、目睘、目系绝等危重急病的体征，有助于对急危重症的诊断。

■ 七、耳鼻咽喉科

《内经》对耳鼻咽喉科的论述散见于各篇，对后世医家及现代中医耳鼻咽喉科学产生了深远的影响。

《内经》中对耳鼻咽喉的解剖概念、生理病理均有阐述。《灵枢·经水》论及的耳鼻咽喉解剖相关名称，对耳鼻咽喉科影响很大，至今仍在应用。例如：完骨，指乳突部位；颃颡，指鼻咽腔部；嗌，口咽部；引垂，指耳垂；悬雍垂，与现在医学的悬雍垂一致。

《内经》阐述了耳鼻咽喉的生理功能。耳是听觉器官，如《灵枢·脉度》云"肾气通于耳，肾和则耳能闻五音矣"。《内经》时代已意识到耳与平衡的相互关系，如《灵枢·口问》云"上气不足，脑为之不满，耳为之苦鸣，头为之苦倾，目为之眩"，其描述的症状与耳源性眩晕相近。鼻与呼吸、嗅觉相关，如《素问·五藏别论》云"五气入鼻，藏于心肺"；《灵枢·脉度》云"肺气通于鼻，肺和则鼻能知臭香矣"。咽喉与饮食、呼吸相关，如《灵枢·忧患无言》云"咽喉者，水谷之道也。喉咙者，气之所以上下者也。会厌者，音声之户也。口唇者，音声之扇也。舌者，音声之机也。悬雍垂者，音声之关也，颃颡者，分气之所泄也"，说明了喉是发音器官，口齿唇舌起辅助的作用。

《内经》从整体观念出发，提出了官窍脏腑相关理论。《素问·阴阳应象大论》云"肾主耳……在窍为耳"，说明了耳与肾关系密切。《素问·阴阳应象大论》云"肺主鼻……在窍为鼻"，说明了鼻与肺的密切关系。《素问·太阴阳明论》谓"咽主地气"，张志聪注"咽乃阳明水谷之道，属胃而主地"；又云"喉主天气"，张志聪注"喉乃太阴呼吸之门，主气而属天"，说明了咽与胃、喉与肺的关系。

《内经》论及耳鼻咽喉科疾病及症状 30 多种，如耳聋、耳鸣、耳中有脓、鼻衄、鼻鼽、鼻渊、喉痹、喉塞等，并对其病因病机多有论述。如《素问·气厥论》云"胆移热于脑，则辛颎鼻渊，鼻渊者，浊涕下不止"，认为胆火循经上犯，移热于脑，伤及鼻窦，炼液为涕，可致鼻渊。

《内经》建立的脏腑官窍理论，为耳鼻咽喉科病的脏腑辨证治疗提供了理论基础。《灵枢·决气》云"精脱者，耳聋"，故精脱导致的耳聋，可采用补肾填精法治疗。《内经》对六淫入侵导致耳鼻咽喉疾病的认识，是从病因治疗耳鼻咽喉疾病的依据。如《灵枢·忧患无言》云"人卒然无音者，寒气客于厌，则厌不能发，发不能下至，其开阖不致，故无音"，认为风寒外袭可引起失音，故临床可用疏风散寒药治疗。

《内经》中记载了众多针刺治疗耳鼻咽喉疾病的方法，如《灵枢·口问》认为脾胃虚弱，气血不足，经脉空虚导致的耳鸣，宜针刺"补客主人，手大指爪甲上与肉交者也"。手足少阳循耳前后，客主人是足少阳胆经穴，又是手足少阳与阳明经气之会，故补之以引气上升；手大指爪甲上与肉交者，指手太阴肺经少商穴，肺主人一身之气，故亦补之以益其气。此法是针刺治疗耳鸣之先河。

■ 八、针灸科

针灸是中医学治疗疾病的重要方式。《内经》是针灸学的奠基之作,《灵枢》重点阐述了经络、腧穴、针具、刺法及治疗原则,至今仍有效地指导着针灸学的基础和临床研究。

经络与脏腑同为人体重要之组织结构,是中医学基本特点之一"整体观念"之客观基础,不学经脉无法理解中医脏腑之间的生理及病理关系,故《灵枢·经别》云:"夫十二经脉者,人之所以生,病之所以成,人之所以治,病之所以起,学之所始,工之所止也。粗之所易,上之所难也。"《内经》全面系统地阐述了经络学说。经络系统包括经脉、络脉与腧穴三部分内容。经络学说是研究经络的循行起止、生理功能、病理变化及与脏腑络属关系的理论。经脉深在人体之内,具有运行气血、联络脏腑肢节、沟通上下内外的作用,经脉包括十二正经、奇经八脉和十二经别;络脉为经脉支横别出的分支部分的统称,具有渗灌气血、沟通表里两经等作用。络脉包括别络、浮络与孙络。络之小者,名为孙络,不可计数,络之大者十五,称为十五络;腧穴,为经气游行出入之所,有如运输之用,故名。《素问·气府论》载人体腧穴共 365 穴。

《内经》提出了针刺的基本原则。一是"治神"为要。《灵枢·本神》云:"凡刺之法,先必本于神。"《素问·宝命全形论》亦云:"凡刺之真,必先治神。"即医生针刺时要精神高度集中,才能取得良好的治疗效果。二是诊断为先。《灵枢·九针十二原》云"凡将用针,必先诊脉。"又云:"皮肉筋脉各有所处,病各有所宜,各不同形,各以任其所宜。无实无虚……"认为病变部位不同应采用相应的治疗方法。对于实证不可以用补法,虚证不可以用泻法。如果正气不足误用泻法,邪气有余误用补法,会使病情加重。强调正确的诊断是针刺疗效的保证。三是气至为效。《灵枢·九针十二原》云:"刺之要,气至而有效。"所谓"气至"指得气,得气与否是判断针刺是否有效的关键。四是因时因人制宜。春夏秋冬四时循序,寒热温凉气候变化,必然影响人体的生理病理。因此针灸治疗也当据四时而异,如《灵枢·终始》曰:"春气在毛,夏气在皮肤,秋气在分肉,冬气在筋骨。刺此病者,各以其时为齐。"《灵枢·顺气一日分为四时》云:"冬刺井,春刺荥,夏刺输,长夏刺经,秋刺合。"列举五输穴针刺如何因时而宜。《内经》因时针刺思想是后世子午流注针法与灵龟八法针法之源。由于性别、年龄、体质的不同,其生理病理的特异性、对针刺手法的耐受性各异,故针灸治疗必须因人而宜。如《灵枢·逆顺肥瘦》认为:刺"年质壮大"者"深而留之";刺"瘦人"者"浅而疾之";刺"壮士"者"深而留之,多益其数",刺"婴儿"者"以毫针浅刺而疾发针"。

《内经》还提出了针刺的手法。如《灵枢·官针》将刺法分为三种:一是适应不同病变的九种刺法,简称九刺;二是适应十二经不同病变的十二种刺法,简称十二刺;三是治疗五脏相关病证的五刺法,简称五刺。其指导思想是病情不同,应当采用不同的针具与不同的针刺方式,后人将其内容概括为"病不同针,针不同法",实为辨证论治思想在针灸治疗学中的具体应用。

《内经》论述刺禁的内容较多,大致可分为四个方面:① 重要部位刺禁。《内经》认为五脏是人体重要的脏器,不可针刺。如《素问·刺禁论》云:"刺中心一日死,其动为噫。刺中肝五日死,其动为语。刺中肾六日死,其动为嚏。刺中肺三日死,其动为咳。刺中脾十日死,其动为吞。刺中胆一日半死,其动为呕。"又云:"刺跗上中大脉,血出不止死。"大血管是人体气血运行的重要通道,如果刺破造成出血不止,可导致死亡。② 某些穴位禁刺。如《灵枢·本输》云:"阴尺动脉在五里,五腧之禁也。"③ 某些疾病禁刺。由于疾病本身具有特殊性,某些疾病的针刺也有禁忌。如《灵枢·根结》云"形气不足,病气不足,此阴阳气俱不足也,不可刺之,刺之则重不足",指出阴阳俱虚时禁忌针刺。④ 某些病人禁刺。如《灵枢·终始》云:"新内勿刺,新刺勿内。已醉勿刺,已刺勿醉。新怒勿刺,已刺勿怒。新劳勿刺,已刺勿劳;已饱勿刺,已刺勿饱;已饥勿刺,已刺勿饥;已渴勿刺,已刺勿渴;大惊大恐,必定其气,乃刺之。"在上述情况下由于病人脉气紊乱,精气耗散,营卫、经气不能按顺序运行,此时针刺不仅不能治病,反可引起病邪深入,而加重病情。现代医学研究亦表明,针灸确有其禁忌证。例如对针灸疗法恐惧者,因其精神高度紧张,易造成滞针、晕针等意外事故,因此不适宜针灸治疗。

■ 九、推拿科

推拿是以中医理论为指导,运用推拿手法或借助一定的推拿工具作用于患者体表的特定部位或穴位来治疗疾病的方法。《内经》中并无"推拿"一词,而是以"按跷""按摩"等名之。《内经》中有关推拿的记载涉及推拿的起源、治疗原理、推拿手法、适应证与禁忌证等。

《素问·异法方宜论》云:"中央者,其地平以湿,天地所以生万物也众,其民食杂而不劳,故其病多痿厥寒热,其治宜导引按跷,故导引按跷者,亦从中央出也。"认为推拿起源于中原地区,它的产生与地理、气候、饮食结构、生活习惯、疾病谱等密切相关。

《内经》认为按摩、导引是一种重要的治疗方法。如《素问·奇病论》云:"帝曰:病胁下满,气逆,二三岁不已,是为何病? 岐伯曰:病名曰息积,此不妨于食,不可灸刺,积为导引服药,药不能独治也。"认为息积病,病位在肠而不在胃,治疗时切不可用艾灸和针刺,必须用按摩导引法疏通气血,并结合药物调治。

《内经》论述了按摩治疗疾病的原理。《素问·举痛论》云:"寒气客于肠胃之间,膜原之下,血不得散,小络急引故痛,按之则血气散,故按之痛止。"说明推拿具有温经散寒、活血止痛作用,可用于治疗腹痛、胃脘痛、腰腿痛、中风后遗症、面瘫等虚寒性疾病。《素问·调经论》云:"神不足者,视其虚络,按而致之。"又云:"按摩勿释,著针勿斥,移气于不足,神气乃得复。"《素问·血气形志》云:"形数惊恐,经络不通,病生于不仁,治之以按摩醪药。"王冰注:"夫按摩者,所以开通闭塞,导引阴阳。"《内经》认为推拿具有调节阴阳、补气调神之效,可治疗失眠、惊恐、焦虑等精神疾病。

《内经》中记载了按、摩、切、扪、循、拊、弹、抓、推、压、屈、伸、摇等多种手法,这些手法中以按、摩二法运用最多。推拿手法也可作为针刺的辅助手法。如《灵枢·刺节真邪》云:"用针者,必先察其经络之实虚,切而循之,按而弹之,视其应动者,乃后取之而下之。"即在针刺前,可用手循经切按,弹动经脉,看到应指而动的部位,然后针刺入内。

《内经》中还有关于推拿禁忌的记载。如《素问·金匮真言论》云"冬不按跷",因冬天精气伏藏,不宜扰动身体内阳气,故冬天不可过度按摩,以免引起阳气外泄而产生不良的后果。再如《素问·腹中论》云"裹大脓血,居肠胃之外,不可治,治之每切按之致死",告诫对于化脓性疾病应当慎用推拿治疗方法,至今仍为临床遵行。

第四节

《内经》理论临床应用方略

一、熟读《内经》,融会贯通

中医学是一个完整的、独立的理论体系。《内经》作为中医学理论奠基之作,熟悉并掌握《内经》理论,背诵《内经》中重要的条文,将《内经》理论融会贯通,才能为临证随机应变地运用《内经》理论分析疾病、诊断疾病打下基础,所谓熟能生巧。今以清代著名医家王旭高治疗痿证一案说明之:冷雨淋背于先,竭立鼓棹于后,劳碌入房,挟杂于中,病起身热咳嗽,至今四十余日。痰气腥臭,饮食能进,卧床不起,形肉消脱,是肺先受邪,而复伤其阴也。《经》云:阴虚者,阳必凑之,肺热叶焦,则生痿躄。又云:一损损于肺,皮聚毛落,至骨痿不能起床者死。合经旨而互参之,分明棘手重证矣。沙参、紫菀、茯苓、地骨皮、川贝、玉竹、薏仁,另八仙长寿丸(麦味地黄丸之别名)四钱。再诊:肺为水源,百脉朝宗于肺,犹众水朝宗于海也。肺热叶焦,则津液不能灌于经脉,而为痿躄。卧床不能行动,形肉消削,咳嗽痰臭,舌红无苔,脉细而数。是皆津液消耗,燥火内灼之象。考经论治痿独取阳明者,以阳明主润宗筋,胃为气血之源耳。今拟生胃津以供于肺,仿西昌俞氏意。沙参、阿胶、杏仁、甘草、玄参、火麻仁、天冬、麦冬、玉竹、茯苓、桑叶、枇杷叶。三诊:投清燥救肺法,病情稍安,仍宗前制。(《增评柳选四家医案·评选环溪草堂医案上卷·痿痹门》)

本案中王旭高首先将《素问·评热病论》"阴虚者,阳必凑之"与《素问·痿论》"肺热叶焦,则生痿躄"理论相结合,认为患者卧床不起、肌肉消脱,属于"痿躄"范畴。其次依据《素问·经脉别论》"肺朝百脉"与"肺为水之上源"理论,分析本病的病机属于肺热灼伤肺阴,导致津液不能灌于经脉,经脉失养。再从《素问·痿论》"治痿独取阳明"之论,采用生胃津养肺阴之法治疗。最后依据《难经》"一损损于肺,皮聚毛落……从上下者,骨痿不能起于床者死"之说,预测本病因肺肾虚亏,病邪深重,治疗困难,预后较差。案中王旭高运用《内经》理论分析病机天衣无缝,指导用药游刃有余,判断预后有理有据。如果没有熟悉并深刻理解《内经》原文,岂能如此融会贯通,信手拈来? 由此可见,熟读并理解中医经典,对于提高中医临床治疗水平具有极其重要的意义。

二、独立思考,疗效为准

在学习《内经》的过程中要学会独立思考。对《内经》理论中的不足,特别是遇到各家注解不同,甚至互相矛盾处,尤其要独立思考,提出疑问并深入研究。

《素问·咳论》云:"久咳不已,则三焦受之,三焦咳状,咳而腹满,不欲食饮。此皆聚于胃,关于肺,使人多涕唾,而面浮肿气逆也。"王冰注:"三焦者,非谓手少阳也,正谓上焦中焦耳。"《太素·卷第二十九·咳论》注:"此六腑咳,皆以气聚胃中,上关于肺,致使面壅浮肿气逆为咳也。"《素问吴注·第十卷·咳论三十八》云:"三焦皆原气之所充周,久咳不已,则伤元气,故三焦受邪而令咳,且腹满不欲食饮。所以然者,三焦火衰不足以生胃土也。胃土既虚,则三焦虚邪皆聚于胃,所谓万物归乎土也。肺为脏腑之华盖,诸脏腑有病,无不熏之,所谓肺朝百脉也,故曰关于肺,言关系于肺也。胃虚则土不能制五液,故令多涕唾。肺衰则金不能施降下,故令浮肿气逆也。"《类经·十六卷·五十二》注:"诸咳皆聚于胃、关于肺者,以胃为五脏六腑之本,肺为皮毛之合,如上文所云皮毛先受邪气及寒饮食入胃者,皆肺胃之候也。阳明之脉起于鼻,会于面,出于口,故使人多涕唾,而面浮肿。肺为脏腑之盖而主气,故令人咳而气逆。"上述诸家对"此皆聚于胃,关于肺"的认识不一:王冰认为是久咳"中上二焦受病"的病机;杨上善认为是六腑咳的总病机;吴崑认为是"三焦咳"的病机;张介宾认为此两句是总结以上诸咳,是咳嗽的总病机。目前大多数教材及医家以张介宾所注为准。但证之临床,咳嗽之病因有外感与内伤之分,外感咳嗽病位以肺为主。内伤咳嗽虽然部分与胃有关,但心咳、肝咳、肾咳等皆与胃无关。此外,从临床常用治疗咳嗽的常用方药分析,三拗汤、桑菊饮、止嗽散、清燥救肺汤等治疗咳嗽诸方均无治疗脾胃之品。且《素问·咳论》篇首云:"皮毛者,肺之合也,皮毛先受邪气,邪气以从其合也。其寒饮食入胃,从肺脉上至于肺,则肺寒,肺寒则外内合邪,因而客之,则为肺咳。"仅仅说明肺咳形成原因主要有三种情况:一是外寒入侵,二是内饮,三是外寒引动内饮。并没有说明所有咳嗽皆因肺胃所致,而是强调"五脏六腑皆令人咳,非独肺也"。可见张介宾认为"此皆聚于胃,关于肺"是对咳嗽病机的总概括,既不符合《内经》原旨,也不符合临床实际。此外,六腑咳嗽也不一定会出现"面壅浮肿气逆"之候,因此杨上善的注释欠妥。《内经》在此讨论三焦咳嗽,王冰只谈及中、上二焦,故王冰之注亦不全面。《内经》在五脏六腑咳之后论及三焦咳,病邪涉及上、中、下三焦,类似现代医学所指老年性支气管炎、肺气肿等肺部慢性疾病,其治疗当以培补元气,健脾和胃化痰为要,故吴崑的注解较其他三家略胜一筹。可见,在学习《内经》的过程中,应学会独立思考与研究,才能更深入、更科学地理解《内经》原文,并以此为指导不断提升临床疗效。

中医临床是中医学赖以生存的基础,亦是中医学发展的全部历史。中医学是一门实践科学,中医临床不仅是《内经》理论产生的本源,亦是检验《内经》理论正确与否的唯一标准。学习古代名家医案是深入了解《内经》理论临床疗效的重要方法之一。《古今医案按·自序》中云:"闻之名医能审一病之变与数病之变,而曲折以赴之,操纵于规矩之中,神明于规矩之外,靡不随手而应,始信法有尽,而用法者之巧无尽也。成案甚多,医之法在是,法之巧亦在是,尽可揣摩。"通过阅读历代名家医案,从中可学习中医前贤临床如何灵活运用《内经》理论经验与方法,深入了解《内经》理论指导临床的疗效,通过反复训练,培养自觉运用《内经》理论指导临床的能力。

■ 三、科学探索,不断创新

从中医学发展史而言,《内经》成书之后,中医理论即处于不断发展之中。从《内经》出发,汉代张仲景著《伤寒杂病论》,开创了中医临床发展之路。晋代皇甫谧著《针灸甲乙经》,成为针灸学独立发展之始。金元四大家门户之分,是中医内科学发展之源。清代温病学说兴起,是中医传染病学发展的高峰。再到近代活血化瘀的研究、青蒿素的发明,皆是中医学理论与实践不断发展的明证。

《内经》有关医学的基本原理的认识毫无疑问是正确的,但《内经》一书毕竟成书于两千多年前,由于时代的局限,《内经》对医学许多问题的认识尚不够深入,对有些疾病的认识也不全面。以咳嗽为例,《内经》只讨论了五脏六腑皆令人咳,并未探讨有关药物因素引起咳嗽的诊断与治疗。随着中、西药学的发展,临床使用药物的增加,由中、西药引起的咳嗽日益增多。因此研究并掌握中、西药物引起咳嗽的特点及临床治疗方法,是现代中医药治疗咳嗽不可或缺的内容。

以《内经》为代表的传统中医理论只有在不断实践、不断创新、不断提升疗效的过程中,才能适应时代发展的要求,走上复兴之路。在《内经》学习过程中只有与现代科学知识结合,借鉴现代科学知识、技术与方法,分析《内经》理论中的科学内涵,才是发扬《内经》理论科学的、正确的必由之路。

《素问·痿论》云:"有所远行劳倦,逢大热而渴,渴则阳气内伐,内伐则热舍于肾,肾者水脏也,今水不胜火,则骨枯而髓虚,故足不任身,发为骨痿。故《下经》曰:骨痿者,生于大热也。"从《内经》所论内容分析,骨痿类似于现代医学急性脊髓炎、脊髓灰质炎、急性感染性多发性神经根神经炎的范畴。在现代医学明确诊断为上述疾病时,急性期可采用中医清热化湿法治疗,不仅提高疗效,而且能明显减轻后遗症的发生。而后遗症期以中医补肾生髓法治疗,可以促进脊髓再生,帮助患者康复。又如《灵枢·四时气》"邪在胆,逆在胃,胆液泄则口苦,胃气逆则呕苦"的记载,与现代胆汁反流性胃炎的发病机制相吻合。在临床上,通过胃镜确诊为胆汁反流性胃炎的患者,采用小柴胡汤、旋覆代赭汤等具有疏肝利胆、降逆和胃功效的方药治疗,可取得较好的临床疗效。

随着现代科学实验研究的介入,医学临床科学的发展及生物信息技术的普及,中医学研究的深度与广度远超前人。以《内经》泽泻饮治疗抗动脉粥样硬化研究为例,传统中医认为脾主运化,脾气虚弱,运化失常,水谷精微失于输布,水湿内停,聚而成痰。研究发现,痰浊证患者的血清总胆固醇、甘油三酯和低密度脂蛋白胆固醇含量明显高于正常人,说明人体内血脂水平与痰密切相关。近年来中医学术界多认为"痰"是脾失健运造成的人体水液代谢障碍而形成的主要病理产物,同时也是形成动脉粥样硬化的主要的病理产物。《内经》泽泻饮由泽泻、白术与鹿衔草组成。方中泽泻利水渗湿泄热,白术益气健脾、燥湿利水,鹿衔草祛风除湿。张仲景去麋衔,名泽泻汤,主治"心下有支饮,其人苦冒眩"。泽泻、白术配伍是仲景从胃肠治疗痰饮之代表方,亦是治疗痰饮病的最基本配伍。现代实验表明泽泻饮可通过影响 ApoE$^{-/-}$ 小鼠肠道菌群,降低肝脏黄素单加氧酶表达和氧化三甲胺水平,减少循环血中的炎性细胞因子,显著改善动脉粥样硬化的进展。可见运用泽泻饮治疗动脉粥样硬化不仅符合传统中医理论,且有较好的现代科学基础。

充分、灵活运用现代科学技术成果,深入研究《内经》理论的科学内涵,努力探索疾病治疗的新方法与新技术,不断提高临床疗效,才是将《内经》理论应用到临床的最高境界。

复习思考题

1. 举例说明《内经》理论对中医临床发展的指导意义。

2. 简述《内经》常用临床思维方法。

3. 简述《内经》临床医学体系。

4. 思考如何将《内经》理论应用于中医临床实践。

第二章

《内经》藏象理论与临床应用

学习目标

> ① 掌握十二经脉的循行及其临床意义；② 掌握脏腑的生理功能与临床应用；③ 掌握五脏与形、志、窍、液、时的关系与临床应用；⑤ 了解脏腑疾病的常见病因；⑥ 掌握五脏常见病证与治疗；⑦ 掌握脏腑相合理论的临床应用；⑧ 掌握五脏五味所宜及药物治疗与食养结合的方法。

第一节

心藏象理论与临床应用

【原文】

2101 心手少阴之脉，起于心中①，出属心系②，下膈络小肠；其支者，从心系上挟咽，系目系；其直者，复从心系却上肺，下出腋下，下循臑内后廉，行太阴心主③之后，下肘内，循臂内后廉，抵掌后锐骨④之端，入掌内后廉，循小指之内出其端。是动则病嗌干⑤心痛，渴而欲饮，是为臂厥。是主心所生病者，目黄胁痛，臑臂内后廉痛厥，掌中热痛。（《灵枢·经脉》）

【校注】

① 起于心中：《太素·卷第七·经脉连环》注："此少阴经起自心中，何以然者？以其心神是五神之主，能自生脉，不因余处生脉来入，故自出经也。"

② 心系：心与其他脏器相联系的脉络。

③ 太阴心主：太阴，指手太阴肺经。心主，指手厥阴心包经。

④ 掌后锐骨：掌后小指侧的高骨。

⑤ 嗌（yì）干：咽部干燥。

【临床应用】

手少阴心经主干起于心脏，向下穿过横膈，与小肠相联络。分支有两条：一是从心系向上，与眼内连于脑髓的目系相联。二是从心系上行至肺，出腋下，再向下沿上臂内侧后缘，在手太阴肺经和手厥阴心包经的后方，至肘内，沿前臂内侧后缘，直达掌后小指侧的高骨尖端，进入手掌内后缘，再沿小指内侧缘下行至小指端，与手太阳小肠经相接。见图1。

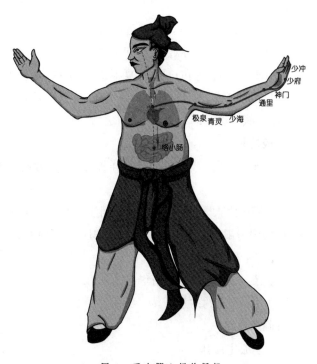

图 1 手少阴心经的循行

《内经》认为患者出现咽喉干燥，心痛，口渴欲饮，前臂经脉所过处发生逆冷、麻木、酸楚等症属于"是动病"。而患者出现眼睛发黄，胁肋疼痛，上臂内侧后缘疼痛，甚至厥逆，或者掌心发热而痛等症属于"所生病"。对于"是动病"与"所生病"的含义，自《难经》以来，历代注释不一，概括有以下几种观点：① 气病血病论。如《难经·二十二难》："邪在气，气为是动，邪在血，血为所生病……故先为是动，后所生也。"即每一条经脉都分为气病和血病，气病在先，血病在后，新病在气，久病在血。② 内因外因论。如《灵枢集注·卷之二·经脉第十》注："夫是动者，病因于外；所生者，病因于内。"③ 经络脏腑论。如程士德、孟景春主编的《内经讲义》认为："十二经脉各经的主病不外本经所过部位和本经所属脏腑的病变。即以手太阴肺经为例，所主证候中的缺盆中痛，甚则交两手而瞀，臑臂内前廉痛厥，掌中热等，便是经脉所过部位的病变；病肺胀满，膨膨而喘咳，上气喘喝，烦心胸满等，便是脏腑所产生的病变。"即经脉之气发生异常产生的病证称为"是动病"；而经脉所络属脏腑发生的病证称为"所生病"。从义理而言，此说较为合理。

实际上《内经》论述的"是动病"与"所生病"皆与心病相关联，从病位诊断而言，不必细分。掌握手少阴心经的循行路线与临床常见症状的关系，对心系疾病的定位诊断具有极其重要的临床价值。如临床患者出现咽喉烧灼痛，单纯从咽喉炎治疗无效；或胃脘疼痛单纯从胃治疗无效；或左上臂内侧部疼痛按痹病治疗无效，如患者伴见舌有瘀点、瘀斑、脉涩，均应考虑是否属于真心痛。心病之目黄与肝胆湿热、胆汁外溢引起的巩膜均匀黄染不同，表现为巩膜上不均匀的脂肪堆积，常见于现代医学的高脂血症，与冠心病有关，临床应注意鉴别。

————— 二 —————

【原文】

2102 心者,生之本,神之变也①,其华在面,其充在血脉,为阳中之太阳,通于夏气②。(《素问·六节藏象论》)

2103 心之合③脉也,其荣④色也,其主⑤肾也。(《素问·五藏生成》)

2104 心主身之血脉。(《素问·痿论》)

2105 病在心,愈在长夏,长夏不愈,甚于冬,冬不死,持于春,起于夏,禁温食热衣。心病者,愈在戊己,戊己不愈,加于壬癸,壬癸不死,持于甲乙,起于丙丁。心病者,日中慧,夜半甚,平旦静。(《素问·藏气法时论》)

【校注】

① 神之变也:《新校正》云:"详神之变,全元起本并《太素》作'神之处'。"据改。处,即居处之义。

② 阳中之太阳,通于夏气:《素问注证发微·第一卷·六节藏象论》注:"心肺居于膈上,皆属阳,而心则为阳中之阳,当为阳中之太阳也。自时而言,夏主火,心也属火,其通于夏气乎。"

③ 合:配合。

④ 荣:荣华。指五脏精华在体表的反映。

⑤ 主:有制约的意思。

【临床应用】

(一) 心主血脉

《内经》提出了心藏象的最基本的主功能是:主血脉。所谓心主血脉,包括心主血与心主脉两个方面的内容。心主血,是指心气具有推动血液运行,输送营养物质于全身的功能。心主脉是指心气推动和调控心脏的搏动和脉管的舒缩,使血液能正常地运行于脉道之中。由于在血液运行的过程中,心和脉相互协调,故《素问·痿论》云"心主身之血脉"。基于《内经》"心主血脉"理论,临床对于各种血液疾病与血管病变,可从心脏论治。

临床见吐血、衄血,或外发斑疹者,应考虑与心脏的病变有关。《金匮要略》云:"心气不足,吐血、衄血,泻心汤主之。"所谓"心气不足"指在心火亢盛下导致心阴的不足,故用黄连、黄芩、大黄苦寒之品清泄心火,兼有引心火下行之效,火降则血亦自止。至于斑疹,常在温热病的后期,邪热犯心营时出现皮肤斑疹,属于热邪内扰心神、损伤营血所致,故治疗上常以清营凉血解毒、清火安神,轻者可用清营汤,重者可用犀角地黄汤治疗。凡吐血、衄血等出血病证从心治者,必须具有烦躁不宁、失眠多梦、舌红苔黄、脉数等心经的症状。

各种心律失常,脉见止歇或三五不调者,在治疗上亦当从心脏论治。如《伤寒论》云:"伤寒脉结代,心动悸,炙甘草汤主之。"炙甘草汤亦称"复脉汤",复脉汤之名即根据"心主血脉"的理论而定。此外血脉闭塞之脉管炎,其病机关键亦属于心主血脉功能失调、心气亏虚、血瘀脉阻,治疗当补益心气、养血活血、温经通络,可选用黄芪桂枝五物汤加味治疗。

案1出血：久嗽失血，鲜而且多，脉数左弦，苔黄心嘈，金受火刑，木寡于畏，以致阳络被伤也，防冒。犀角地黄汤，加二母，侧柏叶。另归脾丸。原注：吴鹤皋曰：心，火也，肺，金也。火为金之畏，心移热于肺乃咳嗽，甚则吐血、面赤，名曰贼邪。是方也，犀角能解心热，生地能凉心血，丹皮、芍药性寒而酸，寒则胜热，酸则入肝。用之者，以木能生火，故使二物入肝而泻肝，此拔本塞源之治。邓评：此必阴虚成劳，为难治之症，或可以琼玉膏继之。至于另用归脾丸，则失之远矣。（《增评柳选四家医案·评选继志堂医案上卷·失血门》）

按：本案患者咳血，血多且色艳，心烦，苔黄脉数。曹仁伯辨为心火灼伤肺络所致，治宜清心凉血止血，方选犀角地黄汤。

（二）心与夏气相通应

五脏与自然四时阴阳相通应，《内经》认为心与夏气相通应，是因为自然界中夏季气候炎热，阳气最盛，在人体则心为火脏，为阳中之阳，同气相求，故心与夏季相应。一般而言，心阳虚衰者，病情往往在夏季缓解，其自觉症状也有所减轻，冬季则病情加重。而心火旺盛或心阴、心血不足之心脏病和情志病，在夏季病情常常加重，冬季病情减轻。了解病情发生与季节的关系，有助于心系疾病寒热、虚实证候的辨析。

【原文】

2106 心者，君主之官也，神明出焉。（《素问·灵兰秘典论》）

2107 五脏所藏：心藏神。（《素问·宣明五气》）

2108 心者，五脏六腑之大主也，精神之所舍也，其藏坚固，邪弗能容[①]也。容之则心伤，心伤则神去，神去则死矣。（《灵枢·邪客》）

2109 所以任物[②]者谓之心。（《灵枢·本神》）

【校注】

① 邪弗能容：心为五脏之主宰，人神之所藏，有心包络护卫，故不容邪气侵入。

② 任物：指承担认识、分析客观事物思维活动。任，担负，承受。物，事物，即客观存在。

【临床应用】

心藏神，又称心主神明或心主神志，是指心有统帅全身脏腑、经络、形体、官窍的生理活动和主司精神、意识、情志等思维、心理活动的功能。

《内经》对"心藏神"的认识有其理论与临床科学价值。其一，《内经》中的藏象学说是以五脏为中心构成人体的结构功能体系，在此基础之上将人之精神活动分为神、魂、魄、意、志，分别归属于五脏。由于"心主血脉"，血是机体精神活动的主要物质基础，所以《内经》认为心具有相当于大脑的某些功能。因此，《内经》"心主神明"的理论并非解剖形态学上的实证，而是在心主血脉功能基础之上通过演绎推理而得的结论。其二，历代医家对"心主神明"理论多有阐发，逐步形成了"五脏—心—神"之间完整的认识论体系，现代医学有关"脑肠轴"的研究成果，从一个侧面部分证明了"心藏神"理论的科学价值。其三，大量的古代医案说明运用"心主神明"理论治疗脑器质性疾病及某些精神性疾病确实可以收到较好的疗效。因此,"心主神明"理论是建立在中医整体观念之上,说明五脏、心、精神活动三者之间关系的一种学说,是中医藏象学说重要内容之一,对中医脑与神志疾病的治疗具有重要的指导价值。

临床上对心烦、失眠、多梦及思维混乱、意识模糊等神经系统症状均从心脏论治。如属于心神不安之失眠、多梦,常由心血不足,血不养心所致,治宜养血安神法。属于心神失常之神昏谵语,常因热入心包所致,治宜清热泻火安神;如因湿浊之邪蒙蔽心神,治宜芳香化浊,开窍安神。如患者神志时明时昧,多属于痰迷心窍,治宜涤痰镇心。

【原文】

2110 心气通于舌,心和则舌能知五味矣。(《灵枢·脉度》)

2111 南方赤色,入通于心,开窍于耳①。(《素问·金匮真言论》)

2112 五精所并②,精气并于心则喜……五脏化液,心为汗。(《素问·宣明五气》)

【校注】

① 开窍于耳:《类经·三卷·四》注:"舌本属心,耳则兼乎心肾也。"

② 五精所并:五精,是指五脏精气。并,合或聚的意思。吴崑曰:"五精,五脏精气也;并,合而入之也。五脏精气,各藏其脏则不病,若合而并于一藏,则邪气实之,各显其志。"

【临床应用】

(一)心在窍为舌

在窍为舌与"开窍于舌"及"舌为心苗"是同一涵义,主要揭示了舌体的生理功能与心脏的功能密切相关。在结构上心之别络系于舌本;在生理上"心气通于舌",心主血脉、藏神功能正常,则舌体红活荣润、灵活自如、语言流利。因此临床上舌的病变,一般着眼于从心脏论治。

案2舌疮:心火挟热毒,热蒸舌根,腐烂焮痛。拟泻心导赤汤加味,引火下趋。鲜生地五钱,小川连六分,金银花三钱,淡竹叶一钱五分,细木通一钱,京玄参三钱,连翘壳一钱五分,活芦根三钱,生甘草一钱,象贝母三钱,薄荷叶(后下)八分。(《诊方辑要·外科·舌》)

按:舌疮是指舌体表面溃破疼痛,甚则糜烂的疾病,大多因心火上炎所致。本案患者舌根腐烂疼痛,仍心火挟热毒熏灼舌体所致,丁甘仁以泻心导赤汤加味以清心火,解热毒。泻心导赤汤,出于《医宗金鉴》之泻心导赤散,是治疗舌疮之主方,由生地、木通、黄连、甘草组成,因本案心火热毒炽盛,故加用金银花、连翘、竹叶、芦根、贝母等清热解毒,薄荷清热,且有升散之功,乃取"火郁发之"之意。

《素问·金匮真言论》提出"心开窍于耳"。《灵枢·邪气藏府病形》云:"心脉微涩为血溢,维厥,耳鸣,颠疾。"涩脉主血瘀,故《灵枢》认为心血瘀阻可致耳鸣。《甲乙经·卷之一·五脏六腑官第四》亦云:"心气通于舌,舌非窍也,其通于窍者,寄在于耳。"

案3耳鸣:伏某,女,48岁,家庭妇女。1994年1月3日初诊。罹病多年,耳鸣失聪,寐差梦多,昼则精神萎靡,口干乏味食少,自觉头脑烦乱,记忆力减退,心慌不安,稍动易汗,四末清冷,舌红无苔,脉沉细。肾主耳,心亦开窍于耳。病乃心失所养,心阳失展所致,故拟补心温通,镇摄安神法,方以桂甘龙牡汤加味:嫩桂枝6克,炙甘草10克,煅龙骨15克,煅牡蛎(各)15克,净白薇10克,川百合15克,五味子3克,甘松6克,合欢皮15克。5剂。1月11日复诊。药后诸症均减,方证合,前法继进。原方桂枝改10克,五味子改6克。5剂。1月18日三诊。耳鸣继续改善,食能知味,夜寐尚可,上方去甘松,加菖蒲6克,5剂。2月1日五诊。耳鸣已止,舌仍少苔,原方加重百合用量,继服,以巩固疗效。9月中旬,该患者因搓麻将,过度疲劳,耳鸣复作如前,听力减弱。他医予熟地、枸杞子、当归、白芍、五味子等治疗。药后耳聋越发严重。10月25日再次求诊,视其苔净,口中不干不苦,治仍按原法加柏子仁10克收效。[《陈亦人教授治疗耳鸣耳聋经验》,中医文献杂志:1995(3):32-33]

按:本案患者心慌、汗多、肢冷神萎,表现为心阳亏损,同时兼有头脑烦乱,舌红无苔,脉沉细结合等心阴不足的表现,陈亦人投以桂甘龙牡汤温通镇摄,加白薇、百合养阴安神,5剂后病情即减轻。桂甘龙牡汤即桂枝甘草汤加龙骨、牡蛎,出自《伤寒论》用于治疗汗出过多,心阳亏损之心悸烦躁之证。陈亦人从心阳虚论治耳鸣,药证相符,故疗效显著。病情复发之后,他医用熟地、枸杞子、当归、白芍、五味子等滋补肾阴之品,因药不对症,故疗效欠佳。

案4耳鸣:丁。肾开窍于耳,心亦寄窍于耳,心肾两亏,肝阳亢逆,故阴精走泄,阳不内依,是以耳鸣时闭。但病在心肾,其原实由于郁。郁则肝阳独亢,令胆火上炎,清晨服丸药以补心肾,午服汤药以清少阳,以胆经亦络于耳也。水煮熟地四两,麦冬一两半,龟板二两,牡蛎一两半,白芍一两半,北味一两,建莲一两半,磁石一两,茯神一两半,沉香五钱,辰砂五钱,为衣。煎方:夏枯草二钱,丹皮一钱,生地三钱,山栀一钱,女贞子二钱,赤苓一钱半,生甘草四分。(《临证指南医案·卷八·耳》)

按:本案患者耳鸣病因为情绪抑郁,导致心肾两亏,肝阳上亢。叶天士以熟地、麦冬、龟板、牡蛎、白芍、北五味子以补心肾,以建莲、茯神健脾安神,以辰砂、磁石安神,沉香降气,交通心肾。另以夏枯草、丹皮、生地、山栀、女贞子、赤苓、生甘草清少阳之火。叶天士从心肾两亏损、少阳相火上扰耳络论治耳鸣,反映了耳鸣病机的复杂性,临床耳鸣的治疗绝非一夕之功。

(二)心在志为喜

生理上,喜则心情舒畅,其表现为笑,所以说"心,在志为喜","在声为笑"。临床遇有喜妄笑不休者,多属于心气过旺,当从心论治。此症常见于温热病的热入心包期,或温热病后期余热未尽。治宜清心泻火。常用连翘心、玄参心、莲子心、竹叶心、灯心草等药,成药可用安宫牛黄丸。另有精神疾病而见妄笑不休者,多属于痰火交阻、神志失常,治宜清火化痰,镇心安神。如现代医学之精神分裂症、痴呆等疾病。而心气不足者,可见精神萎靡、易于悲伤。

(三)心在色为赤,在味为苦

1. **心在色为赤** 是指凡色赤与味苦的药物,多数能作用于心的病变,传统认为色赤者能入血分,具有活血散血的功能,从五行学说中的五色配五脏,赤为心之色。但从临床证候分析,赤色则不仅属心,如《伤寒论》所说"面缘缘正赤"仍为阳明热病;两颧红赤为肺阴虚发热;面红目赤为肝火上炎。舌为心之苗,但从整个舌体而言舌根属肾,舌中属脾胃,舌两边属肝胆,舌尖属心的划分。故心在色为赤,主要是指舌尖部的红赤。舌尖红赤,可作为诊断心阴不足、心火旺盛的一个重要体征。该证以失眠患者尤为多见。

2. **在味为苦** 指苦为心之味，《内经》认为"苦入心"，味苦的食物或药物大多具有清心泻火的作用，食物如苦瓜、苦荞麦、苦丁茶等，药物如黄连、莲子心等。在味为苦，亦指心病的一种病理反应即口苦。大凡心火上炎的失眠患者，常诉有口苦之症，其特点是在早晨起床时出现，漱口或饭后逐渐消失，本症可作为诊断心肝火旺型失眠的佐证。当然临床口苦亦不局限于心病，少阳病亦多有口苦，伴见咽干、脉弦等少阳证状，乃热在少阳、胆汁上溢所致。

（四）在液为汗

心主身之血脉，血液与津液同源互化，血液中的津液渗出脉外则为津液，脉内外之津液渗入脉内与营气相合而成血液，即"津血同源"。由于津液是汗液生成的物质基础，"心—血—津液—汗"之间存在着紧密联系，故《类经·十五卷·二十五》说："心主血，汗则血之余也。"《素问集注·卷之四·宣明五气》亦注："心主血，汗乃血之液也。"

汗出过多可致心功能异常，如感冒发热、暑热天气、更年期综合征、自主神经功能紊乱、甲亢、心脏病及失治误治等均可引起汗出过多，耗伤心阴、心血，或损及心气、心阳，导致心慌心悸、心烦失眠、胸闷胸痛等症状。如《伤寒论》第64条"发汗过多，其人叉手自冒心，心下悸，欲得按者，桂枝甘草汤主之"及第65条"发汗后，其人脐下悸者，欲作奔豚，茯苓桂枝甘草大枣汤主之"，均说明太阳病发汗太过，损伤心阳，导致心阳虚而出现心下悸、欲作奔豚等症状。

心功能异常亦可出现汗出过多。左心功能不全的患者有时仅表现为多汗、乏力，而其他心功能异常的症状不明显，因此临床上治疗以汗出为主症的患者时，不可单纯止汗，而应该仔细观察，审证求因，以免贻误病情。心功能异常汗出过多的原因目前认为是心衰时神经内分泌系统激活、交感神经兴奋、心肌收缩力增强的同时，汗腺分泌增加所致。临床研究显示风心病心衰患者心功能的分级与出汗多少之间具有高度的关联性，心功能分级越高，汗出越多，经治疗心衰好转后，患者汗出均可减轻。

此外心藏神，情志因素可影响心主神明的生理功能，亦可导致汗液的排泄异常。故《素问·经脉别论》云："惊而夺精，汗出于心。"综上所述，心与汗二者关系密切，临床汗出过多可从心脏论治。

案5汗病：心阴不足，心阳易动，则汗多善惊；肾阴不足，肾气不固，则无梦而泄。以汗为心液，而精藏于肾故也。生地，茯神，甘草，麦冬，川连，柏子仁，元参，小麦，大枣。诒案：案语心肾并重，方药似专重于心。再加五味子、牡蛎、沙苑子等摄肾之品，则周匝矣。邓评：洞达病情，了无疑义。（《增评柳选四家医案·评选静香楼医案上卷·汗病门》）

按：本案患者汗多善惊，无梦而遗精。尤在泾辨为心肾阴虚，治以补益心肾，药用生地、麦冬、柏子仁、元参（玄参）等滋养心阴；川连清心火；加茯神、甘麦大枣汤养心安神，和中缓急。治疗重点在养心阴、清心火、安心神。柳宝诒提出加用五味子、牡蛎、沙苑子等补肾摄精之品，心肾同治，更加周全。

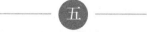

2113 五脏所恶[①]，心恶热。（《素问·宣明五气》）

2114 寒气大来,水之胜也,火热受邪,心病生焉。(《素问·至真要大论》)

2115 故悲哀愁忧则心动,心动则五脏六腑皆摇。(《灵枢·口问》)

2116 心怵惕思虑则伤神,神伤则恐惧自失^②,破䐃脱肉^③,毛悴色夭,死于冬。(《灵枢·本神》)

2117 喜伤心。(《素问·阴阳应象大论》)

2118 赤脉之至也,喘而坚……名曰心痹,得之外疾,思虑而心虚,故邪从之。(《素问·五藏生成》)

2119 味过于咸,大骨气劳^④,短肌,心气抑。味过于甘^⑤,心气喘满,色黑,肾气不衡。(《素问·生气通天论》)

【校注】

① 五脏所恶:即厌恶之意。五行、五脏、五气其气相通,所以它们之间的生化关系密切相连,五脏之所以恶,是恶其太过而反伤已。若平和之气非但不恶,且对己有所补益。

② 自失:精神不能自主。

③ 破䐃(jùn)脱肉:形容肌肉极度消瘦。䐃,肌肉隆起的部分。

④ 大骨气劳:腰间脊骨劳伤。大骨,指腰间脊骨。劳,骨气劳伤。

⑤ 甘:《太素·卷第三·调阴阳》作"苦",义胜。

【临床应用】

《内经》对心病的病因有较深入的认识。其认为外邪入侵、七情内伤、饮食不节、虚损劳伤皆可导致心病。

(一)外邪入侵

《内经》认为外邪入侵心脏以寒邪与热邪最为多见。外感热邪,或六气化火,火热扰心,可致神昏谵语;内伤七情,五志化火,亦往往引起心烦不安、惊悸怔忡、失眠等。寒邪外袭,心阳痹阻,心络阻滞,脉道凝涩,血流失畅可致心痛如绞。

(二)七情所伤

喜、怒、忧、思、悲、恐、惊七情,可随时影响人体的气机。由于心藏神,七情过极可影响心之功能,进而影响其他脏腑,故《灵枢·口问》云:"悲哀愁忧则心动,心动则五脏六腑皆摇。"喜为心之志,正常喜笑有益身心健康,正如《素问·举痛论》所说:"喜则气和志达,荣卫通利,故气缓矣。"但过喜,可致心神散乱不收而出现种种心经症状。故《素问·阴阳应象大论》云:"喜伤心。"

案6 不寐:心营与肾水交亏,肝气挟肝阳上逆,胸中气塞,口内常干,手震舌掉,心烦不寐,即有寐时,神魂游荡,自觉身非已有,甚至便溏纳少,脾胃亦衰,脉形细小无神,而有歇止之象。逐证施治,似乎应接不暇。因思精神魂魄,必令各安其所,庶得生机勃勃;否则悠悠忽忽,恐难卜其旋元吉。拟许学士真珠丸法。石决明,人参,归身,犀角,龙齿,茯神,生地,麦冬,枣仁,炙草,淮药,沉香,另珠粉。诒按:此方于肝气一层,嫌少理会。愚意去山药,甘草。加木香,陈皮,则胸中之气塞亦平矣。(《增评柳选四家医案·评选继志堂医案上卷·内伤杂病门》)

按:本案患者心肾阴虚、心神失养,故心烦不寐;肝气郁结、肝风内动,故手震舌掉;脾胃虚弱,故见便溏纳少;心气不足,故脉小而有歇止。此乃《灵枢·口问》所云"悲哀愁忧则心动,心动则五脏六腑皆摇"之候。曹仁伯认为"精神魂魄,必令各安其所,庶得生机勃勃",故治疗以养心阴、安心神为大法。方中以人参、生地、麦冬、当归滋养心肾之阴血,以石决明、犀角、龙齿、珠粉重镇安神,心安则五脏皆安。

(三) 饮食不节

《内经》认为饮食不节可伤及心气,其中以过食咸味与苦味对心脏影响最大。如过食咸味伤肾,肾主骨而导致骨气劳伤,侮土则肌肉短缩,凌心则心气抑郁。味过于苦,则伤心,心气受伤则心跳急促而心中烦闷。黑为水色,火不足则水乘之,故面可见黑色。

【原文】

2120 心为噫①。(《素问·宣明五气》)

2121 厥心痛②,与背相控③,善瘈④,如从后触其心,伛偻⑤者,肾心痛也,先取京骨、昆仑,发狂不已⑥,取然谷。厥心痛,腹胀胸满,心尤痛甚,胃心痛也。取之大都、太白。厥心痛,痛如以锥针刺其心,心痛甚者,脾心痛也,取之然谷、太溪。厥心痛,色苍苍如死状,终日不得太息,肝心痛也,取之行间、太冲。厥心痛,卧若徒居⑦,心痛间⑧,动作痛益甚,色不变,肺心痛也。取之鱼际、太渊。真心痛,手足清至节,心痛甚,且发夕死,夕发旦死。(《灵枢·厥病》)

2122 心热病者,先不乐,数日乃热,热争则卒心痛,烦闷善呕,头痛面赤无汗。(《素问·刺热》)

2123 脉痹不已,复感于邪,内舍于心。心痹者,脉不通,烦则心下鼓。(《素问·痹论》)

2124 诸病胕肿,疼酸惊骇,皆属于火。(《素问·至真要大论》)

2125 惊则心无所倚,神无所归,虑无所定,故气乱矣。(《素问·举痛论》)

【校注】

① 噫:太息。

② 厥心痛:《类经·二十一卷·四十六》云:"五脏逆气,上干于心而为痛者,谓之厥心痛。"

③ 控:牵引之义。

④ 瘈:拘急之义。

⑤ 伛偻:曲背弯腰。

⑥ 发狂不已:《太素·卷第二十六·厥心痛》作"发针不已",可参。

⑦ 卧若徒居:久卧或闲居,指活动较少。若,或之意。

⑧ 间:缓解之义。

【临床应用】

(一) 心为噫

噫有二义:一指叹声,即太息。如《素问注证发微·第三卷·宣明五气篇第二十三》注:"心有不平,气郁于心,故噫出之,象火炎上而烟焰出也。"二指饱食息,即嗳气。注家以饱食息解者为多。《王洪图内经临证发挥》认为,足阳明经络于心,在心脏功能低下的前提下,胃气稍有不和,便会出现气逆而为噫,此时所发之噫气,绝非饱食之后胃脘胀满所致,乃心气失和影响于胃使然。正如《素问·脉解》所说:"所谓上走心为噫者,阴盛而上走于阳明,阳明络属心,故曰上走心为噫也。"即足太阴脾经联系于心,所以噫之发生,虽源于脾胃而出之于心。说明脾、胃、心三者与噫气的产生均有关系。临床大体有以下三种情况:第一种情况是脾胃无病,但饱食之后,其气满盛,所以有少量噫气排出;第二种情况是脾胃之病较甚,其气不能和降而上逆,可以使噫气频作;第三种情况是脾胃稍有不和,若心脏无病,本可以不发生噫气,但若心脏气机失调,亦会发生噫气不止,在此情况下,欲除噫气,则当以治心为主,而兼理中焦之气。以上说法于理皆通,临床当根据患者具体情况进行分析。

(二) 心痛证

心痛是心胸部疼痛,以内因为多,亦有由于外感寒邪所致。其发病可直接在心,也可涉及其他腑脏,故《内经》有真心痛与厥心痛之分。厥心痛是由其他脏腑疾病影响及心而发生的疼痛。因心主血脉,循环周身,五脏经脉,又都行于胸膈,所以他脏病变,导致经脉流行不畅,心脉受阻,皆可引起心痛。《厥论》所云"肾心痛"是肾中阴邪,上乘于心。足少阴之脉贯脊属肾,上贯膈入肺,寒性收引,故痛与痛相引,而有牵掣拘急之感,又肾主骨,肾虚腰脊失养,故伛偻。胃心痛是胃失和降,胃气上逆而致心痛。因足阳明胃经由缺盆下膈贯胃络脾,其支脉下循腹里,而"胃之大络,名曰虚里,贯膈络肺,出于左乳下"。故胃气郁滞,腹部胀满,胸膈痞闷,心前区疼痛。脾心痛是脾失健运,气逆犯心。因足太阴脾经上膈注心中,脾寒入心,气滞血瘀,故痛如针刺;脾运失健,故腹胀食少。肝心痛是肝气郁结,横逆于上。足厥阴之脉上贯膈、布胁肋,其支脉从肝别出,贯膈上注肺。肝气不畅,肺气不利,故欲太息以舒缓而不得。肝色青,肝气郁滞,不能上荣,故伴面色苍暗如死灰状,同时伴见胸胁疼痛。肺心痛是肺气郁滞。肺主气,司呼吸,安卧或休息时,疼痛较轻;活动时气行不畅加剧,故疼痛加重。因病在气分,而不在血分,故面色不变,可伴见咳嗽、气喘等肺失宣降的症状。厥心痛以脏病见症较多,与经脉循行亦有关联,临床可按症状辨别何脏侵犯于心。

真心痛是邪气直犯于心,其病机不同于上节所论因脏腑气逆而致的厥心痛。其痛剧烈,手足寒冷,是心阳衰竭之象,病情极为严重,故预后多不良。《内经》着重阐述了本病可迅速导致死亡的危重表现,这与现代医学急性心肌梗死的发病症状基本一致,对现代医学冠心病、心绞痛、急性心肌梗死等疾病的理论研究与临证治疗产生了深远影响。

案7 脾心痛: 谭某。心痛引背,口涌清涎,肢冷,气塞中脘,此为脾心痛,病在络脉,例用辛香。高良姜,片姜黄,生矛术,公丁香,草果仁,厚朴。(《临证指南医案·卷八·心痛》)

按: 本案患者心痛及背,伴口涌清涎,中脘作胀。叶天士根据患者"口涌清涎、中脘作胀",认为此症乃脾胃虚寒、痰饮内阻所致,属于脾心痛范畴,故治疗以温补脾阳为大法。方中以高良姜、片姜黄、公丁香、草果仁温补脾阳;脾虚水湿内停,故以姜黄、厚朴、苍术以健脾化湿。

(三) 心热证

心热证为热邪犯心所致。心主神明,热邪郁结于心,情志不达,抑郁不乐为心热证之先兆。热与心气交争,心火亢盛,见心痛不宁;热气上拢心神,引动胃气上逆,见烦闷善呕;心火上冲则头面,见头痛面赤;热迫气血、充盛血脉,脉外现而胀大。这是以心火(热)为特征的病症,也是热病的重要证型之一。

(四) 心悸证

《内经》未见"心悸、怔忡"之病名,类似症状有"心下鼓""惊骇""惊狂""惊恐"等名,散见多篇。

《金匮要略》"惊悸吐衄下血胸满瘀血病脉证治"篇中,首次使用惊悸名称,并提出"寸口脉动而弱,动则为惊,弱则为悸"的脉诊要点。

对于心悸的病因,《内经》认为外邪入侵可致心悸:如风寒湿三气杂至,形成痹病,痹病日久,内入于心,心脉痹阻,心血运行不畅,引起心悸。火热入侵亦可导致惊骇,常伴见心悸烦躁,夜卧不安,口干口苦,舌红苔黄腻,脉滑数等症。

情志因素亦是引起心悸的重要原因。如突遇惊恐,心神动摇,不能自主会发生心悸。症见心悸不宁,多梦易醒,或难于入寐,舌质淡红、脉虚数等。大怒伤肝,肝木横逆,脏腑气机或横逆或升腾或下陷,导致心气紊乱;或气机失调,变生郁火、痰浊、瘀血,扰乱心神,皆可发为心悸。《素问·阴阳应象大论》云"脾在志为思",思虑劳神过度,损伤脾气,脾运化功能下降,血液生成不足,血不养心,导致心神失养而见心悸。

2126 心苦缓,急食酸以收之[①]……心欲软,急食咸以软之,用咸补之,甘泻之[②]。(《素问·藏气法时论》)

【校注】

① 心苦缓,急食酸以收之:《类经·十四卷·二十四》注:"心藏神,其志喜,喜则气缓而心虚神散,故宜食酸以收之。"

② 心欲软,急食咸以软之,用咸补之,甘泻之:《类经·十四卷·二十四》注:"心火太过,则为躁越,故急宜食咸以软之。盖咸从水化,能相济也。心欲软,故以咸软为补。心苦缓,故以甘缓为泻。"

【临床应用】

《内经》根据心藏象的生理与病理特点,提出了心病的用药规律,即心病用药的"苦欲"理论,为后世心病用药提供了理论依据。

"心苦缓,急食酸以收之"。从情志来讲,过喜可致气缓,气缓引起心虚神散,常见如喜笑不休,惊悸怔忡,健忘不寐,自汗盗汗等症状。神浮气散,自当以收敛为治。因酸味药物主收敛,故可用"酸"味药以收敛浮散之气。如天王补心丹为治疗阴虚血少,心神不安之方,方中酸枣仁、柏子仁性味"酸",用于养心安神,此即食酸以收之的具体应用。

"心欲软,急食咸以软之,用咸补之,甘泻之。"《类经·十四卷·二十四》认为:心火易炎上,得肾水之相济则软,失肾水则躁越,而咸属水,入肾则软坚,故食咸以软之,使心火得肾水相济而不炎上,为顺心之性,即用"咸"补之,使心肾相济。

"心欲软,急食咸以软之",亦可解为瘀血引起的积块坚硬等病证,需要用软坚散结的药治疗。因为心主一身之血脉,故尽管瘀血部位不同,其根本原因总是血行不畅,应当从心论治。五味之中,唯咸能入血,故"咸以软之"亦指以咸味药物活血祛瘀,软坚散结。咸味药如水蛭、地鳖虫、穿山甲、鳖甲、五灵脂等。临床上凡治瘀血所致癥瘕积聚,皆以咸软活血为常法。如张仲景用鳖甲煎丸治疟母,硝石矾石散治瘀血黄疸,即是咸以软坚、活血祛瘀的代表方剂。

2127 小肠手太阳之脉,起于小指之端,循手外侧上腕,出踝①中,直上循臂骨下廉,出肘内侧两筋之间②,上循臑外后廉,出肩解③,绕肩胛,交肩上,入缺盆络心,循咽下膈,抵胃属小肠;其支者,从缺盆循颈上颊,至目锐眦,却入耳中;其支者,别颊上䪼④抵鼻,至目内眦,斜络于颧。(《灵枢·经脉》)

2128 心合小肠,小肠者,受盛之府。(《灵枢·本输》)

2129 小肠者,受盛之官,化物出焉。(《素问·灵兰秘典论》)

2130 下焦者,别回肠⑤,注于膀胱而渗入焉。故水谷者,常并居于胃中,成糟粕,而俱下于大肠,而成下焦,渗而俱下⑥,济泌别汁,循下焦而渗入膀胱焉。(《灵枢·营卫生会》)

2131 是动则病嗌痛颔⑦肿,不可以顾,肩似拔,臑似折⑧。是主液所生病⑨者,耳聋目黄颊肿,颈颔肩臑肘臂外后廉痛。(《灵枢·经脉》)

2132 寒气客于小肠,小肠不得成聚,故后泄腹痛矣。热气留于小肠,肠中痛,瘅热焦渴则坚干不得出,故痛而闭不通矣。(《素问·举痛论》)

2133 膀胱移热于小肠,膈肠不便,上为口糜。(《素问·气厥论》)

【校注】

① 踝:尺骨茎突。《太素·卷第八·经脉连环》注:"手之臂骨之端,内外高骨,亦名为踝也。"

② 出肘内侧两筋之间:《太素·卷第八·经脉连环》作:"出肘内侧两骨之间。"可参。

③ 肩解:肩后的肩缝。《太素·卷第八·经脉连环》注:"肩臂二骨相接之处,名为肩解。"

④ 䪼(zhuō):眼眶的下方,包括颧骨内连及上牙床的部位。

⑤ 回肠:在小肠的下段,上接空肠,下连大肠。

⑥ 而成下焦,渗而俱下:《诸病源候论》《千金要方》《外台秘要》均无此八字。当属衍文。

⑦ 颔(hàn):人体部位名。指颈上方、下颌下方的柔软处,即下巴。

⑧ 肩似拔,臑似折:肩臂疼痛似被折断了一样,形容疼痛剧烈。

⑨ 是主液所生病:《类经·十四卷·十》注:"小肠主泌别清浊,病则水谷不分而流衍无制,是主液所生病也。"

【临床应用】

小肠位于腹中,上端与胃相接处为幽门,与胃相通,下端与大肠相接为阑门,与大肠相连,是进一步消化饮食的器官。手太阳小肠经的循环见图2。

（一）小肠的生理功能

《内经》认为小肠的生理功能有二:一是主受盛化物,二是泌别清浊。小肠主受盛化物是小肠主受盛和主化物的合称。受盛,接受,以器盛物之意。化物,变化、消化、化生之谓。如果小肠的受盛化物功能失常,可表现为腹胀满、腹痛、泄泻,甚则完谷不化。

小肠主泌别清浊功能指小肠消化食物,并将饮食物分为清浊两部分的过程。清者,即食物中的精微,由小肠吸收,经脾气升清,上输于肺,输布全身。别浊:一是将饮食物的残渣糟粕,通过阑

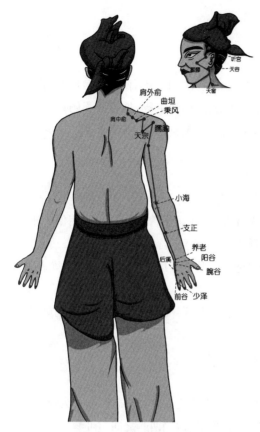

图 2　手太阳小肠经的循行

门传送到大肠,形成粪便,经肛门排出体外。二是将剩余的水分经肾脏的气化作用渗入膀胱,形成尿液,经尿道排出体外。《内经》笼统认为此功能属于下焦,《类经·三卷·一》中注:"小肠居胃之下,受盛胃中水谷而分清浊,水液由此而渗于前,槽粕由此而归于后。"《医宗必读·卷之一·行方智圆心小胆大论》中亦云:"小肠者……至是而泌别清浊,水液渗入膀胱,滓秽流入大肠。"可见后世明确泌别清浊功能属于小肠。因为小肠在泌别清浊过程中,参与了人体的水液代谢,故有"小肠主液"之说。

小肠分清别浊的功能正常,则水液和槽粕各走其道而二便正常。若小肠功能失调,清浊不分,水液归于槽粕,即可出现水谷混杂,便溏泄泻等。小肠分清别浊功能失常不仅影响大便,而且也影响小便,表现为小便短少。所以治疗泄泻可用"利小便实大便"的方法。

案 8 泄泻: 暑湿挟滞交阻,肠胃为病,腹痛泄泻黄水,日十余次,胸闷不能纳谷,小溲短赤,口干欲饮,舌质红、苔黄,脉濡数。治宜和中分利,利小便正所以实大便也。

煨葛根二钱,赤猪苓各三钱,生白术一钱五分,炒扁豆衣三钱,陈皮一钱,大腹皮三钱,六神曲三钱,炒车前子三钱,春砂壳八分,六一散三钱(包),香连丸一钱(吞服),干荷叶一角,银花炭三钱。(《丁甘仁医案·卷二·泄泻》)

按:患者腹痛、腹泻,乃暑湿挟实滞,脾胃失健,小肠清浊不分所致。丁甘仁以赤猪苓、生白术、车前子、六一散等药淡渗利湿治之,此即"利小便所以实大便"之法。

案 9 便秘: 患者大便秘结 2 个月,每日服泻下剂以通便。形如栗,小便频,每日行 8 次左右,夜尿 1～2 次。平时常觉两足欠温,腰膝酸软。舌质淡,少苔,脉细软。证属肝肾两虚,致大肠传道失司。治以调肝温肾,润肠通便。处方:炒白芍 15 克,炙甘草、郁李仁、火麻仁、肉苁蓉、熟地黄各 10 克,肉桂 5 克(后下),砂仁 2 克(后下),益智仁、怀山药各 10 克,台乌药 6 克,炒谷麦芽各 20 克。7 剂。二诊:4 月 18 日。本周内,自行排便 3 次,便时通畅,量不多,两足仍欠温,舌质淡、边有齿印。此兼气虚之象。再以前方参补气之品。处方:原方加生黄芪 30 克,太子参 15 克,陈皮 6 克。7 剂。三诊:大便较通畅,每 1～2 日一行,量渐增多,舌淡转红、齿印渐消。小便减少,每日行 4 次左右,两足渐温。效不更方。处方:原方,继服一月。追访未复发。(《孟景春临床经验集·医案篇·温肾缩泉治便秘》)

按:本案患者大便干而小便数、夜尿多、手足欠温、腰膝酸软,舌质淡、少苔,脉细软,孟景春辨为肾阳不足之证,认为小便与大便皆由肾脏所主,肾阳不足,不能蒸腾气化,致小便频数。水分由小便而出,故大便干结难解。临床上有"利小便实大便"的治则,反其意而用"缩小便而利大便"之法,用"缩泉丸"以治便秘,疗效满意。

(二)心与小肠相表里

小肠与心之间有经络相通,二者互相络属,故《内经》认为小肠与心相表里。病理上,心与小肠相互影响。心经实火,可移热于小肠,引起尿少、尿赤涩刺痛、尿血等小肠实热的症状;反之,小肠有热,亦可循经上熏于心,可见心烦、舌赤糜烂等症状。二者皆可运用导赤散加减治疗。

第二节

肺藏象理论与临床应用

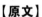

【原文】

2201 肺手太阴之脉,起于中焦,下络大肠,还①循胃口②,上膈属肺,从肺系③横出腋下,下循臑内,行少阴心主之前。下肘中,循臂内上骨下廉,入寸口,上鱼④,循鱼际⑤,出大指之端,其支者,从腕后直出次指内廉,出其端。是动则病肺胀满膨膨而喘咳,缺盆中痛,甚则交两手而瞀,此为臂厥⑥。是主肺所生病者,咳,上气喘渴⑦,烦心胸满,臑臂内前廉痛厥,掌中热。气盛有余,则肩背痛风寒,汗出中风,小便数而欠。气虚则肩背痛寒,少气不足以息,溺色变。(《灵枢·经脉》)

2202 五脏六腑者,肺为之盖……(《灵枢·师传》)

【校注】

① 还:指经脉循行去而复回。

② 胃口:指胃下口幽门和上口贲门。

③ 肺系:指与肺连接的气管、喉咙等组织。

④ 鱼:手大指本节后掌侧肌肉隆起处。

⑤ 鱼际:"鱼"的边缘。

⑥ 臂厥:病名,臂部经气厥逆,两手交叉于胸部且视物不清。

⑦ 喘渴:气喘息粗,喝喝有声。《甲乙经·卷二·十二经脉络脉支别第一上》《脉经·卷六·肺手太阴经病证》作"喝",为是。《类经·十四卷·十》注:"渴当作喝,声粗急也。"

【临床应用】

(一)手太阴肺经的循行

主干起于中焦(胃脘中部),向下联络大肠,回绕胃下口幽门、上口贲门,向上穿过膈膜,入属于

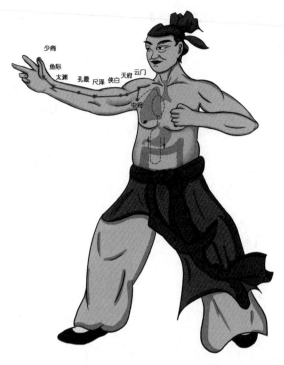

图 3　手太阴肺经的循行

肺脏,再从气管、喉部横行走出腋下,沿上臂内侧前缘下行,行于手少阴心经与手厥阴心包经之前,至肘内,然后沿着前臂内侧,经过手掌后高骨下缘,入寸口,行至手鱼际,沿手鱼际边缘,出拇指尖端;它的分支,从手腕后直走食指内侧尖端,交手阳明大肠经。见图3。

手太阴肺经病变,可见肺部胀满,胸部膨隆,咳嗽气喘,缺盆疼痛,喘咳过剧,则患者两手交叉按于胸前,视物模糊不清,精神昏乱,这是臂厥病。肺脏本身发生病证,可见咳嗽,气逆,喘息气粗,心中烦乱,胸部满闷,上臂内侧前缘疼痛厥冷,或掌心发热。如果是邪气有余的实证,可发生肩背疼痛、恶风寒、汗出等中风证,小便频数而量少。肺气不足,亦可见肩背疼痛,伴有畏寒、气短,小便颜色也会发生异常变化。因为手太阴肺经属肺,所以《内经》所述肺系病的证候表现,主要是肺病的症状,同时也包括手太阴肺经循行部位出现的异常,因此,掌握手太阴肺经的循行路线,对于临床肺系疾病的诊断和治疗具有重要的意义。

案1肩痛:孙某,男,35岁,山东省某地裁缝工人。1987年3月9日来诊。患者因左肩臂三角肌处生有黑色坚硬肿物数年,经北京某医院检查,疑为恶性肿瘤。于1986年4月手术切除。术后病理切片显示为"纤维瘤",遂回故里休养。但近1年来,左上臂及肩胛处疼痛,半年来日趋加重,活动后尤剧,遂不能从事其裁剪缝纫工作。且于每天下午3时许周身乏力,肩背部痛楚难忍。于本月初来京复查。原经治医院谓手术损伤神经,无特效治法。乃求治于中医。诊其脉弦滑,右寸独弱,舌质偏红,舌苔薄黄。眠差,纳少,心烦,二便调。证属少阳郁热,肺气不利,治以调理金木为法。予柴芩温胆汤加味。醋柴胡8克,黄芩10克,广陈皮10克,云茯苓12克,青皮10克,炒枳实10克,清半夏10克,川贝母10克,桑枝10克,杏仁泥10克,淡竹茹8克,桂枝10克,路路通10克,生甘草6克。6剂,每日1剂,水煎温服。3月16日再诊:服上方至3剂后,左上臂及肩背疼痛明显减轻,午后乏力好转,2天来已缝制衣服数件,未现不适,睡眠纳食均可。舌边尖红,脉弦滑右寸弱,苔薄微黄。上方加丝瓜络6克,生黄芪15克,羌活3克。14剂,服法同前。痛止病愈。

此例以肩背上臂疼痛为主症求治,但因其有脉弦、眠差、心烦等表现,所以辨证其既有少阳胆经痰热,又有肺气不利。故先用柴芩温胆汤为主方治疗,以去其邪。方中加用贝母、杏仁,正是取"肺之俞在肩背"之意,以利肺气。又《灵枢·顺气一日分为四时篇》以申酉时与秋气、肺脏相应,故该患者每于下午3时许(申时)全身症状加重,其脉象右寸独弱亦是病在肺脏之征。时间、症状、脉象都与肺有关。复诊时,痰热之象减轻,已能安卧,心烦大减,故加用固护肺气之生黄芪;加羌活以助桂枝、桑枝及路路通等宣通经脉之力,达到"通则不痛"之目的。(《王洪图内经临证发挥·医案

篇·日暮为秋病在肺与大肠》)

按：本案患者左上臂及肩胛处疼痛，伴眠差、心烦、脉弦。王洪图依据《内经》关于肺和肩背胸膺之间关系的认识，认为本病病机为少阳痰热、肺气不利，治以调理金木，前后服药20剂，痛止病愈。肺脏发生疾病常在肩背有所表现，如见背弯曲而肩下垂，是心肺之气大虚；两肩上耸，多为肺气不能宣降的喘咳久病；肩背疼痛可由于上焦阳虚、心肺之气不足所致或见于风寒外感、肺失宣降的喘咳，亦可见痰核、癌瘤、瘀血阻滞心、肺之脉，临床可作相关医学检查，注意鉴别。

（二）肺为盖

《素问·痿论》云"肺者，脏之长也，为心之盖也"，后世亦称肺为"五脏六腑之华盖"。从生理而言，肺具有保护诸脏免受外邪侵袭的作用，是后世"肺为娇脏"之说的理论基础；又肺的位置在上，是"肺为水之上源"与"通调水道"的结构基础。从病理而言，肺在五脏中位置最高，火性上炎，他脏之火容易波及肺而发生病变。

案2咳嗽：陆。营阴亏耗，木火易浮。近因哀感过度，肝气上逆，肺气不降，向晚内热盗汗，肝阴伤而肝阳越也。咳呛不止，气从左胁上升，逆于胸臆，正属木火刑金之候，阴愈弱则热愈炽，金愈弱则木愈强，势必金枯阴涸，肝肺两损。调治之道，不外养阴清热、肃肺柔肝。务须虚怀调摄，乃能退出损途。生地，白芍，洋参，麦冬，牡蛎，蛤壳，川贝，苡仁，旋覆花（归须同包），丹皮，白薇，郁金，桑白皮，枇杷叶，竹二青。（《柳宝诒医案·卷三·虚损》）

按：本案患者平素阴亏，肝火亢盛。因悲哀过度，导致阴更虚、火更旺，而见内热盗汗、咳呛不止。柳宝诒认为本病病机为木火刑金，治当佐金平木。方中生地、白芍、洋参、麦冬补养肝肺之阴津，牡蛎、蛤壳、旋覆花可降上逆之肝气，白薇、桑白皮、丹皮、郁金清肝肃肺解郁，川贝、苡仁、枇杷叶、竹二青清热化痰止咳。以方测症，患者可见干咳无痰或痰中带血、胸胁疼痛、口苦目赤、舌红少苔等症。竹二青，乃竹茹之别名。临床上心火、肝火、肾火、脾胃之火皆可上逆犯肺，导致咳嗽。

【原文】

2203 肺者，气之本，魄之处也，其华在毛，其充在皮，为阳中之太阴[1]，通于秋气。（《素问·六节藏象论》）

2204 肺藏气。（《素问·调经论》）

2205 诸气者，皆属于肺。（《素问·五藏生成》）

【校注】

① 阳中之太阴：新校正云："按太阴《甲乙经》并《太素》作少阴，当作少阴。肺在十二经虽为太阴，然在阳分之中，当为少阴也。"《灵枢·阴阳系日月》亦云："肺为阳中之少阴。肺属金，位居膈上，主肃降，通于秋气，所以为阳中之少阴。"

【临床应用】

（一）肺主气

《内经》所谓"肺藏气"、肺为"气之本"，实即指肺主气的功能。而肺主气又包括两个方面：一是《素问·六节藏象论》云"五气入鼻,藏于心肺"及《素问·阴阳应象大论》云"天气通于肺"。可以看出,肺有主呼吸之气的功能。自然之清气由鼻吸入,经过息道,藏于心肺;在人体五脏中,肺与天气相通。肺是人体内外气体交换的场所,通过肺的呼吸,吸入自然之清气,呼出体内之浊气,从而实现体内外气的交换。肺不断地吐故纳新,以维持人体新陈代谢的正常进行。二是《素问·五藏生成》云:"诸气者,皆属于肺。"可以看出肺有主一身之气的功能。肺主一身之气是指肺主一身之气的生成和运行。肺主一身之气的生成,主要功能是促进宗气的生成。宗气属于后天之气,由肺吸入之自然清气与脾运化之水谷精气在胸中结合而产生。宗气积聚于胸中,走息道上出喉咙以促进肺的呼吸,贯心脉以助心行气血。宗气是一身之气的重要组成部分,宗气的盛衰关系到一身之气的盛衰,而宗气的生成离不开肺的呼吸,所以肺的呼吸功能是否正常,影响着宗气的生成,从而影响一身之气的盛衰。肺主一身之气的运行主要体现于对全身气机的调节作用。肺有节律地呼吸,对全身之气的升降出入起着重要的调节作用。肺气宣通肃降,则全身脏腑经络之气随着肺有节律地一呼一吸而运动不息,并保持畅通。

基于肺主气的功能,临床咳嗽、气喘、胸中满闷之类的病证常从肺治疗。具体当辨外感、内伤。外感风寒,当疏风散寒宣肺,常用麻黄汤、三拗汤加味;外感风热,当疏风清热肃肺,常用桑菊饮、银翘散加减。内伤痰湿,当燥湿化痰理气,可用二陈汤合三子养亲汤加减;寒饮伏肺,当温肺化饮,可用小青龙汤加减;痰热蕴肺,当清热化痰肃肺,可用清金化痰汤加减;肺脾气虚,当补肺益气健脾,可用参苓白术散加减;肺肾阴虚,当滋养肺肾,可用沙参麦冬汤、百合固金汤加减。

(二)肺与秋气相通应

《素问·四气调神大论》云:"秋三月,此谓容平。"秋季万物成熟,形态平定,秋天是收获的季节;秋季天气肃杀,秋风劲急,草木开始凋零,地面物色清明,肺是清虚之脏,又主清肃下降,在五行与秋季同属金,所以肺气通于秋。肺金之气应秋而旺,非气血之旺,而是肺的收敛、肃降功能的强盛,犹如秋令肃杀之气旺盛。当进入秋季人体气血的运行亦应随"秋收"而内敛,并逐渐向"冬藏"过渡。故《素问·四气调神大论》认为秋季当"收敛神气,使秋气平,无外其志,使肺气清,此秋气之应,养收之道也"。在治疗用药方面应注意不可过用发散之剂,而应助肺收降。秋季气候干燥,易形成燥邪犯肺伤津,无论饮食养生还是药物治疗,均宜用养阴生津润肺之品。

【原文】

2206 肺者,相傅①之官,治节②出焉。(《素问·灵兰秘典论》)

2207 食气入胃,浊气③归心,淫精于脉。脉气流经,经气归于肺,肺朝百脉④,输精于皮毛。毛脉合精,行气于府⑤。府精神明,留于四脏,气归于权衡⑥。权衡以平,气口成寸,以决死生。饮入于胃,游溢精气,上输于脾,脾气散精,上归于肺,通调水道,下输膀胱,水精四布,五经并行,合于四时五脏阴阳,揆度以为常也。(《素问·经脉别论》)

【校注】

① 相傅:相当于辅佐君主治理国家的宰相、相国之职。

②治节：治理、调节。《类经·三卷·一》注："节，制也。肺主气，气调则营卫脏腑无所不治，故曰'治节出焉'。"

③浊气：水谷之气中的浓稠部分。

④肺朝百脉：百脉会合于肺。朝：朝向，会合。

⑤府：此指血脉。《素问·脉要精微论》云："夫脉者，血之府也。"

⑥权衡：平衡。

【临床应用】

（一）肺通调水道

《内经》提出肺通调水道的功能。通，疏通。调，调节。肺通调水道，是指肺对体内水液的输布和排泄具有疏通和调节的作用。具体依赖于肺气的宣发和肃降来完成。宣发，即宣通、发散，是肺气向上、向外的运动；肃降，即清肃、下降，是肺气向下、向内的运动。肺气宣发，布散津液于头面诸窍、体表皮毛腠理，使头窍清利、皮毛润泽、腠理固密；经代谢后多余的水液，从体表化为汗排出体外；或呼气时也排出少量水分。肺气肃降，使水液输布于人体的内脏及下部，滋润内脏组织；组织利用后多余之水液经肾化为尿，下输膀胱，排出体外，另在大肠随着排粪便也排出部分水液。因为肺在五脏六腑中位居最高，又通调水道，参与人体水液代谢，所以称肺为"水之上源"。若肺失宣发，腠理闭塞，水液不得外达，可致无汗或肌肤水肿等症；肺失肃降，水液不能布达内脏，浊液不能下输膀胱，可致小便不利、尿少、水肿等症。水液潴留体内，还可形成痰饮等病理产物。对肺通调失职所致水液输布排泄障碍之疾病，可治肺以利水，也称"提壶揭盖"法。张仲景在《金匮要略》用越婢加术汤治疗风水，即是肺通调水道这一理论的具体运用。

案3水肿：乙巳初夏，家君因久喘嗽，痰中见血，忽小溲短少，小腹作胀，皮肤浮肿。思《经》云：肺朝百脉，通调水道，下输膀胱。又云：膀胱者，州都之官，津液藏焉，气化则能出矣。是小溲之行，由于肺气降下而输化也，今肺受邪而上喘，则失降下之令，故小溲渐短，以致水溢皮肤而生肿满。此则喘为本而肿为标，治当清金降气为主，而行水次之。以白术、麦冬、陈皮、枳壳、苏子、茯苓、黄芩、桔梗、猪苓、泽泻、桑皮、苏梗出入。数服而安。（《名医类案·卷四·肿胀》）

按：本案患者久病喘嗽、肺失宣降、水道不利，以致尿少、水肿、腹胀，江瓘治以清肃肺气为主，辅以利水，使肺气通调，水道通利，水肿自消。

（二）肺朝百脉

《内经》提出肺朝百脉，实际上是强调肺在血液循环中的重要作用。肺朝百脉是结构基础：肺与许多的血脉在结构上直接相连；它的内涵是指肺有辅心行血的功能。全身的血液都通过血脉流经于肺，由于肺的呼吸功能，进行体内外清浊之气的交换，然后再通过肺气的宣发和肃降作用，将富含清气的血液通过血脉输送全身。全身的血脉统属于心，心气推动血液在脉中运行全身，心气是推动血液运行的基本动力；同时血液的运行，又依赖于肺气的作用，肺气的宣发和敷布是促进血液运行的重要力量。心主行血，肺辅心行血。肺气充沛，呼吸均匀，气机调畅，有助于血运正常。若肺气虚弱或肺气壅滞，宣发肃降失司，则可导致心血运行不畅，甚至瘀阻，出现心悸胸闷胸痛、唇青舌紫等症，临床如肺源性心脏病常见此类证候。

案4咳喘：王某，女，47岁。患咳嗽多年，初时每届天气转凉即发，近年来不分季节，咳嗽无宁静之时,每觉肺气上冲,咳呛难忍,稍动即喘。去年2月发现周身逐渐浮肿,心跳心慌,经县医院检查诊断为肺源性心脏病。舌苔淡黄,脉细弱并有间歇。辨证立法:凤患咳喘,肺气久虚,失其清肃之权,日久及于心脏。心主血,肺主气,气血失调,遂生浮肿。拟强心以养血,平气逆以治咳。处方:云茯神60克,柏子仁10克,南沙参10克,云茯苓10克,龙眼肉12克,北沙参10克,炒远志10克,阿胶珠10克,炙橘红5克,冬瓜子25克,代赭石10克,旋覆花6克(包煎),炙白前6克,炙苏子5克,炙草梢3克,炙紫菀6克,白杏仁6克。服药2剂后,即见症状减轻。遂连服至10剂。浮肿见消,咳喘大减,心跳心慌亦轻,饮食睡眠均佳,拟返乡要求常服方。(《施今墨临床经验集·内科疾病·心脏病》)

按:本案患者咳嗽多年,肺气虚弱,近期在咳喘加重的基础上又出现周身浮肿、心跳心慌等症,此乃肺气宣发肃降失司,肺朝百脉功能下降,心脏气血两虚,心神失养。施今墨标本同治,降气平喘、养血宁心同时并进,2剂症状即减轻。方中遵从仲景《伤寒论》茯苓四逆汤之意,重用茯神以宁心安神。

(三) 肺主治节

《内经》将肺比作相傅之官。心是全身各脏腑组织的核心,主宰人的一切生命活动,而肺具有辅助心治理、调节一身的功能。肺对全身的治理、调节作用具体体现在对生命物质基础的治理、调节方面:一是肺主气,司呼吸,治理调节一身之气的生成和运行;二是肺朝百脉,辅心行血,治理、调节全身血液的运行;三是肺主通调水道,治理和调节全身水液的输布与排泄。所以说,肺主治节实际上是对肺的主要生理功能的高度概括。

四

【原文】

2208 肺之合皮也,其荣毛也,其主心也。(《素问·五藏生成》)

2209 肺气通于鼻,肺和则鼻能知香臭矣。(《灵枢·脉度》)

2210 五精所并[①]:精气……并于肺则悲……五脏化液……肺为涕。(《素问·宣明五气》)

2211 西方生燥,燥生金,金生辛,辛生肺,肺生皮毛……在窍为鼻……在志为忧。忧伤肺,喜胜忧……(《素问·阴阳应象大论》)

【校注】

① 五精所并:《素问吴注·第七卷·宣明五气》注:"五精,五脏之精气也;并,合而入之也。五脏精气,各藏其脏则不病;若合而并于一脏,则邪气实之,各显其志。"

【临床应用】

(一) 肺主皮毛

肺与皮毛的关系表现在两方面:一是肺有宣发卫气、津液等水谷精气于皮毛,营养、滋润皮毛的功能。肺气、肺阴充足,宣发肃降正常,则皮肤致密,毫毛润泽,卫外功能强盛,汗液排出正常。若肺气虚弱、肺阴不足,宣发肃降失司,皮毛失养可见皮肤憔悴、毫毛枯槁、无光泽等,卫表不固可见自汗、多汗或易感冒等。二是皮毛能宣散肺气,汗孔排汗,有助于肺的呼吸。《内经》把汗孔称作

"玄府",在中医学中汗孔又叫"气门",就是说汗孔不仅是排泄汗液之门户,也是体内外气体交换的通道。所以,唐容川在《医经精义》中指出皮毛亦有"宣肺气"的作用。由于肺合皮毛,若外邪侵犯皮毛,腠理闭塞,卫气郁滞,常进一步向里传入于肺,以致肺气失宣。而肺气失宣,亦可产生腠理闭塞,卫气郁滞等病理变化。如风寒袭表,郁遏卫气,常见恶寒发热、头身疼痛、无汗、脉紧等症,若伴咳嗽、气喘,则表示病邪已伤及肺。治疗常常解表、宣肺并用。

（二）肺在窍为鼻,在液为涕

鼻为呼吸时气体出入之通道,通过肺系（喉咙、气管等）与肺相连,所以称鼻为肺之窍。鼻的通气和嗅觉功能,均与肺气的宣通发散密切相关。肺气宣畅,则鼻窍通利,呼吸顺畅,嗅觉灵敏;肺失宣发,则鼻塞不通,呼吸不利,嗅觉功能下降。所以《素问·阴阳应象大论》云"肺主鼻",临床治疗鼻病常从肺着手。涕,是鼻黏膜分泌的液体,有滋润鼻窍的作用。根据五脏化五液的理论,"肺为涕",即鼻涕的分泌是否正常,亦依赖于肺的作用。肺气、肺阴充足,则鼻涕正常分泌,润泽鼻窍而不外流。若风寒袭肺,肺气失宣,则鼻塞流清涕;肺热炽盛,则流涕黄浊;如燥邪犯肺,则鼻腔干燥。以下列举了临床常见鼻部疾病的辨证与治疗,可供临床参考。

1. 鼻鼽　主要表现为鼻流清涕,气道不畅。多因风寒犯肺,肺气失宣。治宜疏风散寒,宣肺通窍。

案 5 鼻鼽:程某,男,9 岁,小学生。2009 年 11 月 9 日初诊。鼻炎 5 年,鼻塞流清涕,秋冬加剧,春夏则缓,睡眠时不安,常由鼻塞严重时而翻滚,舌质淡,苔薄白。气虚卫表失固,加之痰涎内阴,肺窍失宣。治拟补气固表,辛温宣窍。生黄芪 20 克,焦白术 10 克,炒防风 6 克,辛夷花 10 克,炒川芎 6 克,炙甘草 4 克,苍耳子 6 克,陈皮 5 克,桔梗 6 克,老姜 3 片,红枣 4 枚。7 剂。二诊:2009 年 11 月 17 日。鼻塞渐通,清涕少并转稠,即见效机,原方加味。原方加干荷叶 6 克,粉葛根 10 克,7 剂。三诊:2009 年 11 月 25 日。鼻流清涕已止,鼻塞已通,夜寐已安,再以补肺气,健脾土。生黄芪 20 克,太子参 10 克　焦白术 10 克,炒防风 6 克,怀山药 10 克,云茯苓 10 克,炒川芎 6 克,炙甘草 4 克,陈皮 5 克,老姜 3 片,红枣 4 枚。10 剂。（《孟景春医集·医案篇·鼻炎（一）》）

按:本案患儿鼻塞流清涕,秋冬加剧,春夏则缓。《灵枢·脉度》云"肺气通于鼻,肺和则鼻能知臭香矣",《灵枢·本神》亦云"肺气虚则鼻塞不利,少气"。结合舌质淡,苔薄白,正是肺气不足之象。孟景春以黄芪、白术、防风补肺气,另以辛夷花、苍耳子辛温宣窍。药证相符,1 周后即见效机。

2. 鼻渊　主要表现为鼻流黏稠浊涕或黄涕,因其流出浊涕不止,如水泉之流,故称鼻渊。病位较深,缠绵不愈,类似于现代医学之鼻窦炎、副鼻窦炎。多因风热犯肺,或肺热上熏于鼻,久热灼津为涕,流出不止。还可伴有头晕、额部酸胀疼痛、鼻部辛酸、鼻塞等症。治宜疏风清热,或清泻肺热,宣通肺气,兼以化浊,桔梗、前胡、辛夷、苍耳子等为常用宣肺通鼻窍之品。若流涕腥臭,亦可配用金银花、连翘、白花蛇舌草等清热解毒药。

另外,《素问·气厥论》指出:"胆移热于脑,则辛頞鼻渊。鼻渊者,浊涕下不止也。"辛頞,指鼻梁内有辛辣之感。认为鼻渊是由于胆热引起。王冰注:"脑液下渗,则为浊涕,涕下不止,如彼水泉,故曰鼻渊也。"此类病症多属于湿热郁结所致,可用藿胆丸清泄湿热、芳香化浊。如久病鼻渊流清涕不止,形寒便溏者,属胆虚水冷,治宜温阳化饮,方用真武汤以温肾阳化饮,治本为主。佐以苍耳子、辛夷、白芷、薄荷等,以清宣郁热。

3. **鼻衄** 即鼻出血。若因肺热引起,可用泻白散加减。临床应当注意,鼻病不仅可从肺治,亦可从心论治。《素问·五藏别论》指出:"五气入鼻,藏于心肺,心肺有病,而鼻为之不利也。"自然之清气由鼻吸入,藏于心肺,布达全身,以维持人体的正常生理活动。也就是说依赖于心肺的共同作用,自然之清气才能进入人体,供给全身。若心肺有病,则不能藏纳清气,影响至鼻,则鼻塞呼吸不畅,或嗅觉失灵。《灵枢·经脉》云"心手少阴之脉……其直者,复从心系直上肺",手少阴心经联系心和肺,鼻为肺窍,所以心有病可波及肺,进而影响鼻的功能。此种情况下的"鼻不利"之症,虽然直接受肺影响,但其本在心,当从心论治。

(三) 肺在志为忧(悲)

悲、忧属于正常的情志活动。《内经》将七情分属于五脏,其中悲、忧属于肺。姚止庵说:"按《宣明五气篇》言,精气并于肺则悲,而此言忧。忧者,愁虑也,情之迫。悲者,哀苦也,情之惨。然悲极则忧,忧极则悲,悲忧同情,故皆为肺志。"

案 6 郁证:竟日悲思,半载纳减。询恼怒感触所致,在病人亦不知悲从何来。一若放声号泣,乃能爽快,睡醒之际特甚,余如默坐然然。韩昌黎云:凡人之歌也有思,哭也有怀,出于口而为声音,其皆有不平者乎!夫悲哀属肺,寝则气窒,醒则流通。想其乍醒之际,应通而犹窒焉,是以特甚。揆之脉象,右寸细数而小滑,伏火挟痰有诸。或更有所惊恐,惊则气结,结则成痹,痹则升降失常,出纳呆钝,胃气所以日馁耳。拟以开结痛痹为先,毋急于补也。旋覆花一钱五分,玄参一钱,炒竹茹一钱五分,瓜蒌皮一钱五分,薤白头三钱,紫菀七分,橘络一钱,安息香三钱,生铁落两许。诒按:推想病情,思路曲折以达。邓评:此病谓是痰火,人所共知。而归咎于肺,人所不知也。就其奄思纳减,毕竟痰重于火,故立方亦以祛痰为主,抑木降火佐之。孙评:安息香究可不必,郁金、香附之类足矣;或以鲜菖蒲易之何如? 方虽奇峰突起,细按之仍和平活泼,真是名大家手段。再诊:两进开结通痹之后,悲哀之态顿释,咯痰黄厚,胃纳稍思,脉之滑数亦缓。其为痰火痹结也明矣。拟以清泄通降继之,补不可投,岂妄谈哉。炙桑白皮,炒竹茹,瓜蒌霜,杏仁,黑栀,丹皮,橘络,冬瓜子,紫菀,丝瓜络。邓评:药病相当,有如以匙开锁。盖肺为娇脏,药本宜轻,故前方除铁落外,概取轻药。今仅存痰火余邪,尤须轻灵为合度矣。孙评:旋覆花不可少。(《增评柳选四家医案·评选爱庐医案·内伤杂病门》)

按:本案患者整天悲泣,纳谷欠佳半年。哭泣之后,才感好转;睡醒之后,情绪更加低落。诊为郁证无疑。一般郁证,多用疏肝理气之柴胡疏肝散、逍遥丸之属。张大曦认为悲哀属肺,结合患者脉右寸细数而小滑,辨为肺中痰火,痹阻气机。治疗重点在宣肺化痰,抑木降火。宣肺化痰法治疗郁证为临床郁病的治疗另开一门径。

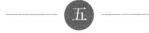

五

【原文】

2212 五脏所恶:……肺恶寒。(《素问·宣明五气》)

2213 热气大来,火之胜也,金燥受邪,肺病生焉。(《素问·至真要大论》)

2214 悲则气消。(《素问·举痛论》)

2215 忧伤肺。(《素问·阴阳应象大论》)

2216 形寒寒饮则伤肺,以其两寒相感,中外皆伤,故气逆而上行。(《灵枢·邪气藏府病形》)

2217 白脉之至也,喘而浮,上虚下实,惊,有积气在胸中,喘而虚,名曰肺痹,寒热,得之醉而使内^①也。(《素问·五藏生成》)

2218 味过于辛,筋脉沮^②弛,精神乃央^③。(《素问·生气通天论》)

【校注】

① 使内:指房事。

② 沮:此作"败坏"解。

③ 央:同"殃"。

【临床应用】

《内经》中对肺病的病因已有比较全面的认识,认为外感六淫、情志内伤、饮食失宜、过劳等皆可导致肺病。

(一)外感六淫

《内经》认为外感六淫中以寒邪、热邪伤肺比较多见。寒邪从皮毛入侵,而肺主皮毛,邪气经皮毛向里传入相合的脏器肺,以致引起肺寒而病。热邪犯肺,往往导致肺热叶焦,肺阴受损。

(二)情志内伤

七情中主要是悲、忧伤肺。"悲则气消",若悲哀太过,则容易损伤肺气,肺气消损可见呼吸气短、少气乏力、声低懒言、精神萎靡等症。忧则气郁,忧愁太过,往往导致肺气郁结,宣降失调,出现胸闷、呼吸不畅等症。

(三)饮食失宜

以过食寒凉伤肺最为多见。因手太阴肺经起于中焦(相当于胃的中脘部),沿着胃之下口和上口向上循行,穿过膈肌,属肺。所以,饮食寒凉,其胃寒可通过手太阴肺经上传于肺,引起肺寒。此外,过食辛味之品,亦易伤肺。

【原文】

2219 肺为咳。(《素问·宣明五气》)

2220 黄帝问曰:肺之令人咳何也?岐伯对曰:五脏六腑皆令人咳,非独肺也。帝曰:愿闻其状。岐伯曰:皮毛者肺之合也,皮毛先受邪气,邪气以从其合也。其寒饮食入胃,从肺脉上至于肺则肺寒,肺寒则外内合邪^①因而客之,则为肺咳。五脏各以其时受病^②,非其时各传以与之^③。人与天地相参,故五脏各以治时^④感于寒则受病,微则为咳,甚者为泄为痛。乘秋则肺先受邪,乘春则肝先受之,乘夏则心先受之,乘至阴则脾先受之,乘冬则肾先受之。帝曰:何以异?岐伯曰:肺咳之状,咳而喘息有音,甚则唾血^⑤。心咳之状,咳则心痛,喉中介介^⑥如梗状,甚则咽肿喉痹。肝咳之状,咳则两胁下痛,甚则不可以转,转则两胠^⑦下满。脾咳之状,咳则右胁下痛阴阴引肩背,甚则不可以动,动则咳剧。肾咳之状,咳则腰背相引而痛,甚则咳涎^⑧。帝曰:六腑之咳奈何?安所受病？岐伯曰：五脏之久咳，乃移于六腑。脾咳不已，则胃受之，胃咳之状，咳而呕，呕甚则长虫⑨出。肝咳不已，则胆受之，胆咳之状，咳呕胆汁。肺咳不已，则大肠受之，大肠咳状，咳而遗失⑩。心咳不已，则小肠受之，小肠咳状，咳而失气，气与咳俱失。肾咳不已，则膀胱受之，膀胱咳状，咳而遗溺。久咳不已，则三焦受之，三焦咳状，咳而腹满，不欲食饮，此皆聚于胃，关于肺，使人多涕唾而面浮肿气逆也。（《素问·咳论》）

2221 肺藏气，气舍魄，肺气虚则鼻塞不利少气，实则喘喝胸盈仰息⑪。（《灵枢·本神》）

2222 肺病者，喘咳逆气，肩背痛，汗出尻⑫阴股膝髀⑬腨⑭胻⑮足皆痛；虚则少气不能报息⑯，耳聋嗌干……（《素问·藏气法时论》）

2223 肺热病者，先淅然⑰厥，起毫毛，恶风寒，舌上黄身热。热争⑱则喘咳，痛走胸膺背，不得大息，头痛不堪，汗出而寒……（《素问·刺热》）

【校注】

① 外内合邪：外感邪气与寒冷饮食内伤脾胃相结合。

② 五脏各以其时受病：五脏分别在其所主的时令季节感邪生病。

③ 非其时各传以与之：在非肺所主之时令而咳者，乃是他脏在其所主的季节感受时受邪而传于肺。

④ 五脏各以治时：五脏各有所主的时令季节。

⑤ 唾血：即咳血。

⑥ 介介：梗阻之义。

⑦ 胠（qū）：指胁肋。

⑧ 咳涎：指咳吐痰液。

⑨ 长虫：即蛔虫。

⑩ 遗失：即大便失禁。《类经·十六卷·五十二》注："《甲乙经》作遗矢。矢，屎同。"

⑪ 胸盈仰息：胸盈，胸中胀满。仰息，仰面呼吸。

⑫ 尻（kāo）：脊骨的最下端，尾骶骨部的统称。

⑬ 髀（bì）：指髋骨。

⑭ 腨（shuàn）：指腓肠肌。

⑮ 胻（héng）：指脚胫。

⑯ 不能报息：《类经·十四卷·十七》注："报，复也。不能报息，谓呼吸气短，难于接续也。"

⑰ 淅然：突然感到凛寒的样子。

⑱ 热争：指热邪与正气相争，即邪正相争。

【临床应用】

（一）咳嗽

咳嗽是肺的主要病证之一。咳嗽乃肺气上逆所致，故《内经》云："肺为咳。"关于咳嗽的病因病机，《素问·咳论》提出，外感病邪，从皮毛传入，内伤寒冷的饮食，损伤脾胃，寒气与寒饮循肺经上传，外内合邪，从而引起肺咳。同时《内经》还指出，咳嗽也可能由其他脏腑的病变引起，"五脏六腑皆令人咳，非独肺也"。

对于咳嗽的辨证,《内经》采用脏腑分型的方法,提出了"五脏咳""六腑咳"的概念。《内经》认为,五脏引起的咳嗽主要是因外邪侵犯各脏经脉,导致各脏之经脉气血逆乱,并影响肺,使肺失宣降、肺气上逆所致。其临床表现,除咳嗽外,还兼见有相应脏器经脉气血失调,以及因咳嗽剧烈而引起的牵引疼痛(与经脉循行有关)的症状。六腑咳则是"五脏之久咳,乃移于六腑"所致,认为"六腑咳"是由于"五脏咳"病久不愈,病势进一步发展,按照脏腑相合的规律传变至相应的六腑而成。《素问·咳论》阐明了咳嗽的传变规律是由脏及腑,由浅及深,由轻到重,为后世从脏腑辨治咳嗽提供了依据。六腑咳主要兼见有脏腑气机失常,气机上逆或气虚失固所致的一系列症状,如呕逆、遗矢、遗溺等。

《内经》有关脏腑咳的理论,对临床咳嗽的治疗具有重要的指导意义。咳嗽,固然要考虑治肺,但从整体观念的角度出发,人体是一个有机的整体,脏腑之间在结构、生理上密切联系,不可分割,若某个脏腑发生病变,很可能传变而影响其他脏腑,所以其他脏腑发病,很有可能影响肺,引起咳嗽。这种情况下就不能单独治肺,甚至还会以治其他脏腑之本病为主。

案7心咳:梁左。五脏六腑,皆令人咳,不独肺也;六淫外感,七情内伤,皆能致咳。今躁烦过度,五志化火,火刑于肺,肺失安宁,咳呛咯痰不爽,喉中介介如哽状,咳已两月之久。《内经》谓之心咳。苔黄,两寸脉数,心火烁金,无疑义矣。拟滋少阴之阴,以制炎上之火,火降水上,则肺气自清。京元参钱半,大麦冬钱半,生甘草五分,茯神三钱,炙远志一钱,甜光杏三钱,川象贝各二钱,瓜蒌皮二钱,柏子仁三钱(研),肥玉竹三钱,干芦根一两(去节),冬瓜子三钱,梨膏三钱(冲)。(《丁甘仁医案·卷四·咳嗽案》)

按:患者咳嗽二月余,喉中介介如哽状,苔黄,两寸脉数。丁甘仁认为本病属于五志化火、火刑于肺,诊为心咳。用玄参、麦冬、玉竹、干芦根、生甘草养心阴,清心火。杏仁、象贝、瓜蒌皮、远志、冬瓜子、犁子等清肺化痰;茯神、柏子仁养心安神。诸药合用具有养心阴、清心火、宁心神、化热痰之效,乃治疗心咳之良方。方中加用桔梗,则更合心咳"候中介介如哽状"之症。

案8肾咳:薛己治大参李北泉。时吐痰涎,内热作渴,肢体倦怠,劳而足热。用清气化痰,益甚。薛曰:此肾水泛而为痰,法当补肾。不信,更进滚痰丸一服,吐泻不止,饮食不入,头晕眼闭,始信薛言。用六君子汤数剂,胃气渐复。却用六味丸,月余诸症悉愈。(《名医类案·卷第三·咳嗽》)

按:本案患者咳嗽吐痰、肢体倦怠、劳而足热,用清气化痰法治疗,病情加重。薛己认为此证属于肾阴不足、不能主水、水泛为痰之证,治宜补肾。但患者不信,服用滚痰丸后,吐泻不止,饮食不入,头晕眼闭,此脾胃受损之候。患者再寻薛己,先生用六君子汤恢复脾胃之气;继服六味丸,补肾阴而愈。本案属于《内经》肾咳范畴。肾阴不足,主水功能下降,水停为痰,上逆犯肺。治宜补肾阴,肾水足,主水功能正常,痰饮自去,咳嗽自愈。

(二) 气喘

《内经》所述肺病气喘有虚喘、实喘两大类。实喘者主要表现为呼吸喘促,喝喝有声,鼻张、仰面呼吸,胸胁胀满等。其病因病机多为外感六淫,或实邪壅肺,或阴盛阳虚等。正如《灵枢·五邪》云:"邪在肺,则病皮肤痛,寒热,上气喘,汗出,咳动肩背。"《素问·阴阳别论》亦云:"阴争于内,阳扰于外,魄汗未藏,四逆而起,起则熏肺,使人喘鸣。"前者是说外感之邪客于皮毛,故见恶寒发热、皮肤痛、汗出;邪气内传于肺,肺失肃降,则气逆而喘,咳引肩背。后者是讲阴阳失调,以致阴气盛而争于内,阳气扰乱于外,汗出不止,四肢厥冷,下厥上逆,浮阳熏肺,发生喘鸣。虚喘者主要表现为气少不足以息,气短,难以接续等。如《素问·玉机真藏论》云:"……其不及,则令人喘,呼吸少气而咳。"

(三) 肺热

《内经》认为,肺热可因外感、内伤等多种原因导致,且肺热有表热、里热之分,表热多为风热外袭,病起毫毛,所以见恶风寒、身热头痛;肺失清肃,则气喘咳嗽,胸痛牵及肩背部。治宜疏风清热宣肺。里热,如《素问·气厥论》云"心移热于肺,传为膈消",此是指其他脏腑热邪传移于肺,体现了中医学的整体观念,治疗时亦不能单独着眼于肺,而应从整体出发。肺热炽盛,还可因外感阳热之邪,或感受阴寒之邪入里化热,或情志内伤,气郁化火犯肺,或饮食失宜,酿湿生痰化热,痰热蕴肺等多种病因病机形成。此外还有肺阴虚,阴不制阳,形成虚热。

【原文】

2224 肺苦气上逆,急食苦以泄之[①]……肺欲收,急食酸以收之,用酸补之,辛写之[②]。(《素问·藏气法时论》)

【校注】

① 肺苦气上逆,急食苦以泄之:肺气上逆,应以苦味药以泄其气,苦味气降,可治气逆。马莳注:"然肺苦气上逆,惟性苦者可以泄逆,急宜食苦者以泄之。"

② 肺欲收,急食酸以收之,用酸补之,辛写之:肺属金,金性收敛,可用酸味药收之。酸味顺其性而收,故为补。辛味反其性而散,故为泻。

【临床应用】

《内经》根据肺的生理病理特点,提出肺病的用药原则。

(一) 肺苦气上逆,急食苦以泄之

前一"苦"是指苦于、困苦,或当病患解释。肺主宣发肃降,若肺气不宣,或失于肃降,则致气逆而上,而苦味有泻下、降气、坚阴、燥湿等作用,可用之泄肺降气。因肺是清虚之脏,故应选用杏仁、桔梗、紫菀、贝母等微苦之品。临床运用应辨其有无表证,若无表证者苦降之品可以独任。如三子养亲汤,以紫苏子、莱菔子、白芥子之苦辛泻肺,治疗气实痰盛之喘证。若兼有表证者,可以苦降与辛宣药物配伍同用。如叶天士常以杏仁、桑叶、牛蒡子、薄荷、前胡、连翘、栀皮、黄芩、桔梗、枳壳、郁金、滑石等增损,取其微苦以清降,微辛以宣通。

(二) 肺欲收,急食酸以收之,用酸补之,辛泻之

肺在五行属金,具有金之收敛肃降的特性,若肺气涣散,则气泄而虚,可用酸味药收敛外泄之肺气,顺肺气之所欲,即"用酸补之",常用五味子、白芍、乌梅等。辛味发散,易耗肺气,有违肺收之性,即"辛泻之"。然若由于外邪、痰饮等因素导致肺气郁闭,失于宣降,则应使用辛味宣通肺气,可选麻黄、桂枝、细辛、干姜等。临床也可根据需要将酸收与辛散配伍使用。如小青龙汤治寒饮伤肺证,以芍药味酸微寒、五味子味酸性温为佐,以收敛肺之逆气;以干姜、细辛、半夏之辛,行水散结止呕咳,辛酸相合,一散一收,不仅祛邪,更兼顾肺的生理特点。

———— 八 ————

【原文】

2225 大肠手阳明之脉,起于大指次指①之端,循指上廉,出合谷两骨之间②,上入两筋之中③,循臂上廉,入肘外廉,上臑外前廉,上肩,出髃骨④之前廉,上出于柱骨之会上⑤,下入缺盆络肺,下膈属大肠;其支者,从缺盆上颈贯颊⑥,入下齿中,还出挟口,交⑦人中,左之右,右之左,上挟鼻孔⑧。(《灵枢·经脉》)

2226 肺合大肠,大肠者,传道⑨之府。(《灵枢·本输》)

2227 是动则病齿痛,颈肿。是主津液所生病⑩者,目黄口干,鼽衄,喉痹,肩前臑痛,大指次指痛不用。(《灵枢·经脉》)

【校注】

① 大指次指:指从大拇指数起的第二个指头,即食指。

② 两骨之间:指第一、第二掌骨之间。

③ 两筋之中:指腕骨桡侧、两筋陷中的阳溪穴。

④ 髃骨:指肩胛骨与锁骨相连接的地方,即肩髃穴处。

⑤ 柱骨之会上:指肩胛骨上颈骨隆起处,即大椎穴。因诸脉会于大椎,故称会上。

⑥ 贯颊:手阳明大肠经穿过颊部而入下齿,故曰"贯颊"。

⑦ 交:经脉彼此间交叉。

⑧ 挟鼻孔:手阳明经并行于鼻孔之两旁迎香穴,故曰"挟鼻孔"。挟:经脉并行于两旁。

⑨ 传道:传导、运输的意思。道,同"导"。

⑩ 是主津液所生病:指大肠主津的功能异常发生的病变,与肺相关。《类经·十四卷·十》注:"大肠与肺为表里,肺主气,而津液由于气化,故凡大肠之或泄或秘,皆津液所生之病,而主在大肠也。"

【临床应用】

大肠位于腹中,上端与小肠相通,两者相接处为阑门,大肠下端连接肛门。大肠的上段称为"回肠",包括现代解剖学中的回肠和结肠上段;下段称为"广肠",包括乙状结肠和直肠。大肠与肺之间由手阳明大肠经与手太阴肺经相互属络而联系,《内经》认为大肠与肺相为表里。大肠经的循行见图4。

《内经》认为大肠的生理功能是传导、变

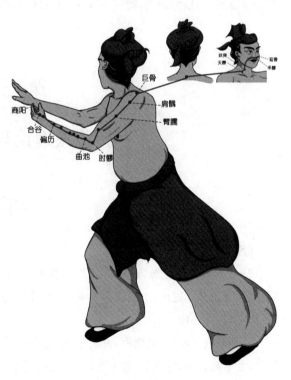

图4 手太阳大肠经的循行

化,即指大肠接受由小肠下传的食物残渣,并继续下传至肛门,在传导的同时吸收食物残渣中的部分水液,形成粪便,最终经肛门排出体外。如大肠传导变化失常,就会引起大便异常,表现为大便秘结或泄泻。

大肠接受小肠下传的食物残渣中含有大量水液,大肠吸收其中的水液,参与体内的水液代谢,故有"大肠主津"之说。大肠的功能失常,水液不能正常吸收,水液与糟粕俱下,可出现肠鸣、腹痛、泄泻等症;若大肠实热,消烁津液,或大肠津亏,肠道失润,或大肠气虚,传导无力,又会导致大便干结、便秘等症。

大肠与肺相为表里,在功能上,大肠的传导变化与肺气的宣发肃降相辅相成。肺主宣发肃降,促进大肠的传导,肺还能肃降水液,濡润大肠,有利于粪便的排出;大肠传化糟粕,腑气通畅,也有利于肺气的清肃下降。在病理上,大肠与肺的病变可相互影响:肺失宣发肃降,可致大肠传导失常,而大肠传导失常,也可致肺失肃降。所以,治疗便秘常用宣肺之药,治疗喘满、咳嗽亦常加通便之品。

案9喘证: 气窒不散,便秘喘急,不能偃卧,猝难消散也。紫菀,葶苈,厚朴,杏仁,橘红,郁金,枳壳。诒按:此证较前更急,兼有便秘,故用药从中焦泄降。邓评:此必是体实脉实者,故可峻用开导。盖有识自难有胆。再诊:大黄,厚朴,槟榔,枳壳,杏仁。诒按:轻剂不效,故更与通腑以泄肺。邓评:因邪已化热,故转方改用寒下。(《增评柳选四家医案·评选静香楼医案下卷·痹气门》)

按: 本案患者喘急,伴见便秘,不能平卧。治当通腑宣肺。初诊尤在泾以紫菀、葶苈、杏仁、郁金宣肃肺气;以枳壳、厚朴行气通腑;橘红化痰。病重药轻,故疗效欠佳。再诊以大黄、厚朴、槟榔、枳壳攻下通腑,以降肺气,腑气一通,肺气得降,气喘可愈。

第三节

脾藏象理论与临床应用

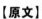

【原文】

2301 脾足太阴之脉,起于大指之端,循指内侧白肉际①,过核骨②后,上内踝前廉,上踹③内,循胫骨后,交出厥阴之前,上膝股内前廉,入腹属脾络胃,上膈,挟咽,连舌本,散舌下;其支者,复从胃,别上膈,注心中。

是动则病舌本强,食则呕,胃脘痛,腹胀善噫,得后与气④则快然如衰,身体皆重。是主脾所生病者,舌本痛,体不能动摇,食不下,烦心,心下急痛,溏、瘕⑤、泄、水闭、黄疸,不能卧,强立股膝内肿厥,足大指不用。(《灵枢·经脉》)

【校注】

① 白肉际：亦称赤白肉际，是手、足两侧阴阳面的分界处，阳面为赤肉，阴面为白肉。

② 核骨：足大趾本节后，内侧突起的圆骨，形如果核。

③ 踹（shuàn）：《甲乙经·卷之二·十二经脉络脉支别第一上》《太素·卷第八·经脉连环》均作"腨"，为是。

④ 得后与气：得大便与矢气。

⑤ 瘕：指腹部肿块。《太素·卷第八·经脉连环》注："食不消，瘕而为积病也。"

【临床应用】

足太阴脾经的循行，是起于足大趾内侧端，沿大趾内侧赤白肉分界处，经过大趾本节后的圆骨，向上行至内踝前面，再向上至腓肠肌内，沿着胫骨的后方，与足厥阴肝经相交，并走出足厥阴肝经之前，继续向上，经过膝、大腿内侧的前缘，进入腹内，属于脾脏，联络胃腑，再向上穿过膈膜，挟行于咽部两旁，与舌根相连，并分散于舌下。它的支脉，从胃部分出，向上通过膈膜，流注于心中，与手少阴心经相接。见图5。

足太阴脾经的病变，可见舌根强硬，食则呕吐，胃脘疼痛，腹部胀满，时时嗳气，大便或矢气后，患者感觉轻松好似病情减轻了一样，但自觉全身沉重。脾脏本脏发生病证，可见舌根疼痛，身体沉重不能转动，食欲不振，心中烦乱，心下牵引作痛，大便稀溏，或腹部肿块，或腹泻，或小便不通，全身黄疸，不能睡眠，勉强站立时，则大腿及膝内侧肿胀疼痛而厥冷，足大趾不能运动。掌握足太阴脾经的循

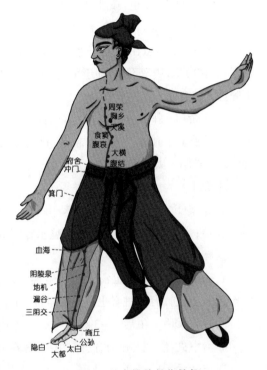

图5 足太阴脾经的循行

行路线，对于临床脾系疾病的诊断和治疗具有重要的意义。

案1疝气：黄左。劳倦奔走，元气下陷，睾丸坠胀，不能行动，胸脘不舒。肝主筋，睾丸为筋之所聚。先建其中气，俾得元气上升，睾丸自能不坠。炙黄芪三钱，炙升麻一钱，小茴香五分，炒潞党参三钱，柴胡梢五分，陈广皮一钱五分，炒白术三钱，清炙草五分，广木香五分，橘核丸三钱（吞服）。又诊：坠痛已止，举动亦便。前进补中益气汤，甚合法度，仍守原法治之。炙黄芪三钱，云苓三钱，炙升麻一钱，炒潞党参三钱，细青皮一钱五分，金铃子一钱五分，清炙草五分，荔枝核三钱，延胡索五分，佛手柑八分。（《丁甘仁医案·卷六·疝气案》）

按：本案患者睾丸坠胀，不能行动。肝主筋，睾丸虽为筋之所聚，但亦依赖脾气的升举。脾气不升，则肌肉无力升举，劳倦后脾气更衰，睾丸下降，可见股内肿胀，不能活动，正如《内经》所云："是主脾所生病者……强立股膝内肿厥。"丁甘仁以补中益气汤加味治疗，药证相符，立竿见影。

【原文】

2302 脾胃大肠小肠三焦膀胱者,仓廪①之本,营之居也,名曰器②,能化糟粕,转味③而入出者也,其华在唇四白,其充在肌,其味甘,其色黄,此至阴之类,通于土气。(《素问·六节藏象论》)

2303 脾胃者,仓廪之官,五味出焉。(《素问·灵兰秘典论》)

2304 脾脉者,土也,孤脏以灌四傍者也④。(《素问·玉机真藏论》)

2305 脾者牝藏,其色黄,其时长夏。(《灵枢·顺气一日分为四时》)

2306 病在脾,愈在秋,秋不愈,甚于春,春不死,持于夏,起于长夏,禁温食饱食湿地濡衣。脾病者,愈在庚辛,庚辛不愈,加于甲乙,甲乙不死,持于丙丁,起于戊己。脾病者,日昳⑤慧,日出甚,下晡静。(《素问·宣明五气》)

2307 帝曰:脾不主时何也? 岐伯曰:脾者土也,治中央⑥,常以四时长⑦四脏,各十八日寄治⑧,不得独主于时也。脾脏者常著⑨胃土之精也,土者生万物而法天地,故上下至头足⑩,不得主时也。(《素问·太阴阳明论》)

【校注】

① 仓廪(lǐn):贮藏粮食的仓库。《礼记·月令》云:"谷藏曰仓,米藏曰廪。"

② 器:器皿。比喻脾与六腑乃盛水谷精微与糟粕之处。

③ 味:五味,此指水谷。

④ 孤脏以灌四傍者也:《类经·五卷·十》注:"脾属土,土为万物之本,故运行水谷,化津液以灌溉于肝、心、肺、肾四脏者也。土无定位,分王四季,故称为孤脏。"

⑤ 日昳(dié):午后1～3时。

⑥ 治中央:治,主、旺的意思。中央,脾在五行中属土,位居中央。

⑦ 长(zhǎng):长养。

⑧ 各十八日寄治:土气于四时之中,寄旺于每季季末的十八日,即在立春、立夏、立秋、立冬之前各十八日为土旺之时。寄,暂居。

⑨ 著:显明。《素问直解·卷之三·太阴阳明论》注:"著,昭著也。胃土水谷之精,昭著于外,由脾脏之气运行。"

⑩ 上下至头足:上至头,下至足,都需要脾所转输的水谷精气滋养。

【临床应用】

(一)脾主运化

脾主运化是指脾对胃摄入的水谷进行消化,吸收其精微,并转输至心肺乃至全身,以供给人体生命活动的需要。如《素问·灵兰秘典论》将脾胃称为"仓廪之官",《素问·六节藏象论》将脾胃称为"仓廪之本"。仓廪乃贮藏粮食的仓库,把脾胃比作人体的"仓廪",实指脾胃是人体营养的来源,即所谓脾胃为气血生化之源。《素问·六节藏象论》还指出,"脾胃大肠小肠三焦膀胱者,名曰器,能化糟粕,转味而入出者也",即是指脾与六腑能消化食物,吸收、转输水谷精微,排泄糟粕。再如

《素问·太阴阳明论》所谓"脾脏者,常著胃土之精也",脾为胃"行其津液",是指食物经胃的腐熟,还需脾的进一步消化、吸收、转运等作用,才能彰显胃土运化水谷之精微对全身的作用。《素问·玉机真藏论》云"脾为孤脏,中央土以灌四傍",是将脾的功能比作土地能长养万物一样,可以灌溉其他四脏,乃至全身。《素问·刺禁论》云"脾为之使",使者,役使也。脾为五脏之役使,即指脾为五脏六腑提供营养来源,化生精、气、血、津液等人体必需的营养物质,维持人体正常的生命活动。脾的运化功能正常,食物才能正常消化、吸收,人体气血源源不断地产生,供给全身脏腑、经络、四肢百骸及筋肉皮毛等组织。若脾的运化功能失常,就会影响食物的消化和水谷精微的吸收,从而出现腹胀、便溏、食欲不振等,久之气血生化不足,以至倦怠、消瘦、头晕、面色苍白等气血不足之症。

案2痞:脾以健运为职,心下痞不能食,食则满闷,脾失其职矣。但健运之品,迂缓无功,宜以补泻升降法治之。人参,干姜,半夏,茯苓,川连,枳实,陈皮,生姜。诒按:此方仿泻心法加味。邓评:此补泻并用,苦泄辛开之法。升降二字强搭。孙评:补泻升降,可佐健运之职,是至理,并是创格。(《增评柳选四家医案·评选静香楼医案下卷·肿胀门》)

按:本案患者心下痞,不能食,食后胀闷。尤在泾认为此证属于脾不健运。患者胀闷较重,单纯补脾健脾,效果较慢,治疗采用补脾行气降气之法。以半夏泻心汤为主方,去黄芩防止伤脾阳;去大枣、甘草,防其甘缓、助湿中满;加茯苓健脾除湿,用陈皮、枳实、生姜行气降气,以除胀闷。孙梓文在评语中高度评价了尤在泾的用药,认为本案是对痞证治疗的创新。方中重点是行气降气,未见升提之品,故邓养初指出"升降二字强搭"。

(二)脾主升清

《素问·经脉别论》云"脾气散精,上归于肺",是指脾将吸收的水谷精微,向上转输于心肺。这不仅体现脾主运化的功能,而且反映脾气的运动特点是主上升。后世在此基础上,概括为"脾主升清"。"清",是指脾从饮食物中吸收的精微物质,它们是化生气血的原料。脾将这些精微物质上输心肺,经心肺的气化作用,生成气血,以营养全身。脾还具有将水谷精微上升于头面,以营养清窍、脑髓等功能。若脾失升清,则水谷不能运化,气血生化之源不足,可出现神疲乏力、腹胀、大便溏泄等;头面诸窍失养,常见眩晕、耳目失聪等症。正如《素问·通评虚实论》所言"头痛耳鸣,九窍不利,肠胃之所生也",《素问·玉机真藏论》亦云脾"不及,则令人九窍不通"。治疗当益气升提,益气常用党参、太子参、人参、黄芪、甘草等,升提常用升麻、柴胡、葛根之类,方剂常用补中益气汤、益气聪明汤等。

案3泄泻:大宗伯董玄宰。夏初水泻,完谷不化,曾服胃苓汤及四君子汤,不效。余曰:《经》云:春伤于风,夏生飧泄。谓完谷也。用升阳除湿汤加人参二钱,三剂顿止。(《医宗必读·卷之七·泄泻》)

按:本案患者水样泄泻,伴完谷不化,服胃苓汤及四君子汤无效。李宗梓认为本病病机属于风邪入里,木贼土虚,清阳不升,浊阴不降,水谷不能化生精微随大便而下,治当健脾升阳,用李东垣升阳除湿汤加党参治之。方中党参健脾,升麻、柴胡升举下陷之脾阳,共为君药。苍术、防风、羌活祛风胜湿;猪苓、泽泻利水渗湿,共为臣药;佐以半夏、陈皮行气以化湿;麦芽、神曲消食运脾,行气导滞;益智仁温中止泻;生姜、大枣、甘草益气和中,为使药。诸药合用,使下陷之阳气得升,湿邪得除,诸症自愈。

(三) 脾主长夏与脾主四时

关于脾与时令的关系,在《内经》中有两种不同的观点。一是脾气通于长夏。如《素问·藏气法时论》云"脾主长夏",《灵枢·顺气一日分为四时》云"脾者……其时长夏"。将时令分为五时——春、夏、长夏、秋、冬,分别与五行相配,长夏属土,脾在五行亦属土,所以说脾气通于长夏。长夏之季,气候炎热,雨水较多,天气下迫,地气上腾,蕴酿生化,万物华实,合于土生万物之象,而脾主运化,化生水谷精微,营养全身,与"土爰稼穑"的特性,故脾与长夏同气相求而相通应。长夏多雨潮湿,而脾喜燥恶湿,易形成湿邪困脾,脾运失健,常见食欲不振、腹胀、便溏、身体困重、舌苔白腻等症,宜用健脾化湿之品,如藿香、佩兰、白扁豆、苍术、厚朴、砂仁等,同时应注意饮食清淡。二是脾主四时,因为脾属土,土能长养万物,一年中春夏秋冬四季之物,无不需土的滋养,四时均不可无土,所以脾主四时。在人体,脾居中央,运化水谷精微,以灌溉四旁,供给全身的营养,维持生命活动。所以,《素问·平人气象论》云:"人以水谷为本,故人绝水谷则死。"《金匮要略》更提出"四季脾旺不受邪"的观点,意指脾胃功能强健,气血充足,正气旺盛,抗邪能力即强。因此,金元四大家之一的李东垣指出"内伤脾胃,百病由生"的观点,也是强调脾胃在人体的重要性。

【原文】

2308 藏真①濡于脾,脾藏肌肉之气也。(《素问·平人气象论》)

2309 脾气通于口,脾和则口能知五谷矣。(《灵枢·脉度》)

2310 中央黄色,入通于脾,开窍于口。(《素问·金匮真言论》)

2311 脾之合肉也,其荣唇也。(《素问·五藏生成》)

2312 脾为涎。(《素问·宣明五气》)

2313 中央生湿,湿生土,土生甘,甘生脾,脾生肉,肉生肺,脾主口……在窍为口……在志为思。思伤脾,怒胜思。(《素问·阴阳应象大论》)

【校注】

① 藏真:指五脏所藏的精气。

【临床应用】

(一) 脾在体合肉,主四肢

《内经》认为,"脾主身之肌肉"。全身的肌肉,都依赖于脾胃运化水谷精微的营养。脾胃健运,气血化生充足,肌肉才能壮实丰满,发挥收缩运动的功能,正如《素问集注·卷之二·五藏生成篇》所说:"脾主中央土,乃仓廪之官,主运化水谷之精,以生养肌肉,故合肉。"脾胃的运化功能失常,水谷精微化生不足,肌肉得不到充分营养,则表现为肌肉消瘦,软弱无力,甚至萎废不用。所以《素问·痿论》针对肌肉萎弱不用的痿证,提出"治痿独取阳明"的治疗原则。人体的四肢,同样需要脾胃运化的水谷精微营养,才能维持其正常的生理活动,所以说脾主四肢。脾气健运,则四肢肌营养充足,活动轻劲有力;若脾失健运,以致四肢肌肉失养,可见倦怠无力,甚或萎废不用。

案4 痿证：易思兰治一妇人，年十九，禀赋怯弱，庚辰春因患痿疾，卧榻年余，首不能举，形瘦如柴，发结若毡，起便皆赖人扶，一粒不尝者五月，惟日啖甘蔗汁而已。服滋阴降火药百贴，不效。有用人参一二钱者，辄喘胀不安。其脉六部俱软弱无力，知其脾困久矣。以补中益气汤加减治之，而人参更加倍焉，服二剂，遂进粥二盏，鸡蛋二枚。后以强筋健体之药调理数月，饮食步履如常，痊愈。或问曰：诸人皆用滋阴降火，公独用补中益气，何也？易曰：痿因内脏不足，治在阳明。阳明者胃也，为五脏六腑之海，主润宗筋。宗筋主束骨而利机关。痿由阳明之虚，胃虚不能生金，则肺金热不能荣养一方，脾虚则四肢不能为用。兹以人参为君，芪、术为佐，皆健脾土之药也。土健则能生金，金坚而痿自愈矣。（《续名医类案·卷十三·痿》）

　　按：本案患者卧榻年余，头不能抬，肌肉萎缩，诊为痿证。易大艮（字思兰，今江西抚州人）遵《内经》"脾气虚则四肢不用"之旨，治以健脾益气，方用补中益气汤加减，效果良好。重症肌无力是一种神经-肌肉接头处传递障碍的自身免疫性疾病，现代中医认为重症肌无力与"痿证"相类似，其病机以脾胃虚损为根本，脾气下陷是致病的关键，治疗以益气升提为大法，补中益气汤为首选方剂。

　　（二）脾在窍为口

　　口，指口腔，有咀嚼食物、品尝食物的味道等功能。口腔的功能正常发挥，依赖于脾主运化。脾气健运，精气上通于口，口得其养，则知饥欲食，口味正常。此外，口腔是消化道的起始端，食物在口腔经过细细咀嚼，便于胃的受纳、腐熟与脾的运化。在病理情况下，若脾气虚弱，或湿邪困脾，脾失健运，则见食欲不振，口味异常，如口淡乏味、口腻、口甜等。治当益气健脾或化湿健脾。脾有伏热，上蒸于口，还可引起口疮、口臭等，治当清泻脾热，芳香化浊，可用泻黄散。

　　（三）在液为涎

　　涎为唾液中较清稀的部分，为津液所化，实际来源于脾运化的水谷精微，脾之阴液可随其经脉上行于口，即为涎。涎的正常与否还依赖于脾气的固摄。脾气充足，运化功能正常，涎的化生适量，上行于口，濡润口腔而不溢于口外；并且在进食时分泌增多，以助食物的咀嚼和消化。脾病则可导致涎的分泌异常，或多或少。涎液过多，常见于儿童，《诸病源候论》称之为"滞颐"，成人也有表现为口涎自出的，其病机多因脾胃虚寒，失于固摄，以致津液外流。除流涎质稀外，可伴有口淡乏味、食欲不振、大便溏泄、倦怠神疲、形寒肢冷等症。治当益气温中，固摄津液，可选补中益气汤、理中汤之类加减。涎分泌过少，可致口干，多见于成人。常因脾阴不足、津液不能上承于口所致，可伴有口唇干燥、大便干结、舌红少苔等症，治当补益脾阴，常用沙参、麦冬、石斛、玉竹、玄参、生地等。

　　（四）其华在唇

　　脾主运化，为气血生化之源，脾气健旺，气血充足，则口唇红润光泽；脾失健运，则气血衰少，口唇淡白无华。

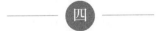

四

　　【原文】

　　2314 五脏所恶：……脾恶湿。（《素问·宣明五气》）

2315 风气大来,木之胜也,土湿受邪,脾病生焉。(《素问·至真要大论》)

2316 思则气结……思则心有所存,神有所归,正气留而不行,故气结矣。(《素问·举痛论》)

2317 脾愁忧而不解则伤意,意伤则悗乱。(《灵枢·本神》)

2118 黄脉之至也,大而虚,有积气在腹中,有厥气,名曰厥疝①,女子同法,得之疾使四支汗出当风。(《素问·五藏生成》)

2319 是故味过于酸,肝气以津,脾气乃绝……味过于苦②,脾气不濡③,胃气乃厚④。(《素问·生气通天论》)

【校注】

① 厥疝:注:"腹中,脾部也,有厥气,乃土受木克,土气厥逆而不达也,土受木克,故不名曰脾痹,而名厥疝。"

② 苦:《太素·卷第三·调阴阳》作"甘"。《素问绍识》:"作甘为是。味过于甘,则脾气过实,胃气因而致病。"

③ 不濡:《太素·卷第三·调阴阳》:"濡"上无"不"字。

④ 厚:《类经·十三卷·五》注:"厚者,胀满之谓。"

【临床应用】

《内经》中所述脾病的病因涉及外感六淫、情志内伤、饮食失宜与过劳等方面。

(一) 外感六淫

《内经》所述外邪侵犯于脾、引起脾病,以湿邪和寒邪较为多见。湿为阴邪,易阻遏气机,损伤阳气,湿邪侵犯人体,往往容易困遏脾阳,阻碍脾运,导致脾失健运,出现大便溏泄、腹胀、肠鸣等症。正如《素问·宣明五气》云"脾恶湿",《素问·阴阳应象大论》所云"湿胜则濡泄"。寒为阴邪,易伤阳气,直中脾胃,传化失司,可致呕吐、大便泄泻。

(二) 情志内伤

七情中主要是思伤脾。如《素问·举痛论》云:"思则气结……思则心有所存,神有所归,正气留而不行,故气结矣。"长期思考、计谋、思虑太过、心事重重或精神过分集中专注,导致正气留结,不能畅行。脾气郁结,则运化失健,出现纳谷欠佳、腹胀、大便溏泄等症。

(三) 饮食失宜

《内经》认为饮食物主要依赖脾胃的消化吸收。饮食失宜,首先损伤脾胃,导致脾胃纳运失常,在此基础上,进一步聚湿、生痰、化热,引起多种疾病。如过食肥甘厚味,易酿生痰湿,以致湿邪困脾,脾运失健,可见脘腹胀满等症。再如酸味有滋养肝的作用,但多食酸味,可引起肝气偏胜;肝气偏胜克害脾土,亦可致脾运失常。

五

【原文】

2320 湿胜则濡泄。(《素问·阴阳应象大论》)

2321 脾热病者,先头重颊痛,烦心颜①青,欲呕身热。热争则腰痛②不可用俯仰,腹满泄,两

颔③痛。(《素问·刺热》)

2322 脾热者,色黄而肉蠕动④。(《素问·痿论》)

2323 脾气虚则四肢不用,五脏不安;实则腹胀,经溲不利⑤。(《灵枢·本神》)

2324 脾病者,身重善肌肉痿,足不收行,善瘈脚下痛⑥;虚则腹满肠鸣,飧泄食不化。(《素问·藏气法时论》)

2325 帝曰:脾病而四支不用何也？岐伯曰:四支皆禀气于胃,而不得至经,必因于脾,乃得禀也。今脾病不能为胃行其津液,四支不得禀水谷气,气日以衰,脉道不利,筋骨肌肉,皆无气以生,故不用焉。(《素问·太阴阳明论》)

【校注】

① 颜:指额部,又称庭。《灵枢·五色》云:"庭者,颜也。"

② 腰痛:《类经·十五卷·四十四》注:"腰者,肾之府。热争于脾,则土邪乘肾,必注于腰,故为腰痛不可俯仰。"

③ 颔:腮下处。

④ 蠕动:"蠕",《太素·卷第二十五·五脏痿》作"濡"。"濡"亦与"软"相通。"蠕、濡、软"三字音义并同。"动",疑为"蠕"之旁记字,误入正文。

⑤ 经溲不利:小便不利。经,《甲乙经·卷之一·精神五脏论》作"泾"。经溲,小便也。又,"经"释为女子月经;"溲"指大小便。可参。

⑥ 身重善肌肉痿,足不收行,善瘈脚下痛:《素问注证发微·藏气法时论》作:"身重,善肌,肉痿,足不收,行善瘈,脚下痛。"马莳注:"肌,当作饥。以脾病言之:脾象土,故身重,善饥,肉痿无力也。"

【临床应用】

《内经》中所述脾的病证有湿证、风证、热证、虚证、实证等。

(一)脾湿证

《素问·至真要大论》云:"诸湿肿满,皆属于脾。"大凡湿邪导致的肌肤水肿、腹部胀满等症,多数与脾的病变有关。因为脾主运化,不仅运化水谷精微,而且运化水液,在水液代谢中起重要作用,《素问·经脉别论》中云:"饮入于胃,游溢精气,上输于脾,脾气散精,上归于肺,通调水道,下输膀胱,水津四布,五经并行。"说明脾在水液代谢中,起到枢纽作用,将水液上输于肺,肺宣发肃降,布散于全身。因而浮肿、腹满等水湿潴留之证与脾的关系最为密切。不论脾土壅滞之实证,还是脾气、脾阳不足之虚证,皆可导致水湿内停。实证多由于感受湿邪,湿邪困脾,脾失健运,不能运化水液,水湿内停,此为外湿引发内湿,可见身重困倦、头重如裹、脘腹胀闷、肌肤水肿较甚,治宜化湿利湿,理气健脾。虚证多由于脾气虚弱,脾阳不振,运化失职,水湿内停,发为浮肿、腹胀,常伴有便溏、纳呆、形寒肢冷、倦怠乏味等阳气虚弱的证候。治宜益气温阳利水。

(二)脾热证

脾热证实为湿热蕴脾。湿热外侵,或湿郁化热,湿热上蒸,则感头沉重,两颊疼痛。湿热郁结中焦,则烦心、欲呕。热盛于外则身热。土邪乘水,脾病及肾,腰为肾府,所以腰痛不可俯仰。湿热蕴脾,脾失转输则腹胀、泄泻。湿热交争,浸淫于筋脉,则肌肉软弱无力,身体沉重。湿热内蕴,薰蒸肝胆,胆汁外泄,则发黄。治宜清热利湿。

(三)脾虚证

脾主运化水谷精微,为气血生化之源。脾虚,运化失职,水谷不化,则泄泻、腹胀、肠鸣。脾主四肢,脾虚不能为胃行其津液,则四肢软弱无力,甚至痿废不用。脾虚日久,气血生化之源不足,可致全身营养缺乏。

案5泄泻: 郁,四十八。经营劳心,纳食违时,饥饱劳伤,脾胃受病,脾失运化。夜属阴晦,至天明洞泻黏腻,食物不喜。脾弱,恶食柔浊之味。五苓通膀胱分泄,湿气已走前阴之窍,用之小效。东垣谓中气不足,溲便乃变,阳不运行,湿多成五泄矣。人参,生白术,茯苓,炙草,炮姜,肉桂。(《临证指南医案·卷六·泄泻》)

按: 本案患者因饮食不节,劳心伤脾,夜间腹泻,黏腻不爽。用五苓散分利小便治疗后,疗效欠佳。叶天士认为此证属于脾阳虚弱、湿浊不化,故治疗以温运脾阳为大法。方以理中汤加肉桂温中止泻,加茯苓健脾化湿。

【原文】

2326 脾苦湿,急食苦以燥之……脾欲缓,急食甘以缓之,用苦泻之,甘补之。(《素问·藏气法时论》)

【临床应用】

(一)脾苦湿,急食苦以燥之

脾的生理特性是喜燥恶湿,脾主运化主要依赖于脾气、脾阳的作用,脾气旺盛,脾阳充足,运化正常,即叶天士所谓“太阴湿土得阳始运”。若湿气太过,土不胜水,则运化失健,宜用苦味之品,苦能燥湿,祛除湿邪,常用厚朴、苍术、草果、黄连等。具体运用时,应根据寒湿、湿热的不同,选用苦温或苦寒燥湿之品。苦温燥湿可用平胃散加减,苦寒燥湿可用黄芩、黄连、黄柏、茵陈、通草之类。《伤寒论》茵陈蒿汤、栀子柏皮汤,所用药物均为苦寒之品,以清热燥湿。

(二)脾欲缓,急食甘以缓之,用苦泻之,甘补之

《素问吴注·第七卷·藏气法时论第二十二》注:“脾以温厚冲和为德,故欲缓,病则失其缓矣,宜食甘以缓之。”脾属土,土性敦厚,化生万物,脾为气血生化之源,位居中而灌溉四旁,宜具冲和之性,才能润泽、长养全身,在病理时,多因脾气不足或中阳不振,运化无力,导致脾失去冲和之性,宜用甘味之品。因甘味性缓,顺脾之好,故为补。常用黄芪、党参、白术、山药等。四君子汤为补益脾胃常用之方,方中人参、茯苓、甘草均味甘,白术味苦甘。又如小建中汤主治“伤寒阳脉涩,阴脉弦,腹中急痛”,重用饴糖为君,甘草为臣,也是取“急食甘以缓之”之义。

因为脾为湿土,具有润泽长养、冲和之性,苦味能燥湿而违脾土之性,所以为泻。临床也可根据需要,将苦、甘配伍使用。如《伤寒论》之调胃承气汤、黄芩汤、十枣汤等方,均将“苦泻之,甘补之”的治法巧妙配伍其中。十枣汤中大戟、甘遂、芫花均属苦泄逐水之药,极易损伤中焦之气,故而配以大枣,大枣味甘,补益脾胃,以免峻泻伤及脾气。

七

【原文】

2327 胃足阳明之脉，起于鼻之交頞中①，旁纳太阳之脉②，下循鼻外，入上齿中，还出挟口环唇，下交承浆，却循颐后下廉，出大迎，循颊车，上耳前，过客主人，循发际，至额颅③；其支者，从大迎前下人迎，循喉咙，入缺盆，下膈属胃络脾；其直者，从缺盆下乳内廉，下挟脐，入气街中；其支者，起于胃口，下循腹里，下至气街中而合，以下髀关，抵伏兔，下膝膑中，下循胫外廉，下足跗，入中指内间；其支者，下廉三寸而别，下入中指外间；其支者，别跗上，入大指间，出其端。（《灵枢·经脉》）

2328 胃者，水谷之海，其输上在气街，下至三里。（《灵枢·海论》）

2329 夫胃大肠小肠三焦膀胱，此五者，天气之所生也，其气象天，故泻而不藏，此受五脏浊气，名曰传化之府，此不能久留，输泻者也……水谷入口，则胃实而肠虚；食下，则肠实而胃虚。故曰：实而不满，满而不实也。（《素问·五藏别论》）

2330 人之哕④者，何气使然？岐伯曰：谷入于胃，胃气上注于肺。今有故寒气与新谷气，俱还入于胃，新故相乱，真邪相攻，气并相逆，复出于胃，故为哕。（《灵枢·口问》）

2331 大肠移热于胃，善食而瘦人⑤，谓之食亦⑥。（《素问·气厥论》）

2332 胃病者，腹膜胀，胃脘当心而痛，上支两胁，膈咽不通，食饮不下……（《灵枢·邪气藏府病形》）

2333 岐伯曰：不得卧而息有音者，是阳明之逆也。足三阳者下行，今逆而上行，故息有音也。阳明者，胃脉也，胃者六腑之海，其气亦下行。阳明逆不得从其道，故不得卧也。《下经》曰：胃不和则卧不安。此之谓也。（《素问·逆调论》）

2334 是动则病洒洒振寒，善呻数欠颜黑，病至则恶人与火，闻木声则惕然而惊，心欲动，独闭户塞牖而处，甚则欲上高而歌，弃衣而走，贲响腹胀，是为骭厥⑦。是主血所生病者，狂疟温淫汗出，鼽衄，口㖞唇胗⑧，颈肿喉痹，大腹水肿，膝膑肿痛，循膺、乳、气街、股、伏兔、骭外廉、足跗上皆痛，中指不用。（《灵枢·经脉》）

【校注】

① 起于鼻之交頞（è）中：胃足阳明之脉起于鼻孔两旁手阳明经的迎香穴，上行至頞部。頞，即山根，左右目内眦之间的部位。

② 旁纳太阳之脉：《甲乙经·卷之二·十二经脉络脉上》云："旁约太阳之脉。"即膀胱经起于目内眦稍上方的睛明穴，足阳明胃经旁行在两睛明穴之间向下。《类经·七卷·十二》注："足太阳起于目内眦，睛明穴与頞相近，阳明由此下行。"

③ 额颅：前额骨部，在发下眉上处。

④ 哕：呃逆。

⑤ 人：郭霭春《黄帝内经素问校注语译》认为，"人"字疑衍，为是。王冰注"善食而瘦"，是即引本篇成语，而无"人"字之证。

⑥ 食亦：病名。消谷善饥，倦怠无力，为主要症状。

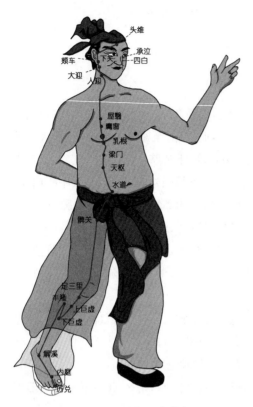

图 6 足阳明胃经的循行

⑦ 骭（gàn）厥：足胫部之气上逆。骭，胫骨的古称。《类经·十四卷·十》注："阳明之脉自膝膑下胫骨外廉，故为胫骭厥逆。"

⑧ 口喎唇胗：《研经言·卷四·校正〈灵枢·经脉篇〉经文》云："喎，当为'呙'，谓口生病疮，与唇胗同为疡症。"

【临床应用】

胃位于腹腔上部，上口与食管相接处为贲门，下口与小肠相接处为幽门。胃又称胃脘，分为上、中、下三部：胃的上部为上脘，包括贲门；胃的下部为下脘，包括幽门；上脘与下脘之间的部分称为中脘。胃是机体对饮食物进行消化的重要脏器。胃与脾同居中焦，"以膜相连"（《素问·太阴阳明论》），而且由足阳明胃经与足太阴脾经相互属络，所以《内经》认为胃与脾相表里。足阳明胃经的循行见图6。

胃的主要生理功能是受纳和腐熟水谷。胃主受纳，是指胃具有接受和容纳饮食的作用。饮食从口食入，经过食管，进入胃中，由胃接收下来，并容纳于其中，所以《内经》中称之为"太仓""仓廪之官""水谷之海"；又因为这些食物是化生气血的主要原料，是全身五脏六腑营养的主要来源，故《内经》中又称胃为"水谷气血之海""五脏六腑之海""五脏之本"。胃主腐熟，是指胃对食物的消化作用。容纳于胃中的饮食物，经过胃的初步消化，变成糜样，在胃气的推动作用下传于小肠。所以说，胃主通降。《素问·五藏别论》将胃与小肠、大肠等同属于"传化之府"，即是说明了胃有消化的功能。该篇还指出，"水谷入口，则胃实而肠虚；食下，则肠实而胃虚"，反映了食物在胃肠中的传导过程，食物经胃的消化，下传于小肠。胃的受纳腐熟功能失常，可致纳呆、胃脘胀闷疼痛，或嘈杂、易饥等症。若胃气不能通降反而上逆，则出现嗳气、呃逆、恶心、呕吐、大便秘结等症。

案6呃逆 某，脉歇止，汗出呃逆。大便溏。此劳倦积伤。胃中虚冷。阴浊上干。人参，茯苓，生淡干姜，炒川椒，炒乌梅肉，钉头代赭石。（《临证指南医案·卷四·呃逆》）

按：本案患者脉有歇止，汗出呃逆，伴有便溏，仍胃中有寒，寒气上逆所致，与《灵枢·口问》所论"故寒气与新谷气，惧还入于胃，新故相乱，真邪相攻，气并相逆，复出于胃，故为哕"相符。叶天士以人参、茯苓补脾气；淡干姜、炒川椒散胃中寒气；代赭石和胃降逆；乌梅涩肠止泻。

【原文】

2335 黄帝问曰：太阴阳明为表里，脾胃脉也，生病而异者何也？岐伯对曰：阴阳异位，更虚更实,更逆更从,或从内,或从外,所从不同,故病异名也。帝曰:愿闻其异状也。

岐伯曰:阳者,天气也,主外;阴者,地气也,主内。故阳道实,阴道虚。故犯贼风虚邪者,阳受之;食饮不节起居不时者,阴受之。阳受之则入六腑,阴受之则入五脏。入六腑则身热不时卧,上为喘呼;入五脏则䐜满闭塞,下为飧泄,久为肠澼。(《素问·太阴阳明论》)

2336 脾与胃以膜相连耳,而能为之行其津液何也?岐伯曰:足太阴者三阴①也,其脉贯胃属脾络嗌,故太阴为之行气于三阴②。阳明者表也,五脏六腑之海也,亦为之行气于三阳③。脏腑各因其经而受气于阳明,故为胃行其津液。(《素问·太阴阳明论》)

2337 脾为之使④,胃为之市。(《素问·刺禁论》)

【校注】

① 三阴:指太阴。厥阴为一阴,少阴为二阴,太阴为三阴。但据下文"阳明者表也",似作"里也"为妥。

② 太阴为之行气于三阴:指脾为胃行气于三阴,即运化胃中精气于太阴、少阴、厥阴三阴。

③ 亦为之行气于三阳:指脾也可通过阳明经而为胃行气于阳明、少阳、太阳三阳。《类经·十四卷·十三》注:"阳明者,太阳之表也,主受水谷以溉脏府,故为五脏六腑之海。虽阳明行气于三阳,然亦赖脾气而后行,故曰亦也。"

④ 脾为之使:指脾的转输功能。脾主运化,转输水谷精微以养全身,故云"脾为之使"。

【临床应用】

《内经》认为足太阴脾与足阳明胃虽属表里关系,但由于二者阴阳属性不同,经脉循行分布有别,经气运行走向相逆,决定了两者发病途径、感邪倾向、病证表现及病理机转各有不同特点。"阳道实,阴道虚"是《内经》对脾胃生理病理的高度概括:阳明胃经之病,津液易伤,病多从燥化、热化,故以热证、实证多见;而太阴脾经之病,阳气易伤,病多从湿化、寒化,故以寒证、虚证多见,故后世有"实则阳明,虚则太阴"之说。有关脾胃二者之间的关系,后世当以《临证指南医案·卷三·脾胃》华岫云所论最为详尽:"脾胃之论,莫详于东垣,其所著补中益气、调中益气、升阳益胃等汤,诚补前人之未备。察其立方之意,因以内伤劳倦为主,又因脾乃太阴湿土,且世人胃阳衰者居多,故用参芪以补中,二术以温燥,升、柴升下陷之清阳,陈皮、木香理中宫之气滞,脾胃合治。若用之得宜,诚效如桴鼓。盖东垣之法,不过详于治脾,而略于治胃耳。乃后人宗其意者,凡著书立说竟将脾胃总论,即以治脾之药笼统治胃,举世皆然。今观叶氏之书始知脾胃当分析而论。盖胃属戊土,脾属己土,戊阳己阴,阴阳之性有别也。脏宜藏,腑宜通,脏腑之体用各殊也。若脾阳不足,胃有寒湿,一脏一腑,皆宜于温燥升运者,自当恪遵东垣之法;若脾阳不亏,胃有燥火,则当遵叶氏养胃阴之法。观其立论云:纳食主胃,运化主脾,脾宜升则健,胃宜降则和。又云:太阴湿土,得阳始运;阳明燥土,得阴自安。以脾喜刚燥,胃喜柔润也。仲景急下存津其治在胃。东垣大升阳气其治在脾。此种议论,实超出千古。故凡遇禀质木火之体,患燥热之症,或病后热伤肺胃津液,以致虚痞不食,舌绛咽干,烦渴不寐,肌燥熇热,便不通爽,此九窍不和,都属胃病也。岂可以芪、术、升、柴治之乎?故先生必用降胃之法,所谓胃宜降则和者,非用辛开苦降,亦非苦寒下夺,以损胃气;不过甘平或甘凉濡润以养胃阴,则津液来复,使之通降而已矣。此义即宗《内经》所谓六腑者传化物而不藏,以通为用之理也……总之脾胃之病,虚实寒热,宜燥宜润,固当详辨。其于升降二字,尤为紧要。盖脾气下陷固病，即使不陷，而但不健运，已病矣。胃气上逆固病，即不上逆，但不通降，亦病矣。"

案7食亦：盛某，男，64岁，教师。初诊：2009年11月7日。胃纳旺，纳谷多，大便日行一次，较干，量多，但形体日渐消瘦，口渴喜饮。平时易烦躁，舌质偏红、少苔，脉细弦。证属肝火较旺，犯胃灼津，故能食而形瘦，名曰食亦，治拟清肝火，泄胃热，以观动静。牡丹皮10克，甘菊花12克，生石膏20克（先下），南沙参12克，太子参12克，大麦冬10克，金铃子10克，枸杞子12克，法夏6克，芦根30克。（《孟景春医集·医案篇·食亦》）

按：本案患者胃纳旺，纳谷多，大便日行一次，较干，量多，但形体日渐消瘦，舌质偏红、少苔，脉细弦，正属于食亦之疾。治当以清阳明热为主，孟景春以生石膏清阳明之热，以南沙参、太子参、麦冬、芦根养阴清热，因患者兼有肝火之象，故另佐以丹皮、甘菊花、金铃子清泄肝火。加法半夏以运脾和胃，防止寒凉之品太过伤胃。

第四节

肝藏象理论与临床应用

【原文】

2401 肝足厥阴之脉，起于大指丛毛①之际，上循足跗上廉，去内踝一寸，上踝八寸，交出太阴之后，上腘内廉，循股阴②入毛中，过阴器，抵小腹，挟胃属肝络胆，上贯膈，布胁肋，循喉咙之后，上入颃颡③，连目系，上出额，与督脉会于巅；其支者，从目系下颊里，环唇内；其支者，复从肝别贯膈，上注肺。

是动则病腰痛不可以俯仰，丈夫㿗疝，妇人少腹肿，甚则嗌干，面尘脱色。是主肝所生病者，胸满呕逆飧泄，狐疝④遗溺闭癃。（《灵枢·经脉》）

【校注】

① 丛毛：足大趾背面多毛之处。又称三毛。

② 股阴：大腿内侧。

③ 颃（háng）颡（sǎng）：咽后壁上的后鼻道。

④ 狐疝：俗称小肠气。又名阴狐疝。以其能上下活动，如狐之出没，故名。

【临床应用】

（一）足厥阴肝经循行

主干从足大趾爪甲后多毛之处出发，沿着足背部向上，沿着大腿内侧进入阴毛中，绕过生殖器,上达少腹,挟行于胃的两旁,属于肝脏,联络胆腑,再向上穿过横膈,分布于胁肋部,沿喉咙的后面,向上进入咽后壁上的后鼻道,上连目系,再上行出于额部,与督脉会合于头顶中央;目系的支脉,从目系下行颊内,环绕唇内;肝部的支脉,从肝脏分出后,穿过横膈,向上流注于肺,与手太阴肺经相接。见图7。

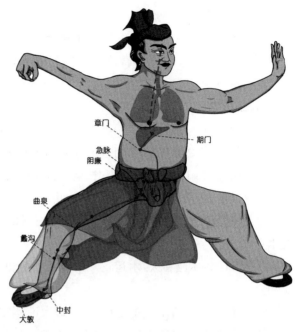

图7 足厥阴肝经的循行

(二)足厥阴肝经病变

肝经病变,患者往往出现腰部疼痛,不能俯仰,男子睾丸肿大疼痛,女子少腹部肿胀,甚至可见咽喉干燥,面色蒙尘,晦暗不泽。本经所主肝脏发生病变,病人可见胸部胀闷,呕吐气逆,腹泻伴见完谷不化,小肠疝气,遗尿或小便不通。《内经》肝系病的证候特点是以足厥阴肝经的经脉循行为依据而呈现的一系列症状,掌握足厥阴肝经的循行路线,对于临床辨别肝系疾病具有重要意义。

案1前阴病:东垣治一人,前阴臊臭,又因连日饮酒,腹中不和,求治。曰:夫前阴者,足厥阴肝之脉络,循阴器出其挺末。凡臭者,心之所主,散入五方为五臭,入肝为臊,当于肝经中泻行间,是治其本。后于心经中泻少冲,乃治其标。如恶针,当用药除之。酒者,气味俱阳,能生里之湿热,是风燥热,合于下焦为邪。故《经》云:下焦如渎。又云:在下者引而竭之。酒是湿热之物,亦宜决前阴以去之。治以龙胆泻肝汤,又治阴邪热痒,柴胡梢二钱,泽泻二钱,车前子二钱,木通五分,生地黄、当归梢、草龙胆各三分,作一服,水煎,以美膳压之。(《名医类案·卷八·前阴病》)

按:本案患者病前阴臊臭,多饮酒后,腹中不和。《素问·金匮真言论》云:"东方色青,入通于肝……其臭臊。"气味臊秽难闻多属热症,且病源为过饮聚湿生热之酒,故李东垣认为此证属于肝经湿热,治以龙胆泻肝汤。

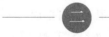

【原文】

2402 肝者,罢极之本①,魂之居也,其华在爪,其充在筋,以生血气,其味酸,其色苍,此为阳中之少阳②,通于春气。(《素问·六节藏象论》)

2403 土得木而达③。(《素问·宝命全形》)

2404 木曰敷和④……敷和之纪,木德周行⑤,阳舒阴布⑥,五化⑦宣平⑧。其气端⑨,其性随,其用曲直,其化生荣,其类草木,其政发散,其候温和,其令风,其藏肝。(《素问·五常政大论》)

2405 发生之纪,是谓启陈,土疏泄,苍气达,阳布和美,阴气乃随,生气淳化,万物以荣。(《素

问·五常政大论》》

2406 病在肝,愈于夏,夏不愈,甚于秋,秋不死,持于冬,起于春,禁当风。肝病者,愈在丙丁,丙丁不愈,加于庚辛,庚辛不死,持于壬癸,起于甲乙。肝病者,平旦慧,下晡甚,夜半静。(《素问·藏气法时论》》

【校注】

① 罢极之本:因肝主筋,筋肉赖肝血、肝气的滋养而强健耐劳,故称肝为罢极之本。罢,音义同疲。另释罴,熊之雌者,耐劳而多勇力,喻肝脏任劳勇悍之性。二说并参。

② 阳中之少阳:《新校正》云:"按全元起本并《甲乙经》《太素》作'阴中之少阳'。当作'阴中之少阳'。《灵枢·阴阳系日月》篇曰:'肝为阴中之少阳'。"

③ 土得木而达:于鬯《香草续校书》云:"行不相遇为达字本义,则达之本义竟是不通之谓。"土受木克故曰达。

④ 敷和:以木应春天,木运正常则能散布温和之气,促使万物欣欣向荣。敷,是散布。和,温和。

⑤ 周行:《素问直解·卷之七·五常政大论》注:"木德周布宣行。"即布达于四方上下。

⑥ 阳舒阴布:《素问直解·卷之七·五常政大论》注:"阳气以舒,阴气以布。"指自然界阴阳正常地运行。

⑦ 五化:五行的气化。五行之间,相反相成,随着矛盾发展而不断变化。

⑧ 宣平:意指自然界五行之气运行正常。宣,指施行。平,指和平。

⑨ 端:正直之意。

【临床应用】

（一）木曰敷和

肝在五行属木,木曰敷和,敷和者,敷布和柔也。由于肝主敷和,因此土得木之制化才能疏泄而通,这一认识为后世"肝主疏泄"理论提供了基础。肝主疏泄指肝具有使本脏及其他脏腑功能的气机调畅的作用。如对脾胃的腐熟和运化,对胆汁的排泄,对冲任脉的调和等,均有密切的关系。临床上肝失疏泄的病变,除本脏外亦能使其他脏腑发生病变。① 肝郁及胆。临床表现为右胁胀痛,甚则牵及右肩背,胸闷嗳气,每随情志变化而增减。凡胆囊炎由于肝失疏泄而形成者,多数具有这些症状。治用疏肝利胆法,方用柴胡疏肝散加减。② 肝郁及脾胃。肝郁而影响脾运者,除胸胁胀痛、胸闷嗳气外,更见胸脘胀满,大便溏泄等。肝郁而影响胃失腐熟者,除肝郁症状外,更见脘胀不舒,嗳腐吞酸或见呕恶等。其病机前者为肝郁及脾,肝脾不和,治以疏肝理脾法,方用四逆散或逍遥散加减;后者为肝气犯胃,胃失和降,治以疏肝和胃法,方用抑肝和胃饮加减。③ 肝郁影响冲任。前人有"肝经一病,则月事不调"之说。因肝郁则气滞,导致肝脏调血功能失常,若涉及冲任则能影响月经的周期,可使经期或先或后,经量或多或少,色紫有块,或经前乳房结块,或小腹胀痛等。治以疏肝解郁、和血调经,方用逍遥散加减。前人有"欲调其经,先理其气"和"调经以理气为先"之说,理气就是调理肝气。

案2食少:族侄妇,年二十余,素性谨言,情志抑郁。因气分不舒,致四肢痉挛颤动,呼吸短促,胸中胀闷,约一昼夜。先延针科医治,云是鸡爪风,为刺囟门及十指尖,稍愈,旋即复作如故。其脉左部弦细,右部似有似无,一分钟数至百至。其两肩抬动,气逆作喘。询知其素不健壮,廉于饮食。盖肝属木而主筋,肝郁不舒则筋挛,肝郁恒侮其所胜,故脾土受伤而食少。遂为开《衷中参西录》培脾舒肝汤。为有逆气上干,又加生赭石细末五钱。嘱服二剂。痉挛即愈,气息亦平。遂去赭石,照原方又服数剂,以善其后。(《医学衷中参西录·第五期第八卷·相臣哲嗣毅武来函》)

按:本案患者因情志抑郁,木郁克土,脾胃之气不能升降,故见胸中胀闷、气逆作喘,纳谷欠佳,食少。肝主筋,肝气不舒,筋失所养则筋挛。他医见患者四肢痉挛颤动,误诊为鸡爪风,用针灸治疗无效。张锡纯族侄采用《医学衷中参西录》之培脾舒肝汤加味治疗,二剂后病情好转。培脾舒肝汤是张锡纯治疗肝气不舒、木郁克土之代表方。药由白术、生黄芪、陈皮、厚朴、桂枝、柴胡、生麦芽、生杭芍、生姜组成。方中以白术、黄芪补脾胃为君,臣以桂枝、柴胡助脾气之升;陈皮、厚朴助胃气之降。佐以芍药,一养肝血以柔筋,二防黄芪、桂枝之温。经云"肝曰敷和",土需得木之制化才能疏泄而通。

(二)肝与春气相应

《内经》认为春季是阳气生发的季节,万物欣欣向荣,属于阴中之阳的少阳。人体之肝气升发,喜条达而恶抑郁,故与春气相通应。基于"肝旺于春"的特性,结合肝的某些生理病理特点,临床常将春季发作或加重的病证定位在肝。素体肝阳偏亢或肝阴不足,若当春季升发太过,或肝虚者升发不及,皆可能引发肝病。

案3胁痛:胁痛遇春即发,过之即止,此肝病也。春三月肝木司令,肝阳方张,而阴不能从,则其气有不达之处,故痛;夏秋冬肝气就衰,与阴适协,故不痛也。阿胶、白芍、茯苓、丹皮、茜草、炙草、鲍鱼汤代水。(《增评柳选四家医案·评选静香楼医案下卷·肢体诸痛门》)

按:本案患者胁痛在春天发作,其他季节不发。肝与春气相应,肝阴虚、肝阳上亢者,在春天因阳气的升发,阴虚加重,经脉失养,故胁痛发作。尤在泾以养肝阴为治疗大法。方中以阿胶、白芍、鲍鱼滋肝阴;丹皮清肝火;茯苓健脾,一防肝木乘脾土,二防滋阴药伤脾胃;茜草活血通络,炙草一调和诸药,二与白芍配伍,缓急止痛。方中鲍鱼现代可用生地、山萸肉代之,以补肝肾之阴。

(三)肝为罢极之本

《素问·上古天真论》中的老年男子由于肝气衰而活动困难,明确地指出肝与运动能力密切有关。后世医家提及的"肝虚则关节不利,腰连脚弱""人之肝亏则筋急",都是强调肝与运动能力的联系。可见,疲劳产生的根本在肝。临床上,在肝病的病理变化中,疲乏则是其特异性症状。经统计许多肝病的早期症状就是疲乏,且可存在于病变的始终,如急慢性肝炎、肝硬化等。此外,疲劳过度最容易伤肝,乃至出现急慢性肝病。

案4肝硬化:王庆其治一青年,原本康健,身强力壮,一人能挑二百余斤,健步如常。但近阶段时觉乏力,纳可,眠安,何以乏力?此人不相信求医问药,也未介意,依然从事农村劳作。坚持数月,体力益发不支,在其父母的再三催促下,求诊于余。查除乏力外,无其他症状,嘱查验肝功能,结果谷丙转氨酶500 U,遂住肝炎病房。1个月后康复住院,症状消失,数月后参加正常劳动。10年中身体康泰,无复作,亦未定期检查肝功能。20世纪80年代,又起乏力,消瘦,面色黯然,无泽,纳谷尚好,疑肝病复发,再查肝功能,结果谷丙转氨酶120 U,碱性磷酸酶300 U,白球蛋白比例1:2,B超示早期肝硬化。历经中西药治疗,或重或轻,始终疲劳乏力,又10年后,因肝硬化腹水,肝功能衰竭而亡故。类似案例不胜枚举,今有报道画家陈逸飞因疲劳过度,突发肝功能衰竭,合并大出血而英年猝死。闻其过去有慢性肝炎病史数十年,及至中年,事业如日中天,超负荷工作,日不暇给,甚是可惜。(《内经临证发微·藏象篇·肝者,罢极之本》)

按:患者以疲劳为主诉,余无所苦,化验检查示谷丙转氨酶升高,诊为肝炎,后肝病反复以作,最终因肝硬化死亡。郁证、虚劳、痿证、肺胀、胸痹、中风后遗症、胁痛、水肿、鼓胀等疾病均易见疲劳乏力的症状,临床应当结合现代医学检查加以鉴别。从证候而言,肺脾肾气虚、肝胆湿热、肝气郁滞、肝血不足等证候引起的疲劳、乏力多见。

【原文】

2407 肝藏血,血舍魂①。(《灵枢·本神》)

2408 故人卧血归于肝,肝受血而能视,足受血而能步,掌受血而能握,指受血而能摄。(《素问·五藏生成》)

【校注】

① 血舍魂:倒装句法,意为魂居于肝脏。

【临床应用】

(一)肝藏血

指肝脏具有贮藏血液、调节血量和防止出血的功能。《内经》认为肝脏对血液具有贮藏和调节的功能,从而使人体各部分的血液能保持相对的需要量,血液或行或藏,由肝气所为。若肝虚血失所藏,肝火迫血妄行,临床可见呕血、衄血,甚至可以见到肝掌、紫斑,舌下络脉怒张等肝失藏血的病理反映,这也进一步提示肝藏血的另一涵义是肝与出血、凝血有关。肝为藏血之脏,一旦藏血功能失常,便有可能表现各种出血的病证,如咯血、衄血、女子崩漏等。临床如因为暴怒,咳血涌出,量多色鲜红,大便秘结,小便短赤,面色红赤,唇燥舌绛苔薄黄,脉弦数,证属肝火犯肺,气逆血溢之候。即应考虑以清肝凉血、清肃肺气治之。又如肝气抑郁化火,下迫冲任,以致经来如崩,伴有头昏耳鸣,舌尖有朱砂点,边紫,两脉弦细。采用清肝泻火法,可获得较好的疗效。

《内经》认为"人卧血归于肝",肝失其常则血不归肝,神魂不安,寤寐失常,如《素问·大奇论》云:"……肝雍,两胠满,卧则惊。"《素问·痹论》亦云:"肝痹者,夜卧则惊。"

(二)肝藏魂

"魂"是内在思维活动的一部分。它是由外在刺激而引起内在精神活动的动作表现。随神而往来,故相对于魄而言属于阳。若肝血不足,失于滋润,则魂不守舍,游行于外,常可出现精神萎靡、健忘、失眠、多梦,甚至发癫、发狂等症。

《灵枢·本神》:"魂伤则狂妄不精,不精则不正。""不精"即指精神不振、健忘多梦等神识衰减的"精明"之证;"不正"指神识妄行,或癫或狂的病证。临床治疗此类病证多从滋养肝血入手,如酸枣仁汤以酸枣仁为主药入肝,养血安神,以治疗失眠、多梦等症。

案5 失眠:绍兴癸丑,予待次四明,有董生者,患神气不宁,每卧则魂飞扬,觉身在床而神魂离体,惊悸多魇,通夕无寐,更数医而不效,予为诊视。询之曰:医作何病治?董曰:众皆以为心病。予曰:以脉言之,肝经受邪,非心病也。肝经因虚,邪气袭之,肝藏魂者也,游魂为变。平人肝不受邪,故卧则魂归于肝,神静而得寐。今肝有邪,魂不得归,是以卧则魂扬若离体也。肝主怒,故小怒则剧。董欣然曰:前此未之闻,虽未服药,已觉沉疴去休矣,愿求药法。予曰:公且持此说与众医议所治之方,而徐质之。阅旬日复至,云:医遍议古今方书,无与病相对者。故予处此二方以赠,服一月而病悉除。方:真珠母,当归,熟干地黄各一两半,人参、酸枣仁、柏子仁各一两,犀角、茯神、沉香、龙齿各半钱。

上为细末,炼蜜为丸,如梧子大,辰砂为衣。每服四五十丸,金银薄荷汤下,日午夜卧服。(《普济本事方·卷第一·中风肝胆筋骨诸风》)

按:本案患者肝血亏虚,魂无所依而四散飞扬,导致惊悸失眠,治当滋阴养血与重镇安神并行,许叔微以珍珠母丸治之。方中重用人参、当归、熟地养血滋阴,益气生血,是治阴血不足之本;珍珠母、龙齿、皆入心、肝经,平肝潜阳、镇心安神以定惊悸治标;酸枣仁、柏子仁、茯神安神定志;犀角镇惊,朱砂重镇安神。诸药共奏阴复阳潜,安神定惊之效。许叔微提出治疗失眠患者宜中午、晚上服药的方法,值得效法。

【原文】

2409 肝气通于目,肝和则目能辨五色矣。(《灵枢·脉度》)

2410 东方青色,入通于肝,开窍于目。(《素问·金匮真言论》)

2411 五精所并:精气……并于肝则忧。五脏化液:……肝为泪。(《素问·宣明五气》)

2412 东方生风,风生木,木生酸,酸生肝,肝生筋,筋生心,肝主目……在窍为目……在志为怒。怒伤肝,悲胜怒。(《素问·阴阳应象大论》)

【临床应用】

(一)肝在窍为目

目为视觉器官,具有视物功能,故又称"睛明"。从结构而言,足厥阴肝经经脉上连目系,从生理而言,"肝气通于目,肝和则能辨五色矣"。眼睛视物功能的正常,主要是依赖肝血的营养,故《内经》云:"肝受血而能视。"因此《内经》认为眼目疾病的产生,大部分与肝有关。因此中医临床上治疗目疾,一般都从肝论治。

1. **目眩** 眩是视物昏花迷乱的意思,比如下蹲后突然起立,忽觉眼前一片乌黑,或黑花黑点闪烁,或如飞蝇散乱,俗称"眼花"。本证轻者属肝,沈金鳌所谓"血气衰而肝叶薄,胆汁减"。由于肝阴不足,肝阳化风上扰,故《素问·至真要大论》云:"诸风掉眩,皆属于肝。"因肝阳上扰,往往影响胃气和降,极易引起呕恶。宜结合主证加用枸杞、菊花、白蒺藜、天麻之类治疗。

2. **视力减退** 多因肝肾阴亏,精血不足,一般瞳神无变形或变色的征象。宜服石斛夜光丸,切忌急躁恼怒,平时宜闭目养神。

3. **目赤** 目红怕光,流泪多眵,艰涩难开;或先患一目传及两目;或两目同时红赤,俗称"赤眼"

"火眼"。多因内热引起,为一种急性传染性眼病,内服驱风散热之品,外可用菊花、金银花、蒲公英等清热解毒药泡水洗涤,一般眼科用药,散风多用防风、菊花,和血用赤芍、丹皮,清热用黄连、黄芩等,热重可用大黄泻之。

4. 眼珠生翳 风轮部位产生白翳,呈片状如浮云,称为"云翳",属"外障"之一。多因风热肝火,赤肿疼痛引起,常用方有石决明散、连翘散。

5. 流泪 目流泪水,或见风更多。由风热外袭所致者,常伴红肿、灼痛、羞明等证,称作"热泪"。治宜清肝祛风,可用桑菊饮加夏枯草、谷精草、密蒙花疏风清热。倘若肝肾两虚,或悲伤哭泣过久,泪下无时,迎风更甚,眼部不红不痛,称为"冷泪"。治宜补益肝肾、固摄止泪,可用左归饮加减,并可兼灸迎香、肝俞、睛明、临泣等穴。

6. 目干涩 劳神、失眠和阅览书报较久,即觉两目干涩,眼睑沉重,闭目静养稍愈。多属肝血虚阴亏,宜结合主证滋养肝肾,方可用石斛夜光丸,常用药如生地、石斛、菊花、枸杞等。

7. 夜盲 入暮不能见物,到天明即恢复正常,又称"雀目"。往往由于肝虚血少,以小儿较为常见,预后多良好,可用羊肝丸治疗。

《灵枢·大惑论》又提出:"五脏六腑之精气皆上注于目。"将眼睛分为五轮,分别对应于五脏,即瞳子属肾,黑睛属肝,血络属心,白眼属肺,上下睑属脾。因此白睛肿胀,或血轮红肿,或视物昏渺等疾,可分别归属于肺、心、肾。

(二) 肝在志为怒

怒之所以为肝之志,主要是因为:一是怒志乃肝脏精气所化,二是怒为肝的特性之外露。肝为将军之官,性情刚躁,体阴而用阳,肝气升发,即现怒情,犹将军之施情发性也。在怒志生成过程中存在着气的上冲,是肝气升发的一种体现,且怒象忽发忽止,颇具风之象,故属木而配属于肝。

怒是肝病的重要致病因素,而肝脏病变,肝之功能失调,亦多见急躁易怒等情绪变化,治以疏肝理气解郁,常用方如柴胡疏肝散。怒伤肝,肝火上炎可见烦躁不安、面红目赤、头胀头痛、耳聋耳鸣、呕血等症;肝气横逆乘脾犯胃,可致胃脘痛、恶心呕吐、泄泻等,故《素问·举痛论》说:"怒则气上,甚则呕血及飧泄。"治以清肝泄火,解郁和胃,常用方如丹栀逍遥散。暴怒伤肝、肝气上逆,血随气逆,清窍被蒙,则突然昏倒不省人事。如《素问·生气通天论》曰:"大怒则形气绝,而血菀于上,使人薄厥。"故临床治疗怒等情志失调所致之病变,往往多从肝入手。

(三) 在色为青,在味为酸

但凡色青与味酸的药物,多数能作用于肝的病变。根据五行学说中的五色配五脏,青为肝之色,所以养生保健时要有意选择这类食物,常见的青色食物如青梅、青菜、青豆等有养肝的功效。其中,青梅因色青味酸,故而有养肝作用。另外一些酸味食物,如山楂、山萸肉、枸杞等都具有保肝敛肝之效。当然,倘若味过于酸,就会导致疾病的产生。

面苍为面色微青微黄,肝病久则面色多苍。苍色常常是肝郁气滞、肝血不畅的一种反映。肝病常见反酸,中医学认为"反酸"乃肝逆犯胃,其病在胃,其本在肝,故反酸常从肝论治。如肝逆上冲而反酸,常用瓦楞子、牡蛎平肝降逆制酸;若肝火内郁而反酸,可用左金丸以清泄肝火以制酸。

案6腹痛:心腹痛,脉弦,色青,是肝病也。川楝子,归身,茯苓,石斛,延胡,木瓜。诒按:立方吻合。邓评:认证着实,不烦搜索,惟方内宜佐辛通。(《增评柳选四家医案·评选静香楼医案下

卷·脘腹痛门》）

按：本案患者脘腹疼痛，伴见脉弦，色青，正是肝气郁滞，横逆犯胃之典型症状。尤在泾以川楝子散疏肝泄热，行气止痛。当归、石斛补肝血、滋肝阴、缓肝急。木瓜，酸温，归肝脾二经，温香入脾止痛，味酸入肝缓急。诸药合用，体现了《内经》"辛散、甘缓、酸收"治肝三法。

【原文】

2413　五脏所恶：……肝恶风。（《素问·宣明五气》）

2414　清气大来，燥之胜也，风木受邪，肝病生焉。（《素问·至真要大论》）

2415　肝悲哀动中则伤魂，魂伤则狂忘不精，不精则不正当人[①]，阴缩而挛筋，两胁骨不举，毛悴色夭[②]，死于秋。（《灵枢·本神》）

2416　怒伤肝。（《素问·阴阳应象大论》）

2417　青，脉之至也长而左右弹，有积气在心下支胠，名曰肝痹。（《素问·五藏生成》）

2418　风客淫气，精乃亡，邪伤肝也。是故味过于酸，肝气以津[③]，脾气乃绝。（《素问·生气通天论》）

【校注】

① 狂忘不精，不精则不正当人：指神志狂乱，记忆衰退，智力下降，不能作正常人看待。《太素·卷第六·五脏精神》注："魂既伤矣，肝肾亦伤，故狂及忘不精，不敢当人也。"

② 毛悴色夭：皮毛憔悴，色泽枯槁。

③ 以津：以，犹乃。津，溢，有过盛之意。

【临床应用】

《内经》认为肝病的病因涉及外感六淫、情志内伤、饮食失宜与过劳等方面。

（一）外感六淫

《内经》认为外邪犯肝引起肝病，以风邪为多。肝为风木之脏，风性喜动，木性升发，由于同气相求，风邪易入侵肝脏。故《素问·藏气法时论》云：肝病"当禁风"。

（二）情志内伤

七情中主要是怒伤肝，悲哀过度亦能伤肝。情志因素作用于肝脏主要是影响肝之疏泄功能失常。临床常见证型有肝气病与肝郁病。若平素肝气较盛，作用较强，导致肝之疏泄功能太过，其性冲逆，出现肝气上逆之证，甚至化火，火动则阳失潜藏，阳亢则内风自生，风火相扇，上达巅顶，灼伤血络或血瘀脑络而成中风之证。如肝气横逆，犯胃乘脾，出现呕吐或腹泻之证。若平素肝气较弱，作用不及，疏泄不能，则产生肝气郁结之证，引起气郁，出现胁肋胀痛等症。同时可影响脾胃功能，出现胃胀、胃痛等症。肝气郁结日久，久而化热，郁热内伏，患者可出现急躁易怒、小便短赤等肝热症状。

（三）饮食失宜

过食酸味，可以使肝的疏泄功能增强，肝木乘脾土，导致脾胃功能下降。

案 7 胃脘痛：女科以肝为先天，善怒而多火，厥阴冲犯太阴阳明，当要脘宇作痛，痛势自午至夜半为甚，属气痹营虚也。由胃及脾，阴稀为脾泄，结燥为脾约，种种脾升胃降失司，中无砥柱，郁火内炽，嘈杂一发，纳食即呆，病久渐损，肌肉瘦削，遇事多怒。照述拟方，治肝木以柔克刚，调脾胃以通为补。野於术，东白芍，川青皮，合欢皮，制丹参，沙苑子，绿萼梅，沉香曲，西党参（檀香汁炒），桑寄生，姜半夏，西洋参，竹二青。（《陈莲舫医案集·陈莲舫先生医案秘钞前编·肝病多怒》）

按：本案患者善怒，怒伤肝，故肝气实而多火。肝旺则犯胃乘脾，故日久纳呆、瘦削。叶天士云："肝为起病之源，胃为传病之所。"陈莲舫以白芍、青皮、合欢皮、绿萼梅、丹参疏肝泄热，正本清源；余药调和脾胃。

【原文】

2419 肝为语。（《素问·宣明五气》）

2420 肝热病者，小便先黄，腹痛，多卧身热[1]。热争[2]则狂言及惊，胁满痛，手足躁，不得安卧。肝热病者……左颊先赤。（《素问·刺热》）

2421 肝气虚则恐，实则怒。（《灵枢·本神》）

2422 肝病者，两胁下痛引少腹，令人善怒[3]，虚则目䀮䀮[4]无所见，耳无所闻，善恐，如人将捕之。（《素问·藏气法时论》）

【校注】

① 肝热病者，小便先黄，腹痛，多卧身热：王冰注："肝之脉循阴器，抵少腹而上，故小便不通先黄，腹痛多卧也。"

② 热争：即正邪交争。

③ 肝病者，两胁下痛引少腹，令人善怒：《类经·十四卷·十七》："此肝之实邪也。肝脉布胁肋抵小腹，邪实则两胁下痛，引于少腹。肝志怒，故气强则善怒。"

④ 䀮䀮（huāng）：视物不清的样子。

【临床应用】

《内经》认为肝病的病证主要有肝风证、肝热证、肝实证和肝虚证四种。

（一）肝风证

肝风可分外风和内风。外风是外感于风，内舍于肝，具有发热恶风多汗等外感特征，虽有易怒、色青、肝气衰等症状，因有外感表证，治法自当先治其表。

内风是由于脏腑功能失调，体内阳气亢逆而引起的病理变化。临床常见以下四种情况：一是肝阳上亢，清窍被扰。表现为眩晕头痛，情绪激动，面赤如醉，发病每因烦劳或恼怒后增剧，口干口苦，时欲呕吐，舌红苔黄，脉弦数。治疗宜平肝息风，泻火潜阳。临床常用镇肝熄风汤。二是阴血亏虚，肝风内动。表现为头目眩晕，肌肉眲动，失眠多梦，甚则昏仆等。治宜滋阴潜阳，柔肝息风，方如镇肝熄风汤。三是热极生风，又称热盛风动。多见于热性病的极期，由于邪热炽盛，煎灼津液，伤及营血，燔灼肝经，使筋脉失其濡养所致。可见高热、神昏、抽搐、痉厥、颈项强直、角弓反张、目睛上吊等症状。治宜清热凉肝息风,方如羚角钩藤汤。四是血虚生风:多由于生血不足,或失血过多,或久病耗伤营血,肝血不足,筋脉失养,或血不荣络,则虚风内动。可见肢体麻木不仁、筋肉跳动,甚则手足拘挛不伸等症,以及阴血亏虚等症状。治当养血息风,方如四物汤。

(二) 肝热证

肝为木火之脏,藏魂,主筋。肝经内热,或肝郁化火,皆可为肝热之征。以发热、小便黄为先发之症,肝热不藏魂,则狂言及惊。肝经布胁肋,上交于巅顶,经脉郁热则胁满痛,头晕、头痛;肝热灼津,则筋膜干,筋急而挛;热郁肉腐则为内痛,热迫血妄行则吐衄。其治疗总以清热凉血为主,随证加减。

(三) 肝实证

肝藏血,在志为怒,肝气有余,血实气逆,见易怒。肝郁气滞,经脉痰阳则为两胁痛引少腹,气逆则头痛。肝之实证,可因情志不达,肝郁气滞;肝郁化火,肝火上炎;暴怒伤肝,肝气上逆;肝阳化风,阳升风动等。故肝以实证为多。肝实证包括气实、气逆、血实等证。

(四) 肝虚证

肝主少阳生发之气,肝虚则少阳之气不升,则目无所见,耳无所闻。少阳之气不足,肝血不生,则血虚不养肝,肝气虚则恐。故肝虚可分肝气不足或肝血不足。但临床肝之虚证较少,且历代医家有肝虚责之肾虚之说。

案8厥证: 骤惊恐惧,手足逆冷,少腹气冲即厥,阳缩汗出,下元素亏,收摄失司,宜乎助阳以镇纳。第消渴心悸,忽然腹中空洞,此风消肝厥见象,非桂附刚剂所宜。炒黑杞子,舶茴香,当归,紫石英,细辛,桂枝。诒按:风消肝厥之证,当于温养中佐以滋阴。方中细辛一味,不识何意。愚意再加牛膝、白芍、牡蛎。邓评:既属风消肝厥,用药仍嫌温燥,与案语不甚和洽。柳注加味极妥。孙评:细辛,或细生地之误。(《增评柳选四家医案·评选静香楼医案上卷·神志门》)

按: 本案患者因受惊后感恐惧,手足逆冷,少腹有气上冲,阴部拘急,出汗。经云"肝气虚则恐",厥阴虚寒,故见恐惧,手足逆冷。阴寒内生,寒气上冲,故阴部拘急,少腹有气上冲。因患者尚有消渴、心悸、腹部消瘦等见症,尤在泾辨为肝肾阳虚、阴寒内生、冲气上逆之风消肝厥证,以茴香、细辛温阳散寒;桂枝、紫石英温阳降逆平冲;枸杞养肝肾之阴,以阴中求阳。现代临床多遵柳宝诒之旨,加用牛膝、白芍、牡蛎等平肝潜阳、柔肝缓急之品。孙梓文认为"细辛,或细生地之误",颇有见地。因风消肝厥,既有阳虚肝寒的病机存在,亦伴见消渴、腹部消瘦等阴血不足之候,且案中尤在泾亦云"非桂附刚剂所宜",故以生地滋补肝肾阴,更切合本案病情。

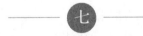

七

【原文】

2423 肝苦急,急食甘以缓之[①]……肝欲散,急食辛以散之,用辛补之,酸泻之。(《素问·藏气法时论》)

【校注】

① 肝苦急,急食甘以缓之:《素问释义·藏气法时》:"木性柔软,有余则急,故以甘缓之,且调

中以实脾也。"

【临床应用】

《内经》根据肝藏象的生理与病理特点,提出了肝病的用药规律,为后世肝病用药提供了理论依据。

"肝苦急,急食甘以缓之"。肝为将军之官,体阴用阳,性刚而强。当出现肝阳有余,肝阴肝血不足时,即可发生某种"急"的症状,如胸胁疼痛、筋脉挛急、急躁易怒等,宜以甘味药以缓和之。根据肝气多急的病理特点,临床使用甘味药时,需要选择甘平、甘凉之品,如小麦、石斛、沙参、甘草等。此外,如出现了头痛目赤、口渴口苦、便秘溲赤等肝气郁急化火之象,则需加用清泻肝火之品,如桑叶、山栀、黄芩、龙胆草等。例如:肝阴不足,肝失所养,肝气横逆犯胃,以致胸脘胁痛,临床常以一贯煎治疗,方中用沙参、麦冬、地黄、枸杞等味甘之药以缓之,配以川楝子疏肝理气,每可取得良好疗效。

肝欲散,指肝气郁结,失其条达之性,疏泄不及,临床可见胸闷、胁痛、脘胀、嗳气等症,宜疏散肝郁。因辛味能散,一般调气解郁药,多具辛味,如乌药、香附、陈皮、木香等。所谓"用辛补之",即"顺其性者为补","酸泻之",即"逆其性者为泻"。因肝喜散而恶收,故辛为补,酸为泻。

辛酸配伍,又具有相使相须作用。如逍遥散是治疗肝气郁结的常用方,既有薄荷、生姜、当归之辛,又有芍药之酸,辛散之中,佐以酸收之味,补中寓泻,泻中寓补。

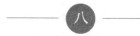

【原文】

2424 胆足少阳之脉,起于目锐眦,上抵头角①,下耳后,循颈行手少阳之前,至肩上,却交出手少阳之后,入缺盆;其支者,从耳后入耳中,出走耳前,至目锐眦后;其支者,别锐眦,下大迎,合于手少阳,抵于頔,下加颊车②,下颈合缺盆以下胸中,贯膈络肝属胆,循胁里,出气街,绕毛际③,横入髀厌④中;其直者,从缺盆下腋,循胸过季胁,下合髀厌中,以下循髀阳,出膝外廉,下外辅骨⑤之前,直下抵绝骨⑥之端,下出外踝之前,循足跗上,入小指次指之间;其支者,别跗上,入大指之间,循大指歧骨⑦内出其端,还贯爪甲,出三毛⑧。(《灵枢·经脉》)

2425 胆者,中正之官,决断出焉。(《素问·灵兰秘典论》)

2426 凡十一脏取决于胆也。(《素问·六节藏象论》)

2427 胆病者,善太息,口苦,呕宿汁,心下淡淡⑨,恐人将捕之,嗌中吤吤然,数唾⑩,在足少阳之本末⑪,亦视其脉之陷下者灸之,其寒热者取阳陵泉。(《灵枢·邪气藏府病形》)

2428 善呕,呕有苦,长太息,心中憺憺,恐人将捕之,邪在胆,逆在胃,胆液泄则口苦,胃气逆则呕苦,故曰呕胆。取三里以下胃气逆,则刺少阳血络以闭胆逆,却调其虚实以去其邪。(《灵枢·四时气》)

2429 帝曰:有病口苦,取阳陵泉,口苦者病名为何?何以得之?岐伯曰:病名曰胆瘅⑫。夫肝者,中之将也,取决于胆,咽为之使。此人者,数谋虑不决,故胆虚气上溢⑬而口为之苦。治之以胆募俞⑭,治在《阴阳十二官相使》中。(《素问·奇病论》)

2430 是动则病口苦，善太息，心胁痛不能转侧。甚则面微有尘，体无膏泽，足外反热，是为阳厥。是主骨所生病者[15]，头痛颔痛，目锐眦痛，缺盆中肿痛，腋下肿，马刀侠瘿，汗出振寒，疟。胸胁肋髀膝外至胫绝骨外踝前及诸节皆痛，小指次指不用。（《灵枢·经脉》）

2431 肝合胆……胆者，中精之府。（《灵枢·本输》）

【校注】

① 上抵头角：《太素·卷第八·经脉连环》作："上抵角。"杨上善注：解，谓额角也。

② 加颊车：再经过颊车。

③ 毛际：耻骨部的阴毛处。

④ 髀厌：即髀枢，指股骨大转子的环跳穴处。

⑤ 辅骨：指腓骨。

⑥ 绝骨：外踝上腓骨的凹陷处。《类经·七卷·二》注："外踝上骨际曰绝骨。"

⑦ 大指歧骨：足大趾、次趾间的骨缝。歧骨，泛指骨骼连接成角之处。

⑧ 三毛：足大趾爪甲后第一节有毛的部位。

⑨ 心下淡淡：指心下悸动。

⑩ 吤吤然，数唾：喉中如有物作梗，咯吐不舒，时时想把它吐出。

⑪ 足少阳之本末：指在足少阳胆经从开始到终了的循行道路上取穴。

⑫ 胆瘅：胆热病。

⑬ 胆虚气上溢：《甲乙经·卷九·邪在心胆及诸藏腑发悲恐太息口苦不乐及惊第五》作："胆气上溢。"为是。

⑭ 胆募俞：胸腹曰募，脊背曰俞。胆募，在期门穴下五分，即日月穴；胆俞，在第十椎骨下旁开一寸五分。

⑮ 是主骨所生病者：《类经·十四卷·十》注："胆味苦，苦走骨，故胆主骨所生病。又骨为干，其质刚，胆为中正之官，其气亦刚，胆病则失其刚，故病及于骨。凡惊伤胆者骨必软，即其明证。"

【临床应用】

（一）胆的功能

胆居六腑之首，又为奇恒之腑。胆位于右胁下，附于肝之短叶间。胆与肝由足少阳经和足厥阴经相互属络，构成表里关系。其生理功能主要是贮藏排泄胆汁和主决断。足少阳胆经的循行见图8。

1. 贮藏与排泄胆汁 胆内藏清净之汁，与其他腑内所藏浊液不同，故《内经》称其为"中清之腑"。贮藏于胆腑的胆汁，在肝气的作用下排入肠中，直接参与消化过程，起促进饮食物消化吸收的作用。胆虽然是六

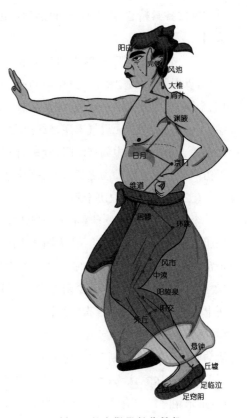

图8 足少阳胆经的循行

腑之一,但它不容水谷和糟粕,与其他五腑不同,故又称"奇恒之腑"。若肝胆功能失常,胆汁分泌排泄受阻,就会影响脾胃的消化功能,而出现厌食、腹胀、腹泻等消化不良症状。若湿热蕴结肝胆,以致肝失疏泄,胆汁外溢,浸渍肌肤,则发为黄疸,以目黄、身黄、小便黄为特征。胆气以下降为顺,若胆气不利,气机上逆,则可出现口苦,呕吐黄绿苦水等。

2. 主决断　胆主决断,指胆在精神意识思维活动过程中,具有判断事物、作出决定的作用。胆主决断对于防御和消除某些精神刺激(如大惊大恐)的不良影响,以维持和控制气血的正常运行,确保脏器之间的协调关系有着重要的作用。故《素问·灵兰秘典论》云:"胆者,中正之官,决断出焉。"精神心理活动与胆之决断功能有关,胆能助肝之疏泄以调畅情志。肝胆相济,则情志和调稳定。胆气豪壮者,剧烈的精神刺激对其所造成的影响不大,且恢复也较快。所以说,气以胆壮,邪不可干。胆气虚弱的人,在受到精神刺激的不良影响时,则易于形成疾病,表现为胆怯易惊、善恐、失眠、多梦等精神情志病变,常可从胆论治而获效。

案9胆怯: 胆虚则神自怯,气郁则痰自凝,于是咽喉若塞,气短似喘,偶值烦劳,夜寐多魇。无形之气与有形之痰互相为患,遂至清净无为之腑,与虚灵不昧之神,均失其宁谧之常。欲安其神,必化其痰;欲壮其胆,必舒其气;故清之、和之、益之,必相须为用也。沙参,枣仁,半夏,胆星,远志,茯神,神曲,石菖蒲,橘红,金箔,竹沥,姜汁。另胆星,琥珀,金箔,黑白丑。上药研细末,每服三分,橘红汤送下。又方:党参,半夏,胆星,茯神,远志,枣仁,川贝,橘红,蛤壳,神曲,竹沥,姜汁。邓评:此症拟温胆合旋赭以降痰气。孙评:宜增入舒肺气之味,以治咽塞气喘,如紫菀、蒌皮之类。须看其两丸之各具精意,同中有异,自然学业进矣。(《增评柳选四家医案·评选继志堂医案上卷·痰火门》)

按: 本案患者胆怯,咽中如有痰阻、气短、烦劳后梦魇。曹仁伯认为本病属于胆虚气郁、痰火内扰,以温胆汤加减治疗。方中以竹沥易竹茹,橘红易陈皮,加胆星、金箔、石菖蒲;另用胆星、琥珀、金箔、黑白丑研细末送服,加强清热涤痰之力。患者烦劳后不寐加重,乃肝血不足所致,故用沙参、枣仁以养血安;无胃气上逆之候故去枳实。邓养初认为应当用温胆合旋赭以降痰气,恐清热之力不逮。因患者咽中如有痰阻、气短,仍肝胆气郁之象,故孙评认为宜增入舒肺气之味,可参。亦可仿照仲景半夏厚朴汤之意,增入厚朴、紫苏梗更佳。

（二）凡十一脏取决于胆

李东垣在《脾胃论·卷上·脾胃虚实传变论》中说:"胆者,少阳春升之气,春气升则万物化安。故胆气春升,则余脏从之。"认为胆主少阳春生之气,一年四季中只有春气正常生发,其他季节才能正常地变迁,在人体也是如此,只有主生发的胆功能正常,其他脏腑才能正常发挥其功能活动。《类经·三卷·二》注:"足少阳为半表半里之经,亦曰中正之官,又曰奇恒之腑,所以能通达阴阳,而十一脏皆取乎此也。"《素问注证发微·第一卷·六节藏象论第九》注:"胆者,中正之官,决断出焉,故曰十一脏皆取决于胆耳。"上述注家皆强调胆的功能既特殊又重要,主张十一脏所主的精神活动取决于"胆主决断"的功能正常。

但亦有医家认为《素问·灵兰秘典论》既言"心为君主之官",而言"十一脏取决于胆"不合逻辑,主张删除。也有学者从校勘学的角度认为"十一"乃"土"字传抄之误,应为"土脏取决于胆"。"决"乃疏通之意;"土脏",即通于土气的脾及胃、大肠、小肠、三焦、膀胱等主饮食物消化吸收的器官,全句指胆气疏泄,通降于土脏,土脏则能运化调畅。此说对临床脾胃病的诊断与治疗有一定的指导意义。《徐景藩脾胃病治验辑要》中统计诊治 2 000 多例脾胃病患者,凡原有胃病者,经 B 型超声仪或胆囊造影兼有诊断胆病者占 35%,其中属于肝胃不和证的胃痛患者兼有胆病者占 71%。而已确诊胆病者,又经纤维内镜或 X 线钡餐检查兼有慢性胃炎、溃疡病者占 40%。因此临床上凡饮食不节、情志不畅等病因,均可导致胆与胃之疾病。如经常酒食不节,嗜食肥甘煎炸之品,助湿生热,既伤于胃,尤易损及肝胆,使肝胆湿热逐渐滋长,疏泄失常,胆中清汁变浊。若湿热久蕴,热重于湿,可能酿成结石。一旦结石形成,胆液下泄不畅,疏泄功能更受影响。如病因继续起作用,则互为助长,互相影响,胆之疾日益加重,胃病亦常相应滋长。因此临床脾胃病久治不愈者,应考虑排除是否与胆的功能失常有关。

(三) 胆瘅

胆瘅之病机为胆郁化热,胆液上溢。从症状而言,《内经》仅提及口苦,从临床分析,患者尚可伴有咽干、胁胀胁痛、脘痞或呕吐苦水等症状。对于胆瘅的治疗,《内经》提出针刺胆经募穴日月穴与胆俞穴,此二穴现代针灸临床常用于治疗肝炎、胆囊炎、胆囊结石。从上分析可知,"胆瘅"类似现代医学胆囊炎、胆石症的范畴,亦可能属于神经症,除了针刺治疗,亦可采用药物治疗。如属于胆囊炎、胆囊结石治当疏利肝胆、清热利湿化石,可用大柴胡汤加减治疗。如属于神经症者常伴有失眠,或因事不遂致一时性性躁易怒,或兼见痰热之象,可用温胆汤或黄连温胆汤治之。

第五节

肾藏象理论与临床应用

【原文】

2501 肾足少阴之脉,起于小指之下,邪走足心[①],出于然谷[②]之下,循内踝之后,别入跟中,以上踹内,出腘内廉,上股内后廉,贯脊属肾络膀胱;其直者,从肾上贯肝膈,入肺中,循喉咙,挟舌本;其支者,从肺出络心,注胸中。是动则病饥不欲食,面如漆柴[③],咳唾则有血,喝喝而喘,坐而欲起,目䀮䀮如无所见,心如悬若饥状,气不足则善恐,心惕惕如人将捕之,是为骨厥。是主肾所生病者,口热舌干,咽肿上气,嗌干及痛,烦心心痛,黄疸肠澼,脊股内后廉痛,痿厥嗜卧,足下热而痛。(《灵枢·经脉》)

【校注】

① 邪走足心:指经脉从足少阴肾经与足太阳膀胱经的终点衔接处,斜向足心的涌泉穴。邪,

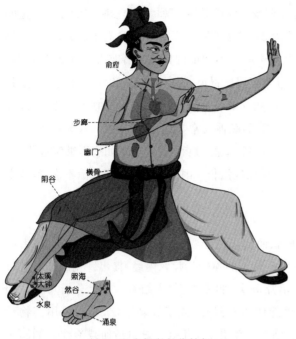

图9 足少阴肾经的循行

与斜同。

② 然谷：《太素·卷第八·经脉连环》作："然骨。"然骨：位于内踝前的足舟状骨。

③ 面如漆柴：《太素·卷第八·经脉连环》作："面黑如地色。"形容病者面色黄黑无光泽。

【临床指南】

足少阴肾经的循行：足少阴肾经起于足小趾下，斜行于足心的涌泉穴，出行于舟骨粗隆之下，沿内踝后，分支进入足根，主干向上沿小腿内侧后缘，至腘内侧，上股内侧后缘入脊内（长强穴），穿过脊柱，属肾，络膀胱。直行的经脉，从肾上行，穿过肝和膈肌，进入肺，沿喉咙，到舌根两傍。分支从肺中分出，络心，注于胸中，交于手厥阴心包经。见图9。

肾脏经脉发生病变可见患者感觉饥饿但不思饮食，面色黑而无光泽，咳嗽，痰中带血，不能平卧，喘声嘶哑，视物模糊。肾气虚的病人容易产生恐惧感，心慌心悸好似被抓捕一样，亦可见骨厥症。肾本脏发生病变，可见口中热，舌干燥，咽部肿痛，气机上逆，喉咙干燥，甚至疼痛，心烦心痛，黄疸，泻下脓血，脊背、大腿内侧后缘等肾经循行之处疼痛，足痿软无力或者厥冷，嗜睡，足心发热伴有疼痛。掌握足少阴肾经的循行路经，对于临床辨别肾系疾病具有重要的意义。

【原文】

2502 肾者，主蛰封藏之本①，精之处也……为阴中之少阴②，通于冬气。（《素问·六节藏象论》）

2503 女子七岁，肾气盛，齿更发长。二七而天癸至，任脉通，太冲脉盛，月事以时下，故有子。三七，肾气平均，故真牙生而长极。四七，筋骨坚，发长极，身体盛壮。五七，阳明脉衰，面始焦，发始堕。六七，三阳脉衰于上，面皆焦，发始白。七七，任脉虚，太冲脉衰少，天癸竭，地道不通，故形坏而无子也。丈夫八岁，肾气实，发长齿更。二八，肾气盛，天癸至，精气溢泻，阴阳和，故能有子。三八，肾气平均，筋骨劲强，故真牙生而长极。四八，筋骨隆盛，肌肉满壮。五八，肾气衰，发堕齿槁。六八，阳气衰竭于上，面焦，发鬓颁白。七八，肝气衰，筋不能动，天癸竭，精少，肾脏衰，形体皆极。八八，则齿发去。肾者主水，受五脏六腑之精而藏之，故五脏盛，乃能泻。（《素问·上古天真论》）

2504 肾藏精。（《灵枢·本神》）

2505 夫精者，生之本也。（《素问·金匮真言论》）

2506 故生之来，谓之精。(《灵枢·本神》)

2507 肾者，作强之官，伎巧出焉③。(《素问·灵兰秘典论》)

2508 病在肾，愈在春，春不愈，甚于长夏，长夏不死，持于秋，起于冬，禁犯淬焌①热食温炙衣。肾病者，愈在甲乙，甲乙不愈，甚于戊己，戊己不死，持于庚辛，起于壬癸。肾病者，夜半慧，四季甚，下晡静。(《素问·藏气法时论》)

【校注】

① 肾者，主蛰封藏之本：肾应冬气主闭藏，是人体封闭潜藏功能之根本，以维护人体精气固守而不妄泄。蛰，指动物冬眠，喻肾气闭藏精气。

② 阴中之少阴：《新校正》云："按全元起本并《甲乙经》《太素》'少阴'，当作'太阴'。"《灵枢·阴阳系日月》云："肾为阴中之太阴。"

③ 肾者，作强之官，伎巧出焉：肾主骨生髓，脑为髓海，髓充则骨强，智多生巧。作强，指作用强力。伎巧，即技巧。伎，同"技"。又"作强"当为"将作"，指负责建造、建设的官员。可参。

④ 禁犯淬焌：《类经·十四卷·二十四》注："烧爆之物也。肾恶燥烈，故当禁此。"淬，新校正云："按别本淬作焠。"为是。

【临床指南】

(一) 肾主藏精

精又称精气，是构成人体和维持人体生命活动的最基本物质，是生命之源，是脏腑形体官窍功能活动的物质基础。就精的来源而言，可分为先天之精和后天之精两类。先天之精，禀受于父母，与生俱来，是生育繁殖，构成人体的原始物质，故《灵枢·决气》云："生之来，谓之精"。在胚胎发育过程中，精是构成胚胎的原始物质，为生命的基础，所以称为"先天之精"。先天之精藏于肾中，出生之后，得到后天之精的不断充实，成为生命最基本物质。当机体发育到一定阶段，生殖机能成熟时，部分肾精可化生为生殖之精，具有生育繁殖功能。后天之精，又称五脏六腑之精，来源于水谷精微，由脾胃化生并灌溉五脏六腑。人出生以后，水谷入胃，经过胃的腐熟、脾的运化而生成水谷之精气，并转输到五脏六腑，使之成为脏腑之精。脏腑之精充盛，除供给本身生理活动所需要的以外，剩余部分则充养先天之精，闭藏于肾。先天之精和后天之精，二者相互依存，相互为用。先天之精为后天之精准备了物质基础，后天之精不断地供养先天之精。先天之精只有得到后天之精的补充滋养，才能充分发挥其生理效应；后天之精也只有得到先天之精的活力资助，才能源源不断地化生。

《素问·六节藏象论》云："肾者，主蛰封藏之本，精之处也。"蛰，本义指各种虫类至冬伏藏于土中冬眠。肾主蛰，封藏之本，指肾应冬气，是人体封藏潜藏功能之根本，精得藏于肾，发挥其生理效应而不致遗泄。临床上凡男子体差，频频遗精者。常见腰酸，腿软或者头昏，记忆力减。夜寐差，无梦而遗，都系肾虚，精关不固，治宜补肾涩精，常用《医方集解》金锁固精丸(沙苑子、芡实、莲须、煅龙骨、煅牡蛎)加味，若肾阴偏虚者，可加服六味地黄丸。肾虽主水，但内寄相火，若属阴虚而相火旺遗精者，不宜固涩，宜清泄相火为主。临床证见：夜寐多梦、梦中与女子相遇而遗，其伴随症状如小便黄少、大便干、口干喜冷饮、舌质偏红、舌苔黄腻，治以知柏地黄丸。若兼肝经湿热，可配龙胆泻肝丸。

案1遗精：肾受五脏六腑之精而藏之,源源而来,用宜有节。精固则生化出于自然,脏腑皆赖其营养,精亏则五内互相克制,诸病之所由生。素体先天不足,中年后复为遗泄所戕,继之心虚白浊,加以过劳神思,以致心肾乖违,精关不固,精不化气,气不归精,渐成羸疾,《经》以精食气,形食味,味归气,气归精,精归化。欲补无形之气。须益有形之精;欲补有形之精,须益无形之气。此形气有无之象也。今拟气味俱厚之品,味厚补坎,气厚填离,冀其坎离相济,心肾交通,方克有济。熟地,麦冬,枸杞,黄精,五味,(紫)河车,冬(白)术,覆盆子,菟丝子,东洋参,黄鱼胶,枣仁,沉香,鹿胶,龟胶,丹参,蜜丸。(《王九峰医案·中卷·遗精》)

按：本案患者素体先天不足,中年以后肾气更虚,又兼劳神过度,肾精妄泄,导致肾精亏损,身体羸弱。王九峰以西洋参、白术补气;以紫河车、黄鱼胶填精,仍精气互化。以熟地、麦冬、枸杞、黄精、龟胶等滋阴,以鹿胶、五味、菟丝子等温阳,取阴长阳长之义。本案王九峰推论病源,指陈治法,悉从《内经》而发,实理论与临床相结合之典范。

(二) 精的生理功能

精的生理功能主要有：① 促进生殖繁衍：肾精是胚胎发育的原始物质,又能促进生殖功能的成熟。肾精的生成、贮藏和排泄,对繁衍后代起着重要的作用。人的生殖器官的发育及其生殖能力,均有赖于肾中精气的生理效应。人出生以后,由于先天之精和后天之精的相互滋养,从幼年开始,肾的精气逐渐充盛,发育到青春时期,随着肾精的不断充盛,便产生了一种促进生殖功能成熟的物质,称作天癸。于是,男子能产生精液,女性则月经按时来潮,性功能逐渐成熟,具备了生殖能力。以后,随着人从中年进入老年,肾精也由充盛而逐渐趋向亏虚,天癸的生成亦随之而减少,甚至逐渐耗竭,生殖能力亦随之而下降,以至消失。这充分说明肾精对生殖功能起着决定性的作用,为生殖繁衍之本。如果肾藏精功能失常就会导致性功能异常,生殖功能下降。总之,男女生殖器官的发育成熟及其生殖能力,均有赖于肾精的充盛,而精气的生成、贮藏和排泄均由肾所主,故有"肾主生殖"之说。根据这一理论,益肾保精便成为治疗性与生殖功能异常的重要方法之一。② 促进生长发育：人从出生经过发育、成长、成熟、衰老以至死亡前机体生存的时间,称之为寿命,通常以年龄作为衡量寿命长短的尺度。中医学称寿命为天年、天寿,即先天赋予的寿命限度。人体的生、长、壮、老、已的生命过程,可分为幼年期、青年期、壮年期和老年期等四个阶段。《内经》认为生命每一阶段的生长发育都取决于肾精的盛衰。若肾精不足或功能减退,小儿可见发育迟缓,出现"五迟"(站迟、语迟、行迟、发迟、齿迟)、"五软"(头软、项软、手足软、肌肉软、口软)、身材矮小、智力低下等症;在青年人易出现生殖障碍,男子表现为精少不育、性功能低下,女子表现为不孕、月经失调,在中年人则易出现早衰、发脱齿落、记忆力减退;老年人则易出现耳鸣耳聋、腰膝酸软、精神呆钝,行动迟缓、健忘,甚至痴呆。③ 参与血液生成：肾藏精,精能生髓,精髓可以化而为血,在临床上治疗血虚常用补益精髓之法。

案2解颅：一小儿,颅解足软,两膝渐大,不能行履,用六味地黄丸加鹿茸治之,三月而起。(《保婴撮要·卷四·解颅囟填囟陷》)

按：本案患者颅解足软,不能行走,属于小儿发育迟缓之"五软"范畴。薛立斋以六味地黄丸加鹿茸,益精填髓。药中病机,三月后小儿即可行走,囟门自当闭合。本案说明肾精在促进生长发育中具有重要的生理作用。

（三）肾精、肾气、肾阴、肾阳的关系

肾精，即肾所藏之精气。其来源于先天之精，赖后天之精的不断充养，为肾功能活动的物质基础，是机体生命活动之本，对机体各种生理活动起着极其重要的作用。

肾气，肾精所化生之气，实指肾脏精气所产生的生理功能。气在中医学中，指构成人体和维持人体生命活动的最基本物质，是脏腑经络功能活动的物质基础。气有运动的属性，气的运动表现为人体脏腑经络的功能活动。脏腑经络是结构与功能辩证统一的综合概念，它虽有解剖意义，而更重要的是一个人体功能模型，标志着人体脏腑经络的生理功能。精化为气，故肾气是由肾精而产生的，肾精与肾气的关系，实际上就是物质与功能的关系。为了在理论上、实际上全面阐明肾精的生理效应，又将肾气，即肾脏的生理功能，概括为肾阴和肾阳两个方面。肾阴，又称元阴、真阴、真水，为人体阴液的根本，对机体各脏腑组织起着滋养、濡润作用。肾阳，又称元阳、真阳、真水，为人体阳气的根本，对机体各脏腑组织起着推动、温煦作用。肾阴和肾阳，二者之间，相互制约、相互依存、相互为用，维持着人体生理上的动态平衡。从阴阳属性来说，精属阴，气属阳，所以有时也称肾精为"肾阴"，肾气为"肾阳"。在病理情况下，由于某些原因，肾阴和肾阳的动态平衡遭到破坏而又不能自行恢复时，即能形成肾阴虚和肾阳虚的病理变化。肾阴虚，则表现为五心烦热、眩晕耳鸣、腰膝酸软、男子遗精、女子梦交等症状；肾阳虚，则表现为精神疲惫、腰膝冷痛、形寒肢冷、小便不利或遗尿失禁，以及男子阳痿、女子宫寒不孕等性功能减退和水肿等症状。

案3 杂病： 肾气虚逆，非滋不纳；脾弱运迟，滋则呆滞。然则如何而可？曰补肾之阳，即可以转运脾气。从仲景肾气丸化裁。熟地（附子三分炒），五味子，茯苓，山药，肉桂心，麦冬（元米炒），牛膝（盐水炒），山萸肉，陈皮，紫石英，补骨脂（盐水炒），胡桃肉。诒按：补肾即可补脾，益火以生土也，用肾气丸恰合。邓评：若肝肾无亢火，惟以此法为上策。经是加减，较原方更觉切实。孙评：须看其将两面合成一气之法。（《增评柳选四家医案·评选环溪草堂医案上卷·杂病内伤门》）

按： 本案患者纳呆，缘由肾阳不足，肾阳仍一身阳气之本，温肾阳可以运脾阳，故王旭高以《金匮》肾气丸化裁治疗，此即益火补土之法。

由于肾阴与肾阳之间的内在联系，在病变过程中，常互相影响，肾阴虚发展到一定程度的时候，可以累及肾阳，发展为阴阳两虚，称作"阴损及阳"；肾阳虚到一定程度的时候，也可累及肾阴，发展为阴阳两虚，称作阳损及阴。因此在治疗肾阴虚与肾阳虚时常常采用"阴中求阳"或"阳中求阴"之法，如张景岳治疗肾阴不足之左归丸，药用熟地、山药、枸杞、山茱萸、川牛膝、鹿角胶、龟板胶、菟丝子，此方由六味地黄丸化裁而成。《景岳全书·新方八阵》云"补阴不利水，利水不补阴，而补阴之法不宜渗"，故张景岳去六味地黄中之泽泻、茯苓、丹皮，加入枸杞、龟板胶、牛膝加强滋补肾阴之力；又加入鹿角胶、菟丝子温润之品补阳益阴，阳中求阴，此即张景岳所谓"善补阴者，必于阳中求阴，则阴得阳升而泉源不竭"之义。治疗肾阳不足之右归丸，药用大怀熟地、山药、山茱萸、枸杞子、菟丝子、鹿角胶、杜仲、肉桂、当归、附子，本方是由《金匮》肾气丸减去泽泻、茯苓、丹皮，加鹿角胶、菟丝子、杜仲、枸杞、当归而成，增加了温补的作用，使药效更能专于温补。方中以熟地、山药、山茱萸、枸杞滋阴益肾，养肝补脾，填精补髓，即"阴中求阳"，此即张景岳所云"善补阳者，必于阴中求阳，则阳得阴助而生化无穷"义。

【原文】

2509 肾者水脏，主津液。(《素问·逆调论》)

2510 黄帝问曰：少阴何以主肾？肾何以主水？岐伯对曰：肾者至阴也[①]，至阴者盛水也。肺者太阴也，少阴者冬脉也，故其本在肾，其末在肺，皆积水也[②]。(《素问·水热穴论》)

【校注】

① 肾者至阴也：肾主水，藏精，为人身阴精之源，故曰肾为至阴。至，最、极。

② 其本在肾，其末在肺，皆积水也：《素问注证发微·第七卷·水热穴论》注："本者病之根也；末者病之标也。肾气上逆，则水气客于肺中，此所以皆为积水也。"

【临床应用】

肾主水，广义而言，是指肾具有藏精和调节水液的作用；狭义而言，是指肾具有调节人体水液代谢的功能。《素问·逆调论》与《素问·水热穴论》讨论的是肾脏调节人体水液代谢的功能。肾脏主持和调节水液代谢的作用，称作肾的"气化"作用。在正常情况下，水饮入胃，由脾的运化和转输而上输于肺，肺的宣发和肃降而通调水道，使津液输布至全身，发挥其生理作用，从而维持体内水液代谢的相对平衡。在这一代谢过程中，肾的气化作用使肺、脾、膀胱等脏腑在水液代谢中发挥各自的生理作用。被脏腑组织利用后的水液下行归于肾，经肾的气化作用分为清浊两部分。清者，通过肾气的升腾气化上升，归于肺而布散于周身；浊者变成尿液，下输膀胱，在肾的气化下形成尿液排出体外。肾的开阖作用对人体水液代谢的平衡有重要的影响。在正常生理状态下，由于人的肾阴、肾阳是相对平衡的，肾的开阖作用协调，尿液排泄正常。如果肾主水功能失调，气化失职，开阖失度，就会引起水液代谢障碍。气化失常，关门不利，阖多开少，小便的生成和排泄发生障碍可引起尿少、水肿等病理现象；若开多阖少，又可见尿多、尿频等症。故《素问·逆调论》云："肾者水脏，主津液。"

肾主水，有赖于肾的气化功能，而肾的气化功能包括肾阴与肾阳两个方面，然而后世在论述肾主水或临床治疗因肾不能主水而导致的水肿病时，大多重视肾阳的作用，而忽略肾阴在肾主水中的作用，以致在临床治疗中，不重视辨证，轻率使用温补之法，使病情迁延不愈，甚至出现尿闭、呕吐、昏迷、抽搐等危重情况。在肾主水过程中，离不开肾阴的气化作用。肾阴充肾，一方面涵养肾阳，维持水火的平衡；另一方面，化生肾气，使其充盛盈满，泉源不竭，从而使肾脏更好地发挥主水作用。故肾阴虚，不仅使肾阳亢而不敛，而且使肾气功能减弱，进一步导致肾主水功能失常。前人亦多有论述阴虚水肿者，如沈金鳌《杂病源流犀烛》中说："肾水不足，虚火灼金，小便不生而患肿。"清代唐容川在《血证论·脏腑病机论》中亦指出："肾者水脏……阴虚不能化水，则小便不利。"当然强调肾阴在水肿发病中的重要性，并不否认肾阳在主水过程中的重要作用，而是提醒医家时时认识到在肾主水的过程中肾阳与肾阴有着同等重要的作用，临床辨证治疗水肿时，一定要据证用药，切忌滥用温补。

案4水肿：邻村霍氏妇，年二十余。因阴虚得水肿证。病因：因阴分虚损，常作灼热，渐至小便不利,积成水肿。证候:头面周身皆肿,以手按其肿处成凹,移时始能复原。日晡潮热,心中亦恒觉发热。小便赤涩,一日夜间不过通下一次。其脉左部弦细,右部弦而微硬,其数六至。诊断:此证因阴分虚损,肾脏为虚热所伤而生炎,是以不能漉水以利小便。且其左脉弦细,则肝之疏泄力减,可致小便不利。右脉弦硬,胃之蕴热下溜,亦可使小便不利,是以积成水肿也。宜治以大滋真阴之品,俾其阴足自能退热,则肾炎可愈,胃热可清。肝木得肾水之涵濡,而其疏泄之力亦自充足,再辅以利小便之品作向导,其小便必然通利,所积之水肿亦不难徐消矣。处方:生怀山药一两,生怀地黄六钱,生杭芍六钱,玄参五钱,大甘枸杞五钱,沙参四钱,滑石三钱,共煎汤一大盅,温服。复诊:将药连服四剂,小便已利,头面周身之肿已消弱半,日晡之热已无,心中仍有发热之时,惟其脉仍数逾五至,知其阴分犹未充足也。仍宜注重补其真阴而少辅以利水之品。处方:熟怀地黄一两,生杭芍六钱,生怀山药五钱,大甘枸杞五钱,柏子仁四钱,玄参四钱,沙参三钱,生车前子三钱,大云苓片二钱,鲜白茅根五钱药共十味,先将前九味水煎十余沸,再入鲜白茅根,煎四五沸取汤一大盅,温服。若无鲜白茅根,可代以鲜芦根。至两方皆重用芍药者,因芍药性善滋阴,而又善利小便,原为阴虚小便不利者之主药也。效果:将药连服六剂,肿遂尽消,脉已复常,遂停服汤药。(《医学衷中参西录·第六期第二卷·肿胀门》)

按:本案患者头面周身皆肿,以手按其肿处凹陷,手移开后可复原,伴见日晡潮热,心中烦热,小便赤涩,脉弦细而数。张锡纯辨为肾阴虚导致肾主水功能失常,治疗以滋补肾阴为主。本案说明肾阴不足,可引起肾主水功能下降、水液代谢障碍而见浮肿。

【原文】

2511 少阳属肾,肾上连肺,故将两脏^①。(《灵枢·本输》)

2512 故水病下为胕胀大腹,上为喘呼,不得卧者,标本俱病,故肺为喘呼,肾为水肿,肺为逆不得卧,分为相输,俱受者水气之所留也。(《素问·水热穴论》)

2513 咳嗽烦冤者,是肾气之逆也。(《素问·示从容论》)

【校注】

① 少阳属肾,肾上连肺,故将两脏:"少阳属肾"据《太素·卷十一·本输》应为"少阴属肾",为是。将,统率之意。指少阴经脉属于肾而又上连于肺,故称"将两脏"。

【临床应用】

肾主纳气,是肾的封藏作用在呼吸运动中的体现,是后世医家对肾在呼吸中所起作用的总结,《内经》虽然未明确提出"肾主纳气",但多次论及肾与呼吸密切相关。从生理结构而言,《灵枢·本输》认为"肾上连肺",指出肾与肺通过足少阴肾经密切相连。从病理上《内经》多次将咳喘之症归结为肾脏功能的异常。如《素问·示从容论》云:"咳嗽烦冤者,是肾气之逆也。"故《难经·四难》指出:"呼出心与肺,吸入肾与肝。"

肾主纳气,对人体的呼吸运动具有重要意义。只有肾气充沛,摄纳正常,才能使肺的呼吸均匀,气道通畅。如果肾的纳气功能减退,摄纳无权,吸人之气不能归纳于肾,就会出现呼多吸少、吸气困难、动则喘甚等肾不纳气的病理变化,治当补肾纳气。

案5喘证:胡,六十。脉沉,短气以息,身动即喘。此下元已虚,肾气不为收摄,痰饮随地而升。有年,陡然中厥最虑。熟地,淡附子,茯苓,车前,远志,补骨脂。(《临证指南医案·卷四·喘》)

案6喘证:王,十九。阴虚喘呛,用镇摄固纳。熟地,萸肉,阿胶,淡菜胶,山药,茯神,湖莲,芡实。(《临证指南医案·卷四·喘》)

按:此二案均为喘证,且都属于肾不纳气。叶天士分别辨为肾阳不足、摄纳无权,治以温肾固摄;肾阴不足、固纳失常,治以填精固摄。二案辨证、用药之别,充分体现了辨证治疗之精髓,学者当悉心揣摩。上述二案表明无论肾阴虚,还是肾阳虚皆可导致肾不能纳气,而致气喘。

【原文】

2514 肾之合骨也,其荣发也,其主脾也。(《素问·五藏生成》)

2515 肾主身之骨髓。(《素问·痿论》)

2516 人始生,先成精,精成而脑髓生。(《灵枢·经脉》)

2517 诸髓者皆属于脑。(《素问·五藏生成》)

2518 五精所并:精气……并于肾则恐[1]……五脏化液:肾为唾。(《素问·宣明五气》)

2519 肾气通于耳,肾和则耳能闻五音矣。(《灵枢·脉度》)

2520 北方生寒,寒生水,水生咸,咸生肾,肾生骨髓,髓生肝,肾主耳……在窍为耳……在志为恐。恐伤肾,思胜恐[2]。(《素问·阴阳应象大论》)

【校注】

[1] 并于肾则恐:《素问注证发微·第三卷·宣明五气》注:"肾虚而余脏精气并之,则善恐。"

[2] 恐伤肾,思胜恐:《类经·三卷·五》注:"恐则精却,故伤肾。凡猝然恐者多尿,甚则阳痿,是其征也。""思为脾土之志,故胜肾水之恐。深思见理,恐可却也。"

【临床指南】

(一)肾在体合骨、生髓,其华在发

1. **在体合骨** 《素问·阴阳应象大论》云:"肾在体为骨。"《素问·六节藏象论》云:"肾者,其充在骨。"《素问·五藏生成》云:"肾之合骨也。"因为肾藏精,精生髓而髓又能养骨,所以骨骼的生理功能与肾精有密切关系。髓藏于骨骼之中,称为骨髓。肾精充足,则骨髓充盈,骨骼得到骨髓的滋养,才能强劲坚固。总之,肾精具有促进骨骼的生长、发育、修复的作用,故称"肾主骨"。如果肾精虚少,骨髓空虚,就出现骨骼软弱无力,甚至骨骼发育障碍。齿为骨之余,齿与骨同出一源,也是由肾精所充养。牙齿的生长、脱落与肾精的盛衰有密切关系。所以,小儿牙齿生长迟缓,成人牙齿松动或早期脱落,都是肾精不足的表现。骨质疏松、骨关节炎、椎间盘突出、骨折等疾病可从肾虚辨证论治。

案7腰痛:孙,中年。肾阳虚,腰痛溶溶如坐水中,形色苍,不胜刚燥。用温养少阴,兼理奇脉。杞子,补骨脂,核桃,当归,牛膝(酒蒸),续断,杜仲(炒),沙苑子(炒),酒浸服,效。(《类证治裁·卷六·腰脊腿足痛》)

按：本案患者中年，但腰痛怕冷如坐水中，形体、面色苍老。林佩琴辨证为肾阳虚，以温补肾阳之法获效。腰为肾之腑，腰痛可从肾虚辨治而获效。

2. 生髓　髓由先天之精所化生，由后天之精所充养，有养脑，充骨，化血之功。髓藏于骨者为骨髓。藏于脊椎管内者为脊髓，藏于脑者为脑髓。髓的生理功能有三：一是充养脑髓。脑得髓养，脑髓充盈，脑力充沛，则元神之功旺盛，耳聪目明，体健身强。先天不足或后天失养，以致肾精不足，不能生髓充脑，可以导致髓海空虚，出现头晕耳鸣、两眼昏花、腰胫酸软、记忆减退、老年痴呆等或小儿发育迟缓、囟门迟闭、身体矮小、智力动作迟钝等症状。二是滋养骨骼。三是化生血液。精血可以互生，精生髓，髓亦可化血。因此，血虚证临床常可采用补肾填精之法。

3. 其华在发　发，即头发，又名血余。发之营养来源于血，故称"发为血之余"。但发的生机根源于肾。因为肾藏精，精能化血，精血旺盛，则毛发壮而润泽，故又说肾"其华在发"。发的生长与脱落、润泽与枯槁，不仅依赖于肾中精气之充养，而且亦有赖于血液的濡养，故称"发为血之余"。青壮年时，由于精血充盈，则发长而光泽；老年人的精血多虚衰，毛发变白而脱落。临床所见未老先衰，头发枯萎、早脱早白者，皆与肾中精气不足和血虚有关。

（二）肾在窍为耳及二阴

1. 在窍为耳　《素问·阴阳应象大论》云"肾主耳"和"在窍为耳"；《灵枢·脉度》云："肾气通于耳，肾和则耳能闻五音矣"和"耳者，肾之官也"。《素问·阴阳应象大论》指出耳的功能是由肾主宰的，《灵枢·脉度》则指出耳的功能之所以能够正常发挥，取决于肾功能的正常。"在窍为耳"理论临床主要应用于耳鸣、耳聋的治疗。耳鸣，为常见之症，若久延不愈，渐致耳聋，一般都是肾虚所形成的。年老体衰者多见耳鸣、耳聋之症，治疗大都采用补肾之剂。如属肾阳虚者八味肾气丸，若兼头昏目眩或性躁易怒者，属肾阴虚而肝火旺者，宜用耳聋左慈丸加味。如耳鸣耳聋在一侧者多由瘀血或邪干饲窍所致。如是暴鸣、暴聋者亦不属肾虚，多由风温上郁、暑邪闭窍或胆火上郁所致。

案8耳聋：某，八十。耳聋，乃理之常，盖老人虽健，下元已怯，是下虚上实，清窍不主流畅。惟固补下焦，使阴火得以潜伏。磁石六味加龟甲、五味、远志。（《临证指南医案·卷八·耳》）

按：本案患者年已八十，肾精亏虚，耳窍失养，故见耳聋。叶天士认为本病属于下虚上实，清窍不主流畅，可见患者除肾精不足之外，还伴有阴虚上亢、风阳上扰之候。故以六味滋阴；加龟甲、五味填补肾精，敛阴潜阳；磁石平肝潜阳；远志交通心肾，化痰通窍。

2. 开窍于二阴　前阴包括尿道（溺窍）和生殖器（精窍），是排尿和生殖的器官。关于肾与生殖机能的关系，不再复赘。尿液的贮存和排泄虽属于膀胱的功能，但须依赖肾的气化才能完成。因此，尿频、遗尿、尿失禁，以及尿少或尿闭，均与肾的气化功能有关。

后阴是排泄粪便的通道。粪便的排泄本是大肠的传导功能，但脏象学说常常把大肠的功能统属于脾的运化功能范畴。脾之运化赖肾以温煦和滋润，所以大便的排泄与肾的功能有关。肾的阴阳失调可出现泄泻、便秘等大便异常。

案9遗尿：治徽友黄元吉，年六十余。因丧明蓄妾，而患小便淋涩。春间因颠仆昏愦遗尿，此后遂不时遗溺，或发或止。至一阳后，其证大剧，昼日苦于溺涩不通，非坐于热汤，则涓滴不出，交睫便遗之不禁。因求治于石顽。其脉或时虚大，或时细数，而左关尺必显弦象。此肾气大亏，而为下脱之兆也。乃与地黄饮子数服，溺涩稍可，遗亦少间。后与八味丸去丹皮、泽泻，加鹿茸、五味、巴

戟、远志。调理而痊。(《张氏医通·卷七·遗尿》)

按:本案患者年事已高,中风后出现遗尿。冬至后,患者病情加重,白天小便不畅,需要用热水熏蒸才能排出。睡觉时则遗尿,张璐认为本案属于肾阳不足、不能固摄,兼夹痰蒙神窍。故治以河间地黄饮子滋肾阴、补肾阳、通关窍、化痰浊。病情好转后,再以八味丸去丹皮、泽泻,加鹿茸、五味、巴戟、远志,阴中求阳,温补肾阳,通关开窍,佐以化痰。本案紧抓遗尿与肾阳虚两者之间的关系,以温补肾阳为大法,终获痊愈。

3. 在志为恐　恐是人们对事物惧怕的一种精神状态,属于人精神意识思维活动的一部分。恐与惊有相似之处,但惊为突然而至,常不为自知;恐则是自知存在,心中胆怯。惊与恐,虽有所不同,但对人体生理活动的影响大体相同,均属于非良性刺激所引起的情绪反映。惊恐对人体的影响主要是使人体的气机下陷或紊乱。一个人若骤然受到强烈的惊恐,常表现面色苍白,全身战栗,甚者小便失禁,故《素问·阴阳应象大论》有"肾,在志为恐,恐伤肾"之说。《素问·宣明五气》云"五气所并,并于肾者恐",所言"并"者,《素问吴注·第七卷·宣明五气篇第二十》注:"并合而入之也。五脏精气,各藏其脏则不病,若合而并于一脏,则邪气实之,各显其志。"精气合而并于一脏,似不可能,应作邪气入于一脏,可显其志。临床因恐而致病者,多从肾论治。

(三)肾在色为黑,在味为咸

1. 在色为黑　一指大凡黑色的食物大多有补肾的功能,如黑米、黑芝麻、乌骨鸡等,药物亦有类似的论说,如熟地、何首乌、墨旱莲、黑豆等;二指病后色泽的表现,凡皮肤呈黑色的多数反映肾的病变。临床常见的现代疾病有慢性肾上腺皮质功能不全、糖尿病、慢性肝病、黑棘皮病、黄褐斑等,皆可从肾论治。

2. 在味为咸　《素问·阴阳应象大论》云"咸生肾",《素问·宣明五气》亦曰"咸入肾"。其意有二:一是说明咸味的食物或药物,对肾有特殊的亲和力。由于咸味入肾,因此临床欲使药物的功效作用于肾,常以咸味以引之入肾。如黄柏、知母、怀牛膝,清肾火时皆用盐水炒使其性味归肾,从而提高临床疗效。二是肾脏病变中常见口味变咸,或咽中感咸的症状。临床凡咳嗽频频,咽中感咸,或痰呈清稀而味咸,小便较少,咳嗽昼轻夜重者,多属肾阳不足,阳虚不能化水为气,致肾水上泛凌肺而为咳,此类咳嗽治肺无益,常用景岳金水六君煎,温肾化痰。若痰稀明显,口不渴而畏寒者亦可酌加附子。

3. 在液为唾　唾与涎一样,为口腔中分泌的一种液体。其清者为涎,稠者为唾,具有润泽口腔、帮助吞咽和消化食物的作用。《素问·宣明五气》云"肾为唾",说明唾由肾所主管。这是因为肾的经脉上挟舌本,直达舌下金津、玉液二穴,故肾中精气化液,出于舌下,即为唾。唾为肾精所化,咽而不吐,有滋养肾中精气的作用。若多唾或久唾,则易耗伤肾中精气。唾之为病,主要表现唾液的分泌过多,溢出口外;或唾液分泌减少,口舌干燥。其原因不外阳虚不化、阴液不足、气虚不固及邪气入侵等。证之临床,除外感邪气之外,大多与肾病有关。如肾阳不足,温化失职,蒸腾气化功能下降,阴津不得气化布散,上泛于舌下,则见吐唾不已,治当温补肾阳,常用肾气丸、附子理中丸等治疗。如肾阴亏损,无津上承,则唾液不足,口干唇焦,治当养阴生津,常用六味地黄丸治疗。如因年高肾气衰惫,或年幼肾气未充,肾失封藏,不能固摄,唾液外流不止,治当固摄,临床常用肾气丸治疗。

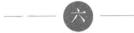

【原文】

2521 五脏所恶：……肾恶燥。(《素问·宣明五气》)

2522 黑脉之至也，上坚而大，有积气在小腹与阴，名曰肾痹，得之沐浴清水①而卧。(《素问·五藏生成》)

2523 因而强力，肾气乃伤，高骨乃坏。(《素问·生气通天论》)

2524 有所用力举重，若入房过度，汗出浴水，则伤肾。(《灵枢·邪气藏府病形》)

2525 肾盛怒而不止则伤志，志伤则喜忘其前言，腰脊不可以俯仰屈伸，毛悴色夭，死于季夏；恐惧而不解则伤精，精伤则骨酸痿厥，精时自下。(《灵枢·本神》)

2526 有所远行劳倦，逢大热而渴，渴则阳气内伐，内伐则热舍于肾，肾者水脏也，今水不胜火，则骨枯而髓虚，故足不任身，发为骨痿。故《下经》曰：骨痿者，生于大热也。(《素问·痿论》)

2527 恐则精却②，却则上焦闭，闭则气还，还则下焦胀，故气不行矣。(《素问·举痛论》)

【校注】

① 清水：凉水。

② 精却：精气衰退而不能上行。

【临床应用】

《内经》为外邪入侵、七情内伤、饮食不节、虚损劳伤皆可导致肾脏病变。

(一) 外邪入侵

《内经》认为外邪入侵肾脏以寒邪、湿邪与燥热之邪最为多见。

1. 寒邪　《素问·至真要大论》云："诸寒收引，皆属于肾。"肾为人身阳气之根本，肾阳不足则成内寒；又肾为水脏，寒为阴邪，寒水之邪可直接侵袭肾经而影响本脏，称之为寒邪直中少阴，证见四肢厥冷拘急，身冷无汗，战栗等。

2. 热邪　《素问·宣明五气》云："肾恶燥。"肾为水脏，受五脏六腑之精而藏之。燥热之邪最易伤精。如温邪深入下焦，真阴被灼，则舌干齿槁；相火亢盛，肾阴亏虚，则腰膝酸软、劳热骨蒸、遗精滑精等。

3. 湿邪　《素问·五藏生成》云："肾痹，得之沐浴清水而卧。"肾系疾病与湿邪关系密切，肾居北方，主水为水脏，主蒸腾气化，主温煦五脏六腑。肾气亏虚，可致膀胱气化失司，三焦决渎无权，失其泌别清浊功能，水湿内停而为病。肾阴不足则内热，炼液为痰湿。湿浊停蓄日久则发生转化，阳虚者可转成寒湿，阳盛者转为湿热。对于素有内湿之人，更易内外相引而感受外湿。肾失开阖，肾阴不足，邪湿内恋，肾阳不足，蒸腾无力，皆可使水湿泛滥，使内之阴湿积聚，外湿因之而入。

(二) 七情所伤

在七情中，怒与肾关系较为密切。过于恐惧，意志受伤，气机紊乱而下逆，精气下流，走泄于外而出现遗精、滑精、阳痿等证，渐致肾阴亏虚，肾气不足。怒为肝志，过怒伤肝，若盛怒不止势必子盗母气，使肾亦病。总之，恐、怒过极、过久皆可导致肾病。

（三）劳力过度

过劳，即过度劳累，包括劳力过度、劳神过度、房劳过度三个方面，其中对肾影响最大的是劳力过度与房劳过度。劳力过度的病变特点主要表现在两个方面：一是过度劳力耗气，损伤内脏精气，肾藏精无权，出现体倦神疲、喘息汗出、腰酸腿软等肾精亏损的症状。二是过度劳力而致筋骨劳伤，损伤腰椎脊柱，如《素问·生气通天论》云："因而强力，肾气乃伤，高骨乃坏。"房劳过度，又称为"肾劳"，指房事太过，或手淫恶习，或妇女早孕多育等，耗伤肾精。肾为封藏之本，房事过度，肾精过度耗竭，根本动摇，常见眩晕耳鸣、精神萎靡、性功能减退等症状。

【原文】

2528 肾为欠为嚏①。（《素问·宣明五气》）

2529 肾气虚则厥，实则胀。（《灵枢·本神》）

2530 帝曰：有病疠然如有水状，切其脉大紧，身无痛者，形不瘦，不能食，食少，名为何病？岐伯曰：病生在肾，名为肾风。肾风而不能食善惊，惊已心气痿②者死。（《素问·奇病论》）

2531 肾热病者，先腰痛骺酸，苦渴数饮身热，热争则项痛而强，骺寒且酸，足下热，不欲言，其逆则项痛员员淡淡然③。（《素问·刺热病》）

【校注】

① 肾为欠为嚏：《素问节解》："欠，呵欠也，神气昏惰之所致。盖肾藏精，精虚则神气昏惰而欠焉。嚏，喷嚏也，肺气外达之所致。肾乃寒水，气易冰凝，肾为肺子，上达于母，则发而为嚏，不独外感风寒为嚏也。"

② 心气痿：心力衰竭。

③ 淡淡然：《太素·卷第二十五·五脏热病》作"澹澹"。《类经·十五卷·四十五》注："澹澹，精神短少貌。"

【临床应用】

（一）肾为欠为嚏

《灵枢·口问》云："阳者主上，阴者主下，阳引而上，阴引而下。阴阳相引，故数欠……盖少阴之气在下，病则反逆于上，而欲引于下则欠，反逆于上则嚏。盖少阴之络上通于胃也。"指出了呵欠、喷嚏是肾气虚的病证之一。呵欠频频在临床并不少见，肾气虚患者在打呵欠同时常伴有精神不振、嗜睡等症状为脑缺氧表现之一。肾气虚清阳不升，脑失滋养，故倦怠嗜睡；阳气欲上而不得上，故呵欠频频。治疗当以补肾为大法。

嚏有三：一为寒邪外束，阳气无从泄越，故喷而上出，此属实证。二为原本阳虚，如阳气渐回，能引而向上则作嚏，此属虚证。久病得嚏，是阳气渐回之佳兆，有一定临床意义。三为鼻鼽范畴。本节讨论之嚏，当属此范畴。"鼻鼽"类似于现代医学"变应性鼻炎"的范畴。现代研究认为，本病主要由于机体免疫功能失调，对某些吸入的变应原（过敏原）敏感性增高，使鼻黏膜出现变态反应。

研究表明中医的补肾疗法能从调节 T 细胞功能,拮抗过敏介质及提高下丘脑-垂体-肾上腺皮质轴的功能等多个环节调节人体免疫。

(二) 肾风

肾为水脏,如外受风邪,或脏气变动,肾不制水,则水气泛滥为肾风。因此从病因看,肾风主要有风邪扰肾和正气不足两个方面。从证候来看,肾风由两组证候构成,一是腰脊疼痛、色黑,大小便或性功能障碍,脉大(脉大为劳),肾虚及脾则不能食,及心则惊,甚则致心痿而死等肾虚证候;一是多汗恶风,面浮肿如有水状等风病证候。现代大多数学者认为《内经》之"肾风"与现代医学肾炎相似。

(三) 肾热病

肾为水脏,热邪伤肾,煎灼肾阴,阴虚火旺,故以阴虚发热为多见。阴虚水亏故苦渴数饮;阴虚不能制阳,阳亢则头晕目眩,精神不振;热盛于经则腰痛、骱酸、足下热。上述诸症皆由于肾热水亏,经脉失养所致。治以益髓滋肾而清热,水盛则热退,即壮水之主,以制阳光之意。

【原文】

2532 肾苦燥,急食辛以润之,开腠理,致津液,通气也[①]……肾欲坚[②],急食苦以坚之,用苦补之,咸泻之。(《素问·藏气法时》)

【校注】

① 肾苦燥……通气也:《类经·十四卷·二十四》:"肾为水脏,藏精者也,阴病者苦燥,故宜食辛以润之。盖辛从金化,水之母也。其能开腠理、致津液者,以辛能通气也。水中有真气,惟辛能达之,气至水亦至,故可以润肾之燥。"

② 肾欲坚:《素问经注节解·二卷·藏气法时》注:"肾者水也,水一而已,一水不能胜五火,故水亏则肾气痿弱,是以肾病欲坚也。"

【临床应用】

《内经》根据肾藏象的生理病理特点,提出了肾病的用药规律。"肾苦燥,急食辛以润之",对于本句经文的理解与运用,古代医家有不同的见解。一是认为"肾燥"是指肾阴虚,如张洁古在《六腑五脏用药气味补泻》云:"肾苦燥,急食辛以润之,黄柏、知母。"二是认为"燥"是指肾阳虚致津液不能气化,主张以肉桂、细辛辛温之药,以温阳化津而润之,故《类经·十四卷·二十四》所说:"以辛能通气也。水中有真气,惟辛能达之,气至水亦至,故可以润肾之燥。"综合前人所述、结合临床实际,无论是肾阴不足、肾阳式微,抑或下焦热盛,均可导致肾的气化功能异常,气不布津而见燥证,治疗时皆可运用辛温宣化之品,使津液布散。临床常用"辛以润之"方法有以下几种。

1. 滋阴通阳法 对于阴虚燥证,一般情况下采用甘寒、咸寒之品,如玄参、龟板、熟地等即可奏效,但如采用单纯养阴之法罔效者,如能够加入少许辛味之品,可收满意疗效。

案 10 喘证:杨,六一。老年久嗽,身动即喘,晨起喉舌干燥,夜则溲溺如淋。此肾液已枯,气散失纳,非病也,衰也,故治喘鲜效。便难干涸,宗肾恶燥,以辛润之。熟地,杞子,牛膝,巴戟天,紫衣胡

桃,青盐,补骨脂。(《临证指南医案·卷四·喘》)

按:本案患者咳嗽气喘,晨起喉舌干燥,夜间小便不畅,便难干涸,此肾阴虚,肾不纳气无疑,治当滋阴。但叶天士在用熟地、杞子、牛膝等滋阴的同时,用巴戟天、补骨脂等辛温之品,通阳化气,促进补阴药滋阴润燥之力,此即"辛以润之"之意,亦是"阳中求阴"法之具体应用。

2. 温阳化气法　肾为水火之脏,内寓真阴真阳,肾阴为一身之根本,然肾阴性本静,非肾阳之温煦不能布散,一旦肾阳式微,肾阴凝结,失去正常滋润功能,临床亦会出现燥证。此类燥证,仍肾阳式微,需温补肾阳,方能鼓动肾水布散。

案 11 便秘:朱翰林夫人,年近七旬。于五月时,偶因一跌,即致寒热。群医为之滋阴清火,用生地、芍药、丹皮、黄芩、知母之属,其势日甚。及余诊之,见其六脉无力,虽头面、上身有热,而口则不渴,且足冷至股。余曰:此阴虚受邪,非跌为病,实阴证也。遂以理阴煎加人参、柴胡,二剂而热退,日进粥食二三碗;而大便半月不通,腹且渐胀,咸以为虑,群议燥结为火,复欲用清凉等剂。余坚执不从,谓其如此之脉,如此之年,如此之足冷,若再一清火,其原必败,不可为矣。经曰:肾恶燥,急食辛以润之。正此谓也。乃以前药更加姜、附,倍用人参、当归,数剂而便即通,胀即退,日渐复原矣。(《景岳全书·卷之三十四·秘结》)

按:患者高年便秘,缘由肾阳式微,阴寒凝结,便结难行。故张景岳治疗以理阴煎加附子、人参、柴胡,即以辛润滋干涸,温化以消凝结,药证相符,故数剂建功。理阴煎方由熟地、当归、炙甘草、干姜、肉桂组成,具有温补脾肾之功。案中所说"阴虚"指脾肾两脏阳气不足。

3. 辛宣泄热法　热聚下焦,煎熬肾水,气化不利。热盛伤阴,必致肾燥为患。肾气化受阻,津液敷布失常,燥愈加为甚。故欲治肾燥,一方面滋肾阴、清肾热,另一方面尚需宣发肾气,使津液得布。

案 12 癃闭:长安王善夫。病小便不通,渐成中满,腹坚如石,脚腿裂破出水,双睛凸出,饮食不下,痛苦不可名状。伊戚赵谦甫诣李求治。视归,从夜至旦,耿耿不寐。究记《素问》有云:无阳则阴无以生,无阴则阳无以化。又云:膀胱者,州都之官,津液藏焉,气化则能出矣。此病小便癃闭,是无阴而阳气不化也。凡利小便之药,皆淡味渗泄为阳,止是气药。阳中之阴,非北方寒水阴中之阴所化者也。此乃奉养太过,膏粱积热,损北方之阴,肾水不足。膀胱,肾之室,久而干涸,小便不化,火又逆上,而为呕哕。非膈上所生也,独为关,非格病也。洁古云:热在下焦,填塞不便,是关格之法。今病者内关外格之病悉具,死在旦夕,但治下焦可愈。随处以禀北方寒水所化大苦寒之味者黄柏、知母,桂为引用,丸如桐大子大,每服二百丸。少时来报,服药须臾,如刀刺前阴火烧之痛,溺如瀑泉涌出,卧具皆湿,床下成流,顾盼之间,肿胀消散。(《名医类案·卷第九·淋闭》)

按:本案患者小便不通,腹部坚硬如石,脚腿裂破出水,双睛凸出。李东垣辨为肾阴虚、肾热炽盛,治以黄柏、知母滋补肾阴、清肾热,以肉桂宣通化气,俾肾之气化来复,效如桴鼓,此亦《内经》"肾苦燥,急食辛以润之"之旨。

九

【原文】

2533 膀胱足太阳之脉,起于目内眦,上额交巅①;其支者,从巅至耳上角②;其直者,从巅入络脑,还出别下项,循肩髆③内,挟脊抵腰中,入循膂④,络肾属膀胱;其支者,从腰中下挟脊贯臀,入腘中;其支者,从髆内左右,别下贯胛,挟脊内,过髀枢⑤,循髀外,从后廉下合腘中;以下贯踹内,出外踝之后,循京骨⑥,至小指外侧。(《灵枢·经脉》)

2534 肾合三焦膀胱,三焦膀胱者,腠理毫毛其应。(《灵枢·本藏》)

2535 是动则病冲头痛,目似脱,项如拔,脊痛腰似折,髀不可以曲,腘如结,踹如裂,是为踝厥。是主筋所生病者,痔疟狂癫疾,头囟项痛,目黄泪出鼽衄,项背腰尻腘踹脚皆痛,小指不用。(《灵枢·经脉》)

2536 帝曰:有癃⑦者,一日数十溲,此不足也。身热如炭,颈膺如格⑧,人迎躁盛,喘息气逆,此有余也。太阴脉⑨微细如发者,此不足也。其病安在? 名为何病? 岐伯曰:病在太阴,其盛在胃,颇在肺,病名曰厥,死不治,此所谓得五有余,二不足也。帝曰:何谓五有余二不足⑩? 岐伯曰:所谓五有余者,五病之气有余也,二不足者,亦病气之不足也。今外得五有余,内得二不足,此其身不表不里,亦正死明矣。(《素问·奇病论》)

【校注】

① 巅:头顶正中,当百会穴处。

② 耳上角:耳壳的上部。

③ 肩髆(bó):指肩胛。

④ 膂(lǚ):《类经·七卷·二》注:"夹脊两旁之肉曰膂。"

⑤ 髀(bì)枢:股骨上端的关节部位,相当于环跳穴处。髀,股部。

⑥ 京骨:相当于足外侧第五跖骨底的部分。又穴名,属足太阳膀胱经。

⑦ 癃:病名,小便淋沥不通畅。

⑧ 颈膺如格:咽喉胸膺气不通畅。

⑨ 太阴脉:指两手寸口脉。

⑩ 五有余二不足:"五有余",指身热如炭、颈膺如格、人迎躁盛、喘息、气逆等五种症状。"二不足",指癃而一日数十溲,太阴脉细如发。

【临床指南】

膀胱又称净腑、水府、玉海、脬、尿胞。位于下腹部,居肾之下,大肠之前。在脏腑中,居于最下处。膀胱,为中空囊状器官。其上有输尿管,与肾脏相通,其下有尿道,开口于前阴,称为溺窍。主贮存尿液及排泄尿液,与肾相表里,在五行属水,其阴阳属性为阳。足太阳膀胱经的循行见图10。

膀胱的生理功能有二:一是贮存尿液:在人体

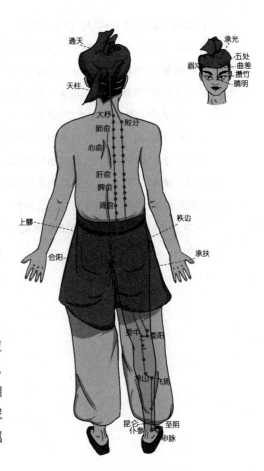

图10 足太阳膀胱经的循行

津液代谢过程中,水液通过肺、脾、肾三脏的作用分清降浊,清者回流体内,浊者下输于膀胱,变成尿液。二是排泄小便:尿液贮存于膀胱,达到一定容量时,通过肾的气化作用,使膀胱开合适度,则尿液可及时地从溺窍排出体外。临床膀胱病常见症状为癃与闭。癃病指小便不利、淋沥不畅,是临床普通而又常见的病证,但《内经》又以癃而兼见身热如炭、颈膺如格、人迎躁盛、喘息、气逆;寸口脉微细、癃而一日数十溲,即五有余,二不足论之,并命名为厥,则此时病已是正气虚衰、邪气亢盛的危重证候。脾气虚弱,不能将水液上输于脾,肺不能通调水道于膀胱,故小便不利。虽然欲小便而所出不多,因而寸口脉微细如发。《灵枢·本输》云"少阳(当作阴)属肾,肾上连肺,故将两脏",指出肾脏与肺及膀胱关系密切,故太阴肺不足,肾亦虚弱,膀胱开合失司,故癃而一日数十溲。胃热迫使肺气上逆,故见喘息气促。此症属于太阴、少阴两虚、阳明热盛的虚实夹杂之症,如治疗不及时,必然形成阴阳格拒,预后不良。此症多见于感染性疾病后期出现肾功能不全,或慢性肾功能不全后期,临床诊治时必须慎重,首先采取紧急措施,使小便通利,然后再攻补兼施,以图取效。

复习思考题

1. 如何认识"心主神明"与"脑主神明"?

2. 举例说明"心主血脉"理论的临床应用。

3. 举例说明"肺在窍为鼻"理论的临床应用。

4. 如何认识"肺通调水道"功能? 临床如何应用?

5. 如何理解"脾为后天之本"? 临床如何运用?

6. 如何理解"脾主肌肉"? 临床如何运用?

7. 如何理解"木曰敷和"? 临床如何应用?

8. 如何理解"肝苦急,急食甘以缓之"? 临床如何应用?

9. 如何理解"肾藏精,主生殖、生长、发育"? 临床如何应用?

10. 举例说明"肾主纳气"理论的临床应用。

第三章

《内经》精气血津液学说与临床应用

学习目标

> ① 掌握精气血津液学说理论与应用;② 掌握精气血津液学说临床常见病证及其临床应用。

第一节

精气学说与临床应用

【原文】

3101 何谓气?岐伯曰:上焦开发,宣五谷味①,熏肤,充身泽毛,若雾露之溉,是谓气。(《灵枢·决气》)

3102 故阳气者,一日而主外,平旦人气生,日中而阳气隆,日西而阳气已虚,气门乃闭。是故暮而收拒,无扰筋骨,无见雾露,反此三时,形乃困薄。(《素问·生气通天论》)

3103 阳气者若天与日,失其所则折寿而不彰,故天运当以日光明。是故阳因而上,卫外者也。因于寒,欲如运枢,起居如惊,神气乃浮。因于暑,汗,烦则喘喝,静则多言,体若燔炭,汗出而散。因于湿,首如裹,湿热不攘②,大筋软短③,小筋弛长,软短为拘,弛长为痿。因于气,为肿,四维相代④,阳气乃竭。阳气者,烦劳则张,精绝辟积,于夏使人煎厥⑤。目盲不可以视,耳闭不可以听,溃溃乎若坏都,汩汩乎不可止。阳气者,大怒则形气绝,而血菀于上,使人薄厥⑥。有伤于筋,纵,其若不容⑦,汗出偏沮,使人偏枯。汗出见湿,乃生痤痱⑧。高粱之变,足生大丁,受如持虚。劳汗当风,寒薄为皶⑨,郁乃痤。阳气者,精则养神,柔则养筋。开阖不得,寒气从之,乃生大偻⑩。陷脉为瘘,留连肉腠。俞气化薄,传为善畏,及为惊骇。营气不从,逆于肉理,乃生痈肿。魄汗⑪未尽,形弱而气烁,穴俞以闭,发为风疟。(《素问·生气通天论》)

3104 气脱者,目不明。《灵枢·决气》

3105 故邪之所在,皆为不足。故上气不足,脑为之不满,耳为之苦鸣,头为之苦倾,目为之眩;中气不足,溲便为之变,肠为之苦鸣;下气不足,则乃为痿厥心悗⑫。(《灵枢·口问》)

【校注】

① 五谷味:水谷之精微。

② 湿热不攘:"攘",清除。即湿热不能祛除。

③ 软短:缩短之意。

④ 四维相代:注解不一,王冰注:"筋骨血肉。"《素问注证发微·第一卷·生气通天论》注:"四维者,四肢也。"本句承接上文,维,维系;代,更替,该句意思为风、寒、暑、湿四种邪气交替侵袭人体。

⑤ 煎厥:古病名。《类经·十三卷·五》注:"人以阳气为生,唯恐散失,若烦劳过度,则形气施张于外,精神竭绝于中,阳扰阴亏,不胜炎热,故病积至夏,日以益甚,令五心烦热,如煎如熬,孤阳外浮,真阴内夺,气逆而厥,故名煎厥。"

⑥ 薄厥:古病名。薄,迫也,是因大怒而迫使气血上逆的昏厥证。

⑦ 纵,其若不容:纵,纵而不收;不容,肢体不能随意运动。

⑧ 痤(cuó)痱(fèi):痤,疖子;痱,汗疹,俗称痱子。

⑨ 皶(zhā):粉刺。

⑩ 偻:弓背。

⑪ 魄汗:《素问注证发微·第一卷·生气通天论》注:"肺经内主藏魄,外主皮毛,故所出之汗,亦可谓之魄汗也。"

⑫ 心悗:胸闷。

【临床应用】

(一) 气的概念及生理功能

《内经》认为气是生命的本原,是构成人体的基本物质。如《素问·宝命全形论》说:"天地合气,命之曰人。"《灵枢·天年》亦云:"人之始生,何气筑为基,何立而为楯……以母为基,以父为楯。"即人的生命是父母之精气所产生。气亦是构成一切组织器官的基本要素,所以《内经》中有"阳气""营气""卫气""脏腑之气""经络之气"等名称。

气不仅是构成人体的物质基础,也是维持生命活动的最基本的物质。如《素问·六节藏象论》说:"天食人以五气,地食人以五味。五气入鼻,藏于心肺,上使五色修明,音声能彰。五味入口,藏于肠胃,味有所藏,以养五气,气和而生,津液相成,神乃自生",即气与味经口鼻进入人体后,经过一定的气化过程转化为机体各部分的生命物质,即五脏之精气。《灵枢·决气》论述了人体气的生成及功能,认为脾胃运化的水谷精微在肺的宣发作用下,如雾露般敷布全身,内达脏腑,外传皮毛,这种极精微如雾露状物质称为气。它们源于中焦,汇集于胸中,并从胸中发出,像雾露一样运行全身。《内经》根据天人合一的思想，应用取象比类的方法，认为气属于阳，精血津液属于阴。阳气的主功能有：① 卫外功能：阳气就像自然界中的太阳一样，运转不息，向上布散，护卫肌表，抵抗外邪。② 温煦作用：阳气具有温煦的功能，以保证人体脏腑经络功能活动的正常。③ 温养神气：阳气还有温养精神的作用，使人精力充沛、思维活跃。

（二）阳气失常的常见病证

1. 阳失卫外，外邪入侵　《内经》认为阳失卫外可引起外邪的入侵，形成各种外感病证。如寒邪入侵，可见恶寒、发热，治当疏风散寒。暑邪入侵，汗多心烦、气喘；暑热内扰神明，则见神昏，多言，轻者治当清暑益气，重者治当清暑开窍。湿邪入侵，可见头重而胀，如以物包裹之状。湿邪郁而化热，阻滞筋脉，或筋脉拘急，或筋脉萎弱不用，治当清热化湿通络。风邪外袭，可见头面甚或全身水肿，治当疏风利水。阳气发泄、湿邪外袭，热怫于内，可见痤痱，治当清热化湿。风邪郁于肌腠、寒邪凝结玄府，可见皶、痤，治当疏风散寒，清热活血。

案1痿证：程左，初病脚气浮肿，继则肿虽消，而痿软不能步履，舌淡白，脉濡缓，谷食衰少。此湿热由外入内，由肌肉而入筋络，络脉壅塞，气血凝滞。此湿痿也。《经》云：湿热不攘，大筋软短，小筋弛长，软短为拘，弛长为痿是也。湿性黏腻，最为缠绵，治宜崇土逐湿，祛瘀通络。连皮苓四钱，福泽泻钱半，木防己三钱，全当归二钱，白术钱半，苍术一钱，陈皮一钱，川牛膝二钱，杜红花八分，生苡仁四钱，陈木瓜三钱，西秦艽钱半，紫丹参二钱，嫩桑枝二钱。另：茅山苍术一斤，米泔水浸七日，饭锅上蒸九次，晒干研细末，加苡仁米半斤，酒炒桑枝半斤，煎汤泛丸。每服三钱，空心开水吞下。服此方五十余剂，丸药两料，渐渐而愈。（《丁甘仁医案·卷五·痿痹案》）

按：本案因湿热入侵筋络，气血凝滞，出现足痿软不能行走，与《素问·生气通天论》所论湿热致病之旨相符，故治疗当以清热化湿、活血通络为大法。丁甘仁以四妙丸去黄柏加茯苓、泽泻、防己、白术、桑枝、木瓜、秦艽祛风化湿，当归、红花、丹参活血补血。去黄柏者，因"舌淡白，脉濡缓"热象不重之故。

2. 阳气亢盛　《内经》认为七情、饮食、过劳等均可导致阳气的逆乱。如烦劳过度，阳亢伤阴，阴虚火旺，可导致煎厥。大怒伤肝，肝气上逆，血随气升，郁于头部，可导致薄厥。过食膏粱厚味，体内阳热内盛，导致疔疮的发生。煎厥类似于现代医学脑梗死与短暂性脑血管痉挛。薄厥类似于现代医学所述脑出血。膏粱厚味所导致的疔疮，与现代医学高脂血症引起的皮肤病变及血栓闭塞性脉管炎相关。

案2煎厥：王，四一。《经》云：烦劳则张，精绝，辟积于夏，令人煎厥。夫劳动阳气弛张，则阴精不司留恋其阳，虽有若无，故曰绝，积之既久，逢夏季阳正开泄，五志火动风生，若煎熬者然，斯为晕厥耳。治法以清心益肾，使肝胆相火不为暴起，然必薄味静养为稳。连翘心，元参心，竹叶心，知母，细生地，生白芍。（《临证指南医案·卷七·痉厥》）

按：本案所述病因、病机、临床症状与《素问·生气通天论》煎厥相符，仍阴虚，暑热煎熬阴液所致，故治疗以养肾阴清热为大法。叶天士以生地、生白芍、元参养阴，以竹叶心、知母、连翘心以清心火，用药较轻灵。但考虑患者肾精亏虚，病邪深重，宜加入龟板、牡蛎、鳖甲等介类潜阳之品。

案3薄厥：宋女。《内经》论厥，不离夫气并、血并两因，气又为血之主，气行则血行，气滞则血瘀。据述昨因动怒，猝然晕厥，腹部依然胀痛，信事不行，身热不从汗解。脉弦，苔糙，中宫虽有暑湿,而肝气郁结,肝血复瘀,营卫互相乘侮。姑似疏气逐瘀主治,应手为吉。柴胡、归尾、青皮、川芎、香附、川楝子、赤芍、桃仁、红花、泽泻、佛手、玫瑰。(《陈良夫专辑·医案选篇·厥症》)

按:患者因动怒,猝然晕厥,与《素问·生气通天论》所云:"大怒则形气绝,而血菀于上,使人薄厥"相符。从诊疗过程分析,患者晕厥后,移时苏醒,虽然未见肢体瘫痪,但患者诉腹部胀痛、月经不行,身热不为汗解,当为瘀热在内所致,脉弦、苔糙乃肝郁阳亢之象。陈良夫认为肝郁血瘀是本病之关键,治疗以行气活血为大法。方中以柴胡、青皮、香附、川楝子、佛手、玫瑰疏肝行气,以桃仁、红花、川芎活血,赤芍、归尾养血活血,诸药共用,可奏行气活血通络之效。本方如能加丹皮、山栀以清泻郁热,疗效更佳。

3. 阳虚邪恋 《内经》认为阳气卫外,有祛邪外出之功。如阳气不足,不能驱邪外出,邪气留连于体内,可出现各种变证。如阳虚寒邪入侵,筋失温养,可致背曲不能直立;寒邪凝滞,使营卫失调,久而化热,可发为痈肿;若寒邪深陷经脉,气血凝滞,经脉败漏,久不收口形成瘘管;寒邪留连肉腠,由腧穴内传五脏,影响心神,可出现各种情志症状;若阳气素虚,卫表不固,汗出不止,风寒乘虚而入,可发生风疟病症。

案4 阴疽: 潘君,年七十有四。性情急躁,喜食酒肉,体格尚称强健,惟左腿忽然肿胀疼痛。疡医谓之膏粱之变,足生大疔,况酒肉皆能化热,热毒壅成病。处方:金银花12克,连翘12克,白芷9克,蒲公英15克,防风9克,生甘草6克。共服3贴,不见起色,患处平塌硬肿,日夜呻吟,莫名可状。乃辗转至祝门求医,告其情况。师曰:"病虽重,可愈也。"诊其脉沉缓,视其患处,肤色灰暗,平塌硬肿,肿处有一白头,摸之则痛。师曰:"此病实为阴疽,而非痈也。属穿骨流注、缩脚阴疼一类之疾,为阴寒凝聚而成。"治以阳和汤温散之法。熟地12克,麻黄6克,白芥子6克,炮姜6克,炙甘草6克,附子12克,鹿角胶8克,党参9克,茯苓9克,炒白术12克,炙甲片6克。此方仅2剂,患处转为红肿,疼痛更增。病人信仰动摇,师嘱照前方续服2贴,患处化脓,脓赤白黏稠,肿痛立止,病人甚喜。(《祝味菊医案经验集·医案·阴疽》)

按:本案患者左腿忽然肿胀疼痛,前医以清热解毒之品,药后不见起色,且病情加重。根据患处肤色灰暗,平塌硬肿,肿处有一白头,摸之则痛,结合诊脉沉缓,实阳虚寒凝,诊为阴疽无疑。治当温阳散寒,散瘀排脓。祝味菊以阳和汤加味治疗,服药4剂,肿痛立止。本案说明了阳气具有驱邪外出的功效。本案患者服药后出现局部疼痛加重的情况,这是服药后阳气恢复,托里排脓的正常反应,是疾病向愈的表现,临床时应当坚持服药直至脓尽,皮肤恢复正常。否则必经脉败漏,久不收口而成瘘。

(三)"三气"不足的病机与治疗

《内经》认为上气不足可致脑部空虚、耳鸣、头晕目眩等症。上气不足,指心肺之气不足。心主血,肺主气。气血在生理上有"气为血之帅,血为气之母"的关系。所以上气不足,必然导致气血运行失常。气虚不能载血上行,脑失所养,故见目眩、耳鸣。

《内经》认为中气不足可出现大小便之量、色、质、形等的异常变化。中气不足,指脾胃之气不足。因脾主运化,饮食物的消化吸收皆由脾所主,脾气虚弱,胃腐熟水谷功能下降,脾虚不能制水,水湿运行、分利失常,水滞肠中,则辘辘有声,故见肠鸣、大小便异常。诚如《类经·十八卷·七十九》注:"水由气化,故中气不足,则溲便变常,而成为黄赤,或为短涩。"

《内经》认为下气不足可致痿、厥、胸闷等病证。下气不足，指肝肾之气不足。肝肾精血不足，筋膜、骨骼失养可致下肢肌肉痿废不用。厥证指四肢怕冷或四肢发热，可由肝肾阴虚，或肝肾阳虚所致。心悗，诸家皆释为"心闷"，当属于现代医学冠心病之范畴，乃肾阳虚衰、心气不足、心血瘀阻所致。

"三气不足"理论临床应用非常广泛。一般而言，上气不足之证，治宜补气为主，养血为辅。中气不足之证治宜益气健脾，佐以升阳，方可用李东垣补中益气汤或升阳益胃汤加减。下气不足之证治以补益肾气，佐以温阳。

案5癃闭：朱左。中气不足，溲便为之变。小溲频数，入夜更甚，延今一载余，证属缠绵。姑拟补中益气，滋肾通关。炒潞党参一钱五分，清炙草五分，云茯苓三钱，陈广皮一钱，川升麻三分，清炙黄芪二钱，苦桔梗一钱，全当归二钱，生白术一钱五分，生蒲黄（包）三钱，小蓟根二钱，滋肾通关丸（包）三钱。（《丁甘仁医案·卷六·癃闭案》）

按：患者小溲频数，入夜更甚一年多，易误诊为肾虚不固之劳淋而用温肾摄纳之法治疗。丁甘仁依据"中气不足，溲便为之变"之论，指出本案乃脾气虚而清气不能上升，伤及肾阳，水湿内停，久而化热，灼伤血络，属于癃闭范畴。治疗以补中益气汤加肉桂补益中气，佐以温肾以治其本；以知母、黄柏、生蒲黄、小蓟根等清热活血利尿以治其标。以方测证，患者除小溲频数之症外，当有少腹坠胀、精神疲乏、食欲不振等中气下陷之症，以及时欲小便而不得出、小便涩滞疼痛、尿色赤等湿热之象。

【原文】

3106 岐伯曰：荣者，水谷之精气也，和调于五脏，洒陈于六腑，乃能入于脉也，故循脉上下，贯五脏，络六腑也。卫者，水谷之悍气也，其气慓疾滑利，不能入于脉也，故循皮肤之中，分肉之间，熏于肓膜，散于胸腹。（《素问·痹论》）

3107 黄帝问于岐伯曰：人焉受气？阴阳焉会？何气为营？何气为卫？营安从生？卫于焉会？老壮不同气，阴阳异位，愿闻其会。岐伯答曰：人受气于谷，谷入于胃，以传与肺，五脏六腑皆以受气，其清者为营，浊者为卫[①]，营在脉中，卫在脉外，营周不休，五十而复大会[②]。阴阳相贯[③]，如环无端。卫气行于阴二十五度，行于阳二十五度，分为昼夜，故气至阳而起，至阴而止[④]。故曰：日中而阳陇为重阳，夜半而阴陇为重阴。故太阴主内，太阳主外[⑤]，各行二十五度，分为昼夜。夜半为阴陇，夜半后而为阴衰，平旦阴尽而阳受气矣。日中为阳陇，日西而阳衰，日入阳尽而阴受气矣。夜半而大会，万民皆卧，命曰合阴[⑥]，平旦阴尽而阳受气，如是无已，与天地同纪。

3108 黄帝曰：老人之不夜眠者，何气使然？少壮之人不昼瞑者，何气使然？岐伯答曰：壮者之气血盛，其肌肉滑，气道通，营卫之行，不失其常，故昼精而夜瞑。老者之气血衰，其肌肉枯，气道涩，五脏之气相搏[⑦]，其营气衰少而卫气内伐，故昼不精，夜不瞑。（《灵枢·营卫生会》）

3109 黄帝曰：愿闻营卫之所行，皆何道从来？岐伯答曰：营出于中焦，卫出于下焦。

黄帝曰：愿闻三焦之所出。岐伯答曰：上焦出于胃上口[⑧]，并咽[⑨]以上贯膈而布胸中，走腋，循太阴之分而行，还至阳明，上至舌，下足阳明，常与营俱行于阳二十五度，行于阴亦二十五度一周也。故五十度而复大会于手太阴矣。

黄帝曰：人有热，饮食下胃，其气未定⑩，汗则出，或出于面，或出于背，或出于身半，其不循卫气之道而出何也？岐伯曰：此外伤于风，内开腠理，毛蒸理泄⑪，卫气走之，固不得循其道，此气慓悍滑疾，见开而出，故不得从其道，故命曰漏泄。（《灵枢·营卫生会》）

3110 黄帝曰：营卫之行奈何？伯高曰：谷始入于胃，其精微者，先出于胃之两焦，以溉五脏。别出两行，营卫之道。其大气⑫之抟而不行者，积于胸中，命曰气海。出于肺，循喉咽，故呼则出，吸则入。天地之精气，其大数常出三入一⑬，故谷不入，半日则气衰，一日则气少矣。（《灵枢·五味》）

3111 黄帝问于伯高曰：夫邪气之客人也，或令人目不瞑不卧出者，何气使然？伯高曰：五谷入于胃也，其糟粕、津液、宗气分为三隧。故宗气积于胸中，出于喉咙，以贯心脉，而行呼吸焉。营气者，泌其津液，注之于脉，化以为血，以荣四末，内注五脏六腑，以应刻数⑭焉。卫气者，出其悍气之慓疾，而先行于四末分肉皮肤之间而不休者也。昼日行于阳，夜行于阴，常从足少阴之分间，行于五脏六腑。今厥气客于五脏六腑，则卫气独卫其外，行于阳，不得入于阴。行于阳则阳气盛，阳气盛则阳跷陷⑮；不得入于阴，阴虚，故目不瞑。（《灵枢·邪客》）

【校注】

① 清者为营，浊者为卫：清、浊分别指营、卫的性能。营气清纯精专，有营养作用，入脉运行全身，故称"清"；卫气剽悍滑利，有防御功能，行于脉外，充实于肌肤，故称"浊"。

② 五十而复大会：五十，是营卫在一昼夜中运行于人体的次数。营卫各自运行五十周之后，在体内要会合一次。

③ 阴阳相贯：阴阳，指阴经和阳经。营气和卫气按十二经脉之序，阴阳表里贯通运行。

④ 气至阳而起，至阴而止：起、止指寤和寐。意为卫气昼行于阳则人寤，夜行于阴则人寐。

⑤ 太阴主内，太阳主外：营气行脉中，始于手太阴而又复归于手太阴，故曰太阴主内；卫行脉外，起于足太阳经而又复归于足太阳经，故曰太阳主外。

⑥ 合阴：夜半阴气最盛，而营卫之气正会合于内脏阴分，故曰合阴。

⑦ 五脏之气相搏：意为五脏之气不相协调。

⑧ 胃上口：相当于上脘。

⑨ 咽：指食管。

⑩ 其气未定：指饮食尚未化生精气。

⑪ 毛蒸理泄：皮毛受风热之邪熏蒸因而腠理开泄。

⑫ 大气：这里指宗气。

⑬ 出三入一：《灵枢集注·卷之七·五味》引任谷庵注："天食人以五气，地食人以五味，谷入于胃，化其精微，有五气五味，故为天地之精气，五谷入于胃也。其糟粕津液宗气分为三隧，故其大数常出三入一。盖所入者谷，而所出者，乃化糟粕，以次传下，其津液溉五脏而生营卫，其宗气积于胸中，以司呼吸，其所出有三者之隧道，故谷不入半日则气衰，一日则气少矣。"

⑭ 刻数：古人将一昼夜分为一百刻，用以计算时间。明代以后才有二十四分法，一小时约为四刻多。营气循行于周身，一昼夜为五十周，恰与百刻之数相应。

⑮ 阳气盛则阳跷陷:《太素·卷第十二·营卫气行》作"阳跷满",《大惑论》有"阳气满则阳跷盛"之说。据此,"陷"当作"满"。

【临床应用】

(一) 宗气、营气、卫气的生成和功能

宗气、营气、卫气均源于水谷精微,三者循行分布不同,性质有别,故作用各异。

宗气,是积于胸中之气,又名"大气"。宗气的功能主要有两个方面,一是走息道以行呼吸,二是贯心脉以行气血。大凡气血的运行、心脏的动搏动的强弱及其节律的正常与否,皆于宗气的盛衰有关。若宗气虚弱,可出现呼吸气短、语声低弱、心悸、脉象微弱等症状。

汇集于胸中之宗气,分出营气与卫气运行周身。其中营气精专柔和而富有营养,主要行于经脉之中,其功能一是营养全身,二是化生血液。卫气剽悍滑利而运行急疾,不受经脉约束,运行于全身上下内外。其功能有三:一是温煦肌肤分肉,促进气血津液的运行。二是温养筋骨关节,使筋脉柔和,关节滑利。三是控制汗孔的开合,调节汗液的排泄。

案 6 眩晕:天津于某,年过四旬。自觉呼吸不顺,胸中满闷,言语动作皆渐觉不利,头目昏沉,时作眩晕。延医治疗,投以开胸理气之品,则四肢遽然痿废。再延他医,改用补剂而仍兼用开气之品,服后痿废加剧,言语竟不能发声。愚诊视其脉象沉微,右部尤不任循按,知其胸中大气及中焦脾胃之气皆虚陷也。于斯投以拙拟升陷汤加白术、当归各三钱。服两剂,诸病似皆稍愈,而脉象仍如旧。因将白术、当归、知母各加倍,升麻改用钱半,又加党参、天冬各六钱,连服三剂,口可出声而仍不能言,肢体稍能运动而不能步履,脉象较前有起色似堪循按。因但将黄芪加重至四两,又加天花粉八钱,先用水六大盅将黄煎透,去渣,再入他药,煎取清汤两大盅,分两次服下,又连服三剂,勉强可作言语,然恒不成句,人扶之可以移步。遂改用干颓汤,惟黄芪仍用四两,服过十剂,脉搏又较前有力;步履虽仍需人,而起卧可自如矣;言语亦稍能达意,其说不真之句,间可执笔写出,从前之头目昏沉眩晕者,至斯亦见轻。俾继服补脑振痿汤,嘱其若服之顺利,可多多服之,当有脱然全愈之一日也。此证其胸满闷之时,正因其呼吸不顺也。其呼吸之所以不顺,因胸中大气及中焦脾胃之气皆虚而下陷也。医者竟投以开破之药,是以病遽加重。至再延他医,所用之药补多开少,而又加重者,因气分当虚极之时,补气之药难为功,破气之药易生弊也。愚向治大气下陷证,病患恒自觉满闷,其实非满闷,实短气也,临证者细细考究,庶无差误。(《医学衷中参西录·第五期第三卷·脑贫血痿废治法答内政部长杨阶三先生》)

按:本案患者眩晕,自觉呼吸不顺,言语动作不利,脉象沉微,仍胸中大气下陷,故予升陷汤治疗。本病与现代医学脑萎缩、脑供血不足等相近。

(二) 营卫二气的运行与交会规律

营气的运行主要在经脉之内,其运行从手太阴肺经开始,沿十二经脉流注次序运行,最后复合于手太阴肺经,如此"阴阳相贯,如环无端",一昼夜运行五十周次。亦有部分营气运行与经脉之外与卫气共行,以发挥其营养作用。

卫气的运行主要行于经脉之外,循脉运行规律为:昼行阳分二十五周次,夜行阴分二十五周次,始于足太阳而复合于足太阳。其运行路线,如《灵枢·卫行》所云:"平旦阴尽,阳气出于目,目张则气上行于头,循项下足太阳,循背下至小指之端。其散者,别于目锐眦,下手太阳,下至手小指之间外侧。其散者，别于目锐眦，下足少阳，注小指次指之间。以上循手少阳之分，侧下至小指之间。别者以上至耳前，合于颔脉，注足阳明，以下行至跗上，入五指之间。其散者，从耳下下手阳明，入大指之间，入掌中。其至于足也，入足心，出内踝下，行阴分，复合于目，故为一周……阳尽于阴，阴受气矣。其始入于阴，常从足少阴注于肾，肾注于心，心注于肺，肺注于肝，肝注于脾，脾注于肾为一周。"亦有部分行于经脉之中，与营气共行，具有防卫功能。

营卫的交会亦存在两种形式。一是在运行过程中，于脉内、外不断交会；二是分别运行五十周次后，于夜间皆归于五脏之时会合。所以，营卫两者生理上化互用，病理上相互影响。正是营卫之间在脉内、脉外的不断交会，才保持两者之间的平衡关系，从而发挥其正常的生理功能。桂枝汤中用桂枝、甘草辛甘温补卫气，芍药、甘草酸甘滋养营气，营卫共调，乃调和营卫的代表方。

掌握营卫二气运行的节律，有助于临床对疑难疾病的辨证。卫气的昼夜阴阳消长节律：早晨辰时，少阳为始；日中午时，阳气旺盛，太阳当令；申时，阳气稍弱，阳明当令。戌时，阳气入于阴分，前半夜为少阴；子时阴盛，为太阴；黎明，阴气渐衰，阳气渐旺，故为厥阴当值，卫气昼夜循环规律与脏腑活动相对应。十二经脉营气流注次序：子时注胆，丑时注肝，寅时注肺，卯时注大肠，辰时注胃，巳时注脾，午时注心，未时注小肠，申时注膀胱，酉时注肾，戌时注心包，亥时注三焦。一般而言外感疾病，可以运用卫气运行规律分析病位，如外感病午后发热，属于阳明经。内伤疾病可以运用十二经脉流注次序分析病位，如辰巳之时发病，病位在脾胃；寅卯之时发病多与肺大肠相关。复杂性疾病可以将二者结合分析。以五更泻为例，五更泻原属于肾虚，为四神丸的主要适应证，但从卫气运行节律分析，五更属于寅卯之时，属于厥阴肝经当值，故五更泻亦可以属于厥阴经病变。据此，临床治疗五更泻有三法：一是腹不痛而泄泻者用四神丸；二是腹痛而泄泻者，可用扶土抑木的痛泻要方；三是二者兼见，即肝郁肾虚者可用乌梅丸。

（三）营卫运行与睡眠的关系

《灵枢·营卫生会》以少壮者"昼精夜瞑"和老者"昼不精，夜不瞑"的现象阐释卫气运行节律与寤寐的关系：卫气白天行于阳经，夜间则从足少阴肾经开始依次循行于五脏六腑，夜半卫气与营气会合于内脏阴分而瞑。卫气的正常运行与营卫之间的平衡、脏腑之间的协调、脉道的通利关系密切，临床上不论上述何种原因影响卫气的正常运行，卫气不得入于阴，均可导致不寐。

《内经》还认为阴跷脉和阳跷脉也参与睡眠、觉醒的调节。《灵枢·寒热病》云："阴跷、阳跷，阴阳相交，阳入阴，阴出阳，交于目锐眦，阳气盛则瞋目，阴气盛则瞑目。"《灵枢·脉度》亦云："跷脉者……气并相还，则为濡目，气不荣则目不合。"阴跷脉和阳跷脉主司眼睑开合，阴跷脉和阳跷脉气血充足，正常交会，则眼睑可开合如常，作为营卫调和之辅助而维持正常睡眠。

案 7 不寐：顾，四四。须鬓已苍，面色光亮，操心烦劳，阳上升动，痰饮亦得上溢。《灵枢》云：阳气下交入阴，阳跷脉满，令人得寐。今气越外泄，阳不得入阴，勉饮酒醴，欲其神昏假寐，非调病之法程。凡中年已后，男子下元先损，早上宜用八味丸，暇时用半夏秫米汤。（《临证指南医案·卷六·不寐》）

按：肾阳不足，不能主水液代谢，痰饮内生，导致阳气不能入阴，虚阳浮动，扰乱心神，故不寐。叶天士以肾气丸温补肾阳，另用半夏秫米汤，温化痰饮，交通阴阳。"凡中年已后，男子下元先损"之语源自《素问·阴阳应象大论》"年四十，而阴气自半也"。

三

【原文】

3112 天气下降,气流于地;地气上升,气腾于天。故高下相召①,升降相因,而变作矣。(《素问·六微旨大论》)

3113 出入废则神机②化灭,升降息则气立③孤危。故非出入,则无以生长壮老已;非升降,则无以生长化收藏。是以升降出入,无器④不有。故器者生化之宇,器散则分之,生化息矣。故无不出入,无不升降,化有小大,期有近远⑤,四者之有,而贵常守,反常则灾害至矣。(《素问·六微旨大论》)

3114 余知百病生于气也,怒则气上,喜则气缓,悲则气消,恐则气下,寒则气收,炅则气泄⑥,惊则气乱,劳则气耗,思则气结。九气不同,何病之生?岐伯曰:怒则气逆,甚则呕血及飧泄,故气上矣。喜则气和志达,荣卫通利,故气缓矣。悲则心系急,肺布叶举,而上焦不通,荣卫不散,热气在中,故气消矣。恐则精却⑦,却则上焦闭,闭则气还,还则下焦胀,故气不行矣。寒则腠理闭,气不行,故气收矣。炅则腠理开,荣卫通,汗大泄,故气泄。惊则心无所倚,神无所归,虑无所定,故气乱矣。劳则喘息汗出,外内皆越⑧,故气耗矣。思则心有所存,神有所归,正气留而不行,故气结矣。(《素问·举痛论》)

【校注】

① 召:犹招也。上者必降,下者必升,此天运循环之道也。阳必召阴,阴必召阳,此阴阳配合之理也。

② 神机:指人的精神意识和思维活动。《类经·二十五卷·十五》注:"物之根于中者,以神为之主,而其知觉运动,则神机之所也,故神去则机亦随而息也。"

③ 气立:依气而立,依气以存,指形体必借气化的作用才得以成立。《类经·二十五卷·十五》云:"物之根于外者,必假外气的成立,而其生长收藏,即气化之所立也,故气止则化亦随之而绝矣。"

④ 器:物质。

⑤ 期有近远:寿命不同。

⑥ 炅则气泄:炅即热。意指热则腠理毛窍松开,使皮肤散热增加,阳气外泄。

⑦ 精却:精气衰退。

⑧ 越:散发的意思。

【临床应用】

(一) 气的运动形式

升降出入是气的运动的表现形式。升与降、出与入既是对立的,又是协调相依的。正是这种气机的升与降、出与入的对立而又协调的运动才有了人的生命的存在和机体的正常功能。气的运动止息了,生命也就失去了生存之机而毁灭、消亡,所以《素问·六微旨大论》云:"出入废则神机化灭,升降息则气立孤危。"又云:"升降出入,无器不有。"故人之眼、耳、鼻、舌、身、意、神、识,能为用者,皆由升降出入之通利,如升降出入失常则不能用。肺的宣发肃降、胃的降浊、脾气的升清、肝的藏血和疏泄、肾的蒸腾气化与其主纳气等，都是气机升降出入运动的具体体现。

案8呃逆：天津姚某，年五十二岁。得肝郁胃逆证。病因劳心太过，因得斯证。证见腹中有气，自下上冲，致胃脘满闷，胸中烦热，胁下胀疼，时常呃逆，间作呕吐。大便燥结，其脉左部沉细，右部则弦硬而长，大于左部数倍。诊断此乃肝气郁结，冲气上冲，更迫胃气不降也。为肝气郁结，是以左脉沉细，为冲气上冲，是以右脉弦长，冲脉上隶阳明，其气上冲不已，易致阳明胃气不下降。此证之呕吐呃逆，胃脘满闷，胸间烦热，皆冲胃之气相并冲逆之明征也。其胁下胀疼，肝气郁结之明征也。其大便燥结者，因胃气原宜息息下行，传送饮食下为二便，今其胃气既不下降，是以大便燥结也。拟治以疏肝降胃安冲之剂。处方生赭石一两（轧细），生怀山药一两，天冬一两，寸麦冬六钱（去心），清半夏四钱（水洗三次），碎竹茹三钱，生麦芽三钱，茵陈二钱，川续断二钱，生鸡内金二钱（黄色的捣），甘草钱半。复诊上方随时加减，连服二十余剂，肝气已升，胃气已降，左右脉均已平安，诸病皆愈。惟肢体乏力，饮食不甚消化，拟再治以补气健胃之剂。张锡纯按：肝主左而宜升，胃主右而宜降，肝气不升则先天之气化不能由肝上达，胃气不降则后天之饮食不能由胃下输，此证之病根，正因当升者不升，当降者不降也。故方中以生麦芽、茵陈以升肝；生赭石、半夏、竹茹以降胃，即以安冲；用续断者，因其能补肝，可助肝气上升也；用生山药二冬者，取其能润胃补胃，可助胃气下降也，用鸡内金者，取其能化瘀止疼，以营运诸药之力也。升肝之药，柴胡最效，今方中不用柴胡而用生麦芽者，因柴胡升提肝气之力甚大，用之失宜，恒并将胃气之下行者提之上逆。曾有患阳明厥逆吐血者，初不甚剧。医者误用柴胡数钱即大吐不止，须臾盈一痰盂，有危在顷刻之惧，取药无及，适备有生赭石细末若干，俾急用温开水送下，约尽两半，其血始止，此柴胡并能提胃气上逆之明征也。至生麦芽虽能升肝，实无妨胃气之下降，盖其萌芽发生之性，与肝木同气相求，能宣通肝气之郁结，使之开解而自然上升，非若柴胡之纯于升提也。（《医学衷中参西录·第六期第一卷·气病门》）

按：患者因劳心太过而得病，症见腹中有气，自下上冲，致胃脘满闷，胸中烦热，胁下胀疼，时常呃逆，间作呕吐，大便燥结，脉沉细而长。仍肝气郁结，导致胃气不降。张锡纯用疏肝降胃法治疗，疗效满意。本案重点是张锡纯对升肝气、降胃气药物选择的经验，值得临床仔细揣摩。

（二）九气为病

《素问·举痛论》论述了"百病生于气"的观点。认为人体的脏腑经络等组织器官，皆是气运动的场所，而脏腑组织经络的一切功能活动，无一不是气运行的体现。疾病的发生，大都是不同致病因素影响到气的不同变化而导致的，气机失调是疾病发生的基本病机。如因精神因素引起的有气上、气缓、气消、气下、气乱、气结；气候因素引起的有气收、气泄之分；因生活起居因素引起的有气耗等，说明不同的致病因素有其自身的临床特征，便于临床识别。本着"治病求本"的原则，可以"调气治百病"以恢复机体的正常状态。根据"补其不足，损其有余，郁者散之，散者收之，上者降之，下者升之"的治法，临床上可以辨证选用不同药物。

案9咳喘：朱左。咳喘十余年，遇感则剧，胸闷纳谷减少，舌苔灰黄，脉象寸浮关弦，素性嗜酒，酒湿生痰聚饮，渍之于肺则咳，肺病及肾，肾少摄纳则喘，上实下虚，显然可见。酒性本热，温药难投。姑宜开其上焦，以肃肺气，斡旋中焦，而纳肾元。是否有当，尚希明正。蜜炙麻黄三分，光杏仁三钱，仙半夏二钱，薄橘红八分，炙白苏子五钱，象贝三钱，炙桑皮五钱，海浮石三钱，甘杞子三钱，浓杜仲三钱，炒补骨脂五钱，核桃肉（拌炒）二枚。二诊：咳喘均减，肺金之风邪已去，而多年之痰饮根深蒂固,脾肾之亏虚,由渐而致。脾为生痰之源,肺为贮痰之器,今拟扶土化痰,顺气纳肾,更宜薄滋味,节饮食,以助药力之不逮。炙白苏子二钱,光杏仁三钱,仙半夏三钱,薄橘红八分,云苓三钱,炙远志一钱,象贝母三钱,水炙桑皮二钱,海浮石三钱,旋覆花(包)五钱,甘杞子三钱,浓杜仲三钱,补骨脂五钱,核桃肉二钱。三诊:咳嗽已减,纳谷渐香,肺得下降之令,胃有醒豁之机,然嗜酒之体,酒性本热,易于生湿生痰。痰积于内,饮附于外,新饮虽去,宿饮难杜,况年逾花甲,肾少摄纳,故气易升。再拟崇土化痰,肃肺纳肾,亦只能带病延年耳。南沙参三钱,云苓三钱,淮山药三钱,炙远志一钱,炙白苏子二钱,甜光杏三钱,仙半夏二钱,薄橘红八分,海浮石三钱,旋覆花(包)五钱,甘杞子三钱,浓杜仲三钱,补骨脂五钱,核桃肉二枚(拌炒)。(《丁甘仁医案·卷四·咳嗽》)

按:咳喘十余年,遇感则剧,仍肾虚饮停,饮邪上犯,肺失宣降,本应温补摄纳。但因患者嗜酒,酒性本热,痰热内生,且舌苔灰黄,宜先清化痰热。故初诊时,丁甘仁以麻黄、杏仁、象贝母、桑皮、海浮石清降肺气;以半夏、橘红、云苓、炙远志化痰降气;以甘杞子、杜仲、补骨脂、核桃肉补肾纳气。二、三诊肺金得降,重在培本,治以化痰降气,温肾纳气。本案病机重点在气机上逆,故治疗重点在降肺气,降痰气,温肾纳气。

案10心悸:某。惊则气逆,阳泄为汗,用重镇压惊。川桂枝木五分,黄芪(去心)二钱,人参一钱,龙骨(煅)一钱半,左顾牡蛎(煅一钱半)。(《临证指南医案·卷七·惊》)

按:本案患者受惊后心气紊乱,故心悸;心阳不足,不能固摄,故汗出淋漓。叶天士以黄芪、人参补益心气;桂枝温心阳;龙骨、牡蛎镇心安神,收敛汗液。叶氏审证用药,皆宗《内经》《伤寒》,若非学博才高,奚以能为?

第二节

血液学说与临床应用

【原文】

3201 中焦受气取汁[①],变化而赤,是谓血。(《灵枢·决气》)

3202 黄帝曰:愿闻中焦之所出。岐伯答曰:中焦亦并胃中,出上焦之后[②],此所受气者,泌糟粕,蒸津液,化其精微,上注于肺脉,乃化而为血,以奉生身,莫贵于此,故独得行于经隧,命曰营气。(《灵枢·营卫生会》)

【校注】

① 中焦受气取汁:受气,受纳水谷之气。取汁,即吸取水谷中的精华。汁,由饮食所化生的,能够生成血液的精微物质。《灵枢集注·卷四·决气》注:"中焦受水谷之精气,济泌别汁,奉心神

变化而赤,是谓血。"

② 中焦亦并胃中,出上焦之后:指中焦的部位并入胃中,在上焦的下面。胃中,指胃中脘。后,下也。

【临床应用】

《内经》认为血液的生成来自中焦脾胃,源于中焦脾胃化生的水谷精微。脾胃化生的水谷精微(营气和津液)上输于心肺,在心阳的作用下气化变赤,行于脉中,营养全身脏腑组织,是维持生命活动的重要物质。脾气虚弱,则不能化生血液,临床多表现为心悸、头晕、舌质淡、脉弱等血虚现象,兼见食少体倦,面色萎黄等。所以临床上血液亏虚治宜补益脾胃,方用归脾汤、人参养荣汤等。

案 1 不寐:某,四二。脉涩,不能充长肌肉,夜寐不适。脾营消索,无以灌溉耳。当用归脾汤意温之。嫩黄芪、于术、茯神、远志、枣仁、当归、炙草、桂圆、新会皮。(《临证指南医案·卷六·不寐》)

按:脾为后天之本,气血生化之源,脾虚气血生化乏源,故不能充养肌肉,患者消瘦、脉涩;心主血脉、藏神,血不足则无以养心,神无处安藏,故不寐。叶天士认为本病病机为脾虚不能化生血液,心神失养而不得寐。治疗上,当以补脾养心、调和气血为主,以归脾汤加减,益气补血,健脾养心。

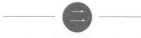

【原文】

3203 血脱者,色白,夭然不泽,其脉空虚①,此其候也。(《灵枢·决气》)

3204 卒然多食饮则肠满,起居不节,用力过度,则络脉伤,阳络②伤则血外溢,血外溢则衄血③;阴络④伤则血内溢,血内溢则后血⑤。(《灵枢·百病始生》)

3205 帝曰:有病胸胁支满者,妨于食,病至则先闻腥臊臭,出清液⑥,先唾血,四肢清,目眩,时时前后血,病名为何?何以得之?岐伯曰:病名血枯,此得之年少时,有所大脱血,若醉入房中,气竭肝伤,故月事衰少不来也。帝曰:治之奈何?复⑦以何术?岐伯曰:以四乌鲗骨一蔍茹⑧二物并合之,丸以雀卵,大如小豆,以五丸为后饭⑨,饮以鲍鱼汁,利肠中⑩及伤肝也。(《素问·腹中论》)

【校注】

① 其脉空虚:《太素·卷之二·六气》注:"脉中无血,故空虚。"《针灸甲乙经·卷之一·第十二》注:"血脱者,色白,夭然不泽;脉脱者,其脉空虚。"可参。

② 阳络:在上在表的络脉为阳络。

③ 衄血:鼻出血,此处泛指皮肤及五官七窍出血。

④ 阴络:在下在里的络脉为阴络。

⑤ 后血:大便出血。此处泛指前后二阴出血。

⑥ 出清液:鼻流清涕。

⑦ 复:恢复(气血)。

⑧ 四乌鲗骨一蔍茹:四分乌鲗骨(即乌贼骨),一分蔍茹(即茜草)。

⑨ 以五丸为后饭:先服五粒丸药再吃饭。

⑩ 利肠中:《太素·卷三十·血枯》作"利胁中",可从。

【临床应用】

(一) 血脱

血脱,又称"脱血"。多因先天禀赋不足,或思虑劳倦,房事不节,或酒食所伤,突然大量出血或长期反复出血,导致血液亡脱,主要症状为面色苍白不润泽,伴头晕眼花,四肢清冷,口唇无华,舌质淡,脉芤或细数无力等。血液充足与否多反映于面、唇、甲等部位。血充则面色、口唇、指甲红润而有光泽,血虚则面色、口唇、指甲苍白无华。治急性大量出血,往往在大量出血的同时,气也随着血液的流失而散脱,从而形成气血并脱的病理变化,此时当以止血固脱为要,可先用独参汤益气固脱,继则养阴益血。慢性失血导致的脱血,当标本同治,即在止血的同时补血养血,方用四物汤、当归补血汤加止血药。

案2血脱: 经停三月,骤然崩冲,阅五月而又若漏卮。询系暴崩属虚,虚阳无附,额汗头震,闻声惊惕,多语神烦,脉微虚软。势将二气脱离,甚至其危至速。拟回阳摄阴法,急安其气血。附子五分,鹿角霜一钱五分,杞子炭一钱,熟地七钱,五味七粒,白芍一钱五分,人参一钱,龟板一两,天冬一钱五分,山药三钱。诒按:证情已急,须得重剂,方可挽回。方中选药甚合,特嫌分量太轻耳。邓评:此等方剂,兼具胆识。然非阴阳脱离时,不善进也。孙评:叶氏每用震灵丹以震摄浮阳,其法可取,以济危急也,煅牡蛎似所必加。再诊:脱象既除,经漏较稀,脉犹濡细,神思尚怯。气血乍得依附,再宗暴崩属虚之例,拟温补法。人参一钱,熟地一两,枸杞一钱五分,鹿角胶一钱五分,杜仲三钱,巴戟一钱五分,白芍一钱五分,归身一钱五分,阿胶一钱五分,天冬一钱五分。邓评:脱象既定,故纯取温柔,以理其虚。(《增评柳选四家医案·评选爱庐医案·妇人门》)

按:本案患者停经3个月后,突然月经又来5个月,出血不止,伴额头出汗,头震颤,闻声惊惧,言语多,心神烦乱,脉微虚软。张大曦诊断为血崩,正是血脱阳无所依之时,急当回阳摄血。用人参、附子益气回阳,以熟地、枸杞、白芍、归身、阿胶天冬养血固脱,鹿角胶、巴戟、杜仲以温补肾阳,即"阳中求阴"之意。二诊脱象已除,故去回阳救逆之附子。柳宝诒评论:"证情已急,须得重剂,方可挽回。方中选药甚合,特嫌分量太轻耳。"应指附子用量过小,即患者阳气欲脱之象明显,附子用量可适当增加。孙梓文评论认为可选用叶天士震灵丹治疗,并提出方中可加入煅牡蛎。煅牡蛎具有收敛固涩、制酸止痛、重镇安神之效,确可用于本病的治疗。但震灵丹由禹粮石、赤石脂、紫石英、代赭石、乳香、没药、朱砂、灵脂组成,主要用于冲任虚寒,瘀阻胞宫。症见出血不止,血色紫红或紫黑,夹有血块,小腹疼痛拒按,血块排出则痛减,舌质紫黯,脉沉细弦,该方温阳化瘀之力较强,但回阳救逆之效不足,且二诊患者病情明显好转,故张大曦选方用药符合病情,不必蛇足。

(二) 出血

《内经》认为出血的病因多为猝然多食饮,加以起居不节、用力过度等,导致络脉受损、血溢脉外。络脉又有阴阳之分,阳络是指在表、在上的络脉;阴络是指在里、在下的络脉。在上部或在表的络脉损伤就会出现衄血,包括人体上部及体表出血,如鼻衄、齿衄、眼衄、耳衄、舌衄和肌衄等;在内部或在下部的络脉损伤就会出现便血、尿血,又叫后血。《景岳全书·血证》云:"血本阴精,不宜动也,动则为病;血主营气,不宜损也,损则为病。盖动多由于火,火盛则逼血妄行;损多由于气,气损则血无以存。"所以导致出血类病证的主要病机,一是火热太甚,逼血妄行,二是气虚亏损,不能摄血。

案3鼻衄: 温邪衄血。连翘,玄参,淡黄芩,黑山栀皮,杏仁,郁金。(《临证指南医案·卷八·衄》)

按：本案患者衄血，因感受温热之邪入肺，损伤肺络所致，故治疗以疏风清热为大法。叶天士以连翘、郁金、淡黄芩、黑山栀皮疏风清热；玄参泻火解毒；杏仁宣肺止咳。温邪得清，鼻衄自止。

案 4 便血：阴络伤则血内溢，为日已久，阴分固伤，阳分亦弱。而身中素有之湿热，仍未清楚，恐增浮喘。大熟地、伏龙肝、阿胶、白术、赤小豆、附子、黄芩、炙草、当归、地榆炭、乌梅肉。诒按：此《金匮》黄土汤加味，阴阳并治，而兼清湿热，立方颇为周到。邓评：凡血内溢者，病源甚多。大都见证面黄兼白，浮肿眩悸、肢酸力乏。惟血色淡红而非深赤，脉象虚濡而不弦实，阳分受伤偏重者，附子始能合用，否则有助火灼阴之弊。（《增评柳选四家医案·评选继志堂医案下卷·大便门》）

按：本案患者长期便血，因病程较长，出现脾肾两虚，阴阳两亏，不能固摄，导致便血久延不愈；但体内素有之湿热未清，属于虚中夹实。曹仁伯以《金匮要略》之黄土汤，温养脾肾、固摄止血为主，以防厥脱；佐以赤小豆、当归、地榆炭清热利湿、活血止血；乌梅肉收敛止泻。邓养初认为出血患者"血色淡，脉象虚濡"的情况下方可使用附子，是出血时使用附子的重要指征。

（三）血枯

血枯，即精血枯竭，月经闭止不来的病证。究其病因病机，一是由年少时有所大脱血，如吐、衄、崩、漏、失血过多，或因醉后行房，阴精尽泄，精血两伤，气亦耗散。肝主藏血，肾主藏精。血亡精竭气耗，则肝肾两伤，致清气不升，浊气不降，气逆于上，则症见胸胁胀满，甚则妨碍饮食，常闻到腥臊气味及鼻流清涕等症状，血不归经则唾血，气不荣于身则四肢清冷，气血两虚则头目眩晕，气血逆乱则时常大小便出血。治疗可用乌贼骨四分，茜草一分，二药研末混合，以麻雀卵和丸，如小豆大。每次饭前服五丸，干鱼汤送下，取其补益肝肾之效。乌鰂骨即乌贼骨，又名海螵蛸，气味咸温，其性下行，主女子赤白漏下及血枯经闭。蘆茹即茜草，气味甘寒，能止血治崩，又能和血通经。鲍鱼则有两种说法，一为鳆鱼之肉（壳即石决明），为鲍科动物九孔鲍或盘大鲍的肉，可煮食可煎汤。一为淡鱼干之统称，本草载有开胃、益气、填精之功。综合分析当以后者为是。全方具有补养精气血，强壮肺肝肾，并能活血通经的作用，故能治血枯精亏诸症。该方乌贼骨与茜草合用，有"通"与"涩"的双向作用，故临床不仅用于血枯经闭，亦可治疗崩漏、带下。如近代名医张锡纯制"清带汤"（生山药、生龙骨、生牡蛎、海螵蛸、茜草）治妇女赤白带下，单赤带加白芍、苦参；单白带加鹿角霜、白术，即从四乌鰂骨一蘆茹丸引申而来。

案 5 血枯：薛己治一妇人久患血崩，肢体消瘦，饮食到口，但闻腥臊，口出清液，强食少许，腹中作胀。此血枯之症，肺肝脾肾亏损之患。用八珍汤、乌贼骨丸兼服，两月而经行，百余剂而康宁如旧矣。（《名医类案·卷第十一·崩漏》）

按：本案因久患血崩，肢体消瘦，正是《内经》所说的血枯之症。薛己用八珍汤以补气血，用乌贼骨丸以补益肝肾，收敛止血。方中茜草当炒炭用，以达止血之功。现代雀卵、鲍鱼常用生地、山萸肉、阿胶、牡蛎等补益肝肾之品替代。

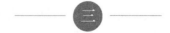

【原文】

3206 人之血气精神者，所以奉生而周于性命①者也。经脉者，所以行血气而营阴阳②，濡筋骨，利关节者也。卫气者,所以温分肉,充皮肤,肥腠理,司关合者也。志意者,所以御③精神,收魂魄,适寒温,和喜怒者也。是故血和则经脉流行,营复④阴阳,筋骨劲强,关节清利矣。卫气和则分肉⑤解利,皮肤调柔,腠理致密矣;志意和则精神专直⑥,魂魄不散,悔怒不起,五脏不受邪矣。寒温和则六腑化谷,风痹不作⑦,经脉通利,肢节得安矣。此人之常平也。五脏者,所以藏精神血气魂魄者也。六腑者,所以化水谷而行津液者也。(《灵枢·本藏》)

3207 血海⑧有余,则常想其身大,怫然⑨不知其所病;血海不足,亦常想身小,狭然⑩不知其所病。(《灵枢·海论》)

3208 帝曰:善。血有余不足奈何? 岐伯曰:血有余则怒,不足则恐。血气未并,五脏安定,孙络水溢⑪,则络有留血。(《素问·调经论》)

3209 黄帝曰:夫血之与气,异名同类。何谓也? 岐伯答曰:营卫者精气也,血者神气也⑫,故血之与气,异名同类焉。夺血者无汗,夺汗者无血,故人生有两死而无两生。(《灵枢·营卫生会》)

【校注】

① 奉生而周于性命:奉,养也。周,周全、保全。《类经·四卷·二十八》注:"身以血气为本,精神为用,合是四者以奉生,而性命周全矣。"

② 营阴阳:营运气血于三阴三阳之经。营,营运。

③ 御:驾驭,统率,主持。

④ 营复:循环往复地运行。营,营运。覆,通"复",往返回还。

⑤ 分肉:指肌肉。《类经·四卷·二十八》注:"肉有分理,故云分肉。"

⑥ 精神专直:思想集中、精神专一而无妄念。专,专一。直,正也。《类经·四卷·二十八》注:"专直,如易系所谓其静也专,其动也直,言其专一而正也。"

⑦ 风痹不作:人体外不受风邪之犯,内不生气顺团阻。《灵枢·寿夭刚柔》云:"病在阳者命曰风,病在阴者名曰痹,阴阳俱病命曰风痹。"风,风邪。痹,气血闭阻不通。

⑧ 血海:指冲脉。冲脉分布面广,藏血最盛,可以渗灌五脏六腑和阴阳诸经,故冲脉为十二经之海,又称为血海。

⑨ 怫(fú)然:《类经·九卷·三十二》注:"怫,怫郁也,重滞不舒之貌。"

⑩ 狭然:《类经·九卷·三十二》注:"狭,隘狭也,索然不广之貌。"

⑪ 孙络水溢:形容邪气充斥,像水外溢。水溢,《太素·卷二十四·虚实补泻》作"外溢",可从。

⑫ 血者神气也:血为营气成化生,但必须通过心神作用变赤而成血。

【临床应用】

(一)脏腑气血精神宜"和"

血气精神能够滋养身体,保全生命;经脉是运行气血的通道;卫气既能温煦肌肤腠理,也可温养脏腑组织。志意是后天形成的一种自我调控能力,具有统摄精神,适应寒温变化,调节情志的作用,既是精神活动的一部分,又对精神活动,特别是情志思维活动具有调控作用。五脏属阴主藏精气,六腑属阳主传导水谷而布津液。

《内经》强调血气和使人气血调畅、脏腑安和、经脉通利,保持内环境和谐;志意和使人情志调畅、精神安定,达到心理状态的平衡;寒温和内可使脏腑各守其职,外可使人与自然协调,达到内外环境的统一,不受邪气侵犯。强调"和",只有调和方可维持"阴平阳秘"的正常生理状态,是《内经》重要学术思想。张仲景继承《内经》这一学术观点,在《金匮要略》中指出"五脏元真通畅,人即安和"。后世医家,进一步提出气血阴阳"得和则为正,失和则为邪"的论点,对认识病证、分析病机都具有重要指导意义。

(二)血与神的生理、病理关系

《内经》认为血是神的物质基础,血可以濡养神魂。如《灵枢·营卫生会》云"血者,神气也",《灵枢·本神》亦云"肝藏血,血舍魂"。因此各种原因导致血虚不能养神,神无所依附而浮越于外,可见失眠易醒、注意力不集中、健忘,甚者有郑声、独语等神志异常的症状。如《灵枢·海论》所说,血海有余或血海不足,患者可出现"常想其身大""常想其身小"等幻觉或错觉,可用调血法治疗此类神志疾病。

神志活动对血的化生与运行亦有重要的影响。如《素问·疏五过论》云:"凡未诊病者,必问尝贵后贱,虽不中邪,病从内生,名曰脱营。"认为情志忧郁可导致脉虚血少。此类疾病可用调神安神治疗。

案6惊悸:心血不足,肝火有余,火伏营中,肝阴不静,致多惊恐。《经》以东方色青,入通于肝。其病发惊骇是矣。生地,川连,丹砂,甘草。(《王九峰医案·下卷·惊悸》)

按:本案患者心血不足,肝无所藏,导致神无所依,惊恐发作。治当补心血、安心神。王九峰以生地补血养阴;黄连清心火、安心神;丹砂重镇安神、甘草一助生地滋补阴血,二解丹砂之毒性。此仍调血安神之法,亦可用天王补心丹。

案7郁证:龙,五六。久郁气血不行,升降皆钝。外凉内热,骨节疼痛,肌肿腹膨,肌腠无汗。用药务在宣通,五郁六郁大旨。香附汁,白蒺藜,钩藤,丹皮,山栀,抚芎,泽兰,姜黄,神曲。(《临证指南医案·卷六·郁》)

按:本案患者腹部胀满,皮肤亦胀,外部怕冷,体内郁热,此因长期抑郁,肝气郁结,久而化热,气血不通所致。叶天士宗朱丹溪治六郁之旨,方选越鞠丸加减治疗,正是调神治气血不行之法。

(三)血与津液的生理、病理关系

《灵枢·营卫生会》云:"夺血者无汗,夺汗者无血。"血来源于水谷精气,由营气和津液所生成,以奉养人体,维持生命。汗为五液之一,系津液代谢的产物,因血由津液所化,汗由津液所泄,所以"汗血同源"。由于津液是生成血的物质基础,故津液伤可以影响血液,血伤可影响津液。在临床上,血液耗伤过度的人不可以再发汗,汗液耗伤过度的人也不可以再伤其血。所以在血证的治疗上,一方面可以直接治血,如补血、养血、活血等,另一方面可通过治津液间接治血,例如通过补阴、增液等法达到养血、活血的目的。

《伤寒论》提出"咽喉干燥者,不可发汗";"淋家,不可发汗";"疮家,虽身疼痛,不可汗";"衄家,不可发汗";"亡血家,不可发汗"等汗法治疗禁忌;《景岳全书·三十九卷·论产后三禁》提出"不可汗,不可下,不可利小便",新产后"妇人三禁",皆源于"夺血者无汗,夺汗者无血"之理论。

案8产后咳嗽:赵。病后小产,产后感邪。咳嗽,寒热似疟。服解散疏和药五六剂,邪退未尽,夜尤微热。然头晕心跳,寐则惊惕,虚象见矣。拟养营化邪法。四物汤合二贤加苏子,苏梗,苏叶,川贝,杏仁,枳壳,茯苓,款冬花。用三苏、二贤、四物,意在泄血分之风,和血中之气。加化痰止咳

药,佐使之耳。复诊:补肺阿胶合金水六君,去半夏,加川贝、款冬花。(《王旭高临证医案·卷四·产后门》)

按:《内经》云:"夺血者无汗。"本案为产后血虚感冒,单纯服用解散疏和之剂,汗后表证未除,更伤营血,又添头晕心跳、寐则惊惕等营血亏虚,心神失养之证。王旭高以四物汤滋阴养血;合三苏、二贤轻疏风寒;佐川贝、杏仁,款冬花等行气化痰止咳。二诊则以补肺阿胶合金水六君去半夏,加川贝、款冬花,重在滋养阴血,佐以润肺化痰,而无宣泄发汗之品。二贤散见于《医学纲目·卷二十五》,由橘红、甘草、盐组成。

第三节

津液学说与临床应用

【原文】

3301 何谓津? 岐伯曰:腠理发泄,汗出溱溱①,是谓津。何谓液? 岐伯曰:谷入气满,淖泽②注于骨,骨属屈伸,泄泽③,补益脑髓,皮肤润泽,是谓液。(《灵枢·决气》)

3302 饮入于胃,游溢精气④,上输于脾。脾气散精,上归于肺,通调水道,下输膀胱。水精四布,五经并行⑤,合于四时五脏阴阳,揆度以为常也。(《素问·经脉别论》)

3303 三焦者,决渎⑥之官,水道出焉。膀胱者,州都⑦之官,津液藏焉,气化则能出矣⑧。(《素问·灵兰秘典论》)

【校注】

① 汗出溱(zhēn)溱:形容汗多的样子。

② 淖(nào)泽:指水谷精微中稠厚滑腻的部分。淖,本义为烂泥、泥沼,在此引申为浓稠的液态物质。泽,濡润。

③ 泄泽:渗出汁液。《类经·四卷·二十五》注:"凡骨属举动屈伸,则经脉流行而泄其泽,故内而补益脑髓,外而润泽皮肤,皆谓之液。"

④ 游溢精气:胃中水液气化为精微,如云雾上散游溢。游,浮游。溢,涌溢。

⑤ 水精四布,五经并行:指水液散布全身,也并入经脉而随之运行灌溉。水精,即水谷化生的津液。五经,指五脏络属的经脉,也泛指全身经脉。

⑥ 决渎:疏浚水道。决,疏通。渎,沟渠,亦泛指河川。

⑦ 州都:水液汇聚之所。《类经·三卷·一》注:"膀胱位居最下,三焦水液所归,是同都会之地,故曰州都之官。"

⑧ 气化则能出矣：肾阳蒸腾气化，则膀胱水液运行通利。《类经·三卷·一》注："津液之人者为水，水之化者由气，有化而入，而后有出，是谓气化则能出矣。"

【临床应用】

（一）津液的概念

津液本为同类，皆由胃中水谷精微所化生，而有阴阳之分。《类经·卷四·藏象类》云："盖津者，液之清者也；液者，津之浊者也。津为汗而走腠理，故属阳；液注骨而补脑髓，故属阴。"津，是清稀的体液，主要分布于体表，润泽皮毛孔窍，可化为汗液。液，是稠厚的体液，渗注于骨骼，滑利关节，补益脑髓，滋养皮肤腠理。二者在功能特性、分布部位皆有区别。

（二）津与汗液的形成

津液在阳气蒸腾气化作用下，从汗孔排泄于体表而形成汗液。《素问·阴阳别论》曰："阳加于阴谓之汗。"汗液由体内津液所化生，还需要阳气的推动才能正常排出体表。临床上汗出异常的问题，如无汗、自汗、盗汗、汗出偏沮等病变，都应该综合分析津液、阳气两方面因素对出汗条件的影响，从而做出正确的治疗。如外感病伤寒表实证之高热无汗，是由于外邪闭塞腠理，阳气不达肌表，津液排泄障碍所致，治疗当用解表发汗法以宣通腠理。而温病后期之汗出如珠，则是阴津不足，汗出无源的表现，此时宜峻补阴液以防亡阴。汗出是判断人体津液气化正常与否的一个主要指征。出汗对于外感病预后及临床辨证都具有重要意义，因此《医学三字经·附录·问症》歌诀里将"问汗"排列在第二位。对于外感病临床上要善于观察和询问患者的出汗情况，才有利于制订正确的治疗方案。

案1热症：一人七月间病热，日夜炎炎不解，医用杏仁、薄荷、芩、连之类，解肌退热，数服不愈。病经旬日，其人开张药铺。略知医药，因谓同伴曰：前所服药，甚为对症而不瘳，我其殆焉哉！惟心中想冷饮，同伴咸谓闭塞腑气，不与，病者无可如何？又经数日，适无人在侧，因意床下藏有雪水一瓮。乃勉力支撑，掀盖连饮数碗，即倒卧床下，汗流遍身；及觉即思粥饮，身凉脉静矣。其伴询于其人，所患乃燥热之症，治法当用玉女煎加解肌药，早已愈矣。其如芩、连能清热，不能润燥，兼有杯水车薪之弊，所以似是而实非。其饮雪水而愈者，如热斧沃水，则气蒸蒸然，燥火之邪，从汗而泄，此必然之势，无足奇者。（《友渔斋医话·橘旁杂论下卷·热症饮水得汗而愈》）

按：外感病治疗的总原则是驱邪外除，但要根据邪气性质、正邪对比等情况来具体用药。本案患者患温病日久，阴津耗伤，仅靠杏仁、薄荷、芩、连等药来清热而内燥益甚，作汗乏源，而温病难愈。患者饮雪水后，燥热得以中和，津液气化恢复正常，从而汗出周遍，营卫调和，而邪随汗泄。出现脉静身凉，说明温热邪气已解；思粥饮，说明胃气来复。可见，虽然温病忌用汗法，但出汗对于温病的预后却很重要，出汗仍然是邪气外泄的一个关键途径。临床上，可以根据具体情况，创造出利于患者汗出的条件来达到治疗目的，有时并不一定需要通过药物来实现。

（三）三焦为决渎之官

决渎之官形象地比喻了三焦通利水道的功能。水道，即水液运行的通道。三焦通利水道是依靠其气化作用来实现。三焦主持诸气，总司人体气化，是元气和水谷运行的通道。张志聪注云："三焦主气，气化则水行，故为决渎之官。"若三焦功能异常又会反过来影响水液代谢而造成水肿、腹胀、咳喘、痰饮等病变，故《类经·三卷·一》云："上焦不治则水泛高原，中焦不治则水留中脘，下焦不治则水乱二便。三焦气治,则脉络通而水道利,故曰决渎之官。"

案2肿胀: 卫左。曝于烈日,暑气内逼,居处潮湿,湿郁滞阻,三焦决渎无权,遂致脘腹胀满,泛泛呕恶,面浮肢肿,里热口干,二便不通,皮色晦黄,苔灰腻,脉弦滑而数,此属热胀。先拟苦辛通降,泄上中之痞满。川雅连五分,仙半夏二钱,淡黄芩一钱,枳实炭一钱五分,制小朴一钱,大腹皮二钱,连皮苓四钱,福泽泻一钱五分,莱菔子(炒研)三钱,鲜藿香一钱五分,西茵陈一钱五分,六神曲三钱。(《丁甘仁医案·卷五·肿胀案》)

按:本案患者之水肿、腹胀、二便不通皆是三焦壅塞不利的表现。由于湿热阻滞三焦是本案病机关键,故丁甘仁用辛开苦降的半夏泻心汤为基础方,减去干姜、人参、大枣等助热之品,加入藿香、茵陈以芳香化湿,用枳实、厚朴、大腹皮以行气除胀,莱菔子、神曲消积导滞,加泽泻、茯苓之品淡渗利湿。全方以中焦为治疗重点,兼顾上下二焦,共达清化湿热、疏通三焦之功效。疏通水道本是三焦职责所在,各种原因妨碍三焦的气化功能,可导致水气内停而为水肿。

(四)膀胱与津液气化

膀胱为州都之官,主藏津液。这里的津液不可简单理解为尿液,因为膀胱中的津液在肾阳蒸腾气化下还可再次上升利用,发挥润泽周身的作用,只有下行排出体外的浊液才成为尿液。膀胱内藏之津液是滋养全身孔窍之水液的一个重要来源,若肾阳虚蒸化无力,影响津液的输布可出现干燥症状。如《金匮要略·消渴小便利淋病脉证并治》云:"男子消渴,小便反多,以饮一斗,小便一斗,肾气丸主之。"此处消渴正是由于肾气虚导致膀胱所藏津液不能蒸腾气化所致。

案3下消: 俞(申衙前,五十岁)。男子中年,下元先亏,肾脏阴中之阳,不司涵煦,阴不承载于上,遂渴饮溲频,溺有硝卤之形。《内经》有遗热遗寒之分,上中之消主气热,下消以摄肾蒸阳,以运津液、八味汤。(《叶天士晚年方案真本·卷下·消渴案》)

按:本案患者口渴欲饮、小便频数,尿液混浊有结晶。此属下消,肾阳不足,津液气化不利,无以上承,故口渴欲饮。肾失固摄,故小便频数,水谷之精随尿下注。叶天士以八味汤主治。八味汤由附子、熟地、山茱萸、粉丹皮、泽泻、肉桂、茯苓、山药组成。以《金匮》肾气丸改为汤剂以温化肾气,改生地为熟地、改桂枝为肉桂以增强温肾阳之效。肾阳得复,膀胱蒸腾气化功能正常,津液得布,则消渴自除。《素问·气厥论》云:"心移寒于肺,肺消,肺消者,饮一溲二,死不治……心移热于肺,传为膈消。"叶氏引用《内经》"移热、移寒"之说用于说明消渴有寒热之分。按中"遗热、遗寒"应作"移热、移寒",恐传抄之误。

(五)津液运行的相关脏腑

津液的生成,输布和排泄涉及脾、胃、肺、肾、膀胱、三焦、小肠、大肠等诸多脏腑。其中肺脾肾三脏是津液运行的关键:脾主运化水谷,主司中焦的津液运行;肺主通调水道,主司上焦的津液运行;肾主水液气化,主司下焦的水液运行。三焦为水液运行通道,膀胱主藏津液,二者皆由肾统摄。《灵枢·本输》曰:"肾合膀胱,膀胱者,津液之府也。少阳属肾,肾上连肺,故将两藏。三焦者,中渎之府也,水道出焉,属膀胱,是孤之府也。"《灵枢·本脏》曰:"肾合三焦膀胱。"可见,肺肾两脏有经脉相连,关系密切,又通过三焦,膀胱共同影响着水液代谢。病理上肺脾肾功能失调也容易导致水肿、痰饮、哮喘等病变。

案4咳喘: 郑某,男,66岁。反复咳嗽气喘十余年。近半年来,浮肿愈甚,曾服大量利尿消肿药,肿势未见减轻,小便短少,仍见咳嗽气喘,咳痰稀白,舌苔薄白,脉细。西医诊断是肺气肿,肺源性心脏病。辨证分析:咳嗽气喘是痼疾,目前的主症是水肿,但仍有咳嗽气喘,痰多,咳痰稀白,是水肿加痰饮。治疗:先用五子五皮饮消肿平喘,后期用真武汤。五子五皮饮出自王孟英的《温热经纬》。(《从经典到临床——熊继柏〈内经〉与临证治验十三讲·临证篇·第十二讲水肿证治》)

按:本案患者素有咳喘之痼疾,肺之宣发肃降功能失调,不能通调水道而致浮肿。一味利小便,不但未中病本,反令下焦肾气更加虚弱,加重水肿态势。熊继柏先以五子五皮饮消肿平喘治肺,后以真武汤温阳利水而恢复肾之气化。至于水肿的脏腑病机,《素问·水热穴论》曰:"故其本在肾,其末在肺,皆积水也。"虽然本案患者以肺病为主,但治肾仍是治疗水肿和哮喘的治本之策。

【原文】

3304 黄帝问于岐伯曰:水谷入于口,输于肠胃,其液别为五,天寒衣薄则为溺与气①,天热衣厚则为汗,悲哀气并②则为泣,中热胃缓③则为唾。邪气内逆,则气为之闭塞而不行,不行则为水胀④,余知其然也,不知其何由生,愿闻其道。岐伯曰:水谷皆入于口,其味有五,各注其海⑤,津液各走其道。故三焦出气⑥,以温肌肉,充皮肤,为其津;其流⑦而不行者,为液。天暑衣厚则腠理开,故汗出。寒留于分肉之间,聚沫⑧则为痛。天寒则腠理闭,气湿⑨不行,水下留⑩于膀胱,则为溺与气。(《灵枢·五癃津液别》)

3305 津脱⑪者,腠理开,汗大泄;液脱者,骨属屈伸不利,色夭⑫,脑髓消,胫酸,耳数鸣。(《灵枢·决气》)

3306 五谷之津液和合而为膏⑬者,内渗入于骨空,补益脑髓,而下流于阴股⑭。阴阳不和⑮,则使液溢而下流于阴⑯,髓液皆减而下,下过度则虚,虚故腰背痛而胫酸。阴阳气道不通,四海塞闭,三焦不泻⑰,津液不化,水谷并行肠胃之中,别于回肠⑱,留于下焦,不得渗膀胱,则下焦胀,水溢则为水胀,此津液五别之逆顺⑲也。(《灵枢·五癃津液别》)

3307 帝曰:其有不从毫毛而生,五脏阳以竭也。津液充郭,其魄独居⑳,精孤于内,气耗于外㉑,形不可与衣相保,此四极急而动中㉒,是气拒于内,而形施于外㉓,治之奈何?岐伯曰:平治于权衡㉔,去宛陈莝㉕,微动四极,温衣,缪刺㉖其处,以复其形。开鬼门,洁净府㉗,精以时服㉘,五阳以布,疏涤五脏,故精自生,形自盛,骨肉相保,巨气乃平。(《素问·汤液醪醴论》)

【校注】

① 溺(niào)与气:溺,同"尿",指排泄小便。气,指从体表排出的水气。

② 气并:气聚一处之意。《灵枢集注·卷之四·五癃津液别三十六》:"气并于心,则心系急,心系急则肺举,肺乃心之盖也,肺举则液上溢,肺主气而水随气行也。"

③ 中热胃缓:脾胃有热而功能障碍。中,指脾胃。缓,即松弛。

④ 水胀:病证名,即水肿胀满。三焦气化不利,水液停留下焦而生胀满,水邪流溢肌肤而成水肿。

⑤ 各注其海:指水谷精微分别输注于人身的四海以营养全身。海,即《灵枢·海论》所论人体

四海。《类经·十六卷·五十八》注:"五脏四海,各因经以受水谷之气味,故津液随化而各走其道。"

⑥ 三焦出气:饮食水谷化生的精气,由三焦而输布周身。

⑦ 流:《太素·卷第二十九·气论》作"留",义胜。《说文》云"留,止也。"即运行缓慢之意。指液缓慢流注于骨骼关节,补益脑髓,润泽皮肤。

⑧ 聚沫:指受寒而津液凝聚成为痰饮。

⑨ 湿:《太素·卷第二十九·气论》作"涩",义胜,可参。

⑩ 留:《太素·卷第二十九·气论》作"流",义胜,可参。

⑪ 脱:耗损,亡失之意。

⑫ 色夭:指皮肤色泽枯槁无光华。

⑬ 膏:指水谷精微中的稠厚部分所化之脂膏精髓。

⑭ 阴股:指阴部。《太素·卷第二十九·气论》作"而下流于阴",无"股"字。杨上善注:"下流阴中,补益于精。"

⑮ 阴阳不和:《灵枢注证发微·卷之四·五癃津液别第三十六》注:"阴阳各经之气不和。"

⑯ 液溢而下流于阴:精气失于统摄而从阴窍流溢外泄。阴,指前阴。

⑰ 三焦不泻:三焦决渎失职,津液不能输泄布散。

⑱ 别于回肠:水谷运化不畅,积滞于回肠。别,卡住,不顺畅之意。

⑲ 津液五别之逆顺:指津液代谢和输布障碍而发生的五种病变。五别,即津液可分为溺,汗,泣,唾,髓五液。逆顺,偏义复词,意在逆,即反常。

⑳ 津液充郭,其魄独居:水液充斥于胸腹,形体肿胀。郭,同"廓",指形体胸腹。张介宾注:"魄者阴之属,形虽充而气则去,故其魄独居也。"

㉑ 精孤于内,气耗于外:指水液充斥体内,阳气不能气化津液,阴盛阳衰的病理状态。《类经·十二卷·十五》注:"精中无气,则孤精于内。阴内无阳,则气耗于外。"

㉒ 四极急而动中:四肢水肿胀急,内脏之气也受损。四极,即四肢。急,形容水肿很严重。中,指内脏。

㉓ 气拒于内,而形施(yì)于外:水液泛滥,导致内脏气机阻滞,外在形体变易。施,通"易",改变之意。

㉔ 平治于权衡:指治疗当调节阴阳使之平衡。权,秤锤。衡,秤杆。

㉕ 去宛陈莝:清除郁积的水液和瘀血。宛陈,指瘀血。《说文》云:"莝,斩刍也。"

㉖ 缪刺:指左病治右,右病治左,属于刺络放血的一种针刺方法。

㉗ 开鬼门,洁净府:指通过发汗和利小便以治疗水肿的方法。鬼门,指汗孔。净府,指膀胱。

㉘ 精以时服:水液气化及精气运行恢复正常。《类经·十二卷·十五》注:"水气去则真精服。服,行也。"

【临床应用】

(一) 津液的分类与代谢

人体的津液包括体内一切液态的营养物质,代谢产物和腺体的分泌液。虽然津液常常合称,但又可以从质地、分布部位及具体功能进行不同的分类。《灵枢·五癃津液别》从"津液各走其道"的观点,将津液分为五种,即"津液五别":上走泪道为"泣";上走廉泉为"唾";外出腠理为"汗";下走膀胱为"溺";内渗骨空为"髓"。

《内经》认为影响津液代谢的因素,主要有三个方面:一者,人体脏腑气化因素的影响。津液代谢与五脏、胃肠、三焦、膀胱的脏腑气化,以及"四海"的功能活动,经脉的运行与功能皆密切相关。二者,精神情志因素的影响。"心悲气并"则津液上溢而为泪,说明情志因素也会影响津液的代谢与分布。三者,气候环境因素的影响。夏季天热,阳气发泄,气血趋于体表,腠理疏松而多汗;冬季天气寒冷,阳气收敛,气血趋于体内,腠理致密而少汗多溺,或从呼吸蒸发排泄水分。这是人体自我调节以适应自然环境的一种反应,同时说明津液代谢受自然气候环境的影响。

另外,津液的生成运行还与五脏功能有关联,因此《内经》又以五脏为中心,将津液分为五液。《素问·宣明五气》曰:"五脏化液:心为汗,肺为涕,肝为泪,脾为涎,肾为唾,是谓五液。"五液分属五脏,有重要临床意义,当五液出现异常病证时,可以考虑从相关脏腑进行治疗。如夏季出汗过多可以补益心阴心气;迎风流泪可以从肝论治;小儿多涎可以考虑健脾摄唾;多涕可从肺论治等。总之,《内经》中从不同角度将津液进行分类,为临床辨证提供了极有价值的思路。

(二)津液的病变

津液的病变主要有津液亡失不足和水液内停。《灵枢·决气》的"津脱"和"液脱"就是描述了津液大量散失后不能濡养机体的病理变化。正常情况下汗是津液所化,汗出过多必然导致津液损伤,从而可引发口渴,口唇干裂,大便干燥,小便短少,皮肤干燥或脱屑等病变。液有充养骨腔,上滋脑髓,润滑关节,滋润孔窍等作用,因而,液伤过度后出现骨骼失养而"胫酸",脑髓失养而"脑髓消",孔窍失润而"耳数鸣",不能润滑关节而关节屈伸不利等病变。

案5 液脱:癸亥(1803年)六月初八日,马,三十八岁。暑热本易伤阴,误用消导攻伐,重伤阴气,致令头中耳中鸣无止时,此系肝风内动。若不急救肝肾之阴,瘛疭热厥立至矣。大生地六钱,麦冬五钱,生牡蛎五钱,炒白芍六钱,丹皮三钱,菊花炭二钱,生鳖甲五钱,桑叶一钱五分,甘草三钱,火麻仁二钱。(《吴鞠通医案·卷一·暑温》)

按:本案患者暑热伤阴之后,再用消导攻下之品,阴液大伤,肝阳上亢,出现头中、耳内鸣响,均为液脱之候。吴鞠通诊为肝肾阴亏,肝风内动。治以二甲复脉汤去温补之阿胶加清热之丹皮、菊花、桑叶。以方测证,患者暑热仍在,阴液大损,有液脱之势,可见发热、舌红齿黑、脉细数、手指微微蠕动等液脱之象。

《灵枢·五癃津液别》中论述了津液运行不畅或流失过度而产生的五种病变:寒邪客于分肉之间,津液停聚为痰饮,导致局部疼痛;脾胃有热,炼液成痰,随胃气上逆而成唾痰之症;心情悲痛,气机不畅而肺气上举,津液随之上涌,导致咳而泣出之病变;邪气内逆,阴阳经脉、四海、三焦气机皆不畅,导致津液不化,膀胱气化失常,水饮泛溢而为水胀病;阴阳经气不和,阴液下流过度,可表现为男子失精,女子白淫,骨髓受损过度而腰脊酸痛,足胫痿软。

可见津液不足和津液停聚都会影响人体正常的生理活动,临床治疗要根据具体情况,或补其不足,或疏通其道以恢复津液的正常代谢及运行。

案6 肢体痛:脉沉弦滑,腿骱刺痛,腰部酸痛,背脊作响,诸节亦然,舌苔白浊。风湿痰三者着于肝肾之络也。肝着汤合肾着汤[(茯)苓、(白)术、(干)姜、(甘)草],桂枝汤。诒按：此病在于络,当从经络着意。邓评：断其为风湿痰实邪者,全于苔脉得之。惟风善上行,今所以陷着肝肾之络者,内被湿痰阻遏故也,岂得拘一例论之。(《增评柳选四家医案·评选继志堂医案下卷·肢体痛门》)

按：《灵枢·五癃津液别》云"寒留于分肉之间,聚沫为痛",描述了寒邪阻滞津液运行,在局部形成痰饮而产生的疼痛证候。临床上痰饮引起的疼痛,用活血化瘀的方法很难治愈,只有温阳化饮,消除积滞方能见效。本案患者腰部、腿部关节疼痛,脉沉,舌苔白腻乃风湿痰附着于肝肾之经络,故曹仁伯用桂枝汤与肾着汤调和营卫,祛风散寒化饮,以肝着汤行气通络。邓评诠释了风邪附着肝肾经络的原因,有助于深入领会"风为百病之长"的含义。

(三) 水肿的病机及治疗大法

水液代谢是一个涉及多个脏腑,经脉气化的复杂过程。《素问·汤液醪醴论》将水肿产生的病机关键概括为"五脏阳已竭",指出五脏阳气衰竭,脏腑经脉气化不行,是导致水液停滞不畅的重要内因。五脏阳气衰竭后,不能布散津液,导致高度水肿,四肢肿急,又会反过来影响脏腑气化,进而加重内脏功能的紊乱。气与津液运行关系密切,气行则水行,气滞则水停。津液代谢需要阳气的温化、推动、气化和固摄作用来维系。水属阴,故水肿形成后五脏阳气耗损日渐加重,"气耗于外"说明了五脏阳气衰竭的严重程度,气虚水停则进一步加重水肿的病情。

针对上述病机,《内经》提出了"平治于权衡"的治疗总原则。水液泛滥是标,五脏阳衰是本,"平治于权衡"揭示了标本同治的思想。"微动四极,温衣"等方法是通过活动肢体,来恢复五脏阳气,属于治本之法。去宛陈莝、缪刺其处、开鬼门、洁净府等方法,是疏通水道,属于治标之法。"五阳以布,疏涤五脏"是提醒治疗水肿病不仅仅只是驱除水邪,最终目的是恢复五脏阳气,保持脏腑气机通畅,使水液代谢恢复正常状态。因而温阳行水,标本兼顾,水肿消退,阳气健运,才能达到治疗最终目标。

案 7 水肿: 张某,男,22 岁,大学一年级学生。1988 年参加军训后出现水肿,经多次检查确诊为肾病综合征。尿蛋白持续(＋＋＋＋)。住某医药治疗,先用激素冲击疗法,未见效果,反见严重的激素副作用症状。后加用环磷酰胺等免疫抑制剂,也无效。患者的父母都是医务工作者,深知肾病综合征大量尿蛋白流失的严重危害,同时,也深知丢蛋白补蛋白是肾病综合征的调养法宝。因此,他们为其子精心安排了高蛋白质饮食谱,每天的饮食中鱼、虾、肉、蛋、奶不断,平均每 2～3 天就要进食一只鸡,以补充营养,并强制其卧床休息,不得下床活动。如此治疗一年有余,患者的病情更加严重,尿蛋白定性检查(＋＋＋＋),24 小时尿蛋白定量高达 20 多克。同时,其浮肿加剧,面色惨白,体力衰弱,几至不能下床行走。百般无奈之中,于 1989 年春请赵师会诊。视其舌红苔腻垢厚,切其脉濡滑数,按之有力,证属湿热蕴郁,热入血分,络脉瘀阻,因其食补太过,致使三焦不畅,气血壅滞。其诸般虚弱之症,非真虚也,乃"大实若羸"之象也,治当凉血化瘀,清化湿热,疏调三焦方法。遂令其停止进食一切高蛋白质食物,每天的主食也减量至 3 两。并要求患者进行户外活动,每天散步 1～2 小时,逐渐增加到 3～4 小时,当患者和父母明确表示能够做到时,赵师始为疏方如下：荆芥 6 克,防风 6 克,白芷 6 克,独活 6 克,生地榆 10 克,炒槐花 10 克,丹参 10 克,茜草 10 克,焦三仙 10 克,水红花子 10 克,大腹皮 10 克,槟榔 10 克,大黄 2 克。水煎服,每日 1 剂。2 周后,尿蛋白开始下降,水肿也开始渐渐消退。继之依上方随症加减治疗 3 个月,在患者的密切配合下，其尿蛋白完全转阴，浮肿全消，体力也大大增加，继续巩固治疗半年，停药观察。至今未复发。（《赵绍琴验案精选·水肿·肾病综合征三》）

　　按：虽然《素问·汤液醪醴论》指出五脏阳气衰竭是水肿的关键病机，但湿热壅塞三焦亦是水肿形成的重要原因，其治疗自当遵守《内经》水肿治疗之大法。本案患者水肿，赵绍琴处方中用荆芥、防风、白芷、独活等药以疏风开泄，正是对"开鬼门"治法的灵活运用；生地榆、丹参、茜草、炒槐花、水红花子等凉血活血药，则是"去宛陈莝"法的体现；大腹皮、槟榔、大黄疏通下焦以逐水，是对"洁净府"治法的变通活用；让患者坚持步行运动，正是"微动四极"辅助疗法的体现。可以看出赵绍琴对《内经》理论体会入微，临床治疗水肿病得心应手。

复习思考题

1. 你对"上气不足""中气不足"的病证有何体会？如何理解"下气不足"的病证与病机？

2. 试述营卫运行与睡眠的关系。

3. 试述阳气的功能及其临床应用。

4. 血枯经闭的病机是什么？如何治疗？

5. 试述津液的分类与代谢。临床如何应用？

6. 液脱临床如何治疗？

第四章

《内经》病证理论与临床应用

学习目标

> ① 掌握《内经》发热理论的临床应用；② 掌握《内经》风证理论的临床应用；③ 掌握《内经》痹病理论的临床应用；④ 掌握《内经》积聚理论的临床应用；⑤ 掌握《内经》消渴理论的临床应用；⑥ 掌握《内经》癫狂理论的临床应用。

第一节

热证理论与临床应用

【原文】

4101 黄帝问曰：今夫热病①者，皆伤寒②之类也，或愈或死，其死皆以六七日之间，其愈皆以十日以上者何也？不知其解，愿闻其故。岐伯对曰：巨阳③者，诸阳之属也，其脉连于风府④，故为诸阳主气也。人之伤于寒也，则为病热，热虽甚不死；其两感于寒而病者⑤，必不免于死。（《素问·热论》）

4102 冬伤于寒，春必温病⑥。（《素问·生气通天论》）

4103 重寒则热。（《素问·阴阳应象大论》）

4104 大暑以行⑦，咳嚏鼽衄鼻窒，曰疡，寒热胕肿。（《素问·五常政大论》）

4105 气虚身热，得之伤暑。（《素问·刺志论》）

4106 凡此阳明司天之政……三之气，天政布，凉乃行，燥热交合，燥极而泽，民病寒热。（《素问·六元正纪大论》）

4107 寒热瘰疬在于颈腋者,皆何气使生? 岐伯曰:此皆鼠瘘寒热之毒气也,留于脉而不去者也。(《灵枢·寒热》)

4108 凡病伤寒而成温⑥者,先夏至日者为病温,后夏至日者为病暑。(《素问·热论》)

【校注】

① 热病:指一切外感发热性疾病,如温病、暑病、风病等。

② 伤寒:指广义的伤寒,即多种外感病的总称。

③ 巨阳:太阳。

④ 风府:腧穴名,在项后入发际一寸,属督脉。

⑤ 其两感于寒而病者:其,若的意思。两感,表里俱受寒邪,也就是阴阳俱病。

⑥ 温病:王冰注:"冬寒且凝,春阳气发,寒不为释,阳怫于中,寒怫相持,故为温病。"

⑦ 行:指流行。

⑧ 温:此指温热病。

【临床应用】

(一)热病的概念与命名

《素问·热论》云:"今夫热病者,皆伤寒之类也……人之伤于寒也,则为病热。"认为凡因感受六淫之邪而引起的外感发热病证均属于伤寒的范畴。伤寒有广义、狭义之分。狭义伤寒是指冬日感受寒邪而引起的外感热病。《难经·五十八难》认为:"伤寒有五:有中风、有伤寒、有湿温、有热病、有温病。"指出了广义伤寒所包含的内容,《素问·热论》所言的伤寒指后世的广义伤寒。谓之热病,因外感热病均有发热的症状,是从症状特点命名。称之伤寒,以寒邪代表外感六淫之邪气,是从病因角度命名。

(二)热病形成的原因

《内经》详细探讨了热病形成的原因,指出风、寒、暑、湿、火及疫疠时邪皆可导致热病。

1. 风邪 《素问·风论》曰:"风者百病之长也,至其变化乃为他病也,无常方,然致有风气也。"指出六淫之邪侵入肌表,皆因风气入侵,故风为百病之始。风善行而数变,风邪侵入,可变化为各种不同的疾病。风邪入侵,腠理开则恶寒,腠理闭则发热,可出现寒热之证;风邪循阳明经入脾胃可发黄疸;风邪侵袭肺可形成劳风;风邪入里化热侵袭筋脉可发为风痉。可见风邪侵犯人体后,可发为热病,且变化多端。

案1外感:头面肿痛,此风邪上盛,宜辛凉解散。荆芥、杏仁、桔梗、牛蒡、薄荷、甘草、马勃、苍耳子。邓评:风挟火邪,宜参降火之品,如玄参、银、翘之属。(《增评柳选四家医案·评选静香楼医案下卷·外感门》)

按:本案患者头面部肿痛。《素问·太阴阳明论》云"伤于风者,上先受之",故尤在泾辨为风热之邪外袭所致,治以辛凉解散之法。邓养初提出加用金银花、连翘、玄参等清热之品可参。以方测证,患者当伴有发热,微恶风寒,舌尖红,苔薄黄,脉浮数等症状。

2. 寒邪 寒邪入侵,腠理闭塞,卫气郁而发热,形成恶寒重、发热轻之风寒表证。《素问·水热穴论》云:"人之伤于寒而传为热,何也? 岐伯曰:夫寒盛则生热也。"说明临床上伤寒可转化为热证,反映了寒邪的致病特点。《素问·热论》将冬季感受寒邪引起的热病按其发病的季节分别命名为伤寒、温病与暑病。寒邪入侵除引起伤寒、温病、病暑等热病外,寒邪侵袭皮肤、肌肉、骨髓,内舍于相应脏腑,还可出现皮寒热、肌寒热和骨寒热等热证。

案2伤寒: 初春伤寒失表,五六日后太阳症犹在,头痛身痛烦热,脉洪。医但用杏(仁)、枳(实)、桔(梗)、陈(皮),热遂甚,耳聋,谵语,自利。予谓表证未除,原不宜拘日数,况邪不透表,势必循经传里,宜表里分解,用栀豉汤合芎苏饮。盖以栀、豉除烦,芎、苏达表,柴胡达半表半里,茯苓渗湿,加黄芩、麦冬清热。日再服,汗透热除。(《类证治裁·卷一·伤寒医案》)

按:本案患者因伤寒后未及时使用解表剂,五六日后出现烦热,脉洪等里热之候,前医不识病情,以杏仁、枳实、桔梗、陈皮等辛温之品,导致发热加重,出现耳聋、谵语、自利等少阳阳明证。林佩琴辨为表寒未除、循经传里,故采用表里分法的方法。本案乃失治误治,导致寒邪循经传里,形成少阳、阳明之里热证。

3. 湿邪 《素问·生气通天论》云:"因于湿,首如裹,湿热不攘,大筋软短,小筋弛长,软短为拘,弛长为痿。"《素问·六元正纪大论》云:"凡此厥阴司天之政……四之气,溽暑湿热相薄……民病黄瘅而为胕肿。"湿邪化热可发为湿热病,而见肌肉弛长之痿证,或筋脉拘挛之痉证,湿热蕴结亦可见黄疸或浮肿。《内经》对于因伤湿而致发热记载较少,后世医家对外感湿邪引起的热证有深入的研究与发展,如张仲景《金匮要略》云:"病者一身尽痛,发热,日晡所剧者,名风湿。"明代戴思恭《证治要诀》亦说:"伤湿为病,发热恶寒,身重自汗,骨节疼痛,小便秘涩,大便多泄。"可见湿邪亦是引起热病的重要原因。

4. 暑邪 《素问·生气通天论》曰:"因于暑,汗,烦则喘喝,静则多言。"指出感受暑邪后,汗出而烦,喘喝有声;因暑热影响神明,出现多言。《灵枢·岁露论》曰:"暑,因汗多则伤气。"《素问·举痛论》亦云:"炅则腠理开,荣卫通,汗大泄,故气泄矣。"故《素问·刺志论》云:"气虚身热,得之伤暑。"

案3暑温: 壬戌(1802年)六月二十九日,甘,二十四岁。暑温邪传心包,谵语神昏,右脉洪大数实而模糊。势甚危险。细生地六钱,知母五钱,银花八钱,元参六钱,连翘六钱,生甘草三钱,麦冬六钱,竹叶三钱,生石膏一两。煮三碗,分三次服。牛黄丸(二丸),紫雪丹(三钱)。七月初一日,温邪入心包络,神昏痉厥,极重之症。连翘三钱,竹叶三钱,银花三钱,生石膏六钱,细生地五钱,甘草钱半,知母三钱,麦冬五钱连心。今晚一帖,明早一帖,再服紫雪丹四钱。(《吴鞠通医案·卷一·暑温》)

按:本案患者夏季发病,高热,谵语神昏,右脉洪大而数,乃暑温之邪,逆传心包之候。吴鞠通以白虎汤合清营汤加减主治,另以紫雪丹清热解毒,醒神开窍。本案充分说明了暑热之邪伤津耗气,易扰心神的特点。

5. 温热火邪 《素问·五运行大论》曰:"南方生热,热生火……其在天为热,在地为火……其性为暑",说明热、火、暑同性。《素问·至真要大论》曰:"诸热瞀瘛,皆属于火""诸躁狂越,皆属于火",说明温热入侵可致热病、神昏、抽掣、躁动、发狂等症状。外感暑邪属于火证、热证,其他外感致病因素,也可转变为火热证,如刘完素所说"六气皆能化火"。温热火邪是《内经》外感热病最主要的致病因素,可导致五脏热病、阴阳交、温病等病证。

案4温热: 甲辰(1784年)四月,陈,三十二岁。温热面赤,口渴烦躁六七日,壮热大汗,鼻衄,六脉洪数而促,左先生用五苓散,双解表里。余曰:此温病阳明经证也,其脉促,有燎原之势,岂缓药所能挽回,非白虎不可。生石膏八两,知母一两,生甘草五钱,粳米二合,白茅根一两,侧柏叶炭八钱。煮四碗,分四次服,尽剂而脉静身凉。吴鞠通自按:《脉经》谓数而时一止曰促,缓而时一止曰结。按:古方书从无治促、结之明文。余一生治病,凡促脉,主以石膏,结脉主以杏仁。盖促为阳,属火,故以石膏得肺胃之阳;结脉属阴,乃肺之细管中块痰堵截隧道而然,故以杏仁利肺气而消块痰之阴,无不如意。然照时人用药,石膏用七八钱,杏仁用三五钱,必无效也,反滋惑也。吾尝谓未能学问思辨,而骤然笃行,岂非孟浪之极!既已学问思辨,而不能笃行,岂非见义不为无勇乎!(《吴鞠通医案·卷一·温毒》)

按:本案患者面赤、口渴、烦躁、壮热大汗、鼻衄、六脉洪数而促,乃温热病阳明热盛之候。吴鞠通以大剂白虎汤清解阳明之温热,加白茅根、侧柏叶炭清热凉血止血。本案体现了温热之邪致病具有热势甚、病情重、易扰乱心神、生风动血的临床特点,治疗用药应注重清热凉营止血。

6.疫气时邪 《内经》将具有流行、传染性的热病称为疫病,但在病因上仍属于六气的范畴。《素问·刺法论》云:"五疫之至,皆相染易,无问大小,症状相似。"《内经》中所论此类热病主要有疟疾、鼠瘘寒热、肠澼(赤沃、赤白)、霍乱等。如《灵枢·寒热》云:"寒热瘰疬在于颈腋者,皆何气使生?岐伯曰:此皆鼠瘘寒热之毒气也,留于脉而不去者也。"说明引起鼠瘘寒热的"毒气"是一类有异于六淫邪气,具有传染性的强烈致病因素,也提示该病可能具有传染性。

【原文】

4109 故犯贼风虚邪者,阳受之;食饮不节起居不时者,阴受之。阳受之则入六腑,阴受之则入五脏。入六腑则身热不时卧,上为喘呼[①];入五脏则䐜满闭塞,下为飧泄,久为肠澼。(《素问·太阴阳明论》)

4110 岐伯曰:伤寒一日,巨阳受之,故头项痛腰脊强。二日阳明受之,阳明主肉,其脉侠鼻络于目,故身热目疼而鼻干,不得卧也。三日少阳受之,少阳主胆,其脉循胁络于耳,故胸胁痛而耳聋。三阳经络皆受其病,而未入于脏者,故可汗而已。四日太阴受之,太阴脉布胃中络于嗌,故腹满而嗌干。五日少阴受之,少阴脉贯肾络于肺,系舌本,故口燥舌干而渴。六日厥阴受之,厥阴脉循阴器而络于肝,故烦满而囊缩[②]。三阴三阳,五脏六腑皆受病,荣卫不行,五脏不通,则死矣。其不两感于寒者,七日巨阳病衰,头痛少愈;八日阳明病衰,身热少愈;九日少阳病衰,耳聋微闻;十日太阴病衰,腹减如故,则思饮食;十一日少阴病衰,渴止不满,舌干已而嚏;十二日厥阴病衰,囊纵[③]少腹微下,大气[④]皆去,病日已矣。(《素问·热论》)

4111 帝曰:其病两感于寒者,其脉应与其病形何如?岐伯曰:两感于寒者,病一日则巨阳与少阴俱病,则头痛口干而烦满;二日则阳明与太阴俱病,则腹满身热,不欲食谵言[⑤];三日则少阳与厥阴俱病,则耳聋囊缩而厥;水浆不入,不知人,六日死。帝曰:五脏已伤,六腑不通,荣卫不行,如是之后,三日乃死何也?岐伯曰:阳明者,十二经脉之长也,其血气盛,故不知人,三日其气乃尽,故死矣。(《素问·热论》)

4112 凡太阳司天之政……初之气,地气迁,气乃大温,草乃早荣,民乃厉,温病乃作,身热头痛呕吐。(《素问·六元正纪大论》)

4113 五疫之至,皆相染易,无问大小,病状相似。(《素问遗篇·刺法论》)

【校注】

① 身热不时卧,上为喘呼:《太素·卷第六·藏府气液》:"六腑阳气在外,故身热也。阳盛昼眠不得至夜,故不时卧也。阳气盛于上,故上为喘呼也。"

② 烦满而囊缩:烦闷并且阴囊拘急。

③ 囊纵:阴囊松弛,指阴部拘急感消除。

④ 大气:邪气。

⑤ 谵言:多言,语无伦次。

【临床应用】

(一)热病的病机特点

《内经》根据外感热病的传变特点,强调"阳胜则身热",即阳热太过在外感热病中起主导作用,指出高热,呼吸加快,不能安卧的病理关键是邪入六腑,为临床运用通腑法治疗热性病提供了理论依据。《伤寒论》将外感热病过程中,阳气亢旺,邪气最盛的极期称为阳明病,并认为阳明病的主要病机是胃家实,所谓"胃家"泛指肠胃而言,其理论依据即源于此。亢盛的阳气不仅导致高热,还易于损伤阴液,耗伤阴精,出现口燥舌干、齿干、咽干等阴伤症状。

(二)热病的传变规律

1. 热病的传变顺序 《内经》关于热病的传变顺序有较多探讨,其中影响最大的是按六经传变,认为病邪循三阴三阳经脉传变,其顺序为太阳、阳明、少阳、太阴、少阴、厥阴。对于《热论》中一日传一经的提法,高士宗曾说:"一日受之,二日受之,乃循次言之,非一定不移之日期也,领悟圣经,当勿以辞害意。"同样对于《内经》关于热病的传变顺序,亦当灵活看待,《内经》热病循经传变的认识主要反映了病邪由表传里,由阳入阴,由轻转重的一般规律。

案5伤寒: 发热恶寒,头项强痛,无汗胸痞,脉浮紧细。证属正伤寒,南方所罕见。询系连朝营墓辛勤,届在严寒,又居旷野。太阳表证悉具,宗仲圣不汗出而烦躁者,大青龙汤主之。麻黄五分,桂枝五分,防风一钱,杏仁三钱,甘草四分,羌活七分,生石膏三钱,生姜五分,大枣二枚。诒按:证在初起,似不必遽用石膏。就案中所述,乃麻黄汤之证。邓评:症在乍起,固无遽用石膏之理;且脉浮紧大者,始与大青龙相合。今谓脉浮紧细,毋乃疏乎。再观其开首叙曰胸痞,想系胸膈痞闷,与烦热燥扰者有间;且寒热无汗者,大都作烦,须以脉大、舌燥、渴饮等症为凭。再诊,病甫两日,太阳证未罢,而阳明少阳证已悉具,可知南人禀赋柔弱,其传经之迅速若此,汗既未畅,拟三阳并泄。麻黄四分,柴胡四分,白芷七分,葛根七分,羌活五分,杏仁三钱,连翘一钱五分,黑山栀一钱五分,姜渣五分,大枣三枚。邓评:葛根乃阳明经药,石膏是阳明气分药,一散经中之邪,一清气分之热,今反改用葛根,当犹在阳明之经。能如此转换迅速,亦足见其心灵手敏。三诊,汗畅热解,烦躁已除,脉转细小,形疲体酸嗜卧,而思纳谷矣。其发也凶悍,其传也迅速,其退也亦易易,究属质弱者,易感易达,不若北方天气刚劲,禀赋厚而腠理实,必至传遍六经乃已,是证若宗三时六气治之,势必淹缠几候耳。拟和营卫法。桂枝四分,橘白一钱,姜渣三分,防风七分,茯苓三钱,桑枝五钱,秦艽一钱五分,大枣二枚。诒按:南方少正伤寒证。方案虽平浅,宜存之,以阔闻见。邓评:今谓脉转细小,想第一诊脉浮紧之细字,殆不免其错误。石膏之阴寒害人,迥非他药所能比。今热退而犹体酸嗜卧,想痰湿留滞经络,

为石膏之流弊,是故转用辛温之品,其舌苔之白,亦从可知矣。(《增评柳选四家医案·评选爱庐医案·外感门》)

按:本案患者初患太阳表实证,张大曦发汗法取之,令热达腠开,邪从汗出。两日后,太阳病未解,而见阳明、少阳证,三阳俱见,汗法与泄法同施。三诊时,汗出热退,但见体倦嗜卧,则调和营卫,养阴和营。从该案可以看出外感病在其发展过程中传变迅速,要求医者随证用方,方随证转。柳、邓两位先生针对本案脉案及治疗用药得失的认真研究精神,值得后人学习。

2. 对"荣卫不行,五脏不通"的认识 《素问·热论》提出:"三阴三阳,五脏六腑皆受病,荣卫不行,五脏不通,则死矣。"反映了热病极期,热入血分,煎熬津液,血液黏滞的状态。故《类经·十五卷·三十九》注:"六经传遍而邪不退,则深入于腑,腑不退则深入于脏,故五脏六腑皆受病矣。邪盛于外则营卫不行,气竭于内则五脏不通,故六七日之间致死也。"此即《伤寒论》之"蓄血"证,类似于现代医学弥散性血管内凝血。瘀热证明显者当攻下逐瘀;阴虚血瘀者,当滋阴活血散瘀。

案6蓄血:马家庄外祖家表妹,字于孙庆屯张姓。因产后病温,服补药二十余剂,致大热、大渴、大汗,屡索凉水。医者禁勿与饮,急欲投井。及生视之,舌黑唇焦,目睛直视,谵语发狂。诊其脉,细数有力。问其小便赤涩,大便紫黑黏滞,不甚通利。盖以产后血虚,又得温病,兼为补药所误,以致外邪无由而出,内热如焚,阴血转瞬告罄。急投以白虎加人参汤,仍用山药、玄参代粳米、知母。服后,一夜安稳。黎明,旋又反复,热渴又如从前。细思产后血室空虚,邪热乘虚而入,故大便紫黑,宜调以桃仁承气汤,以下其瘀血,邪热当随之俱下。因小便赤涩,膀胱蓄热,又加滑石四钱,甘草钱半。乃开药房者系其本族,谓此药断不可服。病家疑甚,复延前医相质。前医谓,此病余连治三次,投以温补药转剧,昨服白虎加人参汤,既稍见轻,想服承气汤亦无妨也。病家闻之,始敢煎服。因方中大黄重用六钱,俾煎汤一盅半,分三次温饮下。逾三点钟,降下大便如胶漆者二次,鲜红色者一次,小便亦清利,脉净身凉而愈。(《医学衷中参西录·中篇第五期·第八卷董寿山来函》)

按:本案患者产后病温,服温补药后大热、大渴、大汗,目睛直视,谵语发狂,舌黑唇焦,小便赤涩,大便紫黑黏滞,脉细数有力。董寿山初诊为阳明经证,先予白虎加人参汤治疗,病情缓解,但很快病情反复。复诊,根据患者大便紫黑,诊为蓄血,治以桃仁承气汤加滑石、甘草。《素问·热论》云:"三阴三阳,五脏六腑皆受病,荣卫不行,五脏不通,则死矣。"此即《伤寒论》蓄血之证,乃邪热炽盛,热灼津伤,瘀血内阻所致。故以桃仁承气汤攻下清热、活血化瘀,一剂而脉静身凉。

(三) 对伤寒"两感"的认识

两感,即表里两经同时发病的形式,反映了病邪在发病初期即深入脏腑,病变范围较广,病情笃重。从现代临床分析类似于病毒性心肌炎、肝脓疡、急性肾盂肾炎、流行性出血热等疾病。

亦有认为两感的含义是内外俱伤。《类经·十五卷·四十》云:"两感者,本表里之同病,似若皆以外邪为言,而实有未必尽言者,正以内外俱伤,便是两感。今见少阴先溃于内,而太阳继之于外者,即纵情肆欲之两感也。太阴受伤于里,而阳明重感于表者,即劳倦竭力,饮食失调之两感也。厥阴气逆于脏,少阳复病于腑者,必七情不慎、疲筋败血之两感也。人知两感为伤寒,而不知伤寒之两感,内外俱困,病斯剧矣。"类似于患者患有严重基础疾病再感染外邪,此说亦符合临床实际。

案7春温两感:尚兄体素清癯,春月病温,延诊,金迈伦翁偕往。据述昨午先寒后热,头痛汗出,热灼不退,口渴心烦,夜不安寐,形倦莫支。就榻诊之,脉虚浮大而数,视舌无苔,抚如干版。予为之骇曰：此证乃春温两感，至危至急。仲圣云：发热而渴，不恶寒者为温病。发汗已身灼热者，名曰风温。《内经》云：冬伤于寒，春必病温。冬不藏精，春必病温。既伤于寒，又不藏精，同时病发，谓之两感。凡伤寒瘟疫，热盛舌干，亦须至一候之外始见。今病才一日，舌即干涸，足征肾水素亏。冬伤于寒，邪伏少阴，暗吸肾真，劫其家宝，故一见发热，津液无以上供，舌即干矣。《热论篇》云：伤寒一日，巨阳与少阴俱病，则头痛口干而烦满，断为两感，不可救药。比类而推，殊难着手。爰用熟地一两，当归三钱，料豆五钱，玉竹五钱，甘草一钱。疏方讫，告迈翁曰：予生平治少阴，先溃于里，太阳复感于表，伤寒春温两感危殆之候，初起悉宗景岳新方，理阴托邪，往往获效，无如此证津液既涸，再投姜附，则阴立亡。故但师其意，以广期前辈风温汤佐之，虽一时之权宜，亦经营之惨淡耳。迈翁曰：善。遂服其药，热减神安，舌稍转润，再加沙参、麦冬、女贞、石斛，更进复脉、左归，渐次而愈。（《程杏轩医案·续录·吴尚时兄春温两感危证治愈附载郑晋康兄令弟病同殂之故并诲门人》）

按：本案患者先寒后热，头痛汗出，热灼不退，口渴心烦，夜不安寐，脉虚浮大而数，且舌无苔。程杏轩依据《热论》"伤寒一日，巨阳与少阴俱病，则头痛、口干而烦满"，诊为"太少两感"，即外有热邪炽盛、内有肾精亏损之温病两感重证。以汪广期的风温汤加味治疗，方中葳蕤养阴清热、黑豆、熟地、当归滋阴养血，甘草清热、调和诸药，复诊时再加沙参、麦冬、女贞、石斛等滋阴清热之品，终获治愈。可见两感之证虽然病情危重，但治疗得当，仍可转危为安。

【原文】

4114 热病，已得汗而脉尚盛躁盛，此阴脉之极也，死；其得汗而脉静者，生。热病者脉尚盛躁而不得汗者，此阳脉之极也，死。脉盛躁得汗静者，生。

热病不可刺者有九：一曰，汗不出，大颧发赤哕者死①；二曰，泄而腹满甚者死；三曰，目不明，热不已者死；四曰，老人婴儿，热而腹满者；五曰，汗不出，呕下血者死；六曰，舌本烂，热不已者死；七曰，咳而衄，汗不出，出不至足者死；八曰，髓热者死；九曰，热而痉者死。腰折、瘛疭、齿噤齘②也。凡此九者，不可刺也。（《灵枢·热病》）

【校注】

① 汗不出，大颧发赤哕者死：《类经·二十一卷·四十》注："汗不得出，阴无力也，大颧发赤，谓之戴阳，面戴阳者，阴不足也。哕者，邪犯阳明，胃虚甚也。本原亏极，难乎免矣。"

② 齿噤齘（xiè）：牙关紧闭，上下齿相互叩击。噤，口噤不开。齘，切齿。

【临床应用】

（一）热病诊治中辨汗、辨脉的意义

热病有汗，为正气未衰之征；热随汗解，汗后脉静身凉，邪去正安。若汗出后脉仍躁盛，则是阳热独盛，阴精衰竭，预后多不良。热病无汗、脉躁盛，则是阳热亢盛至极，津液亏虚，不能作汗，邪不能解，预后亦不良。汗与脉的逆顺，反映了机体内津液的盛衰，直接关系到热病的预后。

（二）热病不可刺的九种死证

《灵枢·热病》提出热病不可刺的九种死证，告诫医者对于脾胃气败、精气衰竭、真阴亏耗太甚、脏气衰微者,采用针刺治疗时,一不能发汗祛邪,二不能益气扶正,否则反而使真气从针孔外泻,正气更虚,故不可妄行针刺。《灵枢·热病》之说对药物治疗相似疾病亦具有警醒的作用。

案8伤寒: 辛卯冬月,有同道长子患伤寒病,畏寒头痛,发热无汗。屡服发散,汗不能出,热不能止,变痉而逝。其次子旋得此症,连进发表,皮肤干涩,发热愈炽。同道骇怖请视,告余曰:明是寒邪伤营,见症俱属外感,奈何汗之不应,又岂死症耶? 余曰:辨证虽真,未能相体故耳。郎君关弦尺迟,面白露筋,乃中气虚而血不足。故寒邪外感,非滋其血液,何能作汗? 汗既不出,热何由解? 宜与当归建中汤。同道又欲减除饴糖。余曰:建中之用,妙义正在于此。且糖乃米谷所造,所谓汗生于谷也。如法啜之,果微汗热退而安。壬辰春,复闻乃郎患中虚气痛,缘脾向虚,肝木自强,且春升木旺之际,正宜补土荣肝,反以极力消导,竟堕前功,殊可惜耳。建中汤,仲景。桂枝,生姜,芍药,甘草,大枣,饴糖,加当归。(《谢映庐得心集医案·卷一伤寒门·汗不得法》)

按: 本案乃一位医生之长子,因患伤寒屡用发散之药,但汗不能出、热不能止,最后因为营阴受损转变为痉证而逝。次子外感后同样发热无汗,谢映庐根据患者面白露筋而关脉弦,认为病属虚体外感,中气虚而阴血不足。以健中气、养阴血为大法,予小建中汤加当归,养血健中、佐以祛邪,药后患者得微汗而安。可见正气不足者,临床当慎用汗法。

【原文】

4115 治之各通其脏脉,病日衰已矣。其未满三日者,可汗而已;其满三日者,可泄而已……暑当与汗皆出,勿止。(《素问·热论》)

4116 故阳畜积病死,而阳气当隔,隔者当泻,不亟正治,粗乃败之。(《素问·生气通天论》)

4117 诸治热病,以饮之寒水乃刺之;必寒衣之,居止寒处,身寒而止也。(《素问·刺热》)

4118 帝曰:热病已愈,时有所遗①者何也? 岐伯曰:诸遗者,热甚而强食之,故有所遗也。若此者,皆病已衰而热有所藏②,因其谷气相薄,两热③相合,故有所遗也。帝曰:善。治之奈何? 岐伯曰:视其虚实,调其逆从,可使必已矣。帝曰:病热当何禁之? 岐伯曰:病热少愈,食肉则复,多食则遗,此其禁也。《素问·热论》

【校注】

① 遗:指余热。

② 热有所藏:残余之热未尽。藏,有"残"的意思。

③ 两热:指病的余热和新食谷气的热。

【临床指南】

(一) 热病的治疗

对外感热的治疗,《内经》提出:"其未满三日者,可汗而已;其满三日者,可泄而已。"王冰注:"此言表里之大体也。《正理伤寒论》曰:脉大浮数,病为在表,可发汗;脉细沉数,病在里,可下之。由此则虽日过多,但有表证而脉大浮数,犹宜发汗;日数虽少,即有里证而脉沉细数,犹宜下之。正应随脉证以汗下之。"《类经·十五卷·三十九》亦说:"满三日者,其邪传里,故可以下。""所谓下者,攻其内也,实邪内结,不下何从而去?"明确指出《热论》所言"泄"当指攻下而言。说明邪在表应当发汗解表;邪在里当清热攻下。体现了外感热病的治疗以祛邪为主的原则。

(二) 热病的调护

对于温热患者,《内经》认为必须冷饮、薄衣,居于清凉环境之中,才有利于热邪的清除。章虚谷解释说:"以其久伏之邪,热从内发,故治之必先饮寒水,从里逐热,然后刺之,从外而泄,再衣以寒,居处以寒,身寒热除而后止"。《温热经纬·内经伏气温热篇》则提醒云"然饮冷亦须有节,过度则有停饮、肿满、呕利等患",强调对冷饮之说应辩证看待。

《内经》还认为邪方才退未净之际,必须注意饮食节制,以防食复。热病患者体内本已邪热过盛,而正气必已受损。当其热盛之时,强进谷食,则谷气与邪热相搏结,而使热势更盛,久而热势不退,或退而不彻;亦有病势虽稍减,但热邪并未退尽之时,若饮食过多,尤其进食肉类等助热难化之物,便可使余热再起,而病复发。现代研究表明,肉蛋奶类食物赖氨酸含量较高,而控制赖氨酸含量高的食物摄入量,可减少革兰氏阳性菌感染性发热的复发。所以热病患者强调慎食肥甘厚腻,主张清淡饮食,以防止复发。

案9 食复: 时病食复,至今不知饥饱,大便不爽,右胁之旁,虚里天枢,隐隐有形。此阳明胃络循行之所,多嗳气不化,并不烦渴,岂是攻消急驱实热之证耶。拟用丹溪泄木安土法。小温中丸,如半月后有效仍以前法。(《增评柳选四家医案·评选静香楼医案下卷·痃癖门》)

按: 本案患者因时病食复,不知饥饱,大便不爽,嗳气,右胁之旁,隐隐有形,此肝旺脾虚,食积于内。叶天士以泄木安土法治之,予小温中丸。小温中丸出自《丹溪心法·卷三》,由苍术、香附、神曲、川芎、针砂组成。方中苍术健脾,香附、川芎行气疏肝解郁,神曲、针砂健脾消积,诸药合用,具有行气疏肝,健脾消食之功。针砂:中药名,别名为钢砂,是制钢针时磨下的细屑,具有镇心平肝,健脾消积等功效。本案说明热病过程中应当注意饮食的节制,否则可导致疾病迁延难愈。

(三)《伤寒杂病论》对《内经》热病理论的继承与发展

《内经》是《伤寒杂病论》一书的理论渊源。《伤寒杂病论》一书是张仲景在继承《内经》理论基础之上,结合临床实践发展、创新而来。首先在热病的命名上,张仲景依《素问·热论》"今夫热病者,皆伤寒之类也"之旨,将因外感引起的发热类疾病称为"伤寒"。其次在外感热病的诊断上,张仲景在继承《素问·热论》以经脉循行为核心的六经分证基础之上,以阴阳学说为指导,创造性地将阴阳、表里、寒热、虚实八纲融合为一体,构建了《伤寒论》六经辨证体系,形成了以方证为核心的整体临床思维模式,至今仍有效指导中医临床辨证与用药。再次在外感热病传变规律上,张仲景继承了《素问·热论》有关外感疾病传变由表入里、由阳入阴,即从太阳传阳明、传少阳、传太阴、传少阴,最后传厥阴的顺证的传变顺序,以及"两感"病从太阳传少阴、阳明传太阴、少阳传厥阴的传变顺序。在此基础之上又提出了"越经""直中""合病""并病"等不同的传变方式,全方位反映了外感热病传变的多样性与复杂性。最后在外感热病的治疗上,张仲景继承了《素问·热论》有关热病治疗的汗法、下法思想,并补充提出和、吐、消、温、清、补等方法,特别是论中所记载的112方,用药精当、配伍严谨、疗效卓著,被后世誉为"方书之祖",补《内经》有法无方之罅漏。

(四) 温病学对《内经》热病理论的继承与发展

在温病的传染性上,《内经》根据实践经验认识到:在六气异常变化的情况下,不仅可以导致温病的发生,而且还可能造成温病的流行。如《素问·六元正纪大论》云"温厉大行,远近咸苦","厉大至,民善暴死"。提出温热病具有传染性的特点,这是后世温病学研究的基础。

在温病病因与发病上,在《内经》提出"冬伤于寒,春必温病"及"凡病伤寒而成温者,先夏至日者为病温,后夏至日者为病暑"之后,王叔和在《伤寒例》中认为,"中而即病者,名曰伤寒;不即病者,寒毒藏于肌肤,至春变为温病,至夏变为暑病";又云,"秋时应凉而反大热,冬时应寒而反大温",则为"时令之气"。后世温病学家多宗其说,如吴鞠通在《温病条辨·原病篇》中说:"按伏气为病,如春温、冬咳、温疟,《内经》已明言之矣。亦有不因伏气,乃司天时现行之气,如前列《六元正纪》所云是也。此二者,皆理数之常者也。"现代温病学认为,新感温病初起病多在表,以发热,恶寒,无汗或少汗,头痛,咳嗽,苔薄白,脉浮数等卫表证候为主要表现;伏邪温病初起病发于里,以灼热,烦燥,口渴,尿赤,舌红,苔黄等里热证候为主要表现。

在温病的诊断方面:温病学诊断中有关辨舌、验齿等方法皆源于《内经》。如《灵枢·热病》云:"舌本烂,热不已者死。"《灵枢·刺节真邪》云:"阳气有余而阴气不足,阴气不足则内热……腠理闭塞,则汗不出,舌焦唇槁,腊干嗌燥,饮食不让美恶。"指出热病出现舌烂、舌焦唇槁皆为热灼津液、心肾之阴枯渴,舌体失滋养之象。《素问·阴阳应象大论》云"阳盛则身热……齿干以烦冤";《素问·痿论》云"肾热者,色黑而齿槁",肾主骨,齿为骨之余,牙齿干说明肾阴已伤,齿槁则肾阴已竭。

在温病治法方面:《内经》中有关温热病的治疗,为后世温病学家提供了理论依据。吴鞠通在《温病条辨·凡例》中说:"本论于各方条下,必注明系用《内经》何法",可见其对温病治法的影响。

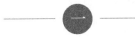

第二节

风证理论与临床应用

一

【原文】

4201 黄帝问曰:风之伤人也,或为寒热,或为热中^①,或为寒中^②,或为疠风^③,或为偏枯^④,或为风也,其病各异,其名不同,或内至五脏六腑,不知其解,愿闻其说。

岐伯对曰:风气藏于皮肤之间,内不得通,外不得泄,风者善行而数变,腠理开则洒然^⑤寒,闭则热而闷,其寒也则衰食饮^⑥,其热也则消肌肉^⑦,故使人怢栗^⑧而不能食,名曰寒热。

风气与^⑨阳明入胃,循脉而上至目内眦,其人肥则风气不得外泄,则为热中而目黄;人瘦则外泄而寒,则为寒中而泣出。

风气与太阳俱入,行诸脉俞,散于分肉之间,与卫气相干,其道不利,故使肌肉愤䐜^⑩而有疡,卫气有所凝而不行,故其肉有不仁也。疠者,有荣气热胕^⑪,其气不清,故使其鼻柱坏而色败,皮肤疡

溃,风寒客于脉而不去,名曰疠风,或名曰寒热。(《素问·风论》)

4202 以春甲乙伤于风者为肝风,以夏丙丁伤于风者为心风,以季夏戊己伤于邪者为脾风,以秋庚辛中于邪者为肺风,以冬壬癸中于邪者为肾风。风中五脏六腑之俞,亦为脏腑之风,各入其门户⑫所中,则为偏风⑬。风气循风府而上,则为脑风⑭。风入系头⑮,则为目风,眼寒。饮酒中风,则为漏风⑯。入房汗出中风,则为内风⑰。新沐中风,则为首风⑱。久风入中,则为肠风飧泄⑲。外在腠理,则为泄风⑳。故风者,百病之长也,至其变化乃为他病也,无常方,然致有风气也。帝曰:五脏风之形状不同者何?愿闻其诊及其病能。岐伯曰:肺风之状,多汗恶风,色皏然白㉑,时咳短气,昼日则差,暮则甚,诊在眉上,其色白。心风之状,多汗恶风,焦绝㉒善怒吓,赤色,病甚则言不可快㉓,诊在口,其色赤。肝风之状,多汗恶风,善悲,色微苍,嗌干善怒,时憎女子,诊在目下,其色青。脾风之状,多汗恶风,身体怠惰,四肢不欲动,色薄微黄,不嗜食,诊在鼻上,其色黄。肾风之状,多汗恶风,面痝然㉔浮肿,脊痛不能正立,其色炲㉕,隐曲不利㉖,诊在肌㉗上,其色黑。胃风之状,颈多汗恶风,食饮不下,膈塞不通,腹善满,失衣则䐜胀,食寒则泄,诊形瘦而腹大。首风之状,头面多汗恶风,当先风一日则病甚,头痛不可以出内,至其风日则病少愈。漏风之状,或多汗,常不可单衣,食则汗出,甚则身汗,喘息恶风,衣常濡,口干善渴,不能劳事。泄风之状,多汗,汗出泄衣上,口中干,上渍㉘,其风不能劳事,身体尽痛则寒。帝曰:善。(《素问·风论》)

4203 帝曰:善。有病身热解堕,汗出如浴,恶风少气,此为何病?岐伯曰:病名曰酒风㉙。帝曰:治之奈何?岐伯曰:以泽泻、术各十分㉚,麋衔㉛五分,合以三指撮㉜为后饭㉝。(《素问·病能论》)

【校注】

① 热中:此指风邪侵入人体,因腠理致密,邪气不得外泄而从热化,表现为身热、目黄的病症。

② 寒中:此指腠理疏松之人,感受风邪后,因风性疏泄,阳气外泄,因而出现寒性病变,表现为畏寒、泪出的病症。

③ 疠风:即今之麻风病。又称"大风""癞风""大麻风"。

④ 偏枯:指一侧肢体瘫痪,久则肌肉枯瘦,多见于中风后遗症。亦称"偏瘫""半枯""半身不遂"。

⑤ 洒(xiǎn)然:惊恐寒栗貌。

⑥ 其寒也则衰食饮:《素问吴注·第十二卷·风论》注:"寒则胃气凝滞,故衰少食饮。"

⑦ 其热也则消肌肉:《素问吴注·第十二卷·风论》注:"热则津液燥涸,故消瘦肌肉。"

⑧ 怢(tū)栗:形容突然战栗的样子。王冰注:"卒振寒貌。"

⑨ 与(yù):侵犯的意思。

⑩ 愤䐜(chēn):愤然高起肿胀的样子。

⑪ 热胕:因热导致皮肤腐烂。胕,同"腐"。

⑫ 门户:指五脏六腑之背俞穴。

⑬ 偏风:有两解,一是与"偏枯"同,指风邪中于人体左侧或右侧俞穴而导致的偏枯之症,王冰注:"随俞左右而偏中之,则为偏风。"二是指风邪偏中于人体某脏某部,亦谓之偏风。

⑭ 脑风:风邪由风府上入于脑而成脑风,可见剧烈头痛,甚则发热、神昏抽搐等症状。

⑮ 系头:即目系。

⑯ 漏风:酒后为风邪所中即为漏风,可见多汗,进食汗出,甚则全身大汗、喘息、口渴,不能操劳

等症状。

⑰ 内风：房事后汗出，为风邪所伤，而汗出恶风，则为内风。内，房内，指男女房事。

⑱ 首风：洗头的时候感受风邪，即为首风。沐，即洗头。

⑲ 肠风飧泄：风邪流连于胃肠之间不去，可见完谷不化之飧泄证。从热化则为大便下血之肠风证。

⑳ 泄风：风邪久留于腠理，腠理开泄，即为泄风，可见多汗，上半身尤甚，不能劳作，一身尽痛而寒冷等症状。

㉑ 胼（pěng）然白：浅白色。

㉒ 焦绝：指唇舌焦躁。《类经·十五卷·二十八》注："焦绝者，唇色焦躁，津液干绝也。"

㉓ 言不可快：舌强而语言不利索。

㉔ 痝（máng）然：浮肿的样子。

㉕ 炲（tái）：黑色。

㉖ 隐曲不利：指生殖机能衰退及小便不利等病变。隐曲，指前阴为隐蔽委曲之处。

㉗ 肌：《太素·卷第二十八·诸风状诊》作"颐"，可从。

㉘ 上渍：身半以上汗多如水浸渍。

㉙ 酒风：王冰注："饮酒中风者也，《风论》曰，饮酒中风则为漏风，是亦名漏风也。夫极饮者，阳气盛而腠理疏，玄府开发，阳盛则筋痿弱，故身体解堕也。腠理疏则风内攻，玄府发则气外泄，故汗出如浴也。风气外薄，肤腠复开，汗多内虚，瘅热熏肺，故恶风少气也，因酒而病，故曰酒风。"

㉚ 十分：十等分。此指配药时的比例，非重量单位。

㉛ 麋衔：即今之鹿衔草。

㉜ 三指撮：用三个指头撮取药末以计算药量。

㉝ 为后饭：先服药，后吃饭。

【临床应用】

（一）风的含义

《内经》中所论之风的含义有二：一指外风，即外感六淫之风邪；一指内风，为内脏功能失调而产生的类似风气的病理变化，《素问·风论》讨论的主要是指外风。《素问·风论》认为风邪引起的疾病有寒热、热中、寒中、疠风、偏枯（风）等，其宗旨是通过举例说明风具有"善行而数变"和"为百病之长"的特性。

（二）风证的临床分类

《素问·风论》有关风邪引起病证，可从以下四个方面进行归类。

1. 按风邪所中部位来分　头部受风为首风，又叫头风；风邪循督脉侵入脑髓，为脑风；风邪入脑侵犯目系，为目风；风犯腠理为泄风；风在五脏六腑则为"脏腑之风"，包括肺风、心风、肝风、脾风、肾风、胃风、肠风。

案1首风：罗谦甫治柏参谋，年逾六旬。春患头痛，昼夜不得休息。询其由，云近在燕京，初患头昏闷微痛，医作伤寒解之，汗后其痛弥笃，再汗之，不堪其痛矣，遂归。每过郡邑，必求治疗，医药大都相近。至今痛不能卧，且恶风寒而不喜饮食。罗诊之，六脉弦细而微，气短促，懒言语。《内经》云：春气者病在头，年高气弱，清气不能上升头面，故昏闷尔。且此症本无表邪，汗之过多，则清阳之气愈受亏损，不能上荣，亦不得外固，所以头痛楚而恶风寒，气短弱而憎饮食。以黄芪钱半，人参一钱，炙甘草七分，白术、陈皮、当归、白芍各五分，升麻、柴胡各三分，细辛、蔓荆子、川芎各二分，名之曰顺气和中汤。食后进之，一饮而病减，再饮而病却。（《名医类案·卷第六·首风》）

按：本案患者年逾六旬，正气本虚，精气衰少，加之外邪侵袭，无力抗邪。清阳不升，头无精气濡养，不荣亦痛，属首风范畴。时医不知扶正，妄用外解法，期望邪从汗出，不想邪气已深，发汗更伤其正，内外交忧，病情缠绵。罗谦甫见病知源，用扶正祛邪之法，选方顺气和中汤，辨证准确，用法巧妙，故而疗效迅捷。本案说明首风有虚有实，实者系风邪外袭，治当祛邪为先；虚者属体虚感受风邪，当补虚祛邪，标本同治。

2. 按发病诱因来分 饮酒感风为漏风；入房感风为内风；新沐感风为首风。

3. 按病证性质来分 热中：外感风邪从热而化，循足阳明胃经上蒸于两目，可见发热、目黄为主症，属于实热证。寒中：外感风邪从寒而化，以汗出、恶风、流泪为主症，属于虚寒病。

案2热中：孙文垣治王祖泉乃眷。朝饭后稍寒，恶风发热，遍身疼痛，汗大出不止，口中热，腹中不知饥，小水短，六脉皆涩。投以白芍五钱，白术二钱，桂枝、黄芩各一钱，甘草八分，二帖汗止，寒热除。（《续名医类案·卷四·伤风》）

按：本案患者发热伴有恶风，大汗出、口中有热但不饥、不渴，遍身疼痛、小便少而脉涩，仍风邪入侵太阳、卫表不固、阳明有热之候，当属《内经》"热中"之范畴，孙一奎以桂枝汤加减治疗。方中以桂枝祛风解表；白芍敛阴止汗，且防桂枝之温；白术补气固表止汗；阳明有热故去生姜之辛温，加黄芩以清热；甘草调和诸药，与白芍同用有缓急止痛之效。本案与阳明经证大热、大汗、大渴、脉洪大之白虎汤证迥异。

4. 按临床症状特点来分 怏栗、热而闷为"寒热"；鼻柱坏而色败，皮肤疡溃为"疠风"；多汗、汗出泄衣上、口中干，为"泄风"；外风引动内风，半身不遂，一侧偏瘫，久则肌肉枯萎为"偏风"；风邪入里，肠道功能失常，出现久泻伴见完谷不化称为飧泄；出现便血，称为肠风。

案3飧泄：昔有人病此者，腹中雷鸣泄注，水谷不分，小便涩滞，皆曰脾胃虚寒故耳。豆蔻、乌梅、罂粟壳、干姜、附子，曾无一效；中脘脐下，灸已数十，燥热转甚，小溲涸竭，瘦削无力，饮食减少。命予视之，余以谓《应象论》曰：热气在下，水谷不分，化生飧泄；寒气在上，则生䐜胀。而气不散，何也？阴静而阳动故也。诊其两手脉息，俱浮大而长，身表微热。用桂枝麻黄汤，以姜枣煎，大剂连进三服，汗出终日，至旦而愈。（《儒门事亲·卷二·凡在表者皆可汗式十五》）

按：本案患者腹泄日久，伴见完谷不化，遍用收涩、温中、大辛大热之品而无效。张子和独辟蹊径，依据患者脉俱浮大而长，身有微热，认为本病属于风邪入袭胃肠之间不去，肠道升清降浊功能失常，导致完谷不化，治以桂枝麻黄汤以解表发汗，宣通腠理，助脾升清，鼓舞阳气。本案重点是风邪羁留肠间日久，而未出现明显热化或寒化之象，故治疗以祛风为大法。

（三）酒风的概念与治疗

《内经》认为酒风的主要症状是身热、肢体倦怠、大汗如浴、恶风少气。患者素常嗜酒，湿热内生，以致筋脉不收而肢体解堕，倦怠无力；湿热熏蒸，则汗出如浴；汗多则卫气虚而恶风；热则火壮，"壮火食气"，耗伤人体真气，故气衰而见少气等症。

《素问·病能论》提出泽泻饮治疗酒风。泽泻味甘、寒、平,能渗利湿热,主治风湿、益气;术即白术,味甘苦、气温,能补中、燥湿、止汗;糜衔,又称薇衔,即鹿衔草。关于鹿衔草的功效,一般认为性温,归肝、肾经,功能祛风除湿,补肾健骨。但现代药理研究表明本品含有黄酮类、萜类等多种生物活性成分,具有抗炎、抗感染、保护心血管等作用,"国医大师"夏桂成通过长期临床实践认为鹿衔草具有清热除湿之功,可见"清热除湿"应当是鹿衔草的主要功效。《内经》在泽泻饮的服用上提出了"为后饭"的方法,即先服药后吃饭,这是我国对服药时间的最早记载。《金匮要略》在本方的基础之上,去鹿衔草,名泽泻汤,治"心下有支饮,其人苦眩冒",今人多以泽泻汤为基本方治疗内耳眩晕。

案4酒风:身热解㑊,恶风汗出如雨,喘渴,不任劳事,《内经》谓漏风症。此饮酒汗出当风,邪留腠理也。白术,泽泻,鹿衔草,新会皮。(《叶氏医案存真·卷二》)

按:本案患者饮酒导致身热解㑊,恶风汗出如雨,喘渴,不任劳事,正是《内经》所谓酒风之候,故叶天士以《内经》中的泽泻饮加味治疗。

【原文】

4204 帝曰:劳风①为病何如?岐伯曰:劳风法在肺下,其为病也,使人强上冥视②,唾出若涕③,恶风而振寒,此为劳风之病。帝曰:治之奈何?岐伯曰:以救俯仰④。巨阳引精者三日,中年者五日,不精者七日,咳出青黄涕,其状如脓,大如弹丸,从口中若鼻中出,不出则伤肺,伤肺则死也。(《素问·评热病论》)

4205 黄帝曰:人有热,饮食下胃,其气未定⑤,汗则出,或出于面,或出于背,或出于身半,其不循卫气之道而出何也?岐伯曰:此外伤于风,内开腠理,毛蒸理泄,卫气走之,固不得循其道,此气慓悍滑疾,见开而出,故不得从其道⑥,故命曰漏泄⑦。(《灵枢·营卫生会》)

4206 帝曰:诸水皆生于肾乎?岐伯曰:肾者牝藏也,地气上者属于肾,而生水液也,故曰至阴⑧。勇而劳甚则肾汗出⑨,肾汗出逢于风,内不得入于脏腑,外不得越于皮肤,客于玄府,行于皮里,传为胕肿,本之于肾,名曰风水。所谓玄府者,汗空也。(《素问·水热穴论》)

【校注】

① 劳风:《太素·卷第二十五·热病说》注:"劳中得风为病,名曰劳中,亦曰劳风。"

② 强上冥视:王冰注:"头项强而视不明也。"强上,指头项强直而俯仰不能自如;冥视,目视物不明。

③ 唾出若涕:唾出痰液若鼻涕一样黏稠,此系肺中津液被风热煎灼所致。

④ 以救俯仰:指通利气道,使呼吸畅通。

⑤ 其气未定:指水谷虽入于胃中,但尚未化生出精气。

⑥ 故不得从其道:《类经·十六卷·五十四》注:"风为阳邪,有外热也。热食气悍,因内热也。热之所聚,则开发腠理,所以毛蒸理泄而卫气走之,故不循其常道也。"

⑦ 漏泄:《灵枢注证发微·卷之二·营卫生会》注:"外伤于风,得热饮食,以致内开腠理,毛蒸

理泄,卫气已循分肉而走之,此热饮食之气慓悍滑疾,见腠理之开,而遂出为汗,不得从卫气之道也,名之曰漏泄耳。"

⑧ 地气上者属于肾,而生水液也,故曰至阴:人身之中,凡由下部上升的水气均由肾气所化生,如地气上为云一样,地为阴,肾亦为阴,故曰至阴。

⑨ 勇而劳甚则肾汗出:王冰注:"勇而劳甚,谓力房也。"又《素问·经脉别论》云:"持重远行,汗出于肾。"皆可参。

【临床应用】

(一) 劳风

1. 劳风的病因病机　劳风是因劳而虚,风邪乘虚侵袭,表邪未解,又入里化热,致使肺失清肃,痰热壅滞。因里热不除,痰热壅盛会出现痰阻气道之危候。人体受风寒所袭,邪伤卫分而出现表证,可见恶风振塞,强上冥视;卫分不解,内舍于肺,化热内壅,致肺气不利,气不布津,痰涎内生,可见咳嗽痰多、气喘胸满等证。痰热壅肺进一步发展,可致肉腐生脓,出现咳出青黄色脓痰,大如弹丸,从口中或鼻中而出。若患者无力咳出,脓痰可拥堵呼吸道而致死。

2. 劳风的治疗　《内经》认为劳风的治疗主要有两个方面:第一"以救俯仰",即通过宣肺利气,排除痰液,保持气道畅通,积极救治呼吸困难;第二"巨阳引",即要注意祛散在表之邪,通利经气。两方面同时并举,使表里内外邪气俱解,这是热病变证表里双解的典型范例。这种全面认识疾病情况,并在治疗时采取表里同治、多方兼顾的思路,给后世医家以启示。后世在此基础上创立了诸多表里双解的方剂。

《金匮要略》云:"肺痈,喘不得卧,葶苈大枣泻肺汤主之。""咳而胸满,振寒脉数,咽干不渴,时出浊唾腥臭,久久吐脓如米粥者,为肺痈,桔梗汤主之。"又云:"肺痈胸满胀,一身面目浮肿,鼻塞清涕出,不闻香臭酸辛,咳逆上气,喘鸣迫塞,葶苈大枣泻肺汤主之。""风舍于肺,其人则咳,口干喘满,咽燥不渴,多唾浊沫,时时振寒。热之所过,血为之凝滞,蓄结痈脓,吐出米粥。始萌可救,脓成则死。"从《金匮要略》中对肺痈的描述可知,《内经》中劳风病与肺痈的初期表现极为相似的。因此治疗劳风可酌情选用《金匮要略》中的桔梗汤、葶苈大枣泻肺汤。

案5劳风:咳嗽吐出青黄之痰,项强恶风音烁,寒热分争,是名劳风。服秦艽鳖甲而更甚者,当进一层治之。柴前连梅煎:柴胡,前胡,黄连,乌梅,薤白,猪胆汁,童便,猪脊髓。附秦艽鳖甲煎:秦艽,鳖甲,地骨皮,柴胡,青蒿,归身,知母,乌梅。邓评:进秦艽鳖甲而更甚,易是方而见效,同有柴、梅二味。其效验必在前胡能疏风痰,黄连能泄木火也。再诊:进前方咳嗽大减,所出之痰,仍见青黄之色,身热虽轻,咽中苦痛,脉形弦细数。风邪未尽,中下两虚,制小前方之外,参入猪肤法,一治身热,一治咽痛。柴前连梅煎合猪肤汤加党参、花粉。原注:此方治伤风不醒成劳,比秦艽鳖甲又进一层。其见证每以咳吐黄绿青痰为据。邓按:一治身热,指柴胡、连、梅说,足见治此方之要旨,不仅在咳吐青黄痰也。今身热虽轻,反加咽中苦痛,大都阴气内竭,恐归不治。孙评:热虽轻而咽痛,邪因敛而入肺,变证起矣。先生用此方想曾有损症,近者曾效过,遂一概用之,误事不小。(《增评柳选四家医案·评选继志堂医案上卷·咳喘门》)

按:本案患者咳吐青黄之痰,项强恶风,寒热往来,咽部烧灼感,仍肺中痰火,诊为劳风。曹仁伯以柴前连梅煎治疗,方中柴胡、前胡、黄连、猪胆汁、童便清热降火化痰;猪脊髓补精髓,益肾阴;

乌梅敛肺,以收肺气;薤白通阳理气、宽胸,防止诸药寒凉太过导致格拒。方症相合,服后咳嗽大减。二诊更加入天花粉、猪肤汤以清肺养阴,治疗虚火咽痛。劳风以痰热为主,治疗以清热化痰为要,而秦艽鳖甲散主治阴亏血虚之骨蒸壮热、肌肉消瘦、唇红颧赤、困倦盗汗等虚热之证,故前医用之治疗后病情加重。从病情分析,初诊时宜去猪脊髓,加苇茎汤、桔梗汤清热排痰,疗效更佳。

3. 劳风的预后　劳风的预后,与两个方面有关:第一,与人体精气盛衰,年龄大小有关。年轻气血旺盛体质强壮者,正气充足,邪气容易祛除,故病易愈,病程短,预后好;年老体弱,气血不足者,正气亏虚,邪易乘虚内陷,故病难治,病程长,预后不良。第二,与能否及时排除脓痰有关。痰出邪去则正安;否则,痰阻气道,脓浊蕴结,伤肺而死。

(二)漏泄

1. 漏泄的病因病机　漏泄是风邪外袭,腠理开泄,卫气不能卫护皮肤而汗液外出的病症。以汗出如漏,且无定处为其特征。

2. 漏泄的治疗　以风邪入侵为主可选桂枝汤。以卫气虚衰,不能固表,致使腠理疏松,汗孔开阖无度,营阴失固,汗液外泄,可选黄芪建中汤。

案6汗症:某年夏,治一同乡杨兆彭病。先,其人畏热,启窗而卧,周身热汗淋漓,风来适体,乃即睡去。夜半,觉冷,覆被再睡,其冷不减,反加甚。次日,诊之,病者头有汗,手足心有汗,背汗不多,周身汗亦不多,当予桂枝汤原方:桂枝三钱,白芍三钱,甘草一钱,生姜三片,大枣三枚。又次日,未请复诊。后以他病来乞治,曰:"前次服药后,汗出不少,病遂告瘥。药力何其峻也?"然安知此方乃吾之轻剂乎?(《经方实验录·上卷·桂枝汤证其二》)

按:本案患者因天热出汗,毛孔大开,腠理疏松,开窗而卧,外风中其毛孔,风性开泄,故见头、手足心有汗、背及周身亦有汗,曹颖甫予《伤寒论》桂枝汤原方治疗,方证相应,药到病除。本案虽然汗出不多,但与《素问·营卫生会》所云"或出于面,或出于背,或出于身半,其不循卫气之道而出"之漏泄症状相似,且病机一致。

(三)风水

1. 风水的病因病机　风水病名,始见于《内经》。在《内经》《金匮要略》《诸病源候论》中都有对风水病因病机的论述,但三者论述的内容各不相同。《素问·水热穴论》云:"勇而劳甚,则肾汗出,肾汗出逢于风,内不得入于脏腑,外不得越于皮肤,客于玄府,行于皮里,传为胕肿,本之于肾,名曰风水。"这里指的是劳累或房劳过度,则汗出于肾,遇风邪所袭,汗孔骤闭,离脏之汗向内不能回到脏腑,向外不能排泄于皮肤,留滞于肌腠,最后形成水肿,而其本源在于肾,风为其病因,故称为风水。《素问·评热病论》云:"病名曰风水,论在《刺法》中,愿闻其说。阴虚者,阳必凑之,故少气时热而汗出也。小便黄者,少腹中有热也。不能正偃者,胃中不和也。正偃则甚,上迫肺也。诸有水气者,微肿先见于目下也。"这是指肾阴不足,风阳之邪乘虚侵入,导致水气内停而出现风水的病机。可见《内经》论风水多侧重在肾,风邪为其诱因。

《金匮要略·水气病脉证并治》云:"脉浮而洪,浮则为风,洪则为气。风气相搏,风强则为隐疹,身体为痒,痒为泄风,久为痂癞;气强则为水,难以俯仰。风气相击,身体洪肿,汗出乃愈,恶风则虚,此为风水。"尤怡注:"风气相搏,风强则气从风而浸淫肌体,故为隐疹;气强则风从气而鼓涌水液,故为水。风气并强,两相搏结,而水液从之,则为风水。"

《诸病源候论·风水候》云："风水病者,由脾肾气虚弱所为也。肾劳则虚,虚则汗出,汗出逢风,风气入内,还客于肾,脾虚又不能制于水,故水散溢皮肤,又与风湿相搏,故云风水也。"

从上述论述可以看出,《内经》所述风水本源在肾,《金匮要略》所述风水本源则与肺相关,《诸病源候论》论述风水与脾肾相关。总之,风水的发生主要因外感风邪,内舍于肺,肺不能通调水道,肾不能气化水液,风水相搏,水湿散于肌肤所致。因其影响部位不同,分为不同证型。

2. 风水的辨治　临床上,风水常见证型有热证、寒证、虚证三种。① 热证:临床见目窠肿,四肢浮肿按之凹陷不起,发热,恶风,时汗出,口干苦,小便黄,身体沉重,纳差,不能平卧,卧则咳嗽,女子可有闭经,脉浮数。以疏风解表,清热利水为治则。方选越婢加术汤加减。药物可选用麻黄、石膏、生姜、大枣、甘草、白术、猪苓、泽泻等。② 寒证:临床见目窠肿,四肢关节疼痛,发热、无汗、恶风、口不渴,脉浮紧。当以发汗行水、温阳化气为治则,方选五苓散加麻黄、甘草汤。药物可选用麻黄、甘草、茯苓、猪苓、泽泻、白术、桂枝等。③ 虚证:临床可见目窠肿,四肢肿,身重,汗出,恶风,疲乏无力,易感冒,脉浮等。当以益气固表,祛风利水为治则,方选防己黄芪汤。

案7风水:李时珍治一人妻,自腰以下肿,面目亦肿,喘急欲死,不能伏枕,大便溏滞,小便短少,服药罔效。其脉沉而大,沉主水,大主虚,乃病后冒风所致,是名风水也。用《千金》神秘方加麻黄,一服喘定十之五。再以胃苓汤吞深师薷术丸,二日小便长,肿消十之七,调理数日全安。(《续名医类案·卷十三·肿胀》)

按:本案患者全身浮肿,气喘不得卧,大便溏滞,小便短少。李时珍诊为风水,用《千金》神秘方加麻黄主之。《千金》神秘方由橘皮、生姜、紫苏、人参、五味子组成,主治气上不能卧,麻黄宣肺解表,利水消肿,是治疗风水之主药。药证相符,故一服喘定十之五。再用胃苓汤与深师薷术丸二方健脾燥湿、利水消肿,调理数日病即痊愈。胃苓汤出自《丹溪心法》,由苍术、厚朴、陈皮、甘草、茯苓、白术、泽泻、猪苓、桂枝、生姜、大枣等组成,具有运脾燥湿、和中利湿之效。深师薷术丸出自《外台秘要》卷二十引《深师方》,由香薷、白术组成,具有祛风除湿健脾之功,用于治疗风水。

【原文】

4207 凡治消瘅①仆击,偏枯痿厥,气满发逆②,甘肥贵人,则膏粱之疾也。(《素问·通评虚实论》)

4208 偏枯③,身偏不用而痛,言不变,志不乱,病在分腠之间,巨针④取之,益其不足,损其有余,乃可复也。痱⑤之为病也,身无痛者,四肢不收,智乱不甚,其言微知⑥,可治,甚则不能言,不可治也。(《灵枢·热病》)

4209 络之与孙脉俱输于经,血与气并,则为实焉。血之与气并走于上,则为大厥,厥则暴死⑦,气复反则生,不反则死。(《素问·调经论》)

4210 内夺⑧而厥,则为喑俳⑨,此肾虚也。少阴不至者,厥也。(《素问·脉解》)

4211 胃脉沉鼓涩,胃外鼓大⑩,心脉小坚急⑪,皆膈偏枯⑫。(《素问·大奇论》)

4212 春脉如弦……其气来实而强,此谓太过……太过则令人善忘⑬,忽忽眩冒而巅疾⑭。(《素问·玉机真藏论》)

【校注】

① 消瘅：病名，即消渴。消，津液消耗而瘦；瘅，内热之义。

② 气满发逆：《素问吴注·第八卷·通评虚实论》注："气满，气急而粗也。发逆，发为上逆也。"

③ 偏枯：属中风的一种，证以一侧肢体偏瘫或不能随意运动为主，故又称半身不遂。因久病患肢比健侧枯瘦，麻木不仁，故名偏枯。

④ 巨针：即《九针十二原》中九针之第九种大针。

⑤ 痱(féi)：风病的一种，又称风痱。它与偏枯都可出现肢体不能随意运动的症状，但二者是有区别的，偏枯是半身不遂而痛，神志清楚；痱病是四肢不能收引，身体无疼痛，并有意识障碍。《医学纲目·卷之十·中分浅深》云："痱，废也。痱即偏枯之邪气深者。痱与偏枯是二疾，以其半身无气荣运，故名偏枯；以其手足废而不收或名痱，或偏废，或全废，皆曰痱也。"

⑥ 其言微知：指其言语尚能勉强辨识。

⑦ 暴死：突然昏死过去。

⑧ 内夺：房劳过度而精气耗脱。《素问吴注·第十三卷·脉解》注："内，谓房劳也；夺，耗其阴也。"

⑨ 喑俳：指音哑不能说话，四肢瘫痪不能运动的病证，多由肾精亏损，肾气厥逆所致。《黄帝素问直解·卷之四·脉解》注："瘖俳者，口无言而四肢不收，故曰此肾虚也。"俳，通"痱"。

⑩ 胃脉沉鼓涩，胃外鼓大：胃脉沉取，搏动中带涩象，浮取搏动中带有虚大之象。《类经·六卷·二十四》注："沉鼓涩，阳不足也。外鼓大，阴受伤也。"

⑪ 心脉小坚急：《类经·六卷·二十四》注："小坚而急，阴邪胜也。"

⑫ 皆膈偏枯：《类经·六卷·二十四》注："胃为水谷之海，心为血脉之主，胃气既伤，血脉又病，故致上下否膈，半身偏枯也。"膈，指阻隔不通。

⑬ 善忘：王冰注："忘，当为'怒'字之误也。《灵枢经》曰：肝气实则怒。"新校正："按《气交变大论》云：木太过，甚则忽忽善怒，眩冒颠疾。则'忘'当作'怒'。"此说可参。

⑭ 眩冒而巅疾：王冰注："眩，谓目眩，视如转也。冒，谓冒闷也。"巅疾，头顶疾病。

【临床应用】

(一) 中风的概念

中风是以猝然昏倒、不省人事、半身不遂、口眼歪邪为主症，病轻者可无昏仆，而仅见口眼歪邪及半身不遂等症状的一种疾病。《内经》很多篇中均有对中风病之病因、病机与临床表现的记载，奠定了后世中风病理论与临床之基础。

(二) 中风之病因

1. 外风入中　《内经》认为外界风邪侵袭人体可致半身不遂之中风。如《素问·风论》云，"风之伤人也……或为偏枯，或为风也，其病各异，其名不同，或内至五脏六腑"，"风中五脏六腑之俞，亦为脏腑之风。各入其门户所中，则为偏风"，提出风邪从脏腑之背俞，偏中于人体，使偏侧经脉阻滞，气血不畅，筋脉失于营养，而出现半身麻木、运动失灵，不能随意运动之半身不遂证。

2. 情志失调　情志失调，可以导致体内气血逆乱，而致中风。肝在志为怒，怒则气上，迫使血液上逆，血液郁滞于上，扰乱神明，故令人猝然昏倒、不省人事。

3. 劳倦过度　《内经》认为过度操劳，可动其阳，使阳气鸱张亢盛，当夏季炎热之时，阳气更盛，内外皆热,火益炽而精益亏,孤阳厥逆。此外房劳过度,亦可使人体内阴精亏损而致中风。

4. 饮食不节　患者平素嗜食肥甘醇酒,肥者热盛,热蓄于内,则多伤阴;甘者中满,脾胃气滞,气滞则血流不畅,病久则气血逆乱,而致中风。

案8中风:运使王公叙搃,自长芦罢官归里,每向余言,手足麻木而痰多。余谓公体本丰腴,又善饮啖,痰流经脉,宜搏节为妙。一日忽昏厥遗尿,口噤手拳,痰声如锯,皆属危证,医者进参、附、熟地等药,煎成未服。余诊其脉,洪大有力,面赤气粗,此乃痰火充实,诸窍皆闭,服参附立毙矣。以小续命汤去桂、附,加生军一钱,为末,假称他药纳之,恐旁人之疑骇也。戚党莫不哗然,太夫人素信余,力主服余药。三剂而有声,五剂而能言,然后以消痰养血之药调之,一月后步履如初。(《洄溪医案·中风》)

按:本案患者平时不注意饮食节制,肥胖,手足麻木,痰多,突然昏厥遗尿,口噤手拳,痰声如锯。前医见患者遗尿口噤,误认为阳气暴脱,欲以人参、附子、熟地温阳固脱。徐灵胎认为此属痰火充实,诸窍皆闭,仍中脏腑之阳闭。治疗以祛风清热,化痰攻腑为大法。以小续命汤去桂枝、附子加生军治疗。小续命汤由麻黄、桂枝、防风、防己、杏仁、黄芩、人参、甘草、大枣、川芎、白芍、大附子、生姜组成,具有祛风、化痰、温阳、活血、化瘀之功。本案患者痰热偏重,故徐灵胎去温阳之桂枝、附子,加生军(生大黄)以加强其泻热通腑之效,痰火一降,清窍自开,故三剂而有声,五剂而能言。此案说明肥胖与饮食不节是引起中风的重要因素,故《素问·通评虚实论》云:"凡治消瘅仆击、偏枯痿厥,气满发逆,甘肥贵人则膏粱之疾也。"

(三)中风之病机

《内经》认为中风的产生主要是由于上述多种原因导致体内气血、阴阳的失调、脏腑功能的失衡,进而引起体内气血逆乱于脑所致。

1. 中风病的病位　脑具有主宰精神、意识思维活动的功能。人的精神活动主要由脑所支配。中风病引起的猝然昏倒、不省人事等临床表现乃是由于各种原因导致体内气血逆乱于脑所致。如《素问·玉机真藏》云:"春脉如弦……其气来实而强,此谓太过……太过则令人善忘,忽忽眩冒而巅疾也。"

2. 中风与脏腑的关系　《内经》认为心、胃、肝、肾功能失常皆可导致中风而引起偏枯。如《素问·脉解》云"内夺而厥,则为喑俳,此因肾虚所致",提出了因肾虚可致昏迷、不能言语及四肢运动失常。《素问·大奇论》云"胃脉沉鼓涩,胃外鼓大,心脉小坚急,皆膈偏枯",认为心胃二脏在中风发病中具有重要意义。

除上述脏腑外,《内经》认为肝脏与中风的关系密切。《素问·至真要大论》"诸风掉眩,皆属于肝",认为大凡风证出现震颤动摇、眩晕者多与肝有关。《医学正传》(丹溪活套)云"眩运者,中风之渐也'",可见肝脏功能失调在中风病的发病中起着重要作用。肝脉会于巅顶,藏血,为风木之脏,风胜则动。故无论是外风引动内风;还是肾阴亏虚,水不涵木,肝气上逆;或是情志失调,肝阳上亢,皆可引起肝脏所藏之血上逆,或阻滞脑络,形成缺血性中风;或溢出脉外,形成出血性中风。

《内经》内伤致病的观点,对后世医家探讨中风的病机影响极大。如刘河间提出"心火爆盛,肾水虚衰不能制之";李东垣强调"本气自虚";朱丹溪云"湿土行痰,痰生热,热生风"。清代叶天士进一步指出"其中风,风从外来,亦由内虚","肝为风脏,因精血衰耗,水不涵木,木少滋养,故肝阳偏亢,内风起时,治宜滋液息风,濡养营络,补阴潜阳",强调肝肾阴亏,肝阳上亢为中风之关键病机。

上述各医家的论述,从不同角度丰富和发展了中医对中风病的认识,至今仍有效地指导中医临床辨证立法。

案9中风: 人有素性好饮,两臂作痛,服祛风治痰药更加麻木,痰涎愈盛,体软筋弛,腿膝拘痛,口噤语涩,头目晕重,口角流涎,身如虫行,搔起白屑,人以为中风之症已成也,谁知是脾气之不足乎。凡人后天,全藉饮食之补益。若饮食过多,反伤脾气,何能受益。况酒能散人真气,少饮则益,多饮则损,日日贪杯,脏腑之间,无非糟粕之气,欲真气之无伤得乎。故体软筋弛,脾虚不能运也;痰涎加盛,脾虚不能化也;腿膝拘痛,脾虚不能行也;口噤语涩,脾虚气难接也;头目晕重,脾虚气难升也;至于流涎、起屑,一则脾虚而不能摄,一则脾虚而不能润也。以上诸症,总皆脾气亏损之故(世人中风,多是脾气虚寒。故一作风治,重耗胃气。胃虚而脾益虚,乌得而不死乎)。方用六君子汤加味治之。人参五钱,白术一两,甘草一钱,半夏二钱,陈皮五分,附子三分,茯苓三钱。连服十剂而愈。(《辨证录·卷之二·中风门》)

按: 患者两臂麻木作痛,口噤语涩,头目晕重,口角流涎,身如虫行,似风痰之象,然服祛风化痰药病情加剧。陈士铎通过仔细审察,发现了其中的端倪。患者平素好饮酒,好饮贪杯必伤脾胃,脾伤则不能运,痰湿内生,病证丛生。前医给予祛风化痰药治疗后病情加重,因驱风化痰之剂多耗气伤阴之品,使本气更虚,故麻木更甚。治当健脾益气,方用六君子汤加附子。六君子汤乃四君子汤加陈皮、半夏组成,四君子汤健脾益气,陈皮理气散逆,半夏燥湿除痰,附子温阳。本案病机属脾虚生痰,风挟痰湿,上蒙神窍,闭阻经络。本案属于内风范畴,治疗当以调节脏腑阴阳为要,防止内风发生,切不可误作外风,重用驱风之品,耗损正气,加重病情。

3. 中风与气血阴阳 《素问·阴阳别论》云:"三阴三阳发病,为偏枯痿易,四肢不举。""痿易"即萎废而不能如常之动作。三阳为太阳,三阴为太阴,太阳为诸阳之主,多气多血之经;太阴主四肢而运化水谷精微。太阳太阴虚弱则人体气血虚弱,气血虚弱不能营养四肢,可发生半身不遂证。

气血阴阳的虚弱亦是外风入侵的基础。《素问·通评虚实论》云"邪之所凑,其气必虚",因此机体只有在血气虚弱的情况下,才有可能感受风邪而致中风。

气血逆乱是中风发病导致神志昏迷的关键。《内经》认为肝主升发,如肝气升发太过,肝所藏之血随肝气上逆于脑,扰乱神明,则可导致中风昏迷。故《素问·调经论》云:"血与气并则为实焉,血之与气并走于上,则为大厥。"《素问·生气通天论》亦云:"血郁于上,则为薄厥。"

《内经》关于气血逆乱导致中风的观点,对现代中医临床实践影响极大。随着医学的进步,人们逐步认识到气血逆乱是中风发病的重要因素,并提出无论是中风的急性期,还是在中风的恢复期,均宜从气血方面进行治疗。

(四)中风的临床症状

《内经》对中风的描述基本上涵盖了临床中风各阶段的常见症状,根据中风病程的阶段性,将其所述归纳如下。

1. 中风急性期症状 ① 真头痛:为头痛持久而遍及全头部,多属于脑实质性病变,与蛛网膜下腔出血引起的颅内压增高而致的头痛相似,为危重病症。用真头痛来描述中风引起的头痛,提示疾病的危重性,具有重要的临床意义。② 神志不清:《内经》常称为"不知人",即不知人事之意。如《素问·厥论》云:"厥或令人腹满,或令人暴不知人。"《素问·生气通天论》在描述煎厥发病的症状时云：“目盲不可以视，耳闭不可以听，溃溃乎若坏都，汩汩乎不可止。”即中风后神志不清，目不能视，耳不能听，来势迅速。③ 突然跌倒：《内经》称突然跌倒有“仆击”“僵仆”“徇仆”等。《素问·厥论》云：“巨阳之厥，则肿头重，足不能行，发为徇仆，太阳厥逆，僵仆。”《灵枢·九宫八风》云：“其有三虚而偏中于邪风，则为击仆偏枯矣。”《灵枢·五纪》云：“气……乱于头，则为厥逆，头重眩仆。”④ 呕血、大便失禁：《素问·厥论》云：“太阳厥逆……呕血善衄。”《素问·举痛论》云：“怒则气上，甚则呕血及飧泄。”以上诸症与中风中脏腑部分临床表现极为相似。

2. 中风后遗症　《内经》对中风急性期过后的后遗症，亦有较多记载。① 半身不遂：《素问·生气通天论》云：“有伤于筋，其若不容”，“风之伤人也……或为偏枯”。② 语言不利：《灵枢·五阅五使》云：“心病者，舌卷短。”《素问·脉要精微论》云：“心脉搏坚而长，当病舌卷不能言。”③ 口僻：即口歪不正，乃由于中于风邪，经脉拘挛或纵缓所致。《灵枢·经脉》云：“胃足阳明之脉……是主血所生病者……口僻”，“足阳明之筋……其病……卒口僻……”

（五）中风的分类、治疗及预后

《灵枢·热病》云：“偏枯、身偏不用而病，言不变，志不乱，病在分腠之间，巨针取之，益其不足，损其有余，乃可复也。”“痱之为病也，身无痛苦，四肢不收，智乱不甚，其言微知，可治；甚则不能言，不可治也。”即中风病有中经络、中脏腑之分；中脏腑又有闭证、脱证之分，其共同的特点是意识障碍。这种分类方法是后世中风分型的理论基础，对临床判断预后、指导立法具有重大的指导价值。如张仲景在《金匮要略》云：“邪在于络，肌肤不仁；邪在于经，即重不胜；邪入于腑，即不识人；邪入于脏，舌即难言，口吐涎。”

案 10 喑痱：张安抚，年六十余。己未仲冬患风证，半身不遂，语言謇涩，心神昏愦，烦躁自汗，表虚恶风，如洒冰雪，口不知味，鼻不闻香臭，闻木音则惊怖，小便频多，大便结燥。若用大黄之类下之，平日饮食减少，不敢用。不然则满闷，昼夜不得寐。约三月余，凡三易医，病全不减。至庚申三月（下后），又因风邪，加之痰嗽，嗌干燥，疼痛不利，唾多，中脘气痞似噎。予思《内经》有云：风寒伤形，忧恐忿怒伤气，气伤脏乃病，脏病形乃应。又云：人之气，以天地之疾风名之。此风气下陷入阴中，不能生发上行（气不能升），则为病矣。又云：形乐志苦，病生于脉，神先病也，邪风加之。邪入于经，动无常处（动有常，则知邪不入经），前证互相出见，治病必求其本，邪气乃服。论时月则宜升阳，补脾胃，泻风木（仲冬至季春），论病则宜实表里，养卫气，泻肝木，润燥，益元气，慎喜怒，是治其本也。以柴胡、黄芪各五分，升麻、当归、甘草（炙）各三分，半夏、黄柏酒洗、黄芩、人参、陈皮、芍药各二分，名曰加减冲和汤，煎服。自汗，加黄芪五分；嗽，加五味子二十粒。夜不得寐，乃心事烦忧，心火内动，上乘阳分，卫气不得交入阴分使然也，以朱砂安神丸服之。由是昼亦得睡，此风中腑兼中脏也。（《名医类案·卷第一·中风》）

按：本案患者年事已高，正气亏虚。遇冬季寒气，受寒风外袭，风邪袭表，所以表现为头痛、发热、汗出、恶风、脉浮缓的表证。中气本虚，运化无力，又加外风引动，饮停为痰，痰瘀阻络，气血瘀滞发为内风，症见半身不遂，语言謇涩，心神昏愦，烦躁自汗。患者虽大便不下，但不宜急于攻里，因病人虚不任攻，应先补其虚兼以清热养阴，故用冲和汤加减治疗。方中人参、黄芪、炙甘草补内外之气；陈皮健脾理气，配合半夏化痰清中；芍药甘草酸甘化阴；柴胡、升麻升举下陷之阳气，阳气得升则头目得养；黄芩、黄柏清肠道之积热以顾护阴液。

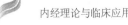

第三节

痹病理论与临床应用

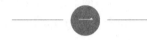

【原文】

4301 黄帝问曰：痹之安生？岐伯对曰：风寒湿三气杂至^①，合而为痹也。其风气胜者为行痹，寒气胜者为痛痹，湿气胜者为著痹也。帝曰：其有五者何也？岐伯曰：以冬遇此者为骨痹，以春遇此者为筋痹，以夏遇此者为脉痹，以至阴遇此者为肌痹，以秋遇此者为皮痹^②。

帝曰：内舍^③五脏六腑，何气使然？岐伯曰：五脏皆有合，病久而不去者，内舍于其合也。故骨痹不已，复感^④于邪，内舍于肾。筋痹不已，复感于邪，内舍于肝。脉痹不已，复感于邪，内舍于心。肌痹不已，复感于邪，内舍于脾。皮痹不已，复感于邪，内舍于肺。所谓痹者，各以其时重感于风寒湿之气也。（《素问·痹论》）

4302 阴气者，静则神藏，躁则消亡^⑤，饮食自倍，肠胃乃伤。淫气^⑥喘息，痹聚在肺；淫气忧思，痹聚在心；淫气遗溺，痹聚在肾；淫气乏竭^⑦，痹聚在肝；淫气肌绝^⑧，痹聚在脾。（《素问·痹论》）

4303 帝曰：荣卫之气亦令人痹乎？岐伯曰：荣者，水谷之精气也，和调于五脏，洒陈于六腑，乃能入于脉也，故循脉上下，贯五脏，络六腑也。卫者，水谷之悍气也，其气慓疾滑利^⑨，不能入于脉也，故循皮肤之中，分肉之间，熏于肓膜，散于胸腹，逆其气则病，从其气则愈，不与风寒湿气合，故不为痹。（《素问·痹论》）

【校注】

① 杂至：杂合而至。

② 骨痹、筋痹、脉痹、肌痹、皮痹：合称五体痹，系因在五体对应季节感受风寒湿邪导致的痹病。《素问集注·第五卷·痹论篇》注："皮肉筋骨，五脏之外合也。五脏之气合于四时五行，故各以其时而受病，同气相感也。"

③ 舍：《类经·十七卷·六十七》注："舍者，邪入而居之也。"

④ 复感：反复感受之意。

⑤ 静则神藏，躁则消亡：静指安静恬淡，神藏即神气内藏；躁指躁扰不宁，消亡即耗散消亡。《类经·十七卷·六十七》注："人能安静，则邪不能干，故精神完固而内藏，若躁扰妄动，则精神耗散，神志消忘，故外邪得以乘之，五脏之痹因而生矣。"

⑥ 淫气：指五脏失和之气。淫为过度、不正之意。

⑦ 乏竭：疲乏力竭之意。

⑧ 肌绝：指肌肉极度瘦削。

⑨ 慄疾滑利：指卫气循行时急速流利。

【临床应用】

(一) 痹病的概念

痹，痹阻、闭塞之义。《内经》中痹的含义主要有二：一指痹病，即《素问·痹论》讨论的由风寒湿三气侵犯人体，闭阻经络，气血不能畅行，引起肌肉、筋骨、关节等酸痛、麻木、重着、伸屈不利，甚或关节肿大灼热等为主要临床表现，并可传变至脏腑，导致脏腑气血运行不畅的疾病。一指病机，凡因邪气导致的气血闭塞不通一类疾病皆称为痹，既包括风寒湿邪气侵犯所致的痹病，亦包括其他原因导致的脏腑气血津液闭塞不通的病证，如胸痹心痛病。

案1痹病：汪左。风寒湿三气杂至，合而为痹，风胜为行痹，寒胜为痛痹，湿胜为着痹。髀骨酸痛，入夜尤甚，亦痹之类。脉象沉细而涩，肝脾肾三阴不足，风寒湿三气入络。与宿瘀留恋，所以酸痛入夜尤甚也。拟独活寄生汤加味。全当归二钱，西秦艽二钱，浓杜仲三钱，云茯苓三钱，大白芍二钱，青防风一钱，川独活一钱，五加皮三钱，紫丹参二钱，川桂枝四分，桑寄生三钱，嫩桑枝四钱，炙甘草五分，小活络丹一粒(人煎)，怀牛膝二钱。(《丁甘仁医案·卷五·痿痹案》)

按：本病患者大腿骨酸痛，夜间加重，脉沉细涩。丁甘仁诊断为痹病，证属肝脾肾阳气不足、风寒湿三气入侵，故用独活寄生汤加味治之。本案乃风寒湿三气侵袭，属于痹病范畴，治疗重在疏风散寒化湿。

案2胸痹心痛：沈左。脉滑而有力，舌苔薄腻，胸痛彻背，夜寐不安，此乃痰浊积于胸中，致成胸痹。胸为清阳之府，如离照当空，不受纤翳，浊阴上僭，清阳被蒙，膻中之气，窒塞不宣，症属缠绵。当宜《金匮》栝蒌薤白半夏汤加味，辛开苦降，滑利气机。栝蒌皮四钱，仙半夏二钱，云茯苓三钱，薤白头一钱五分(酒炒)，江枳壳一钱，广陈皮一钱，潼蒺藜三钱，广郁金一钱五分。(《丁甘仁医案·卷五·痿痹案》)

按：本案患者胸痛彻背，舌苔薄腻，脉滑而有力。丁甘仁诊断为胸痹，乃痰浊窒塞胸中、胸阳不振、心脉阻滞所致，故以《金匮要略》之瓜蒌薤白半夏汤加味治之。本案乃痰浊阻滞、气血运行不畅，属于胸痹心痛范畴，治疗重在化痰通络。

(二) 痹病的病因与分类

《素问·痹论》云"风寒湿三气杂至合而为痹也"，明确提出痹病的病因是风寒湿三气夹杂侵袭人体。

《素问·痹论》按风寒湿三气偏胜的不同将痹病分为三类：风善行而数变，其致痹者，痛无定处，称为行痹；寒性收引凝滞，其致痹者疼痛剧烈，称为痛痹；湿性重浊黏滞，其致痹者症见肢体沉重，或皮肤顽麻不仁，故称为着痹。

五脏在不同季节感受邪气，就会循着外合之五体在不同身体部位发病，如肾主骨通于冬季，冬季感受风寒湿外邪则易发骨痹；肝主筋通于春季，春季感受风寒湿外邪则易发筋痹等等，故痹证按发病部位又可分为骨痹、筋痹、脉痹、肌痹、皮痹之五体痹。五体痹日久迁延及脏腑；或反复感受风寒湿邪，邪气入侵五脏发为五脏痹、六腑痹，反映出痹病由外而内的发病规律。

案3行痹：某氏。风湿发热，萃于经脉。肿痛游走，病名行痹，世俗呼为历节风是也。桂枝，羌活，石膏，甘草，杏仁，防风。(《临证指南医案·卷七·痹》)

按：本案患者发热，关节肿胀，伴游走性疼痛。叶天士诊为痹病，属于风气偏胜之行痹。以桂枝、羌活、防风、杏仁疏风散寒化湿，因风湿郁而化热，故用石膏清热，甘草调和诸药。

案4著痹：徐，十九。长夏湿胜气阻，不饥不食，四肢痹痛，痛甚于午后子前，乃阳气被阴湿之遏。色萎黄，脉小涩。以微通其阳，忌投劫汗。茯苓，萆薢，木防己，晚蚕沙，泽泻，金毛狗脊。（《临证指南医案·卷七·寒痹湿》）

按：本案患者病发于长夏季节，四肢疼痛，且疼痛在午后至子时之前加重，叶天士诊为痹病，属于湿气偏胜之着痹。以茯苓、萆薢、木防己、晚蚕沙、泽泻、金毛狗脊等疏风散寒化湿，重在化湿。

案5痛痹：李。左臂自肩以下骨节大痛，经所谓寒胜则痛也。来势甚骤，若游走上下骨骺，即所谓白虎历节风，痛如虎咬，刻不可忍。此非厉剂不除，投以川乌头（炮去脐皮），草乌头（炮去皮，姜汁制），油松节，一剂，服后饮酒以助药势达病所，夜半身麻，汗出，平旦而病若失矣。（《类证治裁·卷五·痹症脉候》）

按：本案患者左臂自肩以下骨节疼痛剧烈，痛如虎咬，病势较急。林佩琴依据《素问·痹论》"寒气胜者为痛痹"之旨，诊为痛痹。以大辛大热之川乌、草乌温经散寒止痛；以姜汁解川、草乌之毒且助二乌辛散之效；油松节搜风舒筋。服药后再饮酒以行药势而达病所，一剂病情即明显好转。

（三）痹病的病机

营气和卫气是构成人体和维持人体生命活动的精微物质，《素问·痹论》在论述营卫之气生理作用的基础上，明确指出了内有"营卫失调"，外有"风寒湿气合"，才能引起痹病。由此可见，营卫失调乃痹病发病的内在依据，亦是痹病发生发展之关键。提示临床治疗痹病不仅要疏风散寒化湿，还需要调和营卫。

案6热痹：耿右，初诊，八月二十七日。一身肢节尽痛，脚痛，足胫冷，日晡所发热，脉沉而滑，此为历节，宜桂枝芍药知母汤。川桂枝五钱，赤白芍各三钱，生甘草三钱，生麻黄三钱，熟附块五钱，生白术五钱，肥知母五钱，青防风五钱，生姜一块（打）。二诊，九月一日，服桂枝芍药知母汤，腰痛略减，日晡所热度较低，惟手足酸痛如故，仍宜前法。川桂枝五钱，赤白芍各五钱，生甘草三钱，净麻黄四钱，苍白术各五钱，肥知母五钱，青防风五钱，生姜一块（打），咸附子三钱，生用勿泡。（《经方实验录·第六十八案·历节》）

按：本案患者肢节尽痛，脚痛，足胫冷，属于痹病范畴；日晡发热，乃风湿化热，阳明热甚。曹颖甫以《金匮要略》桂枝芍药知母汤以疏风散寒，清热化湿。桂枝芍药知母汤用桂枝汤调和营卫，以麻黄、附子疏风散寒，白术健脾化湿，防风祛风除湿，知母清热通络，生姜和胃散寒，具有通阳行痹、祛风逐湿、和营止痛之功，是历代医家治疗痹病的常用方剂，在临床中广泛使用。

【原文】

4304 凡痹之客五脏者，肺痹者，烦满喘而呕。心痹者，脉不通，烦则心下鼓①，暴上气而喘，嗌干善噫，厥气上则恐。肝痹者，夜卧则惊，多饮数小便，上为引如怀。肾痹者，善胀，尻以代踵②，脊以代头②。脾痹者，四肢解堕，发咳呕汁③，上为大塞④。肠痹者，数饮而出不得，中气喘争，时发飧泄。

胞痹者,少腹膀胱按之内痛,若沃⑤以汤,涩于小便,上为清涕。(《素问·痹论》)

4305 帝曰:善。痹或痛,或不痛,或不仁,或寒,或热,或燥,或湿,其故何也? 岐伯曰:痛者,寒气多也,有寒故痛也。其不痛不仁者,病久入深,荣卫之行涩,经络时疏,故不通,皮肤不营,故为不仁。其寒者,阳气少,阴气多,与病相益,故寒也。其热者,阳气多,阴气少,病气胜阳遭阴⑥,故为痹热。其多汗而濡者,此其逢湿甚也,阳气少,阴气盛,两气相感,故汗出而濡也。

帝曰:夫痹之为病,不痛何也? 岐伯曰:痹在于骨则重,在于脉则血凝而不流,在于筋则屈不伸,在于肉则不仁,在于皮则寒,故具此五者,则不痛也。凡痹之类,逢寒则虫⑦,逢热则纵。(《素问·痹论》)

4306 黄帝问于岐伯曰:周痹之在身也,上下移徙随脉,其上下左右相应,间不容空,愿闻此痛,在血脉之中邪? 将在分肉之间乎? 何以致是? 其痛之移也,间不及下针,其惛痛⑧之时,不及定治,而痛已止矣,何道使然? 愿闻其故。岐伯答曰:此众痹⑨也,非周痹也。黄帝曰:愿闻众痹。岐伯对曰:此各在其处,更发更止,更居更起,以右应左,以左应右,非能周也,更发更休也。

帝曰:善。刺之奈何? 岐伯对曰:刺此者,痛虽已止,必刺其处,勿令复起。

帝曰:善。愿闻周痹何如? 岐伯对曰:周痹者,在于血脉之中,随脉以上,随脉以下,不能左右,各当其所。黄帝曰:刺之奈何? 岐伯对曰:痛从上下者,先刺其下以过之⑩,后刺其上以脱之⑪。痛从下上者,先刺其上以过之,后刺其下以脱之。

黄帝曰:善。此痛安生? 何因而有名? 岐伯对曰:风寒湿气,客于外分肉之间,迫切而为沫⑫,沫得寒则聚,聚则排分肉⑬而分裂也,分裂则痛,痛则神归之⑭,神归之则热,热则痛解,痛解则厥,厥则他痹发,发则如是。帝曰:善。余已得其意矣。此内不在脏,而外未发于皮,独居分肉之间,真气不能周,故命曰周痹。(《灵枢·周痹》)

【校注】

① 心下鼓:鼓指鼓动,此处意为心悸。

② 尻以代踵,脊以代头:尻,骶尾部;踵,脚跟。

③ 呕汁:《太素·卷第三·阴阳杂说》注:"胃寒呕冷水也。"

④ 大塞:痞塞。

⑤ 沃:浇灌。

⑥ 阳遭阴:阳气旺盛而克阴。遭,《甲乙经·卷之十·阴受病发病第一下》作"阳乘阴",指战而胜之,义胜。

⑦ 逢寒则虫:《太素·卷第二十八·痹论》《甲乙经·卷之十·阴受病发病第一下》均作"逢寒则急",为是。寒则助其阴气,故筋挛而急。

⑧ 惛(xù)痛:蓄积疼痛,集中在某一部位。惛,通"蓄",聚积、蓄积之意。

⑨ 众痹:《灵枢集注·第三卷·周痹》注:"名曰众痹,谓邪在天下之广众也。"

⑩ 过之:《灵枢集注·第三卷·周痹》注:"过者,使邪气过在分肉皮肤以外出。"

⑪ 脱之:《灵枢集注·第三卷·周痹》注:"脱者,使病本之更脱于脉中也。"

⑫ 为沫:《灵枢集注·第三卷·周痹》注:"沫者,风湿相搏,迫切而为涎沫也。"

⑬ 排分肉:指腠理分裂。分肉,肌肉之腠理。

⑭ 神归之：《类经·十七卷·六十八》注："痛则心注其处,故神归之。"

【临床应用】

(一) 五脏痹与六腑痹

《素问·痹论》认为风寒湿邪进一步入侵,影响五脏六腑,可导致脏腑功能障碍形成五脏六腑痹。肺痹乃痹邪入侵肺脏,肺气痹阻,可见胸闷、心烦、咳嗽气喘,如咳嗽剧烈,可引起胃气上逆而见呕吐,肺痹类似现代医学之间质性肺炎。心痹乃痹邪入侵心脏,心气不足、心血瘀阻,患者可出现心烦、心悸、喜叹气,水气凌心可见心慌惊恐,心痹类似现代医学之风湿性心脏病。肝痹乃痹邪入侵肝脏,肝不藏魂,故夜卧易惊;肝主疏泄失常,气滞水停,故饮水多、小便亦多,腹部气胀或腹水,类似现代医学免疫性肝病。脾痹乃痹邪入侵脾脏,脾失健、水湿内停,影响肺胃,故见咳嗽、呕吐;水渍四肢或四肢不得水谷滋养,四肢肌肉无力,类似现代医学系统性硬化病。肾痹乃痹邪入侵肾脏,肾脏虚损,骨髓失养,气血亏虚,痰瘀阻络,故病人关节肿大,不能直立,行走不便。类似现代医学老年性骨质疏松病、强直性脊椎炎、晚期类风湿关节炎。肠痹乃痹邪入侵肠腑,肠道传导功能失职,故频频欲饮水、大小便不畅,甚至出现完谷不化,类似现代医学溃疡性结肠炎、克罗恩病。膀胱痹乃痹邪入侵膀胱,膀胱气化不利,水气内停,蕴而化热,故见少腹有压痛,得温稍缓,小便涩痛,膀胱内有灼热感,类似现代医学间质性膀胱炎。

案 7 小肠痹: 人有小便艰涩,道涩如淋,而下身生疼,时而升上有如疝气,人以为疝,或以为淋,而不知非也。盖风寒湿入于小肠之间,而成痹耳。夫小肠主泄水者也,水入小肠,何邪不去,乃缩住而不流,盖寒与风作祟也。治法必须散小肠之风寒,而湿气不难去也。然而治小肠,必宜治膀胱之为得,膀胱利而小肠无不利也。虽膀胱亦有痹症,而与小肠之痹正无差别,故治小肠之痹,必当以治膀胱者治之耳。方用攻痹散。车前子三钱,茯苓三钱,薏仁一两,肉桂五分,木通二钱,白术五钱,王不留行一钱。水煎服。一连数剂。而似淋者不淋,似疝者不疝,再服数剂,而痛如失也。此方利湿而又不耗气,祛寒而风自散,所以为佳,何用逐风之品以损人伤脏腑哉。(《辨证录·卷之二·痹证门》)

按: 本案患者小便艰涩,且尿道疼痛。陈士铎认为本病乃痹邪停留在小肠所致。因小肠主分清别浊,小肠与膀胱在小便形成和排泄方面两者高度相关,"虽膀胱亦有痹症,而与小肠之痹正无差别",故在治疗时两病治疗方法相同,在通利湿热的基础之上加用桂枝、白术温经散寒、祛风除湿。本病一般小便不爽,小腹疼痛,尿道涩痛,得温稍缓,易于反复发作,常常舌淡苔白,应当注意与淋病相鉴别。

(二) 痹病的常见临床证候分析

痹病常兼有疼痛剧烈、不痛不仁、形寒恶冷、发热或多汗濡湿等病候,这些病候既与感邪性质有关,亦受患者体质影响。① 痹病而疼痛剧烈者,系因感受寒邪较甚,因寒性收引凝滞,故致经络气血不通较甚而疼痛剧烈。治疗以散寒为主,可重用川乌、草乌、细辛、姜黄等以散寒止痛。② 痹病而兼有麻木不仁者,系因病久营卫虚衰,运行迟滞,因而经络空疏而疼痛不甚,但肢体肌肤失养而麻木不仁。治疗以养血、活血为主,可重用黄芪、当归、鸡血藤益气养血活血。③ 痹病而兼有形寒畏冷者,则因患者素体阳虚阴盛,更受外来寒邪所伤而阳气更虚,故痛而兼见形寒怕冷等阳虚之象。治疗当以温补肾阳为主,可重用附子、肉桂、淫羊藿、补骨脂、杜仲、川断以温肾散寒。④ 痹病而兼有发热者,则是其体质阳盛阴虚,因而感受风寒湿邪会发生病理从化,邪气从阳化热,出现热盛阴伤的病候。治疗以清热养阴为主,可重用女贞子、生地、石膏、络石藤、羚羊角等清热除痹。

⑤ 痹病而兼见多汗濡湿者,寒湿内盛而感受风寒湿邪又较甚,内湿外湿相感,故出汗多而身体濡湿。治疗当以化湿为主,可重用白术、防风、防己、晚蚕沙、威灵仙等化湿除痹。

(三)周痹与众痹

众痹是指疼痛上下左右相对应,呈发作性,此起彼伏,变化较快,但不是周身游走。以阵发性疼痛、部位广泛且变幻不定、左右对称为特点,因疼痛部位众多,故名众痹。其病机以风湿为主,与行痹类似,故后世较少论述。

周痹是指一侧身体疼痛,疼痛可随血脉上下移行,以痰湿为主,因邪气居于分肉血脉之中,真气不能周行全身,故称为周痹。与后世认为周痹是全身疼痛之风湿,概念有别。

案8周痹: 鲍,四四。风湿客邪,留于经络,上下四肢流走而痛。邪行触犯,不拘一处,古称周痹。且数十年之久。岂区区汤散可效?凡新邪宜急散,宿邪宜缓攻。蜣螂虫,全蝎,地龙,穿山甲,蜂房,川乌,麝香,乳香,上药制末。以无灰酒煮黑大豆汁泛丸。(《临证指南医案·卷七·痹》)

按: 本案患者全身疼痛,上下四肢行走不定。叶天士诊为周痹,因寒湿闭阻经脉,痰浊内阻,气血凝滞不行,脉道闭塞不通所致,以蜣螂虫、全蝎、地龙、穿山甲、蜂房等大队搜剔虫药以化痰逐瘀,以川乌温阳散寒、祛风化湿。叶氏因患者痹痛全身游走而命名为"周痹",与《内经》概念并不完全相同,但治疗以散寒化痰逐瘀为大法与《内经》有关周痹的病机认识相符。

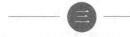

【原文】

4307 帝曰:痹,其时有死者,或疼久者,或易已者,其故何也? 岐伯曰:其入脏者死,其留连筋骨间者疼久,其留皮肤间者易已。(《素问·痹论》)

4308 帝曰:以针治之奈何? 岐伯曰:五脏有俞,六腑有合,循脉之分,各有所发,各随其过,则病瘳也。(《素问·痹论》)

4309 故刺痹者,必先切循其下之六经,视其虚实,及大络之血结而不通,及虚而脉陷空者①而调之,熨而通之。其瘛坚,转引而行之②。(《灵枢·周痹》)

4310 凡痹往来行无常处者,在分肉间痛而刺之。(《素问·缪刺论》)

4311 著痹不去,久寒不已,卒取③其三里骨为干④。(《灵枢·四时气》)

【校注】

① 虚而脉陷空者:《灵枢集注·第三卷·周痹》注:"络气虚而陷于内也。"

② 瘛坚,转引而行之:《灵枢集注·第三卷·周痹》注:"络结而制疭坚实。故当转引而行之,此调治众痹之法也。"

③ 卒取:《类经·卷第二十三·杂刺》注:"准上经'卒'当为'淬',刺痹法也。"

④ 骨为干:《类经·卷第二十三·杂刺》作:"卒取其里骨。"《甲乙经·卷之十·阴受病发病第一下》作:"久寒不已,为骭痹。"从医理而言,"骨为干"三字,当为衍文。

【临床应用】

(一) 痹病的治疗

《内经》中论述痹病治疗之处颇多,主要治疗方法为针刺。如《素问·痹论》云"五脏有俞,六腑有合,循脉之分,各有所发,各随其过,则病瘳也",强调痹病的治疗应以辨证、循经和痛处取穴。《内经》针灸治疗痹病有鲜明的特色,且针法丰富。如治行痹用报刺法,治寒痹用扬刺、齐刺等法,治皮痹用毛刺、浮刺、直刺等法,治肌痹用合谷刺、分刺等法,治筋痹用关刺、燔刺等法,治骨痹用输刺、短刺等法,治顽痹久痹等用傍针刺等法。此外还提及以药物治疗痹病,在《内经》为数不多的十三方中,治疗痹病的药方就有寒痹药熨法和马膏膏法两方,并详细记载了所用药物和具体操作方法。

《内经》认为痹病的病机,内因是营卫失调,外因是风寒湿气入侵。因此痹病的药物治疗总的原则是外散风寒湿、内调营和卫,再根据不同形体、脏腑分类的不同表现采用不同的治疗方法。《类证治裁·卷五·痹证论治》提出:"治行痹,散风为主,兼去寒利湿,参以补血,血行风自灭也。治痛痹,温寒为主,兼疏风渗湿,参以益火,辛温解凝寒也。治著痹利湿为主,兼祛风逐寒,参以补脾补气,土强可胜湿也。"临床用药可作参考。

案9骨痹: 陈下酒监魏德新。因赴冬选,犯寒而行,真气元衰,加之坐卧冷湿,食饮失节,以冬遇此,遂作骨痹。骨属肾也,腰之高骨坏而不用,两胻似折,面黑如炭。前后廉痛,痿厥嗜卧。遍问诸医,皆作肾虚治之。乃先以玲珑灶熨蒸数日,次以苦剂,上涌讫,寒痰二三升。下虚上实,明可见矣。次以淡剂,使白术除脾湿,令茯苓养肾水,责官桂伐风木。寒气偏胜,则加姜、附,否则不加,又刺肾俞、太溪二穴,二日一刺,前后一月,平复如初。(《儒门事亲·卷一·指风痹痿厥近世差玄说二》)

按: 本案患者元气不足,加之冬季坐卧冷湿,食饮失节,风寒湿气痹阻,故腰部两胻疼痛,好似折断了一样;两小腿疼痛,不能行走。张子和诊为骨痹。先以汗吐之法祛风寒湿之外邪,再以姜、附、术、桂等养阳除湿,加之以针刺调理,终得痊愈。体现了痹病治疗外散风寒湿,内调营和卫的特点。亦体现了外治与内治同用的中医特色。

(二) 痹病的预后

痹病由于其感邪性质特殊,其病情多较迁延,在临床对其预后的判断需要综合多方面因素进行考虑。痹病中主要影响预后的因素有:① 感邪性质:《素问·痹论》认为在所有患者中,如患者其受邪以风邪为主,因风邪善袭表,其所致疾病相对难以深入,因此容易祛除,预后较好。② 侵犯的部位:痹邪侵入的病位越深,其祛除越难,若痹邪传入五脏,伤及五脏之气,其病位深重,故难愈。若痹邪稽留在筋骨之间的,疼痛就会经久不愈,因筋骨的部位相对较深,痹邪留连后不易驱除,故痛久不愈,治疗效果慢。若邪留皮肤间,其病位轻浅,故易已,因皮肤部位表浅,邪易驱除,故痹易痊愈,疗效相对较快。③ 病程长短:《素问·痹论》所云"病久而不去者,内舍于其合也","诸痹不已,亦益内也",说明痹病日久,痹邪易由表入里、由浅入深,治疗愈加困难。

案10痹病: 苏某某,女性,31 岁。1956 年 3 月间顺产一孩,6 月 14 日初诊。据说:四日前上街遇大雨,当夜无感觉,次日即不能起床,腰部以下如瘫痪状,两腿疼痛不能移动,只能仰卧,不能翻身。经检查,腰骶关节处不红不肿,亦无压痛。脉象两关弦虚,两寸尺均无力。依据以上症状,显然由于产后气血虚受风寒,与内湿搏结合而为痹。治拟温经散寒,调和营卫。以黄芪桂枝汤和术附汤加减。处方：黄芪15g，桑寄生15g，桂枝9g，白术9g，生姜9g，附子6g，甘草(炙)6g，薏苡仁(炒)30g，红枣4枚。

服后腹内觉热，次日即痛减。两日后月经来潮，小腹有轻微痛、此为产后第一次行经，3剂后能独自来门诊。切脉弦兼数，方予当归6g，川芎6g，秦艽6g，白术6g，川牛膝6g，白芍9g，桂枝9g，生地黄9g，桑寄生9g，黄芪15g，杜仲12g，防风4.5g，细辛3g，甘草(炙)3g。调和气血，并祛风湿。连进3剂，痛再减，脉象渐趋缓和，基本上已告痊愈。后因有头晕、耳鸣等肝肾不足症状，继续与天麻丸、虎骨木瓜丸及大活络丹等调理。(《蒲辅周医案·内科治验·风寒湿痹》)

按：本案患者产后感风寒湿邪，蒲辅周治以温经散寒、调和营卫之法，予黄芪桂枝汤和术附汤加减，3剂即见明显见效。本案因病位在肌肉筋骨，未影响脏腑，且治疗及时，病程较短，故预后较好。

第四节

积证理论与临床应用

【原文】

4401 黄帝曰：积之始生，至其已成奈何？岐伯曰：积之始生，得寒乃生，厥乃成积也。黄帝曰：其成积奈何？岐伯曰：厥气①生足悗②，悗生胫寒，胫寒则血脉凝涩，血脉凝涩则寒气上入于肠胃，入于肠胃则䐜胀，䐜胀则肠外之汁沫迫聚不得散，日以成积。(《灵枢·百病始生》)

4402 肠胃之络伤，则血溢于肠外，肠外有寒，汁沫与血相抟，则并合凝聚不得散而积成矣。卒然外中于寒，若内伤于忧怒，则气上逆，气上逆则六输不通③，温气④不行，凝血蕴里而不散，津液涩渗，著而不去，而积皆成矣。(《灵枢·百病始生》)

4403 黄帝曰：人之善病肠中积聚者，何以候之？少俞答曰：皮肤薄而不泽，肉不坚而淖泽⑤，如此则肠胃恶⑥，恶则邪气留止，积聚乃伤。脾胃之间，寒温不次⑦，邪气稍至；稸积⑧留止，大聚乃起。(《灵枢·五变》)

【校注】

① 厥气：厥逆之气，即从下逆上之气。

② 足悗：指足部酸困疼痛、活动不便等症状。

③ 六输不通：六经之输脉不通。

④ 温气：此处指阳气。

⑤ 淖(nào)泽：滑润柔和之意。

⑥ 恶：犹害也、坏也，此作疾病解。

⑦ 不次：犹言"不当"。"寒温不次"是谓饮食冷热之不当也。

⑧ 稸积：稸，又作蓄。稸，聚也，积也。

【临床应用】

（一）积证的概念

积证是以腹内结块，或痛或胀为主要临床表现的一类病证，《内经》中又称积聚。后世医家认为积者有形，结块固定不移，痛有定处，病在血分，为脏病。聚者无形，肿块聚散无常，痛无定处，病在气分，为腑病。《内经》中对积聚未作详细区分，因积与聚二者关系密切常常并称。目前临床上将腹部消化道肿瘤、肝脾肿大及妇科某些肿瘤归属于《内经》所论"积证"的范围。

（二）积证的病因病机

1. 外感六淫　《内经》认为外邪侵袭机体，邪气聚积停留可导致积聚。六淫之中寒邪是导致积聚的最主要外因。寒邪侵袭人体之后留着不去，血脉凝涩，侵犯肠胃，肠胃寒凝气厥，迫使肠外汁沫聚结，日久形成积证。如《灵枢·水胀》认为肠覃乃"寒气客于肠外"，石瘕乃"寒气客于胞中"所致。《素问·举痛论》亦云："寒气客于小肠募原之间，络血之中，血泣不得注于大经，血气稽留不得行，故宿昔而成积矣。"可见寒凝血结，滞于肠外、募原、胞中等处是日久成积的主要原因。

案1瘕聚：寒气客于肠外，与血沫相搏，脐下结瘕，胀大下坠，不时作痛，痛则气升自汗，脉形弦涩。此为臌胀之根，毋忽。吴萸，茯苓，当归，川楝子，橘红，乌药，香附，楂肉。诒按：既因于寒，似可再加温通之品。既与血沫相搏，似宜兼和营血。邓评：似尚可加桂、芍、延胡、牡蛎之属。（《增评柳选四家医案·评选继志堂医案下卷·瘕癖门》）

按：本案患者脐下肿块，伴见腹胀下坠、腹痛时作，伴见汗出，脉弦涩，曹仁伯认为本病因寒气客于肠外，与血沫相搏，导致寒凝气滞，形成瘕聚。故治疗以行气散寒化瘀为大法，以吴萸散寒；川楝子、乌药、香附行气；以当归、楂肉活血消积，茯苓、橘红健脾化痰。"与血沫相搏"说明患者体内本有瘀血，结合"此为臌胀之根"之语，本病可考虑属于现代医学肝硬化或肝癌前期之表现。邓养初认为"可加桂、芍、延胡、牡蛎之属"，以增强温经止痛、活血散结之功，颇为中肯。

2. 饮食不节、起居不时、用力过度　饮食居处失节、劳力过度致肠胃络脉损伤出血，瘀血内停，寒邪与瘀血相互影响，亦可凝聚形成积证。

案2积聚：吕宗信，年六十。素好酒。因行暑途得疾，足冷过膝，上脘有块如拳，牵引胁痛，不可眠，饮食减半，却不渴，已自服生料五积散三帖。朱诊之。六脉俱沉涩而小，按之不为弱，皆数，右甚。大便如常，小便赤色，遂用大承气汤。将大黄炒熟，加黄连、干葛、芎、芍、甘草作汤，以蒌仁、黄连、半夏、贝母为丸，至二十帖，块减半，遂止药。至半月，饮食复进，诸证悉除。（《古今医案按·卷八·积块》）

按：本案患者年已六十，平素喜好饮酒，感寒湿之邪后，出现胃上部肿块，牵及胁肋疼痛。朱丹溪依据患者脉象沉涩而小，但按之不弱且数，小便赤色，认为本证为因饮酒体内积热，复感外邪，导致痰热瘀血蓄积为患，故用大承气汤攻下积热；黄连、葛根、川芎、芍药清热活血通络；瓜蒌仁、半夏、贝母化痰散结，增强消积除瘤之功。本案说明寒邪与食积相合是形成积聚的重要原因，寒邪与食积日久，蕴而化热，或灼伤血络，血溢脉外；或迫血妄行，留于体内，久而成积。现代中医肿瘤治疗中常常运用具有清热解毒功效的中药,如白花蛇舌草、半边莲、半枝莲、重楼、白英、龙葵等。本案说明饮食不节是积证的重要成因之一。

3. 情志不遂 《内经》认为忧思情志太过,气机紊乱,气血凝滞,津液输布失常,寒邪与水、瘀等互结可形成积证。

案3癥积:王士乾室。素多郁怒,气聚于腹,上攻脘痛,旋发旋安。花甲外病益甚,医治益剧,李西园荐孟英视之。曰:此非人间之药所能疗矣。辞不予方。其夫、子及婿环乞手援,孟英曰:既尔,吾当尽力以冀延可也。然腹中聚气为癥,攻痛呕吐,原属于肝。第病已三十载,从前服药,谅不外乎温补一途。如近服逍遥散最劫肝阴,理中汤极伤胃液(用古方不可不知此意),名虽疗疾,实则助桀。人但知呕吐为寒,而未识风阳内煽,水自沸腾。专于炉内添薪,津液渐形涸竭。奈医者犹云水已不吐,病似渐轻,是不察其水已吐尽,仅能哕逆空呕,所以不能纳谷,便秘不行,脉弦无胃,舌痿难伸,蕴隆虫虫,何所措手!可谓女人亦有孤阳之病矣。勉以西洋参、肉苁蓉、麦冬、葳蕤、生白芍、石斛、竹茹、柏子霜、紫石英为方,猪肉煮汤煎药,和入青蔗浆、人乳,服后呕哕皆止,人以为转机。孟英曰:譬草木干枯已久,骤加灌溉,枝叶似转青葱。然根荄槁矣,生气不存,亦何益耶?继而,糜粥渐进,颇思肉味。其家更喜以为有望。孟英曰:且看解后如何?越数日,大便颇畅,殊若相安,亟迓复诊,孟英曰:枉费苦心矣。脉不柔和,舌不润泽(审病者宜识此二语)。虽谷进便行,而生津化液之源已绝,药石焉能于无中生有哉!夏至后果殒。(《王孟英医案·王氏医案续编·卷一》)

按:本案患者长期情志不舒,肝气郁滞,久则聚气为癥,长期不治,郁而化火,加之长期服逍遥、理中等行气、温补之方,伤阴劫阴,煎熬津液,久则胃阴竭绝,形瘦骨脱。王孟英以西洋参、葳蕤、石斛、白芍滋养胃阴,竹茹、柏子霜清热化痰,滋阴安神,在大队补阴药中用肉桂、紫石英温肾暖宫,摄纳浮游虚火,温固元阳,取阳中求阴之意。但因患者病久时长,胃阴已绝,故用药后虽呕吐渐止,复思肉食,此为"除中"之候,不久病故。本案说明情志因素可导致积证。本案亦说明积症病情深重,当时的医疗技术水平难以治疗。

【原文】

4404 心脉……微缓为伏梁①,在心下,上下行,时唾血……肺脉……滑甚为息贲②上气……肝脉……微急为肥气③,在胁下若覆杯……脾脉……微大为疝气④,腹里⑤大脓血在肠胃之外。肾脉……微急为沉厥,奔豚⑥,足不收,不得前后。(《灵枢·邪气藏府病形》)

【校注】

① 伏梁:病名。为心之积,在心下。《太素·卷第十五·五藏脉诊》:"心脉微缓,即知心下热聚,以为伏梁之病,大如人臂,从其上至于心,伏于心下,下至于齐,如彼桥梁,故曰伏梁。"

② 息贲:为肺之积。因肺气郁结,证见喘息上贲。

③ 肥气:为肝之积,在胁下,如覆杯,突出如肉。

④ 疝气:疝,当作"痞"。痞结成积。《灵枢识·邪气藏府病形第四》注:"他四藏举积名,而此独云疝气可疑。脉经作痞气,是。"《难经·五十六难》云:"脾之积名曰痞气,在胃脘,腹大如盘。"

⑤ 腹里：《太素·卷第十五·五藏脉诊》作"腹裏"，为是。

⑥ 奔豚：肾之积，发自少腹，上至胸咽，若豚之奔突，故名。

【临床应用】

《内经》所述的积证，根据所发部位可分为脏腑之积和经络之积。脏腑之积有伏梁、息贲、肥气、肠覃、石瘕、肠溜等。如伏梁病位在心；息贲病位在肺；肥气病位在肝；痞气病位在脾；奔豚病位在肾。经络之积有孙络之积、阳明之积、缓筋之积、募原之积、伏冲之积、膂筋之积、输脉之积等。

《灵枢·邪气藏府病形》根据发病部位及临床特征提出了伏梁、肥气、息贲、痞气、贲豚等积证之名。《难经·五十六难》继承和发挥《内经》经义，明确提出"五脏之积"，指出"肝之积，名曰肥气"；"心之积，名曰伏梁"；"脾之积，名曰痞气"；"肺之积，名曰息贲"；"肾之积，名曰贲豚"。

（一）伏梁

《内经》所论伏梁，所指有三：其一，指心积证。乃心气郁滞，瘀血内阻所致，症见心下肿块，上下可移动，兼见唾血。《难经·五十六难》云："心之积，名曰伏梁。起脐上，大如臂，上至心下，久不愈，令人病烦心。"相当于胃、肝、胆、胰等脏器的肿瘤。其二，指少腹内的痛肿。如《素问·腹中论》云："病有少腹盛，上下左右皆有根……病名曰伏梁……裹大脓血，居肠胃之外，不可治，治之每切按之致死……此下则因阴，必下脓血，上则迫胃脘，生鬲，侠胃脘内痛，此久病也，难治。居脐上为逆，居脐下为从，勿动亟夺。"主要表现为下腹部坚硬胀满，有包块在腹腔肠胃的外面，推之不移，内有脓血瘀积，脐周围疼痛，身肿，下肢浮肿，忌按压，乃气血化热成脓所致。与现代医学腹腔内脏化脓穿孔所致的腹膜炎相近。其三，指水气溢于大肠，髀股骺皆肿，环脐而痛的病症。《素问·腹中论》云："人有身体髀股骺皆肿，环齐而痛……病名伏梁，此风根也，其气溢于大肠而著于肓，肓之原在脐下，故环脐而痛，不可动之，动之为水溺涩之病。"此乃寒气在大肠，经脉气血运行不畅，血瘀成积，致水津不布，溢于全身，故见肢体肿，小便不利，瘀血在里，故环脐而痛。《素问经注节解·腹中论》注："伏梁本为心之积。今本篇又有两伏梁，详求其义，彼此殊别，乃知凡胸腹之间，病有积而成形者，皆得谓之伏梁，所谓名同而实异。"可见《内经》所言之伏梁，均以其形态特征好像房梁之状命名，所指疾病有异，临证需仔细辨析。

案4伏梁：乙酉（1825年）五月二十一日。王氏，四十岁。六脉弦紧，心下伏梁，非易化之症。一生忧泣，肝之郁也可知，又当燥金太乙天符之年，金来克木，痛愈甚矣。与温络法，其吐血亦络中寒也。降香末三钱，川椒炭二钱，广皮二钱，半夏三钱，枳实三钱，归须三钱，公丁香八分广皮，服四帖。二十五日，诸症皆效，自觉气上阻咽。加：旋覆花五钱。二十九日，效不更方，再服。六月初六日，加吴萸三钱。（《吴鞠通医案·卷二·积聚》）

按：本案患者因情志不舒、忧思哭泣日久，肝气郁滞，积块生于心下，诊为伏梁。吴鞠通依据五运六气理论，乙酉年乃燥金之年，金气克木，故肝气更加郁滞不畅，加之感受寒邪，六脉弦紧，为寒滞肝脉之象。《素问·六元正纪大论》说："木郁达之。"肝郁之证，当疏肝解郁以使之畅达，方中降香、川椒、香附、丁香均为温中行气之品，半夏、广皮为小半夏汤，可化痰行气，枳实、当归须通络行气。诸药性温散寒而不燥烈，化痰祛瘀而不壅滞，药后诸症皆效。本案伏梁是从病位而言，指心下之肿块。

（二）息贲

指肺之积。因肺之气机郁滞，痰热互结，血瘀伤络所致。类似于现代医学肺及上腹部肿瘤，以及右上腹急性炎症性包块及肺脓疡一类的疾病。

案5息贲：胸右按之有形，大如覆杯，坚硬如石，动劳气急，饮食减少，痰嗽频仍，由食味酸咸甜太过所致。与哮喘相近，乃肺积息贲危症。宜《医话》息贲丸，缓缓图痊可也。人参，枳实，半夏，京三棱，蓬莪术，制南星，陈橘皮，苦杏仁，甜桔梗，共为末，水叠丸。早晚各服三钱，开水下。(《问斋医案·第二卷脾部·积聚》)

按：本案患者右胸部按之有形，体大质坚，乃痰瘀阻肺；活动则气急为肺气虚衰；饮食减少，食酸、咸、甜太过食物则痰嗽频频，为中焦脾胃受损，刺激之物引动痰涎，肺胃之气上逆。蒋宝素诊为息贲，以息贲丸治之。以人参补益中气，枳实、半夏、南星、陈皮化痰散结，宽胸理气；三棱、莪术化瘀消症瘕；杏仁、桔梗宣肃肺气。诸药合用，共奏祛痰化瘀、扶正行气之功。

(三) 肥气

指肝之积。因肝脏受寒，肝气积于胁下，肝气郁结，瘀血凝聚所致，状若覆杯，脉象微急。与现代医学的肝癌、肝硬化、肝脓疡等病引起的肝脾肿大相近。

案6肥气：张主簿妻。病肥气，初如酒杯大，发寒热，十五年余。后因性急悲盛，病益甚，惟心下三指许无病，满腹如石片，不能坐卧，针灸匝矣，徒劳力耳。张曰：此肥气也，得之季夏戊巳日，在左胁下，如覆杯，久不愈，令人发痎疟。疟者，寒热也。以瓜蒂散吐之，如鱼腥黄涎，约一二缶。至夜令用舟车丸、通经散投之，五更黄涎浓水相半五六行，凡有积处皆觉痛。后用白术散、当归散、和血流经之药，如斯涌泄，凡三四次方愈。(《续名医类案·卷十·痞》)

按：本案患者因肝气郁滞，瘀血内结，左胁下肿块十五年。因情志不舒，日益加重，瘀血内停，郁久化热，酿肉为脓，病灶持续不除，故有寒热往来。张子和用瓜蒂散吐出脓液，再用舟车丸攻下排脓。药后患者仍觉胁下疼痛，张子和认为此属实邪壅滞，瘀血内停，正气亏虚，故用白术散、当归散益气扶正，通经养血，鼓脓而出。此案病情日久，但因正气损伤不重，故先用吐、下二法排脓，再结合益气扶正，最终治愈。

(四) 痞气

指脾之积。因寒与水湿之邪困阻中焦，脾气壅滞，气血郁结而成，痞气的积块正当胃脘部。

案7痞气：江发祥。得痞癖病，少腹作痛，左胁胁下有筋一条高突痛楚，上贯胃脘，下连睾丸，痛甚欲死，或呕或利，稍缓若无，呕利则痛苦迫切，连宵累日，绝粒不进，或得腹中气转，稍觉宽舒。医人不识，辄以治疝常法，苦辛之味，杂投不已，有以肾气不藏者，或以冲任不固者，而《金匮》肾气、青囊斑龙迭投益甚。误治两载，疾已濒危。视其形瘦骨立，腹胁贴背，知为误药减食所致。按脉滑沉，且觉有力。审病经两载，形虽瘦而神不衰，拟是肝、胃二经痼冷沉寒，积凝胶聚，绸缪纠结，而为痞癖之症。盖痞者，玄妙莫测之谓；癖者，隐僻难知之称。察脉审症，非大剂温通，何以驱阴逐冷？于是以附、术、姜、桂、故纸、胡巴、丁蔻大剂，稍加枳实、金铃，以为向导，兼进硫磺丸火精将军之品，用以破邪归正，逐滞还清，冀其消阴回阳生魂化魄之力，日夜交斟，按治半月，病全不减。再坚持旬日，势虽稍缓，然亦有时复增，且沉滑着指之脉，仍然不动。因谓之曰：病虽减，而积未除，尚非愈也，此症颇顽，姑忍以待之。所喜者倾心信治。余益踌躇。因思冷积不解，欲与景岳赤金豆攻之，然恐久病体衰，断难胜任其药，只得坚守前法。再进旬日，忽然大便大通，所出尽如鱼脑，其痛如失。姑减硫磺丸，仍与前药，稍加黄柏，每日出鱼脑半瓯。再经半月，前药不辍，鱼脑方尽，冷积始消,前此腹肋高突之形,决然无迹,厥后露出皱纹一条,如蛇蜕之状。乃知先贤人身气血痰水之积,均有游巢科曰之说,为有征矣。(《谢映庐得心集医案·卷四·一得集·诸痛门》)

按:此案患者因寒犯肝胃,日久血瘀凝滞,气血不通,形成肿块,乃脾之积痞气,而非疝气。此病属于久病里寒之证,当以温药化之。谢映庐以硫磺丸、附子、白术、姜、桂、补骨脂、胡巴、丁蔻温经散寒、化瘀通经,加枳实、金铃子行气通滞。因病久非一日能解,故需长期服药,方可奏效。本案积块正当胃脘部,故属于痞气范畴。

(五)奔豚

为肾之积。临床特点为发作性下腹气上冲胸,直达咽喉,腹部绞痛,胸闷气急,头昏目眩,心悸易凉,烦躁不安,发作过后如常,气还痛止而积仍在者。因其发作时胸腹如有小豚奔闯,故名。类似于现代医学腹部肿瘤。

案 8 奔豚:壬戌年秋月,余在休邑,一男子来就诊于余。云一奇症,将一年矣,通敝县医人,皆不知为何病,特请教高明。余为诊之,两关尺脉俱沉弦。余谓:"此不过下焦阴寒病耳,有何奇处?"答曰:"自某月起,每夜约交二更时,即有一股气,从小肚下起,冲至脐下边,后渐至胸前,久之渐抵住喉之下,腹内如有物跳动。此气一起,即不能睡,夜必坐至五更,方平息下去。扪之又无形,日间又如常,夜间则苦甚不能眠。敝县诸先生俱医过,皆不知为何病,只有著名某先生云是肝火。用柴胡、黄芩、山栀,服下更不安。"余笑曰:"倒是不知病名,还不妄用药。知是肝火,则恣用清凉,其害反甚矣。"旁有他客,咸急欲问病名。余戏语曰:"病极小,要好亦极易,只是病名却不轻易说。"众客愈坚问。余笑曰:"此奔豚症耳。每至二更而起者,二更乃亥时,亥属猪,豚即猪也。故至其时则阴起感动,五更阳气回则阴气潜伏而下。豚本至阴性柔,有时而奔,其性更烈。此气伏于肾脏至阴之中毫无形影,突然上冲不可架驭,如豚之疾奔,故以为名。盖阴气上逆也,当以纯阳之药御之。"为定方,用肉桂一钱为君,余则胡芦巴、茯苓、泽泻、熟地、丹皮、山萸、附子。是夜服一剂,其气只冲至脐边即止。仍加重肉桂,服数剂而全愈。(《吴氏医验录初集·下卷·奔豚》)

按:本案患者每夜二更有气自下上冲,过脐胸至咽喉,五更方止,仍奔豚之病。吴楚根据患者脉两关尺俱沉弦,辨为下焦阴寒积滞,治以温肾散寒为大法,以《金匮》肾气丸去山药加葫芦巴治之。方中肉桂、葫芦巴、附子温阳散寒,其中重用肉桂为君,以降上冲之逆气。以茯苓、泽泻、熟地、丹皮、山茱萸,滋阴泻火,阴中求阳。全方其奏温阳散寒、平冲降逆之效,故可用于治疗下焦寒凝之奔豚病。

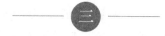

【原文】

4405 推而外之,内而不外,有心腹积也。(《素问·脉要精微论》)

4406 寸口脉沉而弱,曰热及疝瘕少腹痛;寸口脉沉而横,曰胁下有积,腹中有横积痛。(《素问·平人气象论》)

4407 病胁下满气逆,二三岁不已是为何病?岐伯曰:病名曰息积①,此不妨于食,不可灸刺,积为导引服药,药不能独治也。(《素问·奇病论》)

4408 病在少腹有积,刺皮髓以下,至少腹而止……导腹中气热下已。(《素问·长刺节论》)

4409 所治者,头痛眩仆,腹痛中满暴胀,及有新积。痛可移者,易已也;积不痛,难已也。(《灵枢·卫气》)

【校注】

① 息积:指积块病程长,亦指肺之积"息贲"。

【临床应用】

(一)积证的临床诊断

积证的临床特点主要有:① 腹内结块。积证可以从积块大小形态、活动程度、应手的感觉等确定其是否为结块性病证。② 或胀或痛,功能失调。积证属于占位性病变,所在部位受其挤压,表现为或胀或痛,并伴有所在部位功能失调的症状。③ 病程较长。《灵枢·百病始生》特别强调积证"息而成积""日以成积"的特点,如息积之证,病程"二三岁不已",说明积的形成过程较长,结块渐积渐大。

《内经》论积证之脉,大致可分为 3 种:一是沉而有力。《素问·平人气象论》云:"寸口脉沉而横,曰胁下有积,腹中有横积痛。"脉沉主病在里,横为坚而有力,可见沉而有力是积证的脉象之一。二是沉结有力。《素问·平人气象论》云:"结而横,有积矣。"关于结而横,《难经·十八难》云:"结者,脉来无常数,时一止,名曰结也。"可见沉结而有力为积证的另一种脉象。三是沉迟不浮。《素问·脉要精微论》云:"推而外之,内而不外,有心腹积也。"《类经·六卷·二十一》注:"凡病若在表而欲求之于外矣,然脉则沉迟不浮,是在内而非外,故知其心腹之有积也。"可见脉沉迟不浮为积证的又一种脉象。

案9肥气:脉来细而附骨者,积也。已经半载,不过气行作响而已。而其偏于胁下者,牢不可破,是寒食挟痰,阻结于气分也。此等见证,每为胀病之根。理中汤,加神曲、茯苓、半夏、陈皮、麦芽、旋覆花、枳壳、归身。邓评:积于胁下,邪在肝络,拟加金铃、延胡、肉桂,以平肝散结。再诊:胁下隐癖,牢不可破,其气或逆或攻。必温化以绝胀病之根。理中汤合二陈汤,加川朴、枳壳、神曲、竹油、旋覆花、白芥子。诒按:议论则见微知著,用药则思患预防,此为高识。邓评:此症更必有痰饮留积,白芥子亦为要品。惟竹油阴寒,似属不妥;苟正气未衰,控涎丹当用也。(《增评柳选四家医案·评选继志堂医案下卷·痃癖门》)

按:本案患者积在胁下半年,当属于肥气之范围。曹仁伯认为"脉来细而附骨,积也",仍属《内经》所论积病之脉。本案病机为脾胃虚弱,寒食挟痰,肝气郁结。故治疗理中汤健脾以治本,以二陈化痰,以旋覆花、枳壳行气,归身养血活血,神曲、麦芽消食导滞。邓养初认为加金铃子、延胡索、肉桂,以平肝散结,更符合本病病机。

(二)积证的治疗

《内经》确立了积证的治疗原则和基本治法。《内经》所述积证寒邪、气滞、瘀血、津停交织而成的病机特点,提示治疗积证要考虑温散、行气、活血、化痰、软坚散结等几个基本方面。《内经》还对积证的治疗提出了一些具体治法,如《素问·奇病论》认为息积"不可灸刺,积为导引服药,药不能独治也",指出息积宜用导引和服药的方法治疗,其治疗禁忌是"不可灸刺"。《素问·长刺节论》云,若"病在少腹有积,刺皮髓以下,至少腹而止,刺侠脊两傍四椎间,刺两髂髎季胁肋间,导腹中气热下,已",指出邪在少腹的积证,可从脐下横骨之端开始针刺,往上到少腹为止,同时并刺第四椎间和髂骨两侧的腧穴，以将腹中的热邪向下引导，病即可愈。

案10 石瘕：姜右。经停四月，忽然崩漏，状如小产，腹内作痛，泛泛呕吐，形瘦骨立，纳谷衰少，脉象弦细而数，苔薄腻而灰。前医疑是妊孕，叠投安胎之剂。参合脉症，肝脾两虚，寒凝停滞。夫肝藏血，脾统血，藏统失司，气血不能循经而行，偶受寒气，停于腹内，状如怀孕，《经》所谓瘕病是也。症势沉重，非易图治，急与培补气阴，温通寒瘀。炒潞党参二钱，熟附块二钱，单桃仁一钱五分，炙黄芪三钱，炮姜炭一钱，杜红花八分，炒白术二钱，淡吴萸一钱，泽兰一钱五分，大红枣五枚，广木香五分。此药服三剂，崩漏腹痛均止，仍以前方去淡吴萸、桃仁、红花、泽兰，加杞子、杜仲、川断，共服十剂而愈。（《丁甘仁医案·卷六·癥瘕案》）

按：患者经停四月，仍寒气客于子门，恶血当泻不泻，状如怀孕。此即《灵枢·水胀》石瘕之病。瘀血内停，血不循经，故忽然崩漏。腹内作痛，泛泛呕吐，形瘦骨立，纳谷衰少，脉象弦细而数，皆肝脾两虚之象。丁甘仁以附子、吴萸、炮姜炭温经散寒；桃仁、红花活血化瘀，取通因通用之意，石瘕不除，出血不止。以泽兰活血利水，木香行气，黄芪、党参、白术健脾止血。本方温散、行气、活血，正符石瘕寒凝、气滞、瘀血、津停之病机，故三剂崩漏止，十剂而愈。

（三）积证的预后

《灵枢·卫气》云："所治者，头痛眩仆，腹痛中满暴胀，及有新积。痛可移者，易已也；积不痛，难已也。"指出临床可依据肿块形成的新久、肿块的活动度及疼痛与否来判断积证的预后。《类经·七卷·十二》注："又若以新感之积，知痛而可移者，乃气血所及，无固结之形也，故治之易已。若其不痛，及坚硬如石不动者，其积结已深，此非毫针能治矣。"认为积块结聚之处有痛感、活动度好，为气血可及，预后较好；若积块不痛且坚硬如石，活动度差，为气血凝滞，预后较差。若积证失于治疗，则有可能发展为痈疽，如《灵枢·玉版》云："夫痈疽之生，脓血之成也，不从天下，不从地出，积微之所生也。"

第五节

消渴理论与临床应用

【原文】

4501 黄帝问于少俞曰：余闻百疾之始期也，必生于风雨寒暑，循毫毛而入腠理，或复还，或留止，或为风肿汗出，或为消瘅……（《灵枢·五变》）

4502 黄帝曰：人之善病消瘅者，何以候之？少俞答曰：五脏皆柔弱者，善病消瘅。黄帝曰：何以知五脏之柔弱也？少俞答曰：夫柔弱者，必有刚强，刚强多怒，柔者易伤也。黄帝曰：何以候柔弱之与刚强？少俞答曰：此人薄皮肤而目坚固以深者，长冲^①直扬，其心刚，刚则多怒，怒则气上逆，胸中蓄积，血气逆留，臑皮充肌，血脉不行，转而为热，热则消肌肤，故为消瘅。（《灵枢·五变》）

4503 二阳之病发心脾，有不得隐曲，女子不月；其传为风消……二阳结^②谓之消。（《素问·阴阳别论》）

4504 心脆则善病消瘅热中^③……肺脆则苦病消瘅易伤……肝脆则善病消瘅易伤……脾脆则善病消瘅易伤……肾脆则善病消瘅易伤。（《灵枢·本脏》）

4505 帝曰：有病口甘者，病名为何？何以得之？岐伯曰：此五气之溢^④也，名曰脾瘅^⑤。夫五味入口，藏于胃，脾为之行其精气，津液在脾，故令人口甘也，此肥美之所发也，此人必数食^⑥甘美而多肥也，肥者令人内热，甘者令人中满，故其气上溢，转为消渴。（《素问·奇病论》）

【校注】

① 冲：形容目光突露。

② 二阳结：王冰注："二阳结，谓胃及大肠俱热结也。肠胃藏热，则喜消水谷。"

③ 心脆则善病消瘅热中：《太素·卷第六·五藏命分》注："五脏柔脆，神亦柔脆，故脏柔脆人血脉不行，转而为热消肌肤，故病消瘅热中也。热中，胃中热故也。"

④ 溢：泛溢、上溢。

⑤ 脾瘅：瘅，热的意思。脾瘅即为脾热之病。

⑥ 数食：常食之义。

【临床应用】

（一）消渴病的概念

消渴病是以多饮、多食、多尿、身体消瘦，或尿浊、尿有甜味为临床特征的疾病。消渴之病名首见于《素问·奇病论》。《内经》中除直接称"消渴"之名外，还有"消瘅""风消""热中""肺消""中消""膈消"等名称，从不同的角度总结了消渴病的病因及临床表现。后世医家在临床实践的基础之上，根据本病多饮、多食、多尿的特点，以"三多"症状的主次，将本病分为上、中、下三消。如《证治准绳·杂病第五册·消瘅》篇中说："渴而多饮为上消（《经》谓膈消）；消谷善饥为中消（《经》谓消中）；渴而便数有膏为下消（《经》谓肾消）"，从而更好地指导临床辨证治疗。本病主要包括现代医学的糖尿病、尿崩症、甲状腺功能亢进等疾病。

案1消渴： 李。稚龄阳亢阴亏，一水不能胜五火，火气燔灼而成三消。上渴、中饥、下则溲多，形体消削，身常发热。法当壮水以制亢阳。大生地，川连，麦冬，知母，五味子，茯苓，生甘草，生石膏，牡蛎，花粉。（《王旭高临证医案·卷三·三消门》）

按：本案患者口渴多饮、易饥多食、小便多、且消瘦身热，乃阴津亏损、燥热内盛之三消证。王旭高治以壮水制火，以知母、天花粉清上焦之火，以生石膏、黄连清中焦之火，以生地、麦冬、牡蛎、五味子滋阴壮水、抑制阳亢。本案属于典型的"三多一少"之消渴病。

（二）消渴病的病因与病机

《内经》对消渴的病因病机有深刻的认识，《灵枢·邪气藏府病形》云："五脏皆柔弱者，善病消瘅。"指出先天脏腑虚弱是消渴病发生的内在依据，在此基础之上，外感六淫、内伤七情、饮食不节等皆可导致消渴病的发生。

1. 外感六淫，入里化热，耗气伤津　《灵枢·五变》认为六淫之邪入侵，化热灼伤津液，肌肉消烁，发为消渴病的发生。《素问·阴阳别论》亦云："二阳结谓之消。"即胃肠结热，可导致消渴的发生。

2. 五脏柔弱，阴阳失衡，燥热内生　《灵枢·本脏》认为肝、心、脾、肺、肾五脏脆弱，代谢功能下降，或阴液不足，燥热内生；或阳气不足，气滞津停，阴火上冲，发为消渴。

案2中消：喻廷锦。能食而疲，时饥嘈杂，小便赤涩，胸膈间微若有痛，诸医咸谓消中，误认为火，连服生地、麦冬、芩、连、知、柏，数月不辍，遂至时欲得食，旋食旋饥，面黄形瘦，小水愈赤。有进竹叶石膏汤者，疑而未服。余诊得脉息属虚，曰：君几误死。能食而疲，此乃脾弱胃强，法当扶脾抑胃，奈何认为实火耶？其昆季咸知医理，群起而问曰：小便赤涩，岂非火乎？余曰：曷不闻经云：中气大虚，溲便为之变耶。且从来大小二便，岂定为虚实之确据耶。今诸君以便赤即认是火，则天下皆医矣！遂疏六君子吞左金丸，数日稍愈。后除左金，独用六君子汤，百余剂而安。（《谢映庐得心集医案·卷四杂症门·消中》）

按：本案患者多食易饥，饥时嘈杂且易疲劳，胸膈间微痛为脾胃虚弱、阴火内生。前医误以为实火，而用苦寒之品，中气更伤故旋食旋饥，面黄形瘦。谢映庐用六君子汤健脾补土，加用左金丸清降胃火。病情稳定后，独用六君子汤健脾气善后而安。本案说明，五脏虚弱可导致消渴病的发生。

3. 饮食失宜，湿热内蕴，伤津耗液　《素问·奇病论》明确提出消渴病好发于经常食用甘肥之人。肥者味厚助阳，阳气内盛，久而伤津，转为消渴；甘味性缓，助湿中满，痰浊内生，蕴而化热，久必伤阴而致消渴。

案3消渴：岐伯曰：五气上溢，名曰脾瘅。夫五味入口，藏于胃，脾为之行其精气。津液在脾，故令人口甘也。此肥美之所发也。肥者令人内热，甘者令人中满，故其气上溢，转为消渴。治之以兰，除陈气也。佩兰、知母、黄柏、天花粉、西洋参、麦冬、五味子、升麻、生地汁、生藕汁。（《王九峰医案·中卷·三消》）

按：本案患者因多食肥甘，导致消渴。王九峰引《素问·奇病论》原文对其病因病机进行了论述，以滋阴清热化湿法治之。方中佩兰、知母、黄柏清热化湿；天花粉、西洋参、麦冬、五味子、生地汁、生藕汁滋阴生津；升麻清热，升脾气以化湿，诸药共奏清热滋阴，健脾化湿之效。本案说明饮食失宜是导致消渴的重要病因，而湿热伤阴、燥热内盛是形成消渴的病机关键，故在化湿过程中，要注意清热滋阴。

4. 七情内伤，气郁化火，津亏液涸　《灵枢·五变》认为凡体弱性刚之人，多怒气逆，气滞血瘀，郁积而为热，热盛伤津，消灼肌肉，变为消渴。一方面强调情志因素是消渴病发生的重要原因，另一方面强调瘀血在消渴病发生、发展过程中的重要作用，提示活血化瘀在消渴病治疗中具有重要的意义。

案4中消：计，四十。能食善饥，渴饮，日加瘵瘦，心境愁郁，内火自燃。乃消症大病。生地、知母、石膏、麦冬、生甘草、生白芍。（《临证指南医案·卷六·三消》）

按：本按患者多饮、多食，身体日渐消瘦，属于中消之证。究其病源因心境愁郁，郁火内起，灼伤肝胃之阴。叶天士以玉女煎加芍药甘草汤去牛膝治之。方中以生地、知母、石膏、麦冬清热养阴，因中焦热盛，故以生地代熟地以增强滋阴清热之效；以芍药、甘草敛肝阴、缓肝急、解肝郁；邪在中上二焦，故去引药下行之牛膝。本案说明情志内伤可诱发消渴病。

———— 二 ————

【原文】

4506 心脉……微小①为消瘅……肺脉……微小为消瘅……肝脉……小甚为多饮,微小为消瘅……脾脉……微小为消瘅……肾脉……微小为消瘅。(《灵枢·邪气藏府病形》)

4507 心移寒于肺,肺消,肺消者饮一溲二,死不治……心移热于肺,传为膈消。(《素问·气厥论》)

4508 夫中热消瘅则便寒……胃中热,则消谷,令人悬心②善饥,脐以上皮热。(《灵枢·师传》)

4509 黄帝曰:人之善饥而不嗜食者,何气使然?岐伯曰:精气并于脾,热气留于胃,胃热则消谷,谷消故善饥。胃气逆上,则胃脘寒③,故不嗜食也。(《灵枢·大惑论》)

【校注】

① 微小:《太素·卷第十五·五藏脉诊》注:"小而不盛曰微。小者,阴也。"

② 悬心:指饥饿时心中空虚不宁的感觉。

③ 胃脘寒:《针灸甲乙经·卷之十二·欠哕唏振寒噫嚏軃泣出太息漾下耳鸣啮舌善忘善饥第一》作"胃脘塞",可参。

【临床应用】

《内经》从消渴发病的部位对消渴进行了分类,为临床消渴病的辨证提供了思路。

(一)消渴

《素问·奇病论》认为过食肥甘厚味,日久湿热内生,蕴结于脾,导致脾不行津,内热蒸腾,湿气上承而出现口甘、口渴之脾瘅,热邪日盛伤阴耗液之后可转为"消渴"。目前临床有"消渴病"与"消渴证"之区别。消渴病专指现代医学所说的糖尿病。消渴证指以口渴、多饮、多食、多尿、消瘦为主症的一些糖尿病之外的病症。两者在临床上的区别主要在于消渴病小便甜,实验室检查血糖、尿糖升高,或者糖耐量降,反之则是消渴证。这种区别有利于中医临床病名规范与临床疗效的提高。

案5消渴证:徐心田乃郎,年仅七岁。时值六月,患消渴病,日夜不宁。诸医称为实火,迭进芩、连、膏、知之属,渴愈甚,溺愈多。更医见小便清利,唇舌亦淡,连投八味地黄汤,燥渴愈甚。延余视时,病势已深。望其四肢消瘦,腹胀如鼓,因思三消水火之病,断无腹臌之症,此必脾胃病也。幼读濒湖《纲目》,曾引《夷坚志》治奇疾,有消渴因虫,虫在胃脘,吸其津液,故口中发渴,饮水致多,土困弗制,小溲遂多。理当补土制虫,处方以白术为君,间以使君、金铃、乌梅、厚朴酸苦辛辣之味。只服二剂,下虫十有余条,消渴顿止,腹鼓亦消,以异功散调理而安。(《谢映庐得心集医案·卷六一得集·消渴腹胀》)

按:本案患者消渴,饮水多、尿多。前医诊为消渴病,以清热泻火治疗后患者口渴、小便多症状加重;更换医生后,见患者小便清,唇舌淡,认为肾阳虚,用八味地黄丸温补肾阳,患者病情更重,腹胀如鼓、四肢消瘦。谢映庐认为消渴患者多食、善饥,胃热炽盛,不应有腹胀如鼓之症,患者腹胀如鼓乃脾胃虚弱、体内有寄生虫所致,治以健脾杀虫为大法。驱虫后,消渴止,腹胀亦除。此案说明引起消渴的原因较多,准确区别消渴病与消渴证有利于提高中医临床疗效。

（二）消瘅

《内经》认为凡因脏腑虚弱，阴阳气血日渐消散，出现口渴、多饮消瘦，即为"消瘅"之病，其病机主要为内热导致阴液消烁，肌肤消瘦，故《类经·十五卷·六十》云："消瘅者，三消之总称，谓内热消中而肌肤消瘦也。"消瘅与消渴同类异名。消渴是从症状命名，消瘅是从病机命名。

（三）膈消

《内经》将热在膈上，消灼津液，口渴引饮之证称为膈消，如《素问·气厥论》云"心移热于肺，传为膈消"。因为肺与心位置紧邻，心为君主之官，主血脉，肺为相傅之官，朝百脉，相互关系密切。所以当心火旺盛之时，往往波及肺，肺为娇脏，肺津受灼，则津液不布，而成肺热津伤之膈消。故《太素·卷第二十六·寒热相移》曰："心受热气，传之与肺，名曰贼邪。心将热气与肺，肺得热气，隔热消饮多渴，故曰隔消也。"膈消病位在心肺，后世多称为上消。

（四）热中、消中

多饮数溲为热中，多食数溲为消中。是由胃热燥盛，口渴引饮，消谷善饥的消渴病，后世称为中消病。胃热伤津，口渴引饮；胃热则消谷，谷消则善饥，临床以多食善饥，口渴引饮，心烦不安，肌肉消瘦为主要表现。

（五）肾消

《内经》中无肾消之病名，但有肾热病之描述。如《素问·刺热病论》云："肾热病者……口渴，数饮，身热。"《灵枢·邪气藏府病形》云："肾脉……微小为消瘅。"火热之邪灼伤肾阴，故见身热、口渴、饮水多，肾精亏损，故见肾脉微小。后世在上述症状之上，再见有小便频数、量多，混浊如脂膏症状，称为下消。乃肾水亏耗、肾精亏虚所致。

案6 肾消：《经》以二阳结，谓之消，有上、中、下之别也。下消者，小溲如膏如淋，浑浊者是也。良由过用神思，扰动五志之火，消灼真阴，精血脂膏津液，假道膀胱溺器而出，故小溲如膏如淋。五内失其营养，一身失其灌溉，日消月缩，殊为可虑。拟两仪加味，以滋肺肾之源，取金水相生之意。第草木功能，难与性情争胜，更宜屏除尖绊，恬淡虚无，俾太和之气聚于一身，自能勿药有喜。生地，东洋参，天冬，麦冬，南沙参，牛膝，归身，羚羊角，秋石，熬膏。（《王九峰医案·中卷·三消》）

按：本案患者消渴，小便频数，混浊如膏，当属下消范畴。消渴晚期，阴阳两亏，肾失封藏，火热内燔所致。王九峰以滋肺养肾，取金水相生两仪汤加味治疗。方中以东洋参补气养阴、清火生津；生地补肾阴；取金水相生之法，以天冬、麦冬、南沙参滋肺阴；当归养血活血，牛膝活血化瘀、兼引药下行；羚羊角、秋石清热解毒，以除燥热。本案说明下消病主症乃小便频数、混浊如膏；其病机以肾阴亏虚或肾中阴阳两亏，肾失固摄，水谷精微下注为关键。由于阴虚内热，耗伤阴液，瘀血内生，因此活血化瘀亦是治疗消渴的重要方法。

【原文】

4510 脾瘅……治之以兰①，除陈气②也。（《素问·奇病论》）

4511 帝曰：消瘅虚实何如？岐伯曰：脉实大，病久可治；脉悬小坚，病久不可治。（《素问·通

评虚实论》）

4512 帝曰：夫子数言热中消中，不可服高梁芳草③石药，石药发瘨，芳草发狂。夫热中消中者，皆富贵人也，今禁高梁，是不合其心，禁芳草石药，是病不愈，愿闻其说。岐伯曰：夫芳草之气美，石药之气悍，二者其气急疾坚劲，故非缓心和人，不可以服此二者。帝曰：不可以服此二者，何以然？岐伯曰：夫热气慓悍④，药气亦然，二者相遇，恐内伤脾，脾者土也而恶木，服此药者，至甲乙日更论。（《素问·腹中论》）

【校注】

① 兰：指兰草，如泽兰、佩兰之属。

② 陈气：陈积腐浊之气。

③ 芳草：含有挥发性芳香气味的药物。

④ 慓悍：轻急猛峻的意思。

【临床应用】

（一）脾瘅的治疗

脾瘅，即脾经有热。其主要症状是口中常有甜味，舌苔浊腻，病因多由进食肥甘厚味太过所致。《素问·奇病论》明确提出："治之以兰。"即用兰草一味治口甘，在理论与临床实践上都有重要的意义。兰草即佩兰，又名省头草，味甘性平，其气芳香，功能醒脾化湿，利水道，除胸中痰癖，因其气味芳香，故又能解暑辟浊。口甘的病机是脾胃热气壅滞，津液不能运行，脾属土，其味甘，脾气通于口，故使人口中常甘。佩兰清化湿热，湿热得散则脾运复健，脾运康复，则津液便能正常输布，口甘也就随之而解。临床常以佩兰煎汤代茶，治口甘苔腻之症，其效确切。

案7 脾瘅：某。无形气伤，热邪蕴结，不饥不食，岂血分腻滞可投？口甘一症，《内经》称为脾瘅，中焦困不转运可知。川连，淡黄芩，人参，枳实，淡干姜，生白芍。（《临证指南医案·卷六·脾瘅》）

案8 脾瘅：某。口甜，是脾胃伏热未清。宜用温胆汤法。川连，山栀，人参，枳实，花粉，丹皮，橘红，竹茹，生姜。（《临证指南医案·卷六·脾瘅》）

按：上述案7、案8两案患者口甘，叶天士诊为"脾瘅"之病。以兰草治疗属于常法，但两案中叶天士均未用兰草治疗，华岫云在按语中提出："陈气者，即甘肥酿成陈腐之气也。夫兰草即为佩兰，俗名为省头草。妇人插于鬓中，以辟发中油秽之气。其形似马兰而高大，其气香，其味辛，其性凉，亦与马兰相类。用以醒脾气，涤甘肥也。今二案中，虽未曾用，然用人参以助正气，余用苦辛寒以开气泄热。枳实以理气滞，亦祖兰草之意，即所谓除陈气也。此症久延，即化燥热，转为消渴。故前贤有膏粱无厌发痈疽，热燥所致；淡薄不堪生肿胀，寒湿而然之论。余于甘肥生内热一症，悟出治胃寒之一法。若贫人淡薄茹素。不因外邪，亦非冷饮停滞，其本质有胃寒症者，人皆用良姜、丁香、荜茇、吴萸、干姜、附子等以温之。不知辛热刚燥能散气，徒使胃中阳气，逼而外泄。故初用似效，继用则无功。莫若渐以甘肥投之，或稍佐咸温，或佐酸温，凝养胃阳，使胃脂胃气日浓，此所谓药补不如食补也。又有肾阳胃阳兼虚者，曾见久服鹿角胶而愈，即此意也。未识高明者以为然否？"华岫云的按语不仅符合《素问·腹中论》有关热中、消中的治疗禁忌；亦体现了叶天士临证治疗脾瘅、热中等疾病时，既遵从古法禁忌，又不拘泥于古方的思想；更进一步提出温胃法治疗脾瘅的思路，另开治疗脾瘅的新门径。

（二）脾瘅与消渴

《素问·奇病论》中清楚说明脾瘅"转为消渴"，即脾瘅是消渴病的前兆症状之一，但不一定都引起消渴病；反之，消渴病也不一定有口甘的症状。《素问·通评虚实论》云："凡治消瘅、仆击、偏枯、痿厥、气满发逆，肥贵人，则高粱之疾也。"即消瘅、仆击、偏枯、痿厥、气满发逆、肥胖者都可见有"脾瘅"的症状。所以脾瘅与消渴病二者不可混淆，其区别如下：从病机而言，脾瘅以脾胃湿热为主；消渴以津伤燥热为特点。从症状而言：脾瘅以口甘为主要症状；消渴病以多饮、多食、多尿、消瘦为特点，口甘为或有症。从治疗而言，脾瘅以清热化湿为大法；消渴病以滋阴清热为大法。

案9胸痹心痛病：某，中年男性。患"冠心病"多年，经中药治疗后病情大有好转，唯"口中甜"难除。证属脾热、湿浊不化。治以兰草汤。佩兰 10 克，泽兰 10 克，7 剂，沏水代茶饮，每日 1 剂，数日之后，口甜尽去。（《王洪图内经临证发挥·医案篇·口甘及不知滋味》）

按：本案患者患胸痹心痛病多年，口中甜味难除。王洪图诊为"脾瘅"，辨为脾运不健、湿热留中。故予佩兰、泽兰沏水代茶饮而愈。本案胸痹心痛病而见有口甘之症，可见"口甘"之症并非只见于消渴病。

（三）消渴病的治疗

有关消渴病的治疗后世多有论述，现根据《内经》治法理论及历代前贤所述，总结归纳如下：一是清热滋阴法。消渴的病机特点是阴虚燥热，故清热滋阴一法贯穿消渴治疗全程。清热滋阴时宜注意上、中、下三消之分而分别选择用药。如治疗上消病以肺燥津伤为主，宜用天花粉、知母、沙参、麦冬、葛根、黄芩等清养肺胃之品；治疗中消病以胃热炽盛为主，故宜用黄连、生石膏、栀子、知母等清泻胃火之药，治疗下消病宜用生地、玄参、山药、山萸肉、牡蛎、龟板、知母、黄柏等滋阴潜阳之品。二是温阳补气法。《素问·阴阳应象大论》云："形不足者，温之以气。"消渴病久，形体消瘦，乃元气不足之候。所以无论是上消、中消还是下消，温补元气之品，必不可少。又消渴病以津液不足为特点，而气能生津，又可载津，故滋阴必须参以补气之品，方可获效。故补气一法，是治疗消渴病的重要治法之一。《医学衷中参西录·第二卷·治消渴方》中认为："消渴之证，多由于元气不升。"主张以黄芪补气为主治消渴。《施今墨临床经验集·内科疾病·糖尿病》中亦认为："治疗糖尿病，除滋阴清热外，健脾补气实为关键一环。"黄芪伍山药，苍术伍玄参，一阴一阳有降血糖与尿糖之效。三是酸味固摄法。《素问·阴阳应象大论》有"酸胜甘"之说，消渴病所表现的口甘、尿甜，皆甘味，可取酸味以制之，如用赤芍、乌梅生津止渴，即"酸胜甘"之义。而用五味子、山萸肉则取酸收，具有固摄之功。四是活血化瘀法。《灵枢·五变》云："胸中蓄积，血气逆流，腘皮充肤，血脉不行，转而为热。"已认识到瘀血是消渴病形成的重要因素。现代中医临床认为，消渴病发生发展过程中始终存在着瘀血这一病理因素，尤其是病程长者表现较为突出。疾病的早期并不明显，但内在的病理基础已经形成，瘀血不去，新血不生，瘀血既是病理产物，又是新的致病因素。故活血化瘀贯穿于消渴病治疗的全过程。活血化瘀能祛瘀生新，使血脉通利、气血流畅，纠正和改善血液流变性，消除微循环障碍，从而改善消渴患者的体内代谢功能，有效预防或减轻各种并发症。

（四）消渴病的预后及禁忌

消渴病的预后与正邪盛衰关系密切。《素问·通评虚实论》云："脉实大，病久可治；脉悬小坚，病久不可治。"因消渴病的总病机为阴虚燥热，患者脉象实大为脉证相符，真气损伤较轻，故病虽久,仍可治愈;脉象悬小而坚,为胃气已绝,真脏脉之象,故病久则不可治。《素问·气厥论》认为:"肺消者饮一溲二,死不治。"消渴病后期出现小便量多、超过饮水量,为肾失封藏、阴液滑脱之候,病情危重,故预后欠佳。

《素问·腹中论》指出热中、消中的病证,当禁食肥甘厚味。消渴病其病机多为阴津亏耗而火气偏盛。因此,消渴病不可以用芳草和金石类的助阳消阴之品,否则将火上加油,热愈炽、津愈亏,病势愈甚。故芳草、石药等辛热之品都是消渴病治疗中的慎用之品。如果消渴病属于湿热偏盛者,方可使用芳香化湿之品,但亦常常配伍清热滋阴之品。

第六节

癫狂理论与临床应用

【原文】

4601 诸躁狂越①,皆属于火。(《素问·至真要大论》)

4602 病甚则弃衣而走,登高而歌,或至不食数日,逾垣②上屋,所上之处,皆非其素③所能也,病反能者何也? 岐伯曰:四肢者诸阳之本也。阳盛则四肢实,实则能登高也……热盛于身,故弃衣欲走④也。(《素问·阳明脉解》)

4603 足阳明之别⑤,名曰丰隆……其病气逆则喉痹瘁喑⑥。实则狂巅……(《灵枢·经脉》)

4604 癫疾始生,先不乐,头重痛,视举目赤,甚作极已,而烦心,候之于颜,取手太阳、阳明、太阴,血变而止。癫疾始作而引口啼呼喘悸者,候之手阳明、太阳,左强者攻其右,右强者攻其左,血变而止⑦。癫疾始作先反僵⑧,因而脊痛,候之足太阳、阳明、太阴、手太阳,血变而止。(《灵枢·癫狂》)

4605 狂始生,先自悲也,喜忘苦怒善恐者,得之忧饥,治之取手太阴、阳明,血变而止,及取足太阴、阳明。狂始发,少卧不饥,自高贤也,自辩智也,自尊贵也,善骂詈,日夜不休,治之取手阳明、太阳、太阴、舌下少阴。视之盛者,皆取之,不盛,释之也⑨。狂言、惊、善笑、好歌乐、妄行不休者,得之大恐……狂,目妄见、耳妄闻、善呼者,少气之所生也……(《灵枢·癫狂》)

4606 热争则狂言及惊,胁满痛,手足躁,不得安卧。(《素问·刺热》)

4607 帝曰:人生而有病颠疾者,病名曰何? 安所得之? 岐伯曰:病名为胎病,此得之在母腹中时,其母有所大惊,气上而不下,精气并居,故令子发为颠疾也。(《素问·奇病论》)

【校注】

① 躁狂越:躁,躁动不安。狂,神志狂乱。越,举止越常。

② 逾垣：跳过墙。垣，为"墙"之意。

③ 素：平素，往常。

④ 走：即跑。

⑤ 别：指由经脉别出的络脉。《灵枢注证发微·卷之二·经脉第十》注："夫不曰络而曰别者，以此穴由本经而别走邻经也。"

⑥ 瘁喑：突然失音的病证。

⑦ 引口啼呼喘悸者……血变而止：《类经·二十一卷·三十七》云："引口者，牵引歪斜也。或为啼呼，或为喘悸，当候于手阳明太阳二经，察病所在而刺之，穴如前。强，坚强也。左右牵引，病多在络，故左强者当攻右，右强当攻左，必候其血变而止，此缪刺之法也。"口啼呼，指癫疾发作时患者口角抽掣，喉中发出类似羊、猪等的叫声。

⑧ 反僵：即角弓反张。

⑨ 不盛，释之也：气血不充盛，则放弃不用。释，释放、放下之义。

【临床应用】

（一）癫狂的概念

《内经》中关于癫狂论述甚多，但其含义所指不一，有时癫与狂并称，有时癫与痫并称，反映了《内经》时代不同的学术观点。《内经》所论"狂"的含义有三：一指症状。在疾病过程中由于心神被扰，导致患者出现神志狂乱的症状。二指狂病。如《灵枢·癫狂》云："狂始发，少卧不饥，自高贤也，自辨智也，自尊贵也，善骂詈，日夜不休。"其症状表现类似于现代精神病学中的精神分裂症、狂躁抑郁型精神病等。三是指癫病。以沉默痴呆、语无伦次、静而多喜为特征。如《灵枢·癫狂》："狂始生，先自悲也，喜忘、苦怒、善恐者，得之忧饥。"狂证属阳，癫证属阴，二者阴阳属性不同，但皆以神志失常为主证，故《内经》将其统称为"狂"。

《内经》所论"癫"的含义有二：一是指癫病。如《灵枢·癫狂》所说："癫疾始生，先不乐，头重痛，视举目赤，甚作极，已而烦心，候之于颜。"与现代医学的抑郁、痴呆等疾病类似。二是指痫证。如《灵枢·癫狂》所说："癫疾始作而引口啼呼喘悸者"，与现代医学的癫痫病类似。

（二）狂病的病因与病机

《内经》认为狂证的病因有四：一是七情内伤，如《灵枢·癫狂》云"狂言……得之大恐"。二是阳盛气逆，如《素问·宣明五气》云"邪入于阳则狂"，《素问·生气通天论》亦云"阴不胜其阳，则脉流薄疾，并乃狂"。三是阳虚气弱，神不内守。如《灵枢·九针十二原》云"夺阳者狂"，《素问·腹中论》亦云"石之则阳气虚，阳气虚则狂"。四是药食因素，如《素问·腹中论》"芳草发狂"。结合《素问·病能论》治疗狂证时认为"夺其食即已"，可知药食不当皆可导致狂证的发生。

《素问·至真要大论》云："诸躁狂越，皆属于火。"可见《内经》认为狂证的主要病理机制是火热亢盛。其病理变化主要有二：一是阳明热盛，如《素问·厥论》云"阳明之厥，则癫疾欲走呼，腹满不得卧，面赤而热，妄见而妄言"。二是热入心包，火扰神明可见烦躁不宁、失眠多梦，甚或神昏谵语，或狂躁妄动、打人毁物、不避亲疏、胡言乱语、哭笑无常。后世医家也认为狂证的病机关键是痰火扰心，如《临证指南医案·卷七·癫痫》指出狂证的病机是"火炽则痰涌，心窍为之闭塞"。

案1 狂证： 汪石山治一人，年逾三十。形肥色白，酒中为人折辱，遂病心恙，或持刀，或逾垣，披头大叫。诊其脉,濡缓而虚,按之不足,此阳明之虚也,宜变例以实之,庶几可免。先有医者已用二陈汤加紫苏、枳壳等药,进二三贴矣。闻汪言,即厉声曰:吾治将瘥,谁敢夺吾功乎? 汪告回。医投牛黄清心丸,如弹丸者三枚,初服颇快,再服躁甚,三服狂病倍发,抚膺号曰:吾热奈何? 急呼水救命。家人守医者戒,禁不与。趋楼,见神前供水一盆,一呷而尽,犹未快也,复趋厨下,得水一桶,满意饮之,狂势减半,其不死幸尔。复请汪治之,以人参、黄芪、甘草甘温之药为君,麦门冬、片黄芩甘寒之剂为臣,青皮疏肝为佐,竹沥清痰为使,芍药、茯苓随其兼证而加减之,酸枣仁、生山栀因其时令而出入。服之月余,病遂轻。然或目系渐急,即瞀昧不知人事,良久复苏。汪曰:无妨,此气虚未复,神志昏乱而然。令其确守其方,夜服安神丸,朝服虎潜丸。年余,熟寝一月而安。(《名医类案·卷八·癫狂心疾》)

按:本案患者发狂因情志所伤,他医见狂证,认为是痰热所致,以二陈汤化痰,以牛黄清心丸清热解毒,开窍安神,药后病情不减反增。患者身体肥胖,面色发白,脉濡缓而虚,《素问·腹中论》云"阳气虚则狂",故汪石山辨为脾阳虚弱,久而生痰化热,痰蒙神窍之证,以人参、黄芪、甘草甘温益气健脾为主,以清热化痰为辅,药后病情逐渐好转。后患者突然出现眼睛直视,神志昏昧、不知人事,汪氏断为气虚未复,神志昏乱,治疗仍以益气健脾为主,终获痊愈。

(三)癫证的病因与病机

癫证的发作表现与狂证不同。《内经》中将癫证的发病分为"始生"与"始作"两个阶段,而每个阶段又都包含了"癫证"与"癫痫"两种疾病。

《内经》有关癫证的病因主要有四:一是先天因素。《内经》认为孕妇受惊导致胎儿产生癫证。现代研究也认为无论是自闭证,还是癫痫,遗传因素是重要的病因之一。二是七情影响。如《灵枢·本神》所云:"盛怒者,迷惑而不治。恐惧者,神荡惮而不收。"三是外邪入侵。如《素问·气交变大论》云:"岁木太过,风气流行,脾土受邪。民病飧泄……眩冒巅疾。"此说对后世运用息风药治疗癫痫多有启发。四是药食因素。如《素问·腹中论》云"石药发癫",因石药如磁石、青礞石等具有镇静安神的作用,多服后可导致癫证的发生。后世医家认为癫证多由年迈体虚、七情内伤、久病耗损等原因导致气血不足、肾精亏耗、脑髓失养,或气滞、痰浊、血瘀等阻于脑络而导致。如叶天士在《临证指南医案·卷七·癫痫》提出癫证的病机是:"气郁则痰迷,神志为之混淆。"

癫痫发病以脏腑功能失调,痰浊阻滞,气逆乱动,风阳内动所致。如《临证指南医案》中认为癫痫的病机是"脏器不平,经久失调,一触积痰,厥气内风,猝焉暴逆,莫能禁止"。

(四)癫狂的诊断与鉴别诊断

《内经》认为狂证患者平素性格平稳,患病前多有情绪波动,表现为独处健忘,喜怒无常,容易受到惊吓,食量异常等。发病初期以不知困倦,自我意识异常增强,言语激烈,日夜不休为主。狂证的发病常由外界刺激精神所引起,以精神亢奋,狂躁刚暴,喧扰不宁,毁物打骂为主要表现。

癫证的发病以神情抑郁,表情淡漠,沉默痴呆,语无伦次,或喃喃自语,静而少动为主要表现。

癫痫的发病则以突然昏倒,不省人事,两目上视,四肢抽搐口吐白沫或有异常叫声,清醒后复如常人为要点。该病可反复发作,具有发无定时,发作持续时间长短不一,苏醒后全然不知的特点。

案2癫痫:振兄乃郎,出胎两月,突然肢搐目斜,逾时乃定,乳食如常,以为偶然,次日又发。幼科作胎惊治,药用疏风镇惊不应,发经数日,俱在已午时候。予视之,曰此非胎惊,乃胎痫也。振兄云:胎惊则尝闻之矣,胎痫之名,请问出于何典?予曰:名出《内经》。帝曰:人生而有癫疾者,病名曰何?安所得之?岐伯曰:名为胎病。此得之在母腹中时,其母有所大惊,故令子发为癫疾也。注云:癫痫也。夫惊之搐搦无定,痫之发作有时,大人之痫疾亦然。惟其发作有时,故较惊稍轻耳。爰用茯神、远志、麦冬、丹参、甘草、白芍、菊花、钩藤、桑寄生以安神定志,养肝息风;少入橘红、半夏曲以涤扰心之痰涎。盖疾由母腹受惊而得,病在心肝二脏,神安风息,其疾自平。妄行疏散,则风益动,褓襁胃气薄弱,金石镇坠,尤非所宜。服药其发渐轻,未几而定。所见数儿证同,皆照此法治愈。(《程杏轩医案·续录·余振如兄幼子胎痫》)

按:患儿突然肢体抽搐,两目斜视,过一会儿恢复正常,饮食无改变。儿科医生诊断为"胎惊",采用疏风镇惊药治疗无效。程杏轩根据患儿"惊之搐搦无定,痫之发作有时",诊断为癫痫。治疗上由于病人是婴儿,机体发育不够成熟且自身胃气薄弱,所以不宜过分疏肝理气或采用金石之品攻伐,强调应当安神定志、养肝息风为主,化痰为辅。

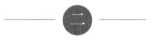

【原文】

4608 治癫疾者,常与之居,察其所当取之处。病至,视之有过者泻之,置其血于瓠壶之中,至其发时,血独动矣,不动,灸穷骨二十壮。穷骨者,骶骨也。(《灵枢·癫狂》)

4609 狂……少气之所生也,治之取手太阳、太阴、阳明、足太阴、头、两顑①。狂者多食,善见鬼神,善笑而不发于外者,得之有所大喜,治之取足太阴、太阳、阳明,后取手太阴、太阳、阳明。狂而新发,未应如此者,先取曲泉左右动脉,及盛者见血,有顷已,不已,以法取之,灸骨骶二十壮。(《灵枢·癫狂》)

4610 帝曰:有病怒狂②者,此病安生?岐伯曰:生于阳也。帝曰:阳何以使人狂?岐伯曰:阳气者,因暴折而难决③,故善怒也,病名曰阳厥④。帝曰:何以知之?岐伯曰:阳明者常动⑤,巨阳少阳不动⑥,不动而动大疾,此其候也?帝曰:治之奈何?岐伯曰:夺其食⑦即已。夫食入于阴,长气于阳⑧,故夺其食即已。使之服以生铁落为饮,夫生铁落⑨者,下气疾⑩也。(《素问·病能论》)

【校注】

① 两顑(kǎn):即两腮。顑,指口之外方,颧骨之下软肉处。

② 怒狂:多怒之狂证。

③ 暴折而难决:突然有所挫折,而难以疏解。

④ 阳厥:阳气冲逆于上而不下,称"阳厥"。

⑤ 阳明者常动:阳明常多气多血,其经脉搏动明显,可以用手扪及为诊,如人迎、气冲、跌阳等穴即是。

⑥ 巨阳少阳不动:太阳、少阳经脉在正常情况下搏动不明显。

⑦ 夺其食:强制患者少食或不食。《太素·卷第三十·阳厥》《甲乙经·卷之十一·阳厥大惊发狂痫第二》"夺"均作"衰",义同。

⑧ 食入于阴，长（zhǎng）气于阳：饮食由脾运化成水谷之精，脾为阴，故曰食入于阴。脾气散精，上归于肺，清阳实四肢，发腠理、温分肉、充身泽毛，故称"长气于阳"。

⑨ 生铁落：《类经·十七卷·六十四》注："生铁落即炉冶间锤落之铁屑，用水研浸，可以为饮。其属金，其气寒而重，最能坠热开结，平木火之邪。故可以下气疾，除狂怒也。凡药中用铁精、铁华粉、铁砂、铁锈水之类皆同此义。"

⑩ 气疾：癫狂一类的病。《素问识·病能论》注："凡狂易癫眩，惊悸痫瘛，心神不定之疾，宜概称气疾焉。"故狂怒之症，属"气疾"范畴。

【临床应用】

（一）狂证的治疗

《内经》治疗狂证的方法有三：一是针刺治疗。如对手太阴、阳明、足太阴、阳明经的穴位采取针刺放血的方式治疗，在放出的血色变暗后及时停止。二是内服生铁落饮。气寒而重的生铁落，以重镇定惊、清火安神，开拓了镇心安神方药治疗狂证的先河。自《内经》采用生铁落饮治疗狂证之后，后世医据此制定了若干生铁落饮方，皆以生铁落为君，臣以黄连、黄芩、大黄、连翘、朱砂等泻心火或清阳明之药；佐以菖蒲、远志、胆星、竹沥等化痰开窍之品，大大提高了中药疗效。三是"夺其食"，即限制饮食的方式。夺食，后世称为饥饿疗法，用此法治阳盛癫狂，目的在减轻阳热之势。

案3 狂证：罗谦甫治丑斯兀阑。病五六日，发狂乱，弃衣而走，呼叫，不避亲疏，手执潼乳与人饮之，时人皆言风魔了，巫祷，不愈而增剧。罗诊之，脉得六至，数日不更衣，渴饮潼乳。罗曰：北地高寒，腠理致密，少有病伤寒者。然北地比夏初时乍寒乍热，因此触冒寒邪，失于解利，因转属阳明症，胃实谵语，又食羊肉，以助其热，两热相合，是谓重阳狂，阳胜宜下。急以大承气汤一两半，加黄连二钱，水煎，服之，是夜下利数行，燥屎二十余块，得汗而解。翌日，再往视之，身凉脉静。（《名医类案·卷八·癫狂心疾》）

按：患者发狂，脉数，兼见数日不大便，正符合《素问·阳胆脉解》所云阳明热盛所致之狂症，属于阳明被邪热所扰，故罗谦甫用大承气汤以荡涤阳明胃肠之积热。阳热之邪得清，疾病得以康复。

案4 狂证：情志郁勃，心肝受病。神思不安，时狂时静，时疑时怯。心邪传肺，则心悸不寐而咳嗽；肝邪传胆，则目定而振栗；其实皆郁火为患也。拟清心安神壮胆为主，平肝和脾佐之。川连，茯神，菖蒲，龙骨，远志，北沙参，枣仁，胆星，川贝，铁落，石决明，猪胆一个（用川芎五分研纳入以线扎好入煎）。诒按：清心化痰、凉肝镇怯，立方周到熨帖。尤妙在川芎一味，入猪胆内，可以疏木郁、壮胆气，开后人无数法门也。邓评：其实皆肝胆郁火，挟痰而乘心犯肺所致，立方却清切不泛，足以取法焉。案内和脾，疑是保肺之误。孙评：增丹皮、桑叶，以解胆郁。（《增评柳选四家医案·评选环溪草堂医案上卷·神志门》）

按：患者因情志因素导致时而发狂，时而胆怯，治当清心安神壮胆。王旭高以川连、猪胆汁清心化痰；以铁落、石决明、龙骨镇心安神；以菖蒲、茯神、远志、川贝化痰安神兼以保肺；北沙参、枣仁养心安神。川芎一味行气活血解郁，朱丹溪越鞠丸亦称芎术丸，即以川芎、苍术为治疗郁病之主药。发狂因气郁化热所至，治狂当先治郁，以治其本，故柳宝诒云："尤妙在川芎一味，入猪胆内，可以疏木郁、壮胆气,开后人无数法门也。"以铁落、石决明、龙骨等镇心安神即取《内经》生铁落饮之义。由于生产工艺的改进,目前铁落不易觅取,可用代赭石替代。

案5 狂证: 子和治一人落马发狂,以车轴埋之地中,约高二丈许,上安中等车轮,其辋上凿一穴,如作盆之状,缚病人在其上,使之伏卧,以软褥衬之,又令一人于下坐,机一枚,以棒搅之,转千百遭,病人吐出青黄涎沫一二斗许,病人自言不堪,因解之,索水,与冰水饮数升而愈。(《证治准绳·杂病神志门·狂》)

按: 患者发狂是其阳明热盛,冲逆于上所致。"其高者,因而越之",病位在上,故张子和采用催吐的方式,以驱除胃中积热。又饮冰水以清胃中阳热,减少胃阳上冲。张子和用催吐法是"夺其食"的变法,意在祛阳明热邪,防止胃阳上冲。

(二) 癫证的治疗

1. 癫证的治疗 《内经》对于癫证的治疗,以针刺为主。因"癫证"的表现与"痴呆、抑郁"类似,以阴胜阳弱为病机特点,以神情抑郁,表情淡漠,沉默痴呆,语无伦次,喃喃自语,脉搏大、滑等为主要表现。治疗上当本着"虚则补之,实则泻之"原则,采用疏肝解郁、化痰安神为治疗大法。此外,癫证的心理疏导也很重要。

案6 癫证: 神识不清,自言自语,起坐无常,寤寐失度,脉小形滑,舌苔白腻。此痰热内郁心包,无路可出,而作心风也,久久归入癫痫,毋忽。导痰汤(苓、夏、枳、星、梅、橘、姜、草),加菖蒲、远志。另白金丸。诒按:病情已属癫证,再加犀角、龙、牡等清镇之品,似更得力。邓评:见证属痰,痰中有火,理固然也。立方宜从柳师加味,更参竹油、姜汁。所用乌梅去之为是。孙评:导痰古方无梅、姜二味;想是后人误加。导痰之品加乌梅收摄,大相背谬,万无此理,即姜亦嫌温燥。(《增评柳选四家医案·评选继志堂医案上卷·神志门》)

按: 本案患者神识不清,自言自语,起坐无常,寤寐失度,舌苔白腻,脉细滑。曹仁伯诊为癫证,病机属于痰热内郁心包,故治以导痰汤加菖蒲、远志与白金丸。导痰汤由半夏、橘红、茯苓、枳实、南星、甘草组成;白金丸由白矾、郁金、薄荷组成。二者合用具有豁痰通窍、清心安神的功效。再加菖蒲、远志以增加化痰开窍之功。柳宝诒认为加用犀角、龙骨、牡蛎镇心安神,符合痰热内郁病机。邓养初提出加用竹油、姜汁清热化痰之力更强,可有效提升临床疗效,用药已臻炉火纯青之境。孙梓文在此基础上则进一步指出"导痰之品加乌梅收摄,大相背谬",言虽犀利,但深中肯綮。

2. 痫证的治疗 痫证的治疗,《内经》认为当取手阳明、太阳和足太阳、阳明、太阴的穴位进行针刺放血治疗。如《灵枢·癫狂》云:"病至,视之有过者泻之,置其血于瓠壶之中,至其发时,血独动矣。不动,灸穷骨二十壮。"《内经》此论,历代注家有不同认识。如《太素·卷第三十·癫疾》注:"病有过者,视其络脉病过之处,刺取病血,盛之瓠壶之中,至其发时血自动,不动者,灸穷骨也。"《灵枢集注·卷之三·癫狂第二十二》注:"致其血于壶中,发时而血独动者,气相感召也。如厥气传于手太阴太阳,则血于壶中独动,感天地太阳之运动也。"河北医学院校释《灵枢经校释》说:"读杨、张二氏之说,也难明了'血动'的真相。"其实临床对癫痫病发作有一定认识者皆知,所谓"至其发时,血独动矣"仍指癫痫病发作时,患者血脉搏动明显。血脉搏动明显,为实证,故可刺络治疗。如果病人未见青筋搏动,当为虚证,可在骶骨处的长强穴艾灸治疗。此与《小针解》云"视其脉之陷下者灸之"及《血络论》所说"血脉盛者,坚横以赤……即而泻之万全也"之机制相吻合,而与置于壶中之血毫不相干。然而后人囿于杨、张"血动为壶中之血运动"之说，使《灵枢》之灼见几被误为玄学而蒙尘。后世放血疗法治疗癫痫已不多见，多采用具有化痰定惊、醒神开窍的方药治疗。

案7癫痫：罗氏治一子，四岁。一僧摩顶授记，众僧念咒，因而大恐，遂惊搐，痰涎壅塞，目多白睛，项背强急，喉中有声，一时许方醒，后每见衣皂之人辄发。多服朱、犀，龙麝镇坠之药，四旬余前症犹在，又加行步动作神思如痴。罗诊其脉，沉弦而急。《针经》曰：心脉满大，痫瘛筋挛。又云：肝脉小急，痫瘛筋挛。盖小儿血气未定，神气尚弱，因而惊恐，神无所依，又动于肝，肝主筋，故痫瘛筋挛。病久气弱，小儿易于虚实，多服镇坠寒凉之剂，复损其气，故加动作如痴。《内经》云暴挛痫眩，足不任身，取天柱穴是也。天柱穴乃足太阳脉气所发，阳跷跗而行也。又云：癫痫瘛疭，不知所苦，两跷主之，男阳女阴。洁古云：昼发治阳跷申脉穴，夜发治阴跷照海穴。先灸两跷各二七壮，次处沉香天麻汤。（《名医类案·卷十二·惊搐》）

按：患者癫痫病因受惊发作，服重症安神之品，仍然复发。罗谦甫分析患者年幼，久病且体质偏弱，故不能耐受朱砂、犀角、龙涎香、麝香等镇坠之药。采用白天发作灸申脉穴；夜间发作灸照海穴以补阳气；同时内服沉香天麻汤以温阳化痰，息风止痉。沉香天麻汤以沉香辛温、去怯安神，天麻息风止痉为君药；以附子、川芎、益智、生姜、半夏为臣温阳化痰、醒神开窍；以羌活、独活为佐温阳除湿，引药上行；以当归、草为使，养血息风，调和诸药。本案说明癫痫的治疗不宜一味重镇安神，而应当根据癫痫发病的具体情况，当补则补，当泻则泻。

复习思考题

1. 如何认识"两感"？如何认识热病"三阴三阳，五脏六腑皆受病，荣卫不行，五脏不通，则死矣"？
2. 试述《内经》与《伤寒杂病论》之间的关系。
3. 如何认识外感热病的传变？外感热病的治疗原则是什么？
4. 酒风的病因病机是什么？如何治疗？
5. 劳风的病因病机是什么？如何治疗？
6. 《内经》对中风病是如何认识的？对后世中风的病因病机与治疗的认识有何影响？
7. 痹证的病因病机是什么？如何认识"五脏痹""五体痹"？
8. 积聚的病因、病机是什么？对后世积聚的治疗有何影响？
9. 消中、热中的病因、病机是什么？《内经》所论对后世有何影响？
10. 癫狂的病因、病机是什么？《内经》如何治疗？《内经》有关癫狂理论对后世有何影响？

第五章

《内经》诊法理论与临床应用

学习目标

> ① 掌握《内经》四诊的临床应用；② 掌握《内经》四诊原则的临床应用；③ 掌握《内经》诊法思维的临床应用。

| 第一节 |

四诊方法与临床应用

一

【原文】

5101 夫精明五色者，气之华也①，赤欲如白裹朱②，不欲如赭③；白欲如鹅羽，不欲如盐；青欲如苍璧④之泽，不欲如蓝⑤；黄欲如罗裹雄黄⑥，不欲如黄土；黑欲如重漆色⑦，不欲如地苍⑧。五色精微象见矣，其寿不久也⑨。夫精明者，所以视万物，别白黑，审短长。以长为短，以白为黑，如是则精衰矣。（《素问·脉要精微论》）

5102 沉浊为内，浮泽为外⑩。黄赤为风，青黑为痛，白为寒，黄而膏润为脓，赤甚者为血⑪，痛甚为挛，寒甚为皮不仁。五色各见其部，察其浮沉⑫，以知浅深，察其泽夭，以观成败，察其散抟，以知远近⑬，视色上下，以知病处⑭，积神于心，以知往今⑮。故相气不微⑯，不知是非，属意勿去⑰，乃知新故。色明不粗，沉夭为甚；不明不泽，其病不甚⑱。其色散，驹驹然⑲未有聚；其病散而气痛，聚未成也……以五色命脏，青为肝，赤为心，白为肺，黄为脾，黑为肾。（《灵枢·五色》）

5103 凡相五色之奇脉⑳，面黄目青，面黄目赤，面黄目白，面黄目黑者，皆不死也。面青目赤，

面赤目白,面青目黑,面黑目白,面赤目青,皆死也㉑。(《素问·五藏生成》)

【校注】

① 精明五色者,气之华也:两目神气和面部五色,为五脏精气表露于外的征象。《素问经注节解·卷之二·脉要精微》注:"精明以目言,五色以面言。言目之光彩精明,面之五色各正,乃元气充足,故精华发见于外也。"

② 白裹朱:形容面部隐然红润而不外露。白,通"帛",白色的丝织物。朱,朱砂。

③ 赭:指代赭石,其色赤而晦暗不泽。

④ 苍璧:青色的玉石,碧绿明润有光泽。

⑤ 蓝:草名,干后变暗蓝色无泽,可加工成靛青,作染料。

⑥ 罗裹雄黄:喻指为黄中透红之色。罗,丝织物的一种。

⑦ 重漆色:漆器反复上漆,黑而明亮。重,反复。

⑧ 地苍:青黑色的土地,黑而枯槁。《类经·卷六·三十》注:"地之苍黑,枯暗如尘。"

⑨ 五色精微象见矣,其寿不久也:五脏脏真之色外露,败象显现,故预后不良。见,同"现"。《素问吴注·第五卷·脉要精微》注:"精微象见,言真元精微之气,化作色相,毕见于外,更无藏蓄,是真气脱也,故寿不久。"

⑩ 沉浊为内,浮泽为外:面色暗沉晦滞,病已深入内脏;面色浅浮而有光泽,病在浅表部位。

⑪ 黄而膏润为脓,赤甚者为血:指疮疡皮损处色黄油润,表示内有脓且病位浅;如果皮损处色黯红或紫红,表示初期血热而瘀血凝滞。

⑫ 察其浮沉:观察病色,色浮主病浅,色沉主病深。

⑬ 察其散抟,以知远近:抟,通"搏",聚结不散。指观察病色,散漫不聚,为疾病初起;结聚不散,为久病。远近,病程的长短。

⑭ 视色上下,以知病处:观察面部病色的位置,可以判断疾病的病位。

⑮ 积神于心,以知往今:认真地观察面色,分析色泽变化以辨证,可以判断疾病的过去与现在的病情。

⑯ 相气不微:不能细致入微地观察面部气色。

⑰ 属意勿去:神情专注,注意力集中。

⑱ 色明不粗,沉夭为甚,不明不泽,其病不甚:面色明亮而有光泽,则病位浅、病情轻;面色晦暗沉滞无光泽,则病位深、病情重。

⑲ 驹驹然:指面部病色散漫不聚之状。

⑳ 凡相五色之奇脉:新校正:"按《甲乙经》无'之奇脉'三字,三字当删。"可参。

㉑ 皆死也:王冰注:"无黄色而皆死者,以无胃气也。五脏以胃气为本,故无黄色皆死焉。"

【临床应用】

(一) 望神

望诊是中医四诊之首,望神是望诊的重要内容。望神的内容包括观察人体的精神状态、形体盛衰、面色的荣枯泽夭和眼睛的神采。《灵枢·大惑论》云:"五脏六腑之精气,皆上注于目而为之精。"故《内经》认为通过望眼神,可以判断五脏六腑精气的盛衰。临床上望眼神,如果目光明亮,炯炯有神,瞳神灵活,视物敏锐,是有神的表现;如果目光晦暗,瞳神呆滞,视物昏糊,则是失神之象,提示五脏六腑精气衰竭。临床上一般根据肝主目和肾藏精理论,调补肝肾精气入手治疗目疾。

案1 流行性乙型脑炎:李某,女,3岁。因发热4日,嗜睡2日,于1964年8月26日住某院。住院检查摘要:神志尚清,微烦,转侧不安似有头痛。体温38.7℃,呼吸26次/分,脉搏126次/分,发育营养中等,心肺(-),腹软无压痛。神经系统检查:瞳孔对光反射存在,腹壁反射可引出,颈部微有抵抗,巴宾斯基征(+),克尼格征(-)。脑脊液检查:潘氏试验(+),糖1~5管(+),细胞总数$1.038×10^9$/升,白细胞$0.114×10^9$/升,氯化物628毫克%,糖62毫克%,蛋白质110毫克%。血化验:白细胞$18.6×10^9$/升,中性粒细胞87%,淋巴细胞12%。临床诊断:流行性乙型脑炎(极重型)。病程与治疗:患者于8月23日开始精神不振,呕吐,身热,第二日下午体温达39℃,再呕吐五六次,予退热剂,体温不减,第三日即见嗜睡,第四日入院。入院后,先予黄连、香薷,冲服紫雪散,第二日体温升高至40℃,加服牛黄抱龙丸,注射安乃近,第三日体温仍持续在40℃左右,但汗出较多,呼吸发憋,频率50次/分,脉搏130次/分,呈现半昏迷状态,瞳孔对光反应迟钝,腹壁、膝腱反射消失,前方加至宝散二分,分2次服,病情继续恶化。8月28日请蒲老会诊:神志出现昏迷,不能吞咽,汗出不彻,两目上吊,双臂抖动,腹微满,大便日二次,足微凉,脉右浮数,左弦数,舌质淡红、苔白腻微黄,属暑湿内闭,营卫失和,清窍蒙蔽,治宜通阳开闭。处方:薏苡仁四钱,杏仁二钱,白蔻仁一钱,法半夏二钱,厚朴二钱五分,滑石四钱(布包煎),白通草一钱五分,淡竹叶一钱五分,鲜藿香一钱,香木瓜一钱,《局方》至宝丹半丸(分冲)。水煎服250毫升,每次服50毫升,三小时服一次。8月29日复诊:药后汗出较彻,次日体温下降至37.6℃,目珠转动灵活,上吊消失,吞咽动作恢复,神志渐清,可自呼小便等,原方去藿香、竹叶,加酒芩八分,茵陈三钱,陈皮一钱五分,生谷芽四钱。药后3日,全身潮汗未断,头身布满痱疹,双睑微肿,神志完全清醒,但仍嗜睡,舌苔渐化,二便正常,体温正常,神经反射亦正常。继以清热和胃,调理善后,痊愈出院。按:本例湿重于热,故初起用黄连、香薷、紫雪等方,清热却暑,病不退而反进;旋用三仁汤加味,从湿温治,病由重而转轻。可见乙型脑炎不仅偏热,亦有偏湿。偏热,黄连、香薷自是正治,偏湿则非芳香淡渗不效。[《蒲辅周医案·内科治验·湿热内闭(流行性乙型脑炎)》]

按:本案患者高热,神志昏迷,两目上吊,说明病情危重。蒲辅周用三仁汤加味及至宝丹治疗后,目珠转动灵活,目上吊消失,病情转危为安。本案说明通过望眼神,可以判断精气的盛衰及药物治疗的效果。

(二)望色

1. **五色主病** "五色":指青、黄、赤、白、黑五色,包括面部与目部的五色,但主要着重面部。《灵枢·五色》认为五脏外应的正常色泽是:"青为肝,赤为心,黄为脾,白为肺,黑为肾。"凡五色润泽光明者,预后多属良好,是内脏气血充足的表现;五色之枯槁晦暗者,预后多不良,是内脏气血衰败的表现。

案2 胃脘痛:闵某。处境艰难,向多忧虑,脘痛经岁,诸治不瘳。望色萎黄,切脉细弱,问痛喜按乎?曰然,得食痛缓乎?曰然。予曰:此虚痛也。古云:痛无补法,此特为强实者言,非概论也。为订归脾汤,嘱多服乃效。如言服廿剂有应,百剂获痊。(《程杏轩医案·初集·闵某心脾虚脘痛》)

按:本案患者受环境影响情志不畅,脘腹疼痛日久,食后痛久,面色萎黄,切脉细弱,程杏轩辨证为心脾气血两虚之疼痛,予归脾汤,以健脾养心,益气补血。面色萎黄乃脾虚色诊的特点。

2. 望色的方法 《内经》将望色的内容归纳为以下五个方面:第一,察色之蓄露。蓄,为五色隐然皮下,含蓄不露;露,为五色暴露无遗,毕现于外。前者示精气未衰,胃气尚充,预后良好;后者为精气已衰,胃气已败,预后多不良。毕露之色,又称为真脏色。真脏色见,预后多凶险。第二,察色之泽夭。泽,指五色明润光泽,示精气未衰,预后良好;夭,指五色晦暗枯槁,示精气已衰,预后不良。第三,察色之浮沉。浮,指五色浅显易见,示病位浅而易治;沉,指五色沉滞难察,示病位深而难治。第四,察色之散搏。散,指色淡而散漫,示病程短而病情较轻;搏,指色深而结聚,示病程长而病情较重。第五,察色之部位。脏腑之气血荣于面而各有分部,察五色所见之部位,可以判断其病变的脏腑。清代汪宏《望色遵经》中的"望色十法"即源于此。

案3寒热:顾允谐。寒热日作,胸满不舒,自汗不止,已数日。或用柴胡、黄芩两解之法不愈。诊其脉,右三部虚微,左三部弦涩。望其色,枯白不泽。脉微为阳微,弦为虚风,由正气不足,虚邪外袭而成寒热,治宜补中益气。即有胸满,亦是阳虚不布,非气实而然也。况自汗者,阳虚不能卫外故也。面色不华者,气血亏损,无以上荣于面也。遂与理中汤理其中气,加桂枝以祛虚邪。后倍加参、附,不数剂而愈。(《续名医类案·卷六·寒热》)

按:本案患者寒热交替,胸满不舒,自汗不止,是风邪外袭之象。有人用柴胡、黄芩表里双解无效。马元仪通过望诊患者面色枯白、无光泽,结合脉诊右手脉虚微,左手脉弦涩,判断属于体内阳气亏虚,气血严重不足,虚邪外袭。给予理中汤加桂枝以祛风邪。邪去后又重用人参、附子益气温阳,补血和营,以治体内严重的气血不足。本案患者外感风邪,常规应以疏风散邪治其标,但马元仪通过望诊判断病人体内气血严重亏损,故采用益气解表法,标本同治。

【原文】

5104 雷公问于黄帝曰:五色独决于明堂①乎?小子未知其所谓也。黄帝曰:明堂者鼻也,阙②者眉间也,庭③者颜也,蕃④者颊侧也,蔽⑤者耳门也,其间欲方大,去之十步,皆见于外⑥,如是者寿必中百岁。(《灵枢·五色》)

5105 雷公曰:五官之辨奈何?黄帝曰:明堂骨高以起,平以直⑦,五脏次于中央,六腑挟其两侧⑧,首面上于阙庭⑨,王宫在于下极⑩,五脏安于胸中,真色以致⑪,病色不见,明堂润泽以清,五官恶得无辨乎。雷公曰:其不辨者,可得闻乎?黄帝曰:五色之见也,各出其色部。部骨陷⑫者,必不免于病矣。其色部乘袭者⑬,虽病甚,不死矣。(《灵枢·五色》)

5106 雷公曰:以色言病之间甚奈何?黄帝曰:其色粗以明,沉夭者为甚⑭,其色上行者病益甚,其色下行如云彻散者病方已⑮。五色各有脏部,有外部,有内部也。色从外部走内部者,其病从外走内;其色从内走外者,其病从内走外。病生于内者,先治其阴,后治其阳,反者益甚;其病生于阳者,先治其外,后治其内,反者益甚。其脉滑大以代而长者,病从外来,目有所见,志有所恶,此阳气之并也,可变而已。(《灵枢·五色》)

5107 雷公曰:小子闻风者,百病之始也;厥逆者,寒湿之起也,别之奈何?黄帝曰:常候阙中,薄泽为风⑯,冲浊为痹⑰,在地⑱为厥,此其常也,各以其色言其病。(《灵枢·五色》)

5108 雷公曰:人不病卒死,何以知之?黄帝曰:大气⑲入于脏腑者,不病而卒死矣。雷公曰:病小愈而卒死者,何以知之?黄帝曰:赤色出两颧,大如母指者,病虽小愈,必卒死。黑色出于庭,大如拇

指,必不病而卒死。雷公再拜曰:善哉!其死有期乎?黄帝曰:察色以言其时㊵。(《灵枢·五色》)

5109　雷公曰:善乎!愿卒闻之。黄帝曰:庭者,首面也。阙上者,咽喉也㊶。阙中者,肺也㊷。下极者,心也㊸。直下者,肝也㊹。肝左者,胆也㊺。下者,脾也㊻。方上者,胃也㊼。中央者,大肠也。挟大肠者,肾也㊽。当肾者,脐也。面王以上者,小肠也㊾。面王以下者,膀胱子处也㊿。颧者,肩也。颧后者,臂也。臂下者,手也。目内眦上者,膺乳也。挟绳而上者,背也。循牙车以下者,股也。中央者,膝也。膝以下者,胫也。当胫以下者,足也。巨分者,股里也。巨屈者,膝膑也。此五脏六肢节之部也,各有部分。(《灵枢·五色》)

5110　夫五脏者,身之强也,头者精明之府,头倾视深,精神将夺矣。背者胸中之府,背曲肩随,府将坏矣。腰者肾之府,转摇不能,肾将惫矣。膝者筋之府,屈伸不能,行则偻附,筋将惫矣。骨者髓之府,不能久立,行则振掉,骨将惫矣。得强则生,失强则死。(《素问·脉要精微论》)

5111　诸转反戾,水液浑浊,皆属于热。诸病水液,澄澈清冷,皆属于寒。(《素问·至真要大论》)

【校注】

① 明堂:鼻部。

② 阙:两眉之中间位置。

③ 庭:指额部。

④ 蕃:面部两颊侧。蕃,通"藩"。

⑤ 蔽:耳门。形容面颊侧部与耳门好像藩篱屏蔽于面部四旁。

⑥ 去之十步,皆见于外:距离十步之外也能看清其人面部。提示五官端正,眉目清朗。

⑦ 骨高以起,平以直:鼻骨高且隆起,平直且端正。

⑧ 五脏次于中央,六腑挟其两侧:五脏反映于面部的位置是依次排列在面部中央,六腑反映的部位在鼻的两旁。

⑨ 首面上于阙庭:指额部和两眉间为头面部色诊部位。

⑩ 王宫在于下极:两目之中是心的色诊部位。《类经·六·三十二》注:"下极居两目之中,心之部也。心为君主,故曰王宫。"

⑪ 真色以致:正常的面色显现。真色,正常的面色,与下文"病色"相对。致,通"至",显现之意。

⑫ 部骨陷:五脏面部的各个诊位凹陷不正。

⑬ 其色部乘袭者:指子色见于母位,面部病色之一。《灵枢集注·第六卷·五色第四十九》注:"承袭者,谓子袭母气也。如心部见黄,肝部见赤,肺部见黑,肾部见青,此子之气色承袭于母部,虽病甚不死,盖从子以泄其母病也。"

⑭ 其色粗以明,沉夭者为甚:面部色诊表现为浮显亮泽者为病情轻,面色沉滞晦暗者为病情重。

⑮ 其色上行者病益甚,其色下行如云彻散者病方已:面部呈现出的病色不断加深凝聚,则提示病情在加重;若病色不断消散,则提示病情在减轻。

⑯ 薄泽为风:风病在阳,皮毛受之,故色薄而泽。

⑰ 冲浊为痹:痹病在阴,肉骨受之,故色冲而浊。

⑱ 地:面部巨分、巨屈处。厥逆为寒湿之变,病起于下,故色之先于地。

⑲ 大气：大邪之气，指非常厉害的病邪之气。

⑳ 察色以言其时：观察面色，根据五脏相克规律以知其死时。

㉑ 阙上者，咽喉也：眉心之上是反映咽喉的部位。

㉒ 阙中者，肺也：两眉之中是反映肺的部位。

㉓ 下极者，心也：两目中间是反映心的部位。

㉔ 直下者，肝也：下极的直下方，即鼻梁处，是反映肝的部位。

㉕ 肝左者，胆也：鼻梁的左边，是反映胆的部位。

㉖ 下者，脾也：鼻梁之下，即鼻准部，是反映脾的部位。

㉗ 方上者，胃也：两鼻翼处是反映胃的部位。

㉘ 挟大肠者，肾也：两面颊部是反映肾的部位。

㉙ 当肾者，脐也：两面颊部下方是脐所主的部位。

㉚ 面王以上者，小肠也：鼻端上方是反映小肠的部位。

㉛ 面王以下者，膀胱子处也：鼻端下方，即人中，是反映膀胱和生殖系统的部位。

㉜ 颧者，肩也：颧部，是反映肩的部位。

㉝ 颧后者，臂也：颧部的后方是反映臂的部位。

㉞ 臂下者，手也：颧部的后方以下部位，是反映手的部位。

㉟ 目内眦上者，膺乳也：眼内角的上方，是反映胸和乳房的部位。

㊱ 挟绳而上者，背也：面颊近耳边处是反映背部的部位。

㊲ 循牙车以下者，股也：颊车穴处是反映大腿的部位。

㊳ 中央者，膝也：两牙床的中央处，是反映膝的部位。

㊴ 巨分者，股里也：口唇两旁大纹处，是反映大腿内侧的部位。

㊵ 巨屈者，膝膑也：颊下曲骨处是反映膝盖的部位。

㊶ 头倾视深：头低垂不能举，目光深陷无神。视，用作名词，指眼睛。

㊷ 背者胸中之府：背是心肺所居之处。胸中，指居于胸中之脏。张志聪注："心肺居于胸中，而俞在肩背，故背为胸之府。"

㊸ 背曲肩随，府将坏矣：随，同"垂"。背曲不能直，肩垂不能举，是脏气精微不能营于肩背，心肺失强之象。

㊹ 惫：同"败"，败坏、衰败。

㊺ 水液：指人体排出的各种液体，如尿、汗、痰、涕、涎及白带等。

㊻ 澄澈清冷：形容水液清稀透明而寒冷。

【临床应用】

（一）望五官

《灵枢·五色》首先叙述了面部五官的位置及名称，而后提出可通过观察面部五色来判断疾病。明堂即为鼻，阙为两眉间的位置，庭即额前部，蕃为两颊外侧，蔽即耳前方。明堂、阙、庭、蕃、蔽端正、宽大、丰满，十步外尚可清晰看到，则寿命可达百岁。明堂正常表现当为鼻骨高起，端正平直，五脏在面部的部位为中央位置，六腑在面部相应部位在五脏相应部位的两旁，头面的情况反映于两眉间和前额，心的情况反映于两目之间。五脏所主五色反映于面部以辨别脏腑情况。如果五脏面部所属部位色泽晦暗、凹陷不正，则是病变的表现。若子色出现于母位，病情虽重但不会死亡。见图 11、图 12。

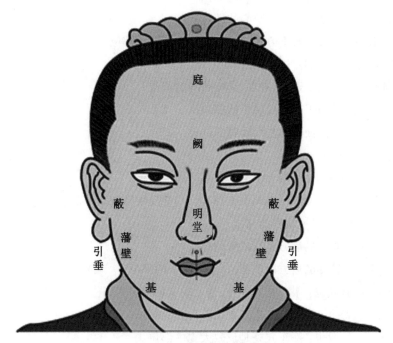

图 11　面部望诊示意图①

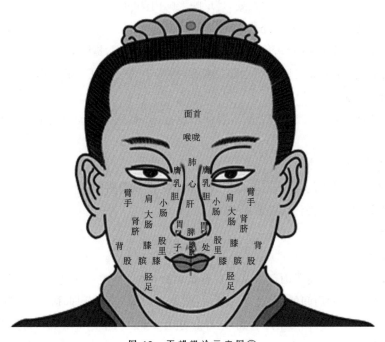

图 12　面部望诊示意图②

（二）望五府

五脏藏精气为身形强壮之根本，因为人以五脏为中心，五脏贮藏精气，濡养脏腑经脉、四肢百骸。所以五脏精气旺盛，人体就强壮，反之则衰弱，发生疾病。头、背、腰、膝、骨是代表人体形体动态的五个重要部位，是心、肺、肝、肾等五脏精气聚集之处，被称为"五府"，因此《内经》提出通过观察"五府"的动静状态可以了解五脏精气的盛衰，如头垂不举、目陷无光，为五脏精气已衰、神气将失；背曲肩垂，为心肺精气衰败、不能上营；腰痛转侧困难，或不耐久立、行则摇摆震颤，为肾气将败；膝关节屈伸不利、走路弯腰扶物，为肝气败坏。这些均为五脏"失强"的体征，是脏腑精气衰竭的外在表现，预后多属不良，故谓"得强则生，失强则死"。

案4 腰痛：腰为肾府，痛属肾虚，与膀胱相为表里。太阳挟脊抵腰，督、带、冲、任，皆会于此。素沉酒色，肾阴本亏，恬不知养，僭伤血脉。痛起于渐，屡发不瘳，辗转沉痼，岁月弥深，行立不支，卧息稍缓。暴病为实，久病为虚，在经属腑，在脏属肾。每晚服青娥丸三钱。当归，洋参，鹿茸，鹿角，杜仲，补骨脂，巴戟天，淡秋石。（《王九峰医案·中卷·腰痛》）

按：本案患者因肾阴素亏损，加之房事不节，耗伤伤精，腰府失养，故腰痛，不能直立行走，卧床或休息方能缓解。王九峰治以补肾固本，以当归、洋参、鹿茸、鹿角、杜仲、补骨脂、巴戟天、淡秋石等温肾壮阳，滋补精血，强筋健骨。本案通过观察腰部活动情况，了解患者肾精的盛衰。

（三）望排泄物

望排泄物也是望诊的重要内容之一，人体排泄物包括尿、汗、痰、涕、涎及白带等。通过观察排泄物的清浊稀稠，可以判断疾病的寒热性质。如排泄物浑浊，提示病性为热；如排泄物清稀透明，提示病性为寒。

案5 淋浊：史左。溲浊淋沥赤白，溺时管痛，湿胜于热则为白，热胜于湿则为赤。《经》云：诸转反戾，水液浑浊，皆属于热。一则热迫血分，一则湿郁下焦，瘀精留滞中途，膀胱宣化失司，赤浊白浊所由来也。拟清肝火，渗湿热，佐去瘀精。龙胆草一钱五分，粉草薢三钱，细木通八分，黑山栀一钱五分，远志肉一钱，滑石三钱，生草梢八分，粉丹皮一钱五分，琥珀屑（冲）三分，淡黄芩一钱五分，川雅连三分，通草八分。（《丁甘仁医案·卷六·淋浊案》）

按：本案患者小便浑浊，赤白相间，小便时疼痛。丁甘仁依据小便望诊分析本病病性，认为湿胜于热则小便色白，热胜于湿则小便色赤，小便赤白相兼为肝经湿热夹杂之证。而湿热形成的原因是瘀精留滞精道，致膀胱宣化失司。故治以清肝火、渗湿热，佐去瘀精。

【原文】

5112 在脏为肝……在音为角[①]，在声为呼[②]……在脏为心……在音为微，在声为笑……在脏为脾……在音为宫，在声为歌……在脏为肺……在音为商，在声为哭……在脏为肾……在音为羽，在声为呻。（《素问·阴阳应象大论》）

5113 五脏者，中之守也[③]，中盛藏满[④]，气胜伤恐者[⑤]，声如从室中言[⑥]，是中气之湿[⑦]也。言而微，终日乃复言者，此夺气也[⑧]。衣被不敛，言语善恶[⑨]，不避亲疏者，此神明之乱也。（《素问·脉

要精微论》）

5114 诸痿喘呕,皆属于上……诸逆冲上⑩,皆属于火……诸病有声,鼓之如鼓⑪,皆属于热……诸呕吐酸,暴注下迫⑫,皆属于热。(《素问·至真要大论》)

5115 黄帝问曰:人有重身⑬,九月而喑⑭,此为何也?岐伯对曰:胞之络脉绝⑮也。帝曰:何以言之?岐伯曰:胞络者系于肾,少阴之脉,贯肾系舌本,故不能言。帝曰:治之奈何?岐伯曰:无治也,当十月复。(《素问·奇病论》)

【校注】

① 角:五音之一。五音是中国古乐的基本音阶,即角、徵、宫、商、羽。王冰注:"角谓木音,调而直也。""徵谓火音,和而美也。""宫谓土音,大而和也。""商谓金音,轻而劲也。""羽谓水音,沈而深也。"

② 在声为呼:呼与下文的笑、歌、哭、呻为五声,分别应于五脏。张介宾注:"怒则叫呼……喜则发笑,心之声也……得意则歌,脾之声也……悲哀则哭,肺之声也……气郁则呻吟,肾之声也。"

③ 五脏者,中之守也:五脏在内,为精神藏守之处,藏精气而不泻。

④ 中盛脏满:腹中邪盛,气机壅滞以致脏气胀满。中,体内。藏满,内脏之气胀满。

⑤ 气胜伤恐者:脾失健运而生湿,湿邪乘肾。恐,指肾。《素问释义·卷二·脉要精微论》注"气胜五字衍文",可参。

⑥ 声如从室中言:指言语声重浊沉闷。

⑦ 中气之湿:中焦之气为湿邪所困,气机上下交通受阻,故出现上述症状。

⑧ 言而微,终日乃复言者,此夺气也:语声低微,气不接续,很长时间才能说下一句话,是肺气被劫夺所致。

⑨ 善恶:偏义复词,偏"恶"义,此指胡言乱语。

⑩ 诸逆冲上:指气机急促上逆所致的病证,如呕吐、呃逆、吐血等。

⑪ 鼓之如鼓:叩击腹部如鼓之有声。

⑫ 暴注下迫:暴注,突然剧烈地泄泻。下迫,里急后重。

⑬ 重身:妊娠妇人。王冰注:"谓身中有身,则怀妊者也。"

⑭ 喑:音哑而声不能出。

⑮ 绝:阻绝不通。

【临床应用】

(一)闻诊的理论依据

五脏有各自的功能特点,各有职守,如果五脏功能正常,则身体健康,如果五脏功能失常,不能忠于职守,则会发生各种病变,这些病变会通过与之相应的外在形体的异常表现反映出来。自然界以四时阴阳为中心,概括五方、五气、五味等天地诸因素的类属关系;人体以五脏阴阳为中心,概括六腑、五体、五官、五志、五声、五病等形体,以及生理、病理诸因素的类属关系。五音应五脏,通过对声音的闻诊,从而推测五脏功能的变化。

(二)闻诊的内容

闻诊是《内经》诊断疾病的重要方法之一。《内经》关于闻诊的记载,包括听音声,嗅气味、察呼吸等方面。《素问·六节藏象论》说"天食人以五气,地食人以五味,五气入鼻,藏于心肺,上使五色修明,音声能彰。"说明音声是脏腑之气的外在反映。《内经》认为五脏合五行,配五音,如肝属木,其音为角;心属火,其音为徵;脾属土,其音为宫;肺属金,其音为商;肾属水,其音为羽。以上为五脏之五音,和则为常,变则为病。情志变动时,其声音亦随之而变。如肝志为怒,在声为呼;心志为喜,在声为笑;脾志为思,在声为歌;肺志为忧,在声为哭;肾志为恐,在声为呻。临床上,从呼、笑、歌、哭、呻的异常变化,便可诊察相应内脏的病变。

《内经》还讨论了声音异常变化的病变机理。如从声音的高低强弱及其变化情况,可测知病变的虚实、寒热及脏腑病变。《素问·脉要精微论》认为若湿邪盛于中,表现为声音低沉重浊不清晰。若少气懒言,或言语低微不断重复,提示正气虚弱。若狂言骂詈,是心神失守之候。此外,《内经》在其他篇章也论述了听声音对疾病的参考价值。如《灵枢·口问》指出欠、哕、唏、噫、嚏、太息等声音的发出,均是人体脏腑气机变动所致,为医家临床诊断分析病情提供了重要参考。

案6 咯血:汪,七十。天明至午,嗽甚痰血。春暖阳浮,是肾虚不藏。闻咳音重浊不爽,先议轻清治气分之热。桑叶,南花粉,黑栀皮,桔梗,甘草,橘红。(《临证指南医案·卷二·吐血》)

按:本案患者年已七旬,早晨至中午咳嗽有痰,痰中带血,且春季加重。叶天士认为患者虽有肾虚,虚阳上浮之候,但刻下患者咳声"重浊不爽",属于痰热停聚于肺、肺失宣降之实证。故先予清肺化痰,药用桑叶、南花粉、黑栀皮、桔梗、甘草、橘红清肺化痰之品。

(三)子喑的病因与病机

喑,指音哑而声不能出,在孕期见者临床称为子喑,《内经》认为因胎体日大,女子胞之络脉受阻,肾精不能上荣舌本所致,一般无须作治疗,待分娩后即自行恢复,若强行加治,如用化痰开窍通声之药,多会损伤胎元。如欲治疗,可以参麦五味饮或六味地黄丸等方剂助肺肾之气以养胎。《内经》所论之喑,只是临床子喑的一种。若因其他原因引起妊娠失音,又当根据具体情况辨证施治。如妊娠早期外感六淫之邪以致失音,当疏散表邪;孕期温热病舌卷不能言,又当以温热病治之,慎护胎气。

【原文】

5116 凡未诊病者,必问尝贵后贱①,虽不中邪,病从内生,名曰脱营②。尝富后贫,名曰失精③,五气留连,病有所并。医工诊之,不在脏腑,不变躯形,诊之而疑,不知病名。身体日减,气虚无精,病深无气,洒洒然时惊④,病深者,以其外耗于卫,内夺于荣。良工所失,不知病情,此亦治之一过也。(《素问·疏五过论》)

5117 凡欲诊病者,必问饮食居处,暴乐暴苦,始乐后苦,皆伤精气,精气竭绝,形体毁沮⑤。暴怒伤阴,暴喜伤阳,厥气上行,满脉去形。愚医治之,不知补泻,不知病情,精华日脱,邪气乃并⑥,此治之二过也。(《素问·疏五过论》)

5118 黄帝曰:顺之奈何? 岐伯曰:入国问俗,入家问讳,上堂问礼,临病人问所便⑦。黄帝曰:便病人奈何? 岐伯曰:夫中热消瘅则便寒,寒中之属则便热。胃中热,则消谷,令人悬心善饥,脐以上皮热;肠中热,则出黄如糜⑧,脐以下皮寒⑨,胃中寒,则腹胀;肠中寒,则肠鸣飧泄。胃中寒,肠中热,则胀而且泄;胃中热,肠中寒,则疾饥,小腹痛胀。(《灵枢·师传》)

【校注】

① 尝贵后贱:过去位居显贵,现已失势。

② 脱营:古病名。因情志抑郁而导致以营血亏损的一类虚损性疾病。《素问吴注·第二十三卷·疏五过论》注:"贵者尊荣,贱者屈辱,虽不中邪,忧惶内生,则心志不乐,血无以生,脉气虚减,名曰脱营。"

③ 失精:病名。因情志抑郁,营养不足而导致的以精气虚少的一类虚损性疾病。《类经·十二卷·十八》注:"尝富后贫者,忧煎日切,奉养日廉,故其五脏之精,日加消败,是为失精。"

④ 病深无气,洒洒然时惊:因病深日久,精气被耗,阳气日虚,而洒然畏寒;神不足则心怯善惊。《类经·十二卷·十八》注:"及其病深,则真气消索,故曰无气。无气则阳虚,故洒然畏寒也。阳虚则神不足,故心怯而惊也。"洒洒然,寒冷战栗的样子。

⑤ 形体毁沮:形体败坏。沮,败坏之意。

⑥ 精华日脱,邪气乃并:《类经·十二卷·十八》注:"不明虚实,故不知补泻。不察所因,故不知病情。以致阴阳败竭,故精华日脱。阳脱者,邪并于阴;阴脱者,邪并于阳,故曰邪气乃并。"

⑦ 便:患者的喜好。

⑧ 出黄如糜:大便色黄,质如米粥。

⑨ 脐以下皮寒:刘衡如校《灵枢经》注:"详文义,'寒'字似应改为'热'。"可参。

【临床应用】

(一) 问诊

问诊是通过询问患者或家属以了解病情的一种诊察方法。问诊除了询问与疾病有关的情况外,《内经》特别强调需要注意询问患者的生活环境、工作情况、精神状况及个人的喜恶。如《灵枢·师传》说:"入国问俗,入家问讳,上堂问礼,临病人问所便。"问俗、问讳、问礼、问所便,即通过寻问了解患者所在地方的政治气候、风俗习性、家庭及宗族信仰情况,以及患者的痛苦和好恶。

(二) 脱营与失精

脱营与失精皆为精神因素引起的气血严重耗伤的病证,由于疾病"不在脏腑,不变躯形",导致诊断较困难,治疗也棘手。社会因素致病因起病时多无形体方面的显著变化,常常被病家及医者所疏忽,至其病成之时,每成逆证,预势难以挽回。因此医生临床要注意识别这类疾病,做到早期诊断、早期治疗。由于其"不在脏腑,不变躯形",色脉的变化也不明显,因此问诊是诊断此类疾病的关键,故《素问·疏五过论》要求问诊时"必问尝贵后贱","必问饮食居处,暴乐暴苦","必知终始"。《素问·移精变气论》甚至提出"闭户塞牖,系之病者,数问其情,以从其意"的问诊要求。即让患者在安静的环境和静谧的心境中,道出自己的坎坷遭遇或离愁别绪,医生才能切实掌握发病的"情结",得出正确的结论。对这类心身疾病,必须结合情绪的调节,否则再好的药物也不会达到治疗效果。

案7郁证: 季,六九。老年情志不适,郁则少变壮火。知饥,脘中不爽,口舌糜烂。心脾营损,木火劫烁精华,肌肉日消,惟怡悦开爽,内起郁热可平。但执清火苦寒,非调情志内因郁热矣。金石斛,连翘心,炒丹皮,经霜桑叶,川贝,茯苓。接服养心脾之营,少佐苦降法。人参,川连,炒丹皮,生

白芍,小麦,茯神。(《临证指南医案·卷六·郁》)

按:本案患者因情志抑郁,火邪内生,耗损营血,而致饥而不欲食,口舌糜烂,肌肉日消,属于《内经》脱营范畴。叶天士先予养阴清心、安神化痰,再予清热养营,另用小麦、茯神以安心神。在用药的基础之上,叶天士还强患者需要"怡悦开爽",即调畅情志,才能平息内火。说明了情志因素在本病发病中的重要性。

【原文】

5119 黄帝问曰:平人^①何如?岐伯对曰:人一呼脉再动,一吸脉亦再动,呼吸定息^②脉五动,闰以太息^③,命曰平人。平人者,不病也。常以不病调^④病人,医不病,故为病人平息以调之为法。(《素问·平人气象论》)

5120 人一呼脉一动,一吸脉一动,曰少气。人一呼脉三动,一吸脉三动而躁^⑤,尺热曰病温^⑥,尺不热脉滑曰病风^⑦,脉涩曰痹^⑧。人一呼脉四动以上曰死,脉绝不至曰死,乍疏乍数曰死^⑨。(《素问·平人气象论》)

5121 夫脉者,血之府也。长则气治,短则气病,数则烦心,大则病进;上盛则气高,下盛则气胀,代则气衰,细则气少,涩则心痛;浑浑革至如涌泉^⑩,病进而色弊^⑪;绵绵其去如弦绝,死^⑫。(《素问·脉要精微论》)

【校注】

① 平人:常人,健康无病之人。

② 呼吸定息:一呼一吸谓之息,一息既尽到换息之时为呼吸定息。《类经·五卷·三》注:"出气曰呼,人气曰吸,一呼一吸,总名一息……呼吸定息,谓息一既尽而换息未起之际也。"

③ 闰以太息:《素问集注·第三卷·平人气象论》注:"闰,余也。太息者,呼吸定息之时,有余不尽而脉又一动,如岁余之有闰也。"

④ 调(diào):计算。

⑤ 躁:急也。

⑥ 尺热曰病温:尺肤发热,是温热邪气壅滞于内,故可诊为温病。

⑦ 尺不热脉滑曰病风:脉数滑,而尺肤不热,非温热,乃风邪盛,故诊为风病。

⑧ 脉涩曰痹:涩为气血不畅,故为痹病。

⑨ 乍疏乍数曰死:数,快也。疏,慢也。脉来忽快忽慢,为阴阳败乱无主、后天化源已绝,故为死脉。

⑩ 浑浑革至如涌泉:脉来滚滚而急,如泉水急促上涌,盛于指下。浑浑,即滚滚,水流盛大貌。革,急也。《甲乙经·卷之四·经脉第一中》作"浑浑革革至如涌泉",可参。

⑪ 色弊:《甲乙经·卷之四·经脉第一中》及《脉经·卷一·第十三》"色"作"危","弊"与下句连读,可参。

⑫ 绵绵其去如弦绝,死:脉来微细软弱,似有似无,消失突然,如弓弦断绝,为脏气衰竭、生机

已尽,故主死。绵绵,《新校正》引《甲乙经》及《脉经》作"弊弊绰绰",可参。

【临床应用】

(一)调息察脉法

《素问·平人气象论》论述了医生如何通过调整自己的呼吸辨别脉律来判断平脉、病脉、死脉的诊脉方法,提出健康人的脉律均匀,而脉速是一息脉动4～5次。这种以脉搏与呼吸比率来判断平脉、病脉、死脉的诊脉方法较易掌握,是诊脉的基本要求,不仅是辨别寒热病因与病性的依据,也是判定阴阳盛衰之大纲,一直为后世遵循,沿用至今。

(二)常见的病脉

《素问·脉要精微论》分析了脉率异常的原因:迟脉,脉来迟慢,一息不足四至,常常因气血不足,推动无力所致。数脉,脉来急数,一息五六至,如果伴有尺肤热,常见于外感热病;如果尺肤不热,是风邪外袭;如果同时见涩脉,常见于风寒湿邪引起的心痹病。《素问·脉要精微论》还论述了常见的危重脉象:疾脉,脉来急疾,一息七八至,属于阳盛之极,阴液竭绝,阳气无制,亢极欲脱之重证。脉绝不至是真元将绝,心气衰竭,脉搏停止跳动之死证。乍疏乍数,脉搏忽快忽慢,为正气无主,阴阳气血败乱之象。现代医学的病态窦房结综合征、房颤等疾病常见此类脉象

《素问·脉要精微论》论述了常见的病脉:脉体应指而长,超过本位,提示气血和平,健康无病。脉体应指而短,不达本位,提示气虚或气滞。脉象满指,形体宽大,多提示病情加重。寸部明显较其他部位搏动有力,提示人体上部有病变。尺部明显较其他部位搏动有力,提示人体下部有病变。从脉的脉来缓弱而有规则的间歇,间歇时间较长,提示脏气衰弱。脉来去如线,应指明显,按之不绝,提示气血衰弱。脉往来艰涩不滑利,犹如轻刀刮竹,提示气滞血瘀或气虚血少,不通或不荣而致心脉疼痛。脉来滚滚而急,好像泉水喷涌一般,提示邪气充盛,病情严重。脉来去微弱如丝,若有若无,犹如琴弦骤然断绝,提示正气衰败,病情危重,预后不良。

《内经》对脉象的描述,为后世医家结合临床实践体悟脉象的形态,准确把握机体内部脏腑、阴阳、气血的盛衰奠定了基础。

案8暑温:金晓耕。发热两旬,医予表散,竟无汗泄,嗣与温补,即大解泄泻,小水不行,口干肌削,势濒于危。孟英诊之,右寸独见沉数,曰:暑热锢于肺经耳。与白虎,苇茎,天水,加芩、桔、杏、贝为方。服后头面瘖疹遍发,密无针缝,明如水晶光。孟英曰:此肺邪得泄也。果肤润热退,泻止知饥。又服甘凉濡润二十余剂。瘖疹始愈,亦仅见之证也。(《王氏医案续编·卷一·浙西王士雄孟英医案》)

按:本案患者,发热10日,先用解表药无效,亦无汗。后再用温补,大便泄泻,小便不通,口干肌削,病情危重。王孟英依据患者"右寸独见沉数",数为热,沉在邪热在里。诊为暑热锢于肺经。大便泄泻乃肺热迫津液下行大肠;小便不通,乃肺热内郁,不能通调水道。故予白虎汤加芦根、滑石、生甘草、黄芩、桔梗、杏仁、贝母,以宣肺气、清暑热。药后患者全身发瘖疹,明亮如水晶发光,王孟英认为瘖疹发亮,是肺邪外泄之佳兆,故病人很快热退。本案充分体现了脉诊在中医临床辨证中的价值。

【原文】

5122 平人之常气禀于胃①,胃者平人之常气也②,人无胃气曰逆,逆者死。春胃③微弦曰平,弦

多胃少曰肝病①,但弦无胃曰死。胃而有毛曰秋病,毛甚曰今病。藏真散于肝⑤,肝藏筋膜之气也。夏胃微钩曰平,钩多胃少曰心病,但钩无胃曰死,胃而有石曰冬病,石甚曰今病。藏真通于心,心藏血脉之气也。长夏胃微软弱⑥曰平,弱多胃少曰脾病,但代⑦无胃曰死,软弱有石曰冬病,弱甚曰今病。藏真濡于脾,脾藏肌肉之气也。秋胃微毛曰平,毛多胃少曰肺病,但毛无胃曰死,毛而有弦曰春病,弦甚曰今病。藏真高于肺,以行荣卫阴阳也。冬胃微石曰平,石多胃少曰肾病,但石无胃曰死,石而有钩曰夏病,钩甚曰今病。藏真下于肾,肾藏骨髓之气也。(《素问·平人气象论》)

5123　人以水谷为本,故人绝水谷则死,脉无胃气亦死,所谓无胃气者,但得真脏脉⑧不得胃气也。所谓脉不得胃气者,肝不弦肾不石⑨也。(《素问·平人气象论》)

【校注】

①平人之常气禀于胃:正常人的脉象应具有胃气。常气,正常的脉气。《类经·五卷·十一》注:"无太过无不及,自有一种雍容和缓之状者,便是胃之脉。"

②胃者平人之常气也:一指胃中水谷乃人体后天精气的来源,二指脉中胃气是正常无病之人的脉气的必要成分。

③春胃:指春季(肝脏)有胃气的脉象。后"夏胃"等四脉义仿此。

④弦多胃少曰肝病:弦多,指弦脉的成分过重。胃少,指胃气的脉象,即柔和、从容之象太少。《类经·五卷·十一》注:"弦多者,过于弦也。胃少者,少和缓也。是肝邪之胜,胃气之衰,故为肝病。"后四脉义仿此。

⑤藏真散于肝:脏真,即五脏所藏之真气。春时肝主疏散真气于全身。后"通于心"等四脏义仿此。

⑥软弱:柔和而不劲急的脉象,为长夏脾主脉象。软弱,此非指虚弱。《素问吴注·第五卷·平人气象论》注:"软弱,脾之脉也。长夏属土,脉宜软弱,必于冲和胃气之中,微带软弱,谓之平调之脉。"

⑦代:脉象非常软弱。

⑧真脏脉:是脉无胃气而真脏之气败露的脉象,如但弦无胃之类的脉象。

⑨肝不弦肾不石也:指脉无胃气,春季肝但弦,冬季肾但石。《类经·五卷·十一》注:"五脏又以胃气为本,若脉无胃气,而真脏之脉独见者死。即前篇所谓但弦无胃、但石无胃之类是也。"

【临床应用】

(一)脉以胃气为本

人身五脏之气禀于胃,赖水谷之气以为养。人体脉气也禀受于胃,所以胃气是正常人脉息的正常之气。五脏无胃气,则无生机。脉无胃气,也为逆,主疾病预后不良。所以经文曰"人无胃气曰逆,逆者死"。《内经》有两处论述了有胃气的脉象所呈现出来的形态,在《素问·玉机真藏论》中说道:"脉弱以滑,是有胃气。"《灵枢·终始》提到"谷气来也徐而和",也就是说,有胃气的脉象是从容和缓、柔而有力、匀静有神的脉象。

(二)平脉、病脉、死脉的鉴别及临床意义

《素问·平人气象论》通过脉象胃气的有无、多少,反映正常、病理和真脏脉的情况。四时五脏之平脉均以胃气为本,如春季见微弦而有胃气的脉象为肝之平脉,夏季见微钩而从容和缓、柔和有力的脉象为心之平脉,长夏见微软弱而从容和缓、柔和有力的脉象为脾之平脉,秋季见微毛而从容和缓、柔和有力的脉象为肺之平脉,冬季见微石而有胃气的脉象为肾之平脉。四时见以上相应脉象提示五脏气血调和。

如果某脏在其所主季节,所主之脉明显而少和缓从容之象,提示该脏有病。如长夏过于软弱而少和缓之象,提示脾病;秋季过于毛而少和缓之象,提示肺病;春季脉象过于弦而少和缓之象,提示肝病;夏季脉象过于钩而少和缓象,提示心病;如冬季过于石而少和缓之象,提示肾病。

若只见本脏所主之脉,而毫无和缓从容之胃气,是胃气已竭、五脏精气外泄不藏的严重证候,故为死脉。如春季脉象弦急而无从容和缓、柔和有力之象,提示胃气已绝,肝之真脏;如夏季脉象只见钩而无从容和缓、柔和有力之象,提示胃气已绝,心之真脏见;长夏脉象只见代而无从容和缓、柔和有力之象,提示胃气已绝,脾之真脏见;秋季脉象只见毛而无从容和缓、柔和有力之象,提示胃气已绝,肺之真脏见;冬季脉象只见石而无从容和缓、柔和有力之象,提示胃气已绝,肾之真脏见;若四时见以上真脏脉,提示死证,预后不良。

此外,五脏有病,遭受其他脏的乘侮,也能表现出相应的脉象。如,春季之脉虽有胃气但兼见毛脉,是金乘木之象,可预知秋季会发病,若毛脉非常明显,是肺金邪胜,木受金刑的反应,提示即刻发病。这种根据五行生克乘侮关系进行推测脉象的方法,在临床上有一定的指导意义。以上各类脉象的诊断方法,对后世脉学的发展有深远的影响。

案9脱证:某氏。脉如雀啄,色枯气促,身重如山,不思纳谷。乃气血大虚,虑其暴脱。人参,生地,阿胶,麦冬,炙甘草,左牡蛎。又补摄足三阴。人参,熟地炭,枣仁,茯神,五味,鲜莲子肉。(《临证指南医案·卷三·脱》)

按:本案患者气促,身重,面色枯,《素问·玉机真藏论》云:"色夭不泽,谓之难已。"仍气血大亏之象;不思纳谷、雀啄脉是死脾之象。症、色、脉合参,仍气血大虚,元气欲脱之候。叶天士以炙甘草汤加减,加左牡蛎敛阴、潜阳、安神,防止阳气外脱,去麦冬之寒凉、麻仁之润,有利于雀啄脉之治疗。如仍用原方中之桂枝、红枣疗效更佳。雀啄脉,是脉在筋肉间,如雀之啄食,连连数急,三五不调,止而复作,为脾胃衰败,精气耗散的脉象。

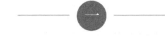

第二节

诊法原则与临床应用

【原文】

5201 是以圣人持诊之道,先后阴阳而持之,奇恒之势乃六十首①,诊合微之事②,追阴阳之变③，章五中之情④，其中之论，取虚实之要，定五度之事⑤，知此乃足以诊。是以切阴不得阳，诊消亡，得阳不得阴，守学不湛⑥，知左不知右，知右不知左，知上不知下，知先不知后，故治不久。知丑知善，知病知不病，知高知下，知坐知起，知行知止，用之有纪，诊道乃具，万世不殆。起所有余，知所不足⑦。度事上下，脉事因格⑧。（《素问·方盛衰论》）

5202 是以诊有大方⑨，坐起有常，出入有行⑩，以转神明⑪，必清必净，上观下观，司八正邪，别五中部⑫，按脉动静，循尺滑涩，寒温之意，视其大小，合之病能⑬，逆从以得，复知病名，诊可十全，不失人情⑭，故诊之或视息视意⑮，故不失条理。道甚明察，故能长久。不知此道，失经绝理，亡言妄期⑯，此谓失道。（《素问·方盛衰论》）

5203 凡诊者，必知终始⑰，有知余绪⑱，切脉问名，当合男女。离绝菀结⑲，忧恐喜怒，五脏空虚，血气离守，工不能知，何术之语。尝富大伤，斩筋绝脉，身体复行，令泽不息⑳。故伤败结，留薄归阳，脓积寒炅㉑。粗工治之，亟刺阴阳，身体解散，四支转筋，死日有期㉒，医不能明，不问所发，唯言死日，亦为粗工，此治之五过也。（《素问·疏五过论》）

5204 诊不知阴阳逆从之理，此治之一失矣。受师不卒㉓，妄作杂术㉔，谬言为道，更名自功，妄用砭石，后遗身咎㉕，此治之二失也。不适贫富贵贱之居，坐之薄厚㉖，形之寒温，不适饮食之宜，不别人之勇怯，不知比类，足以自乱，不足以自明，此治之三失也。诊病不问其始，忧患饮食之失节，起居之过度，或伤于毒，不先言此，卒持寸口㉗，何病能中，妄言作名，为粗所穷，此治之四失也。（《素问·徵四失论》）

【校注】

① 奇恒之势乃六十首：奇，即异；恒，即常。王冰注："奇恒势六十首，今世不传。"《素问集注·第九卷·方盛衰论》注："奇恒之势，各以六十为首。即《诊要》《经终》《脉解》诸篇所论是也。"

② 诊合微之事：综合各种细微诊察所得的情况。《素问集注·第九卷·方盛衰论》注："合微之事者，声合五音，色合五行，脉合阴阳也。"

③ 追阴阳之变：推究阴阳的变化。《类经·五卷·七》注："追阴阳之变者，求阴阳盛衰之变也。"

④ 章五中之情：清楚了解五脏的病情。五中，意为五脏。

⑤ 定五度之事：以五度来加以判断。《素问集注·第九卷·方盛衰论》注："定五度之事者，取虚实而定五度也。五度者，度神之有余有不足，气有余有不足，血有余有不足，形有余有不足，志有余有不足也。"

⑥ 守学不湛：守学不深，只知其一，失于片面。湛，深远。

⑦ 起所有余，知所不足：举其有余的一面，就能知道其不足的一面。王冰注："《宝命全形论》曰：内外相得，无以形先，言起已身之有余，则当知病人之不足也。"

⑧ 度事上下，脉事因格：考虑到患者的上下各部，诊脉就可以穷究其理。王冰注："度事上下之宜，脉事因而至于微妙矣。格，至也。"

⑨ 大方：大法，大道。

⑩ 坐起有常，出入有行：医者应坐起有准则，行为举动有规律。《类经·五卷·八》注："坐起有常，则举动不苟而先正其身，身正于外，心必随之，故诊之大方必先乎此。"

⑪ 以转神明：医者自身神明内守，再冷静诊查患者的病候。张志聪注："转神明者，运己之神，以候彼之气也。"

⑫ 司八正邪，别五中部：分辨四时八节，观察邪气中于五脏何部。《类经·五卷·八》注："司，候也，别，审也。候八节八风之正邪以察其表，审五脏五行之部位以察其里。"

⑬ 视其大小，合之病能：观察其大小便的变化，参合病情。《类经·五卷·八》注："大小，二便也。二便为约束之门户，门户不要则仓廪不藏，得守者生，失守者死，故视其大小以合病能。能，情状之谓。"

⑭ 不失人情：不会违背人情。《类经·五卷·八》注："人情之说有三，一曰病人之情，二曰傍人之情，三曰同道之人情。"

⑮ 视息视意：观察患者的呼吸，查看其精神。王冰注："数息之长短，候脉之至数，故诊之法或视喘息也。知息合脉，病处必知。"

⑯ 亡言妄期：妄言寒热虚实，妄期病愈生死。

⑰ 必知终始：诊治疾病必须了解发病的全部过程。王冰注："终始，谓气色也。《脉要精微论》曰：知外者，终而始之。明知五气色象，终而复始也。"

⑱ 有知余绪：又察知疾病的本末。余绪，枝末。《类经·十二卷·十八》注："有知余绪，谓察其本知其末也。"

⑲ 离绝菀结：由于生离死别、爱恨恩仇，以致情郁难解。《类经·十二卷·十八》注："离者，失其亲爱；绝者，断其所怀；菀，谓思虑抑郁；结，谓深情难解。"

⑳ 斩筋绝脉，身体复行，令泽不息：筋脉得不到滋养，犹如断绝，身体虽能活动，但津液已不再滋生。王冰注："斩筋绝脉，言非分之过损也。身体虽以复旧而行，且令津液不为滋息也。何者？精气耗减也。泽者，液也。"

㉑ 故伤败结，留薄归阳，脓积寒炅：气血亏败，滞聚不散，积久化热，壅盛于表，腐败血肉而化脓，并伴畏寒发热。王冰注："阳，调诸阳脉及六府也。炅，谓热也。言非分伤败筋脉之气，血气内结，留而不去，薄于阳脉，则化为脓，久积腹中，则外为寒热也。"

㉒ 亟刺阴阳，身体解散，四支转筋，死日有期：不知寒热为脓积血蓄而成，只是频频刺激阴阳经脉，更是耗气伤阴，以致身体懈惰，四肢废运而筋脉拘挛，危候已现，死期临近。亟，多次。

㉓ 受师不卒：学习老师的技术，尚未通晓，就半途而废。

㉔ 妄作杂术：胡乱使用旁门左道的疗法。《类经·十二卷·十八》注："不明正道，假借异端也。"

㉕ 后遗身咎：不但治不好病，反而给患者身体带来损害。咎，灾祸、过错。王冰注："不终师术，惟妄是为，易古变常，自功循己，遗身之咎，不亦宜乎！故为失二也。《老子》曰：无遗身殃，是谓袭常。盖嫌其妄也。"

㉖ 坐之薄厚：居住环境的好坏。坐，居处。

㉗ 卒持寸口：不问病情，便匆促切脉。卒，同"猝"，突然、仓促。

【临床应用】

（一）整体审察

《内经》提出临床诊断原则首先要注意整体审察。所谓整体审察，一是指在诊法过程中，必须完整掌握病人的病情。《素问·方盛衰论》指出"圣人持诊之道,先后阴阳而持之",强调诊病首先应审度阴阳之变化,同时,外要候四时八节之气,内而审五脏、辨虚实、寻脉象、查二便、视呼吸、观其志意等,并不放过任何细微之处,"诊合微之事",这样才能不失病情。二是对病情进行整体的、准确的综合判断。患者的临床表现常常十分复杂,涉及多个脏腑,如果医生不能从临床零乱而复杂的症状中,依据医学的原理进行整体综合的分析,找出应优先解决的关键问题,难以取得理想的疗效。《素问·征四失论》即指出医者如果学业未精、妄下断言、乱施杂术、草率行事,必将贻误病情,临证中必须杜绝出现这些情况。

案1中寒:吴球治一人,暑月远行,渴饮泉水,至晚以单席阴地上睡,顷间寒热,吐泻不得,身如刀刮而痛。医曰:此中暑也。进黄连香薷饮一服,次以六和汤,随服随厥。吴诊其脉,细紧而伏。曰:此中寒也。众皆笑曰:六月中寒,有是事乎?吴曰:人肥白,素畏热,好服凉剂。况远行途中饮水必多,今单席卧地,夏月伏阴,深中寒气,当以附子理中汤大服乃济。病者曰:吾在家,夏常服金花黄连丸,今途中多服益元散及瓜水,因得此患。吴曰:此果然也。用之,甚效。(《名医类案·卷第一·中寒》)

按:本案患者夏天远行,渴饮泉水,晚上单席睡在地上,出现恶寒、发热、身体疼痛、欲吐不能吐、欲泻不能不泻。医家认为是暑湿,用黄连香薷饮及治疗内伤生冷、外伤暑气的六和汤,药后病情加重,出现四肢逆冷。吴球首重望诊:患者身体肥白,此阳虚体质。次重问诊:患者因畏热,平素喜好饮凉剂,此阴火饮凉剂,脾胃更虚。加之发病之时,单席卧地,寒气外袭。结合切脉细紧,紧为寒。综合分析:患者仍属阳虚感寒,故治以附子理中汤。可见临床当以全面诊察,审慎分析为要,切不可以管窥天,自以为是,误人性命。吴球,明代医家,字茭山,括苍(今属浙江)人。

(二)医德规范

《素问·方盛衰论》对行医者的医德风貌进行了规范,提出"诊有大方,坐起有常,出入有行,以转神明,必清必净。"要求医者品德端正,举止端庄,临证时凝神定志,思想集中。《内经》将良好的医德体现于精湛医学诊断之中,体现了中医学医德与医术的统一,奠定了中医传统医德的基础,成为后世中医工作者所遵守和自我要求的准则。

【原文】

5205 以我知彼[1],以表知里,以观过与不及[2]之理,见微得过[3],用之不殆[4]。善诊者,察色按脉,先别阴阳;审清浊而知部分[5];视喘息听音声,而知所苦;观权衡规矩[6],而知病所主。按尺寸[7],观浮沉滑涩,而知病所生以治;无过以诊,则不失矣。(《素问·阴阳应象大论》)

5206 切脉动静而视精明,察五色,观五脏有余不足,六腑强弱,形之盛衰,以此参伍,决死生之分。(《素问·脉要精微论》)

5207 帝曰:愿闻人之五脏卒痛,何气使然?岐伯对曰:经脉流行不止,环周不休,寒气入经而稽迟[8],泣[9]而不行,客于脉外则血少,客于脉中则气不通,故卒然而痛。

帝曰:其痛或卒然而止者,或痛甚不休者,或痛甚不可按者,或按之而痛止者,或按之无益者,或喘动应手⑩者,或心与背相引而痛者,或胁肋与少腹相引而痛者,或腹痛引阴股⑪者,或痛宿昔⑫而成积者,或卒然痛死不知人有少间复生者,或痛而呕者,或腹痛而后泄者,或痛而闭不通者,凡此诸痛,各不同形,别之奈何?

岐伯曰:寒气客于脉外则脉寒,脉寒则缩蜷,缩蜷则脉绌急⑬,绌急则外引小络,故卒然而痛,得炅⑭则痛立止,因重中于寒,则痛久矣。寒气客于经脉之中,与炅气相薄则脉满,满则痛而不可按也,寒气稽留,炅气从上⑮,则脉充大而血气乱,故痛甚不可按也。寒气客于肠胃之间,膜原⑯之下,血不得散,小络急引故痛,按之则血气散,故按之痛止。寒气客于侠脊之脉⑰,则深按之不能及,故按之无益也。寒气客于冲脉,冲脉起于关元,随腹直上,寒气客则脉不通,脉不通则气因之,故喘动应手矣。寒气客于背俞之脉⑱则脉泣,脉泣则血虚,血虚则痛,其俞注于心,故相引而痛,按之则热气至,热气至则痛止矣。寒气客于厥阴之脉,厥阴之脉者,络阴器系于肝,寒气客于脉中,则血泣脉急,故胁肋与少腹相引痛矣。厥气⑲客于阴股,寒气上及少腹,血泣在下相引,故腹痛引阴股。寒气客于小肠膜原之间,络血之中,血泣不得注于大经,血气稽留不得行,故宿昔而成积矣。寒气客于五脏,厥逆上泄,阴气竭,阳气未入⑳,故卒然痛死不知人,气复反则生矣。寒气客于肠胃,厥逆上出,故痛而呕也。寒气客于小肠,小肠不得成聚㉑,故后泄腹痛矣。热气留于小肠,肠中痛,瘅热㉒焦渴则坚干不得出,故痛而闭不通矣。

帝曰:所谓言而可知者也。视而可见奈何?岐伯曰:五脏六腑固尽有部,视其五色,黄赤为热,白为寒,青黑为痛,此所谓视而可见者也。帝曰:扪而可得。奈何?岐伯曰:视其主病之脉,坚而血及陷下者㉓,皆可扪而得也。(《素问·举痛论》)

【校注】

① 以我知彼:以医者的正常状态测知患者异常变化。

② 过与不及:均属病态,过则邪气盛实,不及为正气亏虚。

③ 见微得过:见到微小征象,就知道疾病所在。微,微小征兆。过,疾病。

④ 殆:危险,危亡。

⑤ 部分:指面部与人体脏腑组织器官的对应关系。详见《灵枢·五色》。

⑥ 权衡规矩:借以比喻四时正常脉象。春、夏、秋、冬四季分别对应规、矩、衡、权脉象。

⑦ 尺寸:尺,指尺肤。寸,指寸口脉。

⑧ 稽迟:即经脉气血留止而不行的意思。《说文》云:"稽,留止也","迟,徐行也"。

⑨ 泣:音义并同"涩"。

⑩ 喘动应手:指血脉搏动按之急促应手。喘与"揣"义同,动之意。

⑪ 阴股:大腿内侧,近前阴处。《太素·卷第二十七·邪客》注:"髀内为股,阴下之股,为阴股也。"

⑫ 宿昔:《素问集注·第五卷·举痛论》注:"宿昔,稽留久也。"宿,止、住。昔,久远。

⑬ 绌(chù)急:屈曲拘急之状。绌,屈曲。急,拘急。

⑭ 炅:热。

⑮ 从上:郭霭春《黄帝内经素问校注语译》注:"'上'疑'之'字之误。篆文'之'与'上'形近易混。"若此,文义较畅。可参。

⑯ 膜原：脏腑和肌肉间的脂膜组织。《类经·十七卷·六十六》注："膜，筋膜也。原，肓之原也。"又《类经·十七卷·六十七》注："肓者，凡腔腹肉理之间，上下空隙之处，皆谓之肓。"又《类经·十七卷·七十一》注："盖膜犹幕也，凡肉理脏腑之间，其成片联络薄筋，皆谓之膜。所以屏障血气者也。凡筋膜所在之处，脉络必分，血气必聚，故又谓之膜原，亦谓之脂膜。"

⑰ 侠脊之脉：指脊柱两旁深部之经脉。《素问集注·第五卷·举痛论》注："侠脊之脉，伏冲之脉也。伏冲之脉，上循背里，邪客之则深，按之不能及，故按之无益也。"

⑱ 背俞之脉：指足太阳经脉，其行于背部的部分有五脏六腑之俞穴，故称背俞之脉。

⑲ 厥气：寒逆之气。据文意及前后文例，"厥气"似应与下句"寒气"互易，应为"寒气客于阴股，厥气上及少腹"。义胜。

⑳ 厥逆上泄，阴气竭，阳气未入：寒气客于五脏，阴气阻绝于内，阳气泄越于外，阴阳之气不相顺接，故卒然痛死不知人。泄，即泄越。竭，有遏止、阻隔不通之义。

㉑ 成聚：指小肠受盛化物之功能。

㉒ 瘅热：热甚之意。

㉓ 坚而血及陷下者：此指局部按诊。局部血脉壅盛隆起，按之坚硬，属实；按之陷下濡软，为虚。即《素问·脉要精微论》云"春应中规，夏应中矩，秋应中衡，冬应中权"。

【临床应用】

（一）四诊合参

《素问·脉要精微论》与《素问·阴阳应象大论》论述了"四诊合参"这一诊断重要原则。临床病情表现复杂，不同疾病可以有不同的证候表现，同一疾病又可以引起人体多方面的病理改变。疾病在发展过程中还会出现脉证不符或阴盛格阳、阳盛格阴、真寒假热、真热假寒、真实假虚、真虚假实诸证。故医家只有通过全面诊察，掌握尽可能多的疾病资料，才能把握疾病本质，做出正确诊断。

案2腿肿疼：马翠庭嵯尹令宠。患两腿疼肿，便溏不渴，医进苍术、木瓜、萆薢、独活等药，其病日甚，不食不眠，筋掣欲厥。孟英切其脉弦滑而数，询其溺极热如沸。曰：非寒湿也，肝火为患耳。便泻是土受木乘，不渴乃内有伏痰。予栀、柏、芩、莲、茹、楝、通草、半夏、蚕沙、丝瓜络为方。一剂知，二剂已。（《王氏医案·三编·卷三》）

按：本案患者两腿疼肿，便溏，口不渴，与风寒湿痹相似，前医遂用苍术、木瓜、萆薢、独活等温化寒湿之品治疗，药后患者病情加重，不吃不睡，筋肉疼痛抽搐，几乎昏厥。王孟英通过问诊了解患者小便灼热，脉诊弦滑而数。综合分析后认为患者腹泻属于土受木乘，不渴是内有伏痰，辨证为肝火夹痰，而非寒湿内蕴。给予清热泻肝火，及半夏等燥湿化痰之品，服二剂即愈。

（二）四诊合参在疼痛诊断中的应用

《素问·举痛论》通过对十四种疼痛的病机分析，举例说明四诊合参在诊断中的重要作用。《内经》首先说明疼痛患者问诊时应当注意从疼痛持续的时间特点、疼痛的程度、疼痛牵引的部位、疼痛的兼见症状等方面详细询问，以免挂一漏万。其次通过切按患者疼痛部位，观察患者反应，以判断疼痛的准确部位、疼痛的轻重、疼痛的性质；通过脉诊了解疼痛的性质；最后通过望诊进一步了解疾病的病因。《内经》的这些内容至今仍有效地指导着临床实践。

案3腹痛：沈阳张姓媪，年过六旬。肠结腹痛，兼心中发热。病因：素有肝气病，因怒肝气发动，恒至大便不通，必服泻药始通下。此次旧病复发而呕吐不能受药，是以病久不愈。证候：胃下脐上似有实积，常常作疼，按之则疼益甚，表里俱觉发热，恶心呕吐。连次延医服药，下咽须臾即吐出，大便不行已过旬日，水浆不入者七八日矣。脉搏五至，左右脉象皆弱，独右关重按似有力，舌有黄苔，中心近黑，因问其得病之初曾发冷否？答云：旬日前曾发冷两日，至三日即变为热矣。诊断：即此证脉论之，其阳明胃腑当蕴有外感实热，是以表里俱热，因其肠结不通，胃气不能下行，遂转而上行与热相并作呕吐。治此证之法，当用镇降之药止其呕，咸润之药开其结，又当辅以补益之品，俾其呕止、结开，而正气无伤始克有济。

处方生石膏一两（轧细），生赭石一两（轧细），玄参一两，潞参四钱，芒硝四钱，生麦芽二钱，茵陈二钱。共煎汤一大盅，温服。效果：煎服一剂，呕止结开，大便通下燥粪若干，表里热皆轻减，可进饮食。诊其脉仍有余热未净，再为开滋阴清热之方，俾服数剂以善其后。（《医学衷中参西录·第六期第二卷·肠结腹痛兼外感实热》）

按：患者胃下脐上似有实积，经常疼痛，手按之疼痛加重，发热，恶心呕吐，不大便十多天。张锡纯细问病史，平素有肝气郁滞，此次亦因怒导致大便不通。十日前曾发冷两日，三日以后才有发热。切脉数，但左右脉象均弱，独右关部按之有力。望舌苔黄、中心近黑。脉、舌、症合参，辨为既有正气不足、肝气郁结之腑实结滞，又有表里俱热之外感之候，属于虚实夹杂证。治疗以生赭石重镇降逆，芒硝通腑，生石膏清阳明之热，生麦芽、茵陈疏泄肝气，玄参、党参益气生津。一剂而呕止，可见辨证用药之精准。本案张锡纯望诊、切诊、问诊相互合参，特别是通过对既往病史的详细询问，了解表里俱热之由来，值得学习。

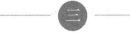

【原文】

5208 黄帝问于岐伯曰：水与肤胀、鼓胀、肠覃、石瘕、石水，何以别之。岐伯答曰：水始起也，目窠上微肿，如新卧起之状，其颈脉动，时咳，阴股间寒，足胫肿，腹乃大，其水已成矣。以手按其腹，随手而起，如裹水之状，此其候也。黄帝曰：肤胀何以候之？岐伯曰：肤胀者，寒气客于皮肤之间，鏊鏊然不坚，腹大，身尽肿，皮厚，按其腹，窅而不起，腹色不变，此其候也。鼓胀何如？岐伯曰：腹胀身皆大，大与肤胀等也，色苍黄，腹筋起，此其候也。（《灵枢·水胀》）

5209 视人之目窠上微痈①，如新卧起状，其颈脉动，时咳，按其手足上，窅而不起②者，风水肤胀也。（《灵枢·论疾诊尺》）

5210 厥头痛，面若肿起而烦心，取之足阳明、太阴。厥头痛，头脉痛，心悲善泣，视头动脉反盛者，刺尽去血，后调足厥阴。厥头痛，贞贞③头重而痛，泻头上五行，行五④，先取手少阴，后取足少阴。厥头痛，意善忘，按之不得，取头面左右动脉⑤，后取足太阴。厥头痛，项先痛，腰脊为应，先取天柱，后取足太阳。厥头痛，头痛甚，耳前后脉涌有热⑥（一本云有动脉），泻出其血，后取足少阳。真头痛，头痛甚，脑尽痛，手足寒至节，死不治。头痛不可取于腧者，有所击堕，恶血在于内，若肉伤，痛未已，可则刺，不可远取也。头痛不可刺者，大痹为恶，日作者，可令少愈，不可已。头半寒

痛,先取手少阳、阳明,后取足少阳、阳明。(《灵枢·厥病》)

5211 头痛耳鸣,九窍不利,肠胃之所生也。(《素问·通评虚实》)

【校注】

① 痈:壅也,即新起微肿状。

② 䐃(yǎo 舀)而不起:按之有窝。䐃,深陷。

③ 贞贞:《甲乙经·卷九·大寒内薄骨髓阳逆发头痛第一》作"员员"。员员(yún):旋转之意。

④ 头上五行,行五:头部五条经脉线路,每条经脉上各有五个穴位。即中行督脉经上的上星、囟会、前顶、百会、后顶五穴;两旁足太阳膀胱经的五处、承光、通天、络却、玉枕五穴,左右共十六;又两旁足少阳胆经的头临泣、目窗、正营、承灵、脑空五穴,左右十穴。总计二十五穴。

⑤ 头面左右动脉:《太素·卷第二十六·厥头痛》注:"头面左右足阳明动脉。"

⑥ 耳前后脉涌有热:指足少阳经脉充盛而有热感。《类经·二十一卷·四十三》注:"耳之前后,足少阳经也。"涌,涌盛。

【临床应用】

(一)辨病与辨证结合

在中医学中,"病"与"证"是密切相关的不同概念。病注重从贯穿疾病始终的根本矛盾上认识病情,证主要是从机体反应状况上认识病情。辨病和辨证,对于中医诊断而言同等重要。辨病有利于从疾病全过程、特征上认识疾病的本质,重视对疾病基本矛盾的把握;辨证重在从疾病当前的表现中判断病变的部位与性质,重视对当前主要矛盾或矛盾主要方面的认识。

由于"病"与"证"对疾病本质反映的侧重面有所不同,临床进行思维分析时,有时是先辨病然后再辨证,有时是先辨证然后再辨病。如果通过辨病而确定了病种,便可根据该病的一般演变规律而提示常见的证型,即在辨病基础上进行辨证。当疾病的本质反映不够充分时,先辨证不仅有利于当前疾病的治疗,而且通过对证的变化的观察有利于对疾病本质的揭示,从而确定病名。《内经》对"辨病"与"辨证"均有不同程度的认识。

(二)辨病为主的水胀、肤胀、鼓胀的诊断与鉴别诊断

《灵枢·水胀》从病的角度论述了水胀、肤胀、鼓胀的诊断与鉴别诊断。

1. 水胀 水肿是各种原因引起的水液潴留,泛溢肌肤,引起眼睑、头面部、四肢、腹背部甚至全身浮肿,严重的可伴有胸水、腹水。水饮上泛面目,使人目窠上微肿;水气凌心,可见心悸、颈脉动甚;水气射肺,则见咳嗽;水流于下,故阴股、足胫肿;水聚腹腔,故见腹部膨大,腹部按之如囊裹水。与现代医学心性水肿、肾性水肿类似。水肿有发汗、利尿、攻逐、健脾、温肾、降浊、化瘀等法,重点在利水。

案 4 风水:关左。暴肿气急,小溲短赤,口渴欲饮,脉浮滑而数。此外邪壅肺,气道不通,风水为患。风为阳邪,水为阳水,风能消谷,故胃纳不减也。拟越婢汤加味。净麻黄四分,熟石膏(打)三钱,生白术一钱五分,光杏仁三钱,肥知母一钱五分,茯苓皮三钱,大腹皮二钱,桑白皮二钱,冬瓜子皮(各)三钱,淡姜皮五分。(《丁甘仁医案·卷五·肿胀案》)

按:患者突然肿胀气急,病势急迫,伴有小便短赤,口渴欲饮,脉浮滑而数。丁甘仁诊为风水,其病机为风邪外袭,兼见风邪郁而化热之证。治当发越水气、兼清里热,以越婢汤发越水气、清泄里热,加白术合茯苓皮、大腹皮、桑白皮、冬瓜子皮、生姜皮利水消肿。

2. **肤胀**　肤胀为寒邪所伤,阻碍气机,水湿聚于肌肤所致的疾病。临床表现特点是腹部胀大,叩之如鼓,用手按压腹壁深陷不能随手而起,腹部皮肤颜色不变,腹腔内无水而有气。其病因是寒邪侵于皮肤之间,阳气滞而不行,水湿停于肌肤而成。《灵枢·胀论》云"营卫留止,寒气逆上,真邪相攻,两气相搏,乃合为胀也",又云"营气循脉,卫气逆为脉胀。卫气并脉循分为肤胀",指出胀病的病位在无形之气分。治疗重点在温阳散寒,行气消肿。与现代医学肝硬化初期腹水尚未形成阶段及免疫性水肿、甲状腺功能减退等引起的皮下水肿类似。治疗以温阳化湿,行气消肿为主。

案5 肿胀:胀者,皆在脏腑之处。此病之胀,不从腹起,自足跗先肿,而后至腹,是由下以及上。因脾虚不能运湿,湿趋于下,尚在本经;肿胀及中,又属犯本也;肿胀之处,按之如石。阳气大伤,理之棘手。附桂治中汤,加肉果、当归、防己、牛膝,另肾气丸。诒按:方中防己外,无治湿之品。据证情论,似应当兼参渗利。邓评:由足跗先肿,其受伤并在肾阳,故立方亦责重温助肾气。(《增评柳选四家医案·评选继志堂医案下卷·肿胀门》)

按:本案患者,脚背先肿,逐渐向上漫延至腹部,按之较硬。曹仁伯认为本证属于脾肾阳虚,不能运化水湿,治以附桂治中汤(人参、甘草、干姜、白术、青皮、陈皮)加温肾肉豆蔻、牛膝、当归,以防己利水除湿。方中重在温补脾肾,佐以行气化湿。可见本病肿胀的病机重点不在水停,而是阳虚气滞。故邓评认为"立方亦责重温助肾气",切中病机,柳评"似应当兼参渗利"的建议欠妥。

3. **鼓胀**　鼓胀,是据腹部膨胀如鼓而命名。以腹胀身肿,肤色苍黄,腹壁青筋显露为特征的疾病。肝失疏泄,气不行水,血滞脉络,故见腹大身肿,色苍黄,腹部有青筋隆起等症,其病机特点为肝脾不和,气血瘀滞,瘀阻水停,与现代医学的肝硬化腹水相似。治疗重点在行气、活血与利水。

案6 鼓胀:杨左。形瘦色苍,木火体质,抑郁不遂,气阻血痹,与湿热凝聚募原,始则里热口干,继而大腹胀硬,自夏至秋,日益胀大,今已脐突,红筋显露,纳谷衰少,大便色黑,小溲短赤,舌灰黄,脉弦数,此血臌之重症也。气为血之先导,血为气之依附,气滞则血凝。先拟行气去瘀,清涤化湿,然恙根已深,非旦夕所能图功也。银州柴胡一钱,生香附二钱,连皮苓四钱,紫丹参二钱,粉丹皮一钱五分,赤芍二钱,藏红花八分,当归尾三钱,绛通草八分,黑山栀一钱五分,泽兰叶一钱五分,青宁丸(包)三钱。(《丁甘仁医案·卷五·肿胀案》)

按:本案患者大腹胀硬,脐突,腹壁红筋显露,此为瘀血阻于肝脾,当属鼓胀范畴。丁甘仁以活血化瘀、行气利水、清热化湿乃正治之法。因病情严重,故丁甘仁认为,"然恙根已深,非旦夕所能图功也",预后较差。

综上可见辨病有利于从疾病全过程、特征上认识疾病的本质,对疾病的治疗与预后的判断有着不可替代的价值。

(三) 辨病与辨证相结合的头痛的诊断与鉴别诊断

《灵枢·厥病》论述了偏头痛、真头痛、痹头痛等以头痛为主要表现的疾病。真头痛是指寒邪深入于脑所致之剧烈头痛。类似于现代医学蛛网膜下腔出血、脑出血或脑梗死等疾病。痹头痛,是风湿之邪入侵,引起的头痛,类似于现代医学的风湿病引起的头部肌肉头痛或动脉炎引起的头痛。偏头痛,反复发作、表现以头单侧(少数双侧)剧烈搏动性疼痛。头痛持续数分钟到数天,常伴有恶心、呕吐。因头痛偏于一侧,后世医家亦称为"偏头风"。真头痛预后极差,需要及抢救治疗。痹头痛反复发作,难以根治。而偏头痛,可采用针灸治疗,疗效一般较好。厥头痛是因经气厥逆,上犯于头而痛。经脉之气环周不休,和调流畅。若一旦由于某种因素导致经气厥逆,则其厥逆之气循经而上犯于头,使头部气血郁滞而发生头痛之证。类似于现代医学种种继发性头痛及精神疾病的头痛。《内经》从疾病的角度认识头痛,对于头痛病的预后诊断价值极大。

《内经》认为足三阳经脉均上行至头,足厥阴与督脉会于巅,足太阴、少阴虽不直接行于头,但通过表里之经亦能影响及之,故均可发生头痛。经脉各有循行部位,某经气逆,则在其循行线上反映出症状,《内经》依据经脉循行理论,提出了六经头痛辨证的方法,并以此指导针刺治疗,提出头痛时宜针刺其本经或表里之经,以疏调其厥逆之气。金代张元素在此基础之上提出了"引经报使"理论,如头痛属于太阳经用羌活,属于太阴经用苍术,属阳明经则用白芷,属于少阴经用细辛,属于少阳经则用柴胡,属于厥阴经则用川芎、吴萸,并认为上述各药能引领其他药物归入各经而发挥治疗作用。现按照《内经》六经辨证方法,将六经头痛辨证与药物治疗总结如下:

1. 太阳头痛　以后头部下连于项疼痛为特点,多属于外感风寒、足太阳膀胱经气厥逆所致。从现代医学研究而言大多属于肩背部疾病影响及头导致疼痛。可选九味羌活汤、桂枝羌活汤之类。引经药除羌活外,亦可用葛根。

2. 阳明头痛　以前额、面颊及眉棱等处疼痛为特点,甚则兼见齿痛。多由火热上攻所致,治宜清热泻火,引经药可选升麻、葛根、白芷等。

3. 少阳头痛　疼痛多在头之两侧及耳前后,可伴随额痛、目眦痛。治疗可用清胆泻火之法,方如龙胆泻肝汤。如见寒热往来、口苦咽干、脉弦细者,则宜和解少阳,方用小柴胡汤。引经药可选用柴胡。

4. 太阴头痛　头痛多痛无定处,按摸不到痛点所在,并伴有善忘之症。由于太阴经属脾,脾虚易生湿,故太阴头痛每多痰湿之象。药物治疗宜健脾升清去痰湿,李杲主张以苍术、半夏、南星为主,并可用半夏白术天麻汤。《张氏医通》认为:"凡头痛必吐清水,不拘冬夏,食姜即止者,此中气虚寒,六君子加当归、黄芪、木香、炮姜。"引经药可用苍术。

5. 少阴头痛　多属少阴精气虚于下而太阳经气实于上。治宜温肾阳、散寒邪可选用麻黄附子细辛汤,引经药可选用细辛。如证属阴虚火旺者,治当壮水制火,可用杞菊地黄汤加减。引经药可选用牛膝。

6. 厥阴头痛　多痛在巅顶,或内连目系,常伴有情绪的变化。从病机而言,厥阴头痛常与气逆有关。如肝郁气逆者,宜疏肝降逆,缓急止痛,方用柴胡疏肝散加减;若肝火上炎,宜清肝泻火,方用当归芦荟丸或龙胆泻肝汤;若肝阳上亢,则当平肝潜阳,用天麻钩藤饮;若厥阴寒气上攻,宜降逆暖肝,方用吴茱萸汤。引经药如以肝气郁滞为主,选用川芎;如以肝寒为主,可选用吴茱萸。

案7头痛:治一建筑工头,其人六十四岁。因包修房屋失利,心中懊恼,于旬日前即常见头疼,不以为意。一日晨起至工所,忽仆于地,状若昏厥,移时苏醒,左手足遂不能动,且觉头疼甚剧。医者投以清火通络之剂,兼法王勋臣补阳还五汤之意,加生黄芪数钱,服后更觉脑疼如锥刺难忍须臾。求为诊视,其脉左部弦长,右部洪长,皆重按甚实。询其心中,恒觉发热,其家人谓其素性嗜酒,近因心中懊恼,盖以酒浇愁,饥时恒以烧酒代饭。愚曰:此证乃脑充血之剧者,其左脉之弦长,懊恼所生之热也,右脉之洪长,积酒所生之热也。二热相并,挟脏腑气血上冲脑部。脑部之血管若因其冲激过甚而破裂,其人即昏厥不醒,今幸昏厥片时苏醒,其脑中血管当不致破裂,或其管中之血隔血管渗出，或其血管少有罅隙，出血少许而复自止。其所出之血著于知觉之神经则神昏；著于司神经运动之神经则痿废……医者不知致病之由，竟投以治气虚偏枯之药，而此症此脉，岂能受黄芪之升补乎？此所以服药后而头疼加剧也。遂为疏方亦约略如前(怀牛膝一两，生杭芍、生龙骨、生牡蛎、生赭石各六钱，玄参、川楝子各四钱，龙胆草三钱，甘草二钱)，为其右脉亦洪实，因于方中加生石膏一两，亦用铁锈水煎药。服两剂，头疼痊愈，脉已和平，左手足已能自动。遂改用当归、赭石、生杭芍、玄参、天冬各五钱，生黄、乳香、没药各三钱，红花一钱，连服数剂，即扶杖能行矣。方中用红花者，欲以化脑中之瘀血也。为此时脉已和平，头已不疼，可受黄芪之温补，故方中少用三钱，以补助其正气，即借以助归、芍、乳、没以流通血脉，更可调玄参、天冬之寒凉，俾药性凉热适均，而可多服也……以牛膝为主药者，诚以牛膝善引上部之血下行，为治脑充血证无上之妙品，此愚屡经试验而知，故敢贡诸医界。而用治此证，尤以怀牛膝为最佳。(《医学衷中参西录·第五期第三卷·论脑充血之原因及治法》)

按：本案患者因情志失调，以酒消愁，导致头痛剧烈，突然跌倒，昏厥后移时苏醒，左手足遂不能动。张锡纯诊断为脑充血，乃肝热挟脏腑之气血上冲脑部，血管破裂所致。急性期治疗宜以镇肝降逆，引血下行为大法，慎用温补。前医诊断为"偏枯"，以王清任补阳还五汤补气活血，导致头痛加剧。可见在头痛治疗中辨病的重要性。

案8偏头痛：潘。情怀郁勃，肝胆风阳上升。右目昏蒙，左半头痛，心嘈不寐，饥而善食，内风掀旋不息，痛势倏忽无定，营液消耗，虑其痉厥。法以滋营养液，清息风阳。务宜畅抱，庶克臻效。大生地，元精石，阿胶，天冬，池菊，羚羊角，石决明，女贞子，白芍，钩钩。复服滋阴和阳法，风阳稍息。舌心无苔，心嘈善饥，究属营阴消烁，胃虚求助于食。议滋柔甘缓。大生地，石决明，麦冬，阿胶，白芍，大麻仁，女贞子，橘饼，洋参，茯神。(《王旭高临证医案·卷二·肝风痰火门》)

按：本案患者因情绪郁怒，证见左侧偏头痛，痛势忽有忽无，右眼视物不清，心中嘈杂，夜寐不安，饥而欲食，舌心无舌苔。王旭高认为此证属于肝肾阴亏，肝阳上亢，肝风内动，治疗以养阴柔肝为大法，同时强调舒畅胸怀。方中宜加山栀清宣肝火。考虑阴伤较重，未用柴胡疏肝，恐其劫肝阴。本案因情绪郁怒所致，属于厥阴头痛范畴。

第三节

诊法思维与临床应用

【原文】

5301 善为脉者，必以比类奇恒，从容知之①，为工而不知道，此诊之不足贵，此治之三过也。

《素问·疏五过论》）

5302 雷公曰：肝虚肾虚脾虚，皆令人体重烦冤，当投毒药刺灸砭石汤液，或已或不已，愿闻其解。帝曰：……夫脾虚浮似肺，肾小浮似脾，肝急沉散似肾②，此皆工之所时乱也，然从容得之。（《素问·示从容论》）

5303 颈脉动喘疾咳③，曰水。目裹微肿如卧蚕起之状，曰水。溺黄赤安卧者，黄疸。已食如饥者，胃疸④。面肿曰风。足胫肿曰水。目黄者曰黄疸。（《素问·平人气象论》）

【校注】

① 比类奇恒，从容知之：比较鉴别，从容不迫，沉着细致地了解疾病之意。比类，比较分类；奇恒，正常与异常情况。马莳注，"古经有《比类》《奇恒》《从容》诸篇，皆至道之要"，认为《比类》《奇恒》《从容》在此处指古经篇名，可参。

② 脾虚浮似肺，肾小浮似脾，肝急沉散似肾：王冰注："脾虚脉浮候则似肺，肾小浮上候则似脾，肝急沉散候则似肾者，何以然？以三脏相近，故脉象参差而相类也，是以工惑乱之，为治之过失矣。虽尔乎，犹宜从容安缓，审比类之，而得三脏之形候矣。何以取之？然浮而缓曰脾，浮而短曰肺，小浮而滑曰心，急紧而散曰肝，搏沉而滑曰肾，不能比类，则疑乱弥甚。"

③ 颈脉动喘疾咳：指颈静脉搏动明显，伴气喘、咳嗽。《太素·卷十五·尺寸诊》云"颈脉动疾喘欬"，为是。颈脉，王冰注，"耳下及结喉傍人迎脉也"，恐非。

④ 胃疸：王冰注："是则胃热也，热则消谷，故食已如饥也。"《素问识·卷二·平人气象论》注："疸，瘅同。即前篇所谓消中，后世所称中消渴也。"

【临床应用】

（一）比类奇恒

客观世界的事物既具有相同之处，又具有相异之处，在相同之中包含着相异，在相异之中又包含着相同，比较法就是研究对象之间同与异的逻辑方法。"比类奇恒"就是比较法在中医学中的具体应用，即通过对四诊所获得的临床资料运用比较的方法，同中求异、异中求同、异同互证，全面分析疾病的思维方法。《素问·示从容论》中以肝肾脾三脏虚损时脉法的区别，指出："不引此类，是知不明也。"说明在医疗实践中，疾病的鉴别诊断、疑似症候的辨析皆离不开"别异比类"的方法。并强调"从容得之"，即在进行"别异比类"时还必须有从容不迫、沉着细致的科学态度，方能正确认识疾病。

（二）水肿病的鉴别诊断

《素问·平人气象论》中提出水肿病的鉴别诊断要点。"颈脉动喘疾咳"，指颈静脉怒张、搏动增强，伴见气喘、咳嗽，属于"心水"，类似于现代医学心源性水肿。"目裹微肿如卧蚕起之状"，指眼睑部浮肿，属于"风水"，病本在肾，亦称"肾风"，类似于现代医学急性肾小球肾炎。上述两类水肿病位不同，一病位在心，一病位在肾，故治疗用药亦不同。

"面肿曰风，足胫肿曰水"，即水肿以面部浮肿为主，常由风邪引起，因风为阳邪，上先受之，治当疏风利水。水肿以下肢浮肿为主，常由肺脾肾三脏功能失常，水液内停所致，治当以调理脏腑功能为主。《内经》提出的水肿鉴别诊断要点，至今仍有重要的临床价值。

（三）黄疸与胃疸的鉴别

黄疸，本作"黄瘅"，因身黄、目黄、爪甲黄等发黄之症与内热的表现而得名，体现了本病内热外蒸的病机。《灵枢·论疾诊尺》云:"色微黄,齿垢黄,爪甲上黄,黄疸也。安卧,小便黄赤,脉小而涩者,不嗜食。"可知《内经》所论黄疸即现代医学所指血中胆红素浓度升高使巩膜、皮肤、黏膜及其他组织和体液发生黄染的现象,包括后世所说的"急黄""阳黄"与"阴黄"。胃疸,是以消谷善食为特点的一类疾病,即中消病。为什么将"黄疸"与"胃疸"作鉴别? 这是《内经》从病机角度进行比较,二者皆有热,黄疸是湿热熏蒸,胆汁外溢,故《素问·平人气象论》强调"目黄"为特点;而胃疸是胃火炽盛,腐熟水谷力强,故以多食善饥为特点。

案 1 黄疸: 徽商张某。神气疲倦,胸次不舒,饮食减少,作事不耐烦劳。前医谓脾亏,用六君子汤为主,未效;又疑阴虚,改用六味汤为主,服下更不相宜。来舍就诊,脉息沉小缓涩,舌苔微白,面目隐黄。丰曰:此属里湿之证,误用滋补,使气机闭塞,则湿酿热,热蒸为黄,黄疸将成之候。倘不敢用标药,蔓延日久,必难图也。即用增损胃苓汤法去猪苓,加秦艽、茵陈、楂肉、鸡金治之。服五剂胸脘得畅,黄色更明,惟小便不得通利。仍照原方去秦艽,加木通、桔梗,又服五剂后,黄色渐退,小水亦长。改用调中补土之方,乃得痊愈。(《时病论·卷之六·临证治案六》)

按: 患者神气疲倦,胸次不舒,饮食减少,做事不耐烦劳,极似脾虚,然面目隐黄。《素问·平人气象论》云:"目黄者曰黄疸。"《灵枢·论疾诊尺》云:"脉小而涩者,不嗜食。"患者目黄、饮食减少、脉息沉小缓涩,雷丰诊为黄疸,证属湿热内蕴,热蒸为黄。用胃苓汤去猪苓,加秦艽、茵陈、楂肉、鸡金以清热除湿退黄。药证相符,故 5 剂后黄色渐退。前医未发现患者面目隐黄,仅根据患者神气疲倦,胸次不舒,饮食减少,误诊为脾虚,本应清热化湿,而误用温补,尤如抱薪救火,故无寸效,可见"比类奇恒"在临床诊断中的重要性。

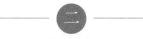

5304 夫圣人之治病,循法守度,援物比类①,化之冥冥,循上及下,何必守经②。(《素问·示从容论》)

5305 夫脉之小大滑涩浮沉,可以指别;五脏之象,可以类推③;五脏相音④,可以意识;五色微诊,可以目察。能合脉色,可以万全。(《素问·五藏生成》)

5306 是故持脉有道,虚静为保⑤。春日浮,如鱼之游在波;夏日在肤,泛泛乎万物有余;秋日下肤,蛰虫将去;冬日在骨,蛰虫周密,君子居室。(《素问·脉要精微论》)

5307 风胜则动,热胜则肿,燥胜则干,寒胜则浮⑥,湿胜则濡泻。(《素问·阴阳应象大论》)

5308 夫盐之味咸者,其气令器津泄⑦;弦绝者,其音嘶败;木敷⑧者,其叶发⑨;病深者,其声哕⑩。人有此三者,是谓坏府⑪,毒药无治,短针无取,此皆绝皮伤肉,血气争黑⑫。(《素问·宝命全形论》)

【校注】

① 援物比类:援引事物,按类排比,即将同类事物通过类比方法进行比较。

② 化之冥冥,循上及下,何必守经:指自然界变化无处不在,幽深莫测,医生治病不必拘泥于经常。

③ 五脏之象,可以类推:五脏在内,功能表现于外,其外在征象,可以根据事物的援物类比加以推测。王冰注:"五脏之象,谓五脏之气象也。言五脏虽隐而不见,然其气象性用,犹可以物类推

之。何者？肝象木而曲直，心象火而炎上……夫如是皆大举宗兆，其中随事变化，象法旁通者，可以同类而推之耳。"

④ 五脏相音：五脏各自对应的声音，如肝、心、脾、肺、肾分别对应角、徵、宫、商、羽五音。《素问注证发微·卷之二·五脏生成》注："人有相与音，虽见于外，而五脏主于其中，可以意会而识之。"

⑤ 虚静为保：指诊脉时以心无旁念为要。保，新校正云："按《甲乙经》保作宝。"《素问识·卷二·脉要精微论》云："盖保，葆，宝古通用。"

⑥ 寒胜则浮：寒邪入侵，卫气奋起抗邪而发热。浮，通"烰"，火气上行。《素问集注·第二卷·阴阳应象大论》注："寒气伤阳，故神气乃浮也。"又浮，作浮肿解。《类经·二卷·一》注："寒胜者，阳气不行，为胀满浮虚之病。"可参。

⑦ 令器津泄：使器物中津液外泄。

⑧ 敷：《太素》云"陈"，为是。于鬯《香草续校书》云："木陈，谓木久旧也。"

⑨ 其叶发（fèi）：叶落之意。发，通"废"。于鬯《香草续校书》云："发当读为废……故其叶发者，即其叶落也。"

⑩ 哕：呃逆。《太素·卷十九·知针石》云："盐在于器中，津洩于外，见津而知盐之有咸也。声嘶，知琴瑟之弦将绝。叶落者，知陈木之已蠹。举此三物衰坏之征，以比声哕识病深之候也。"

⑪ 坏府：五脏严重受损。《太素·卷十九·知针石》云："人有声哕同三譬者，谓是府坏之候也。府者，中府，谓五脏也。坏者，则声哕。中府坏者，病之深也。"

⑫ 血气争黑：《太素·卷十九·知针石》云："以其皮肉血气各不相得故也。"黑，《太素》作"异"，为是。

【临床应用】

援物比类，又称为"取象比类"。"取象"即观察不同事物的形象或活动的征象，"比类"则是将这些形象、征象进行比较，找出它们之间相似性或共同性，然后推及相类比的事物亦具有已知事物所具有的某些现象或相关知识。简而言之，根据两个对象之间在某些方面的类似或同一，推断二者在其他方面也可能类似或同一的思维方法。取象比类的思维方法在中医学理论构建中具有不可替代的作用。《素问·金匮真言论》将自然界的五方、五气、五味、五色、五音，以及人体的五脏、六腑、七窍、五体、五志事物或现象，运用比类方法，推断藏于体内脏腑的功能特点，构建了中医学理论之核心藏象学说。

取象比类方法广泛应用于中医诊断中，如《素问·脉要精微论》运用比类方法说明四时脉象春天浮缓、夏天洪大、秋天浮毛、冬天沉石的不同。《素问·宝命全形论》以盐使津泄、弦绝音嘶、木腐叶落与患者之呃逆相类比，推论患者出现呃逆是病情深重的表现。《素问·阴阳应象大论》则通过类比方法，提出六淫致病具有"风胜则动，热胜则肿，燥胜则干，寒胜则浮，湿胜则濡泄"的特点，对中医临床辨证具有重要的指导作用。在中医诊断与辨证过程中灵活运用取象比类有助于迅速、简捷、准确地认识疾病的本质，从而有效指导中医治疗。

案2痉症：陈幼。两目上窜，时剧时轻，今晚角弓反张，脐腹疼胀，舌强不利吮乳，舌尖边淡红，中后薄腻，脉濡弱，哭声不扬。气阴暗伤，虚风内动，痰热逗留，肺胃气机窒塞，窍道不通。予息风安神,化痰宣肺法。煅石决三钱,朱茯神三钱,川象贝各二钱,嫩钩藤三钱(后下),青龙齿三钱,炙远志一钱,陈木瓜二钱,山茨菇片五分,净蝉衣八分,炙僵蚕三钱,珍珠粉一分(冲服),金器一具(入煎)。二诊,角弓反张之势已和,舌强不利吮乳,手足心热,哭泣声哑,脉象弦细,风阳挟痰热上阻廉泉,横窜络道。肺胃气机窒塞不宣。再拟息风涤痰,清热宣肺。霜桑叶二钱,朱茯神三钱,川象贝各二钱,嫩白薇一钱五分,甘菊花三钱,远志肉一钱,炙僵蚕三钱,青龙齿三钱,净蝉衣八分,煅石决三钱,山茨菇片四分,嫩钩钩三钱(后入),淡竹沥一两(冲服),真猴枣、珍珠粉各一分(冲服),金器一具(入煎)。(《丁甘仁医案·卷一·痉症案》)

按:"风胜则动",患儿两目上窜,时剧时轻,角弓反张,当属惊风无疑。丁甘仁认为本病病机为痰热灼伤阴液,虚风内动。治当清热化痰治其本,息风安神治其标。方中以蝉衣、僵蚕、石决明、珍珠粉、青龙齿、钩藤、朱茯神、黄金等息风安神,猴枣、山茨菇、川贝、浙贝、桑叶、菊花、竹沥等清肺化痰。中医临床将患者出现眩晕、震颤、抽搐、颈项强直、角弓反张、两目上视等症状均归属于风。

【原文】

5309 诸风掉眩,皆属于肝①。诸寒收引,皆属于肾②。诸气膹郁,皆属于肺③。诸湿肿满,皆属于脾……诸痛痒疮,皆属于心。诸厥固泄④,皆属于下。诸痿喘呕,皆属于上。(《素问·至真要大论》)

5310 凡治消瘅仆击,偏枯痿厥⑤,气满发逆⑥,甘肥贵人,则膏粱之疾也。隔塞闭绝,上下不通,则暴忧之病也。暴厥而聋,偏塞闭不通,内气暴薄也。不从内外中风之病,故瘦留著⑦也。跖跛⑧,寒风湿之病也。黄帝曰:黄疸暴痛,癫疾厥狂,久逆之所生也。五脏不平,六腑闭塞之所生也。(《素问·通评虚实论》)

5311 黄帝曰:余闻虚实以决死生,愿闻其情。岐伯曰:五实死,五虚死。帝曰:愿闻五实五虚。岐伯曰:脉盛,皮热,腹胀,前后不通,闷瞀⑨,此谓五实。脉细,皮寒,气少,泄利前后,饮食不入,此谓五虚。帝曰:其时有生者何也?岐伯曰:浆粥入胃,泄注止,则虚者活;身汗得后利,则实者活。此其候也。(《素问·玉机真藏论》)

【校注】

① 诸风掉眩,皆属于肝:大凡风病,肢体动摇、头目眩晕,病位多在肝。掉,指肢体动摇。眩,指头目眩晕,视物旋转。

② 诸寒收引,皆属于肾:大凡寒病,肢体蜷缩、筋脉拘急,病位多在肾。收,收缩。引,拘急。

③ 诸气膹(fèn)郁,皆属于肺:大凡气病,胀满郁闷,病位多在肺。膹郁:胀满郁闷。

④ 厥固泄:厥,包括突然昏倒、不省人事之昏厥,与手足逆冷或手足心发热的厥证。固,指二便固闭不通。泄,指二便泻利不禁。

⑤ 痿厥:痿,手足萎弱。厥,四肢逆冷。

⑥ 气满发逆:中焦浊气壅盛,气逆喘息。《素问集注·第四卷·通评虚实论》注:"气满发逆,浊气之在中也。"

⑦ 瘦留著:肌肉消瘦,皮肤紧贴于筋骨。王冰注:"外风中人,伏藏不去,则阳气内受,为热外

燔，肌肉消烁，故留薄肉分消瘦，而皮肤著于筋骨也。"

⑧ 蹠跛：步行不正。《素问集注·第四卷·通评虚实论》注："蹠，足也。跛，步行不正而偏废也。"

⑨ 闷瞀：心中郁闷，眼目昏花。

【临床应用】

归纳，是指从许多个别的事物中概括出一般性概念、原则或结论的思维方法。它在科学研究中的主要作用就是整理经验材料，使之上升为系统的理论，并从中发现一般规律。在诊断学中就是将患者表现的各种症状与体征按照辨证的基本要素进行分类归纳，进而抓住病变本质的思维方法，当病情资料很多、症状表现复杂时最常用的方法即是归纳法。

在疾病的病位诊断方面：五脏的生理异常，功能障碍，常会表现为相对固定的症状，根据这些相对固定的症状，可以了解病在何脏，从而确定疾病的病位。《素问·至真要大论》在长期临床实践的基础之上，基于传统中医理论，通过归纳提出了五脏病位诊断范式：大凡风证出现肢体动摇、头目眩晕者多与肝有关。大凡寒证出现身体蜷缩、筋脉拘急、关节屈伸不利者多与肾有关；大凡气病出现胸闷、呼吸急促者多与肺有关；大凡湿证，出现浮肿、胀满者多与脾有关；大凡痛证、痒证、疮疡的发生多与心有关；大凡痿弱、气喘、呕吐的发生多与位于中上二焦的肺、脾胃有关；大凡昏厥、手足冷或热、大便秘结或溏泻、小便癃闭或不禁者多与位于下焦的肝肾有关。这种归类方式，虽不能概括所有的病证，但能在中医临床诊断中起到执简驭繁、直指病位的功效。

案3 肿胀：诸湿肿满，皆属于脾。因劳倦所伤，内湿与外湿合而为一，郁于土中，致太阴之气化不行。治病必求其本，先以实脾法。川附，于(白)术，茯苓，陈皮，草果，大腹皮，乌药，木瓜，泽泻。诒按：案云实脾，而方中仍属温通之品，此非实脾正法也。邓评：此俾脾阳运而足以化湿之意，毕竟湿兼寒者相宜。孙评：中满因此而起者居多。(《增评柳选四家医案·评选继志堂医案下卷·肿胀门》)

按：患者内湿、外湿相合，郁于太阴，出现腹部肿胀，曹仁伯根据《素问·至真要大论》"诸湿肿满，皆属于脾"之论，认为患者肿胀因于脾阳不足、水湿内生，再外感湿邪，治疗重在温阳健脾，脾阳得温，则水湿自化。

在疾病的病因诊断方面：《素问·通评虚实论》通过归纳总结出：消瘅、仆击、偏枯、痿厥、气满发逆、肥胖等疾病的发生多与过食肥甘厚味有关，认为过食肥甘厚味可致积热内蕴、化燥伤津发为消瘅；亦可导致脾运失健，聚湿生痰，痰阻气滞发生气满发逆、肥胖、痿厥；如痰阻络脉或上蒙清窍则发生仆击、偏枯，说明饮食肥甘是上述疾病发生的主要原因，而痰热内生是上述诸病的病理关键，是指导临床运用清热化痰法治疗相关疾病的理论基础，亦是中医养生中强调平时饮食宜清淡、忌肥甘厚味预防相关疾病的科学依据。《内经》的相关论述与现代医学研究成果不谋而合，充分说明科学思维方式对于正确认识客观事物具有重要的意义。

在疾病的预后分析方面：《素问·玉机真藏论》通过归纳总结出患者出现脉盛、皮热、腹胀、前后不通、闷瞀等五种症状时，是邪气亢盛、充斥五脏的病证，预后凶险。患者出现脉细、皮寒、气少、泄利前后、饮食不入等五种症状时，是五脏精气衰败之象，预后较差。在临证时，"五实"之候通过治疗，如能出现"身汗得后利"，说明邪有出路，疾病可向好的方面转变。"五虚"之候通过治疗，如能出现"浆粥入胃,泄注止"的情况,提示胃气来复,且能够得到精气的补益,即使是危急重证,仍然有回旋的余地。《素问·玉机真藏论》"五实""五虚"揭示了实证治疗的关键是使邪气有出路;虚证治疗的关键在于恢复胃气、防止精气外泄。

案4伤寒:狄右。伤寒两候,壮热无汗,谵语烦燥,舌焦无津,脉象沉数,肢反逆冷,五六日不更衣,此邪已化热,由阳明而传厥阴,阴液已伤,燥矢不下,有热深厥深之见象,风动痉厥,恐在目前。急拟生津清热,下则存阴,以望转机。生石膏四钱,生甘草五分,肥知母一钱五分,鲜生地六钱,玄参三钱,鲜石斛三钱,郁李仁三钱(研),大麻仁四钱(研),天花粉三钱,茅芦根各一两,清宁丸三钱(包煎)。二诊:昨进生津清热,下则存阴之剂,得便甚畅,壮热渐减,微汗蒸蒸,四肢转温,书所谓里气通而表自和之意。惟口干欲饮,尚有谵语,舌上干糙未润,少阴津液已伤,阳明伏热尚炽,脉数未静。仍宜滋少阴之阴,清阳明之热,冀其津生邪却,始得入于坦途。生石膏四钱,肥知母一钱五分,生甘草五分,天花粉三钱,鲜生地六钱,鲜石斛三钱,玄参三钱,川贝二钱,冬桑叶二钱,粉丹皮二钱,北秫米(包)三钱,茅芦根(各)一两。三诊:两进生津清热之剂,壮热大减,谵语亦止,舌糙黑未润,口干欲饮,脉数溲赤,阴液被热销铄,津无上承。再拟甘凉生津,以清邪热。羚羊片五分,鲜生地八钱,鲜石斛五钱,生石膏(打)四钱,冬桑叶二钱,玄参三钱,生甘草五分,肥知母一钱五分,粉丹皮二钱,大麦冬三钱,茅芦根(各)一两。四诊:表里之邪,均已大减,舌焦黑转为红绛,津液有来复之渐,邪热有退化之机,脉数较和。仍守甘凉生津,以清余焰。西洋参一钱,鲜生地八钱,鲜石斛五钱,肥知母一钱五分,玄参三钱,大麦冬三钱,天花粉三钱,生甘草五分,桑叶二钱,粉丹皮三钱,川贝母二钱,北秫米(包)三钱,茅芦根(各)一两。(《丁甘仁医案·卷一·伤寒案》)

按:本案患者初诊时壮热无汗,谵语烦躁,舌焦无津,脉象沉数,五六日不更衣。肢体反逆冷,乃"热深厥亦深"之象,说明患者身体热盛。此证属于外邪已化热,由阳明而传厥阴,阴液大伤,《素问·玉机真藏论》所云"五实",除腹胀外,其他"四实"皆见,乃热邪炽盛、病情危重之候。丁甘仁以生石膏、知母、生甘草清阳明之热,又取吴鞠通增液承气汤之意,以鲜生地、玄参、鲜石斛、天花粉、茅根、芦根清热生津,郁李仁、大麻仁、清宁丸清热润下实热。二诊患者大便通畅,壮热渐减,且有微汗,四肢转温。《内经》云"身汗得后利,则实者活",患者便通、微汗,是病情转危为安之象,二诊后继续养阴清热,终获痊愈。

四

【原文】

5312 帝曰:经言阳虚则外寒,阴虚则内热,阳盛则外热,阴盛则内寒,余已闻之矣,不知其所由然也。岐伯曰:阳受气于上焦①,以温皮肤分肉之间,今寒气在外,则上焦不通,上焦不通,则寒气独留于外,故寒栗。帝曰:阴虚生内热奈何?岐伯曰:有所劳倦,形气衰少,谷气不盛,上焦不行,下脘②不通,胃气热,热气熏胸中,故内热。帝曰:阳盛生外热奈何?岐伯曰:上焦不通利,则皮肤致密,腠理闭塞,玄府不通,卫气不得泄越,故外热。帝曰:阴盛生内寒奈何?岐伯曰:厥气③上逆,寒气积于胸中而不泻,不泻则温气去④,寒独留,则血凝泣,凝则脉不通,其脉盛大以涩⑤,故中寒。(《素问·调经论》)

5313 黄帝问曰：人身非常温也，非常热也⑥，为之热而烦满者何也？岐伯对曰：阴气少而阳气胜，故热而烦满也。帝曰：人身非衣寒也，中非有寒气⑦也，寒从中生者何？岐伯曰：是人多痹气⑧也，阳气少，阴气多，故身寒如从水中出。帝曰：人有四肢热，逢风寒如炙如火⑨者何也？岐伯曰：是人者阴气虚，阳气盛，四肢者阳也，两阳相得而阴气虚少，少水不能灭盛火，而阳独治，独治者不能生长⑩也，独胜而止耳，逢风而如炙如火者，是人当肉烁也。帝曰：人有身寒，汤火不能热，厚衣不能温，然不冻栗，是为何病？岐伯曰：是人者，素肾气胜，以水为事，太阳气衰，肾脂枯不长⑪，一水不能胜两火⑫，肾者水也，而生于骨，肾不生则髓不能满，故寒甚至骨也。所以不能冻栗者，肝一阳也，心二阳也，肾孤脏也，一水不能胜二火⑬，故不能冻栗，病名曰骨痹，是人当挛节也。（《素问·逆调论》）

【校注】

① 阳受气于上焦：指卫气从上焦输布而来。阳，卫阳。

② 下脘：《甲乙经》《太素》均作"焦"，可从。

③ 厥气：下焦阴寒厥逆之气。

④ 温气去：指阳气耗散。

⑤ 其脉盛大以涩：阴寒偏胜，脉象紧而有力。

⑥ 非常温也，非常热也：说明此种"温""热"非感受外邪所致的温热病，乃是由于人体本身阴阳的失调，寒热自生。非常，王冰注："异于常候，故曰非常。"

⑦ 中非有寒气：非人体内有寒气而身形怕冷。

⑧ 痹气：阳气不足，气机闭滞，血脉不通。

⑨ 如炙如火：好像在火上熏炙。新校正云："按全元起本无'如火'二字。《太素》云：如炙于火，当从《太素》之文。"

⑩ 独治者不能生长：独阳不生，孤阴不长，阳气独亢，故不能生长。独治，指阴虚至极，阳气独旺。

⑪ 肾脂枯不长：阳衰阴不能独生，故肾精亏损，得不到滋养。

⑫ 一水不能胜二火：《素问直解·卷之三·逆调论》注："七字在下，误重于此，衍文也。"可从。

⑬ 肾孤脏也，一水不能胜二火：心为君火，肝胆内寄相火，是谓二火。肾为水脏，是谓一火。肾精亏虚，肾脂枯槁，所以一水不能胜二火。火为二，水为一，故称肾为"孤脏"。

【临床应用】

演绎，是指从一般推演个别的思维方法和推理形式。是根据认识论对事物本质的认识由浅入深，由粗到精的方法对病情进行层层深入的辨证分析方法。演绎的基本形式是三段论式，即大前提、小前提、结论。《素问·调经论》以阴阳为总纲，通过演绎推理论述内外寒热的虚实病机，奠定了中医诊断学"八纲辨证"的基础。

"阳虚则外寒"：卫气从上焦输布，具有温煦皮肤腠理的功效。如果寒邪侵袭，阻遏卫阳，肌表失煦，寒气留于体表，故出现恶寒战栗的症状。治当辛温解表，代表方如麻黄汤。

"阴虚则内热"：脾主运化，劳倦伤脾，脾失健运，上不能输布水谷之精气至肺，下不能传导水谷之浊气至肠，水谷留滞于胃，郁而化热，熏蒸于胸腹而发热。后世李东垣进一步发展为"气虚发热"理论，此类证候可用甘温除热法治疗，代表方如补中益气汤、升阳益胃汤等。

案5寒热：张。髫年寒热肢冷，食少便泻，尚作疟治，遂神疲色惨，脉沉。须防慢惊，急理脾阳。

先用理中汤,少加附子,手足乃温。专用异功散,加莲、枣理脾,热减泻止。(《类证治裁·卷三·脾胃》)

按:本案患者食少便溏,伴四肢冷,仍脾虚之候。因伴有恶寒、发热之症,误作疟治疗,导致脾气更虚,伤及脾阳,患者神疲乏力、面色苍白、脉沉。林佩琴以附子理中汤治疗后,手足转温,再以人参、炙甘草、茯苓、白术、陈皮、莲子、大枣以调理脾胃。本案之发热属于"气虚发热"。

"阳盛则外热":肺主卫阳之宣发,外邪束肌表,卫阳郁遏,不能外泄,故出现发热、恶寒(风)、无汗之外邪束表证,治疗当发解表散邪为要。

"阴盛则内寒":肾阳为一身阳气之本,肾阳不足,心肺阳气不足,阴寒之邪积于胸中,导致瘀血内阻。《内经》认为肾阳不足是胸痹心痛病之关键病机,对后世胸痹心痛病的治疗有重大影响,如《金匮要略》云"心痛彻背,背痛彻心,乌头赤石脂丸主之",以乌头、附子、干姜、蜀椒等温补心肾之阳,峻逐阴邪,开创了温补肾阳法治疗胸痹心痛的先河。清代陈士铎在《辨证录》中亦云"人有真心痛……用人参一二两,附子三钱,急煎救之",以附子下温肾阳,上温心阳,人参益气扶阳,心肾同治,温阳散寒止痛。

《素问·逆调论》首先论述了患者发热,非外感六淫之热邪,而是由于体内阴衰阳盛,热由内生;患者畏寒非外感六淫之寒邪,而是由于体内阳衰阴盛,寒从中生,阐明了虚热与虚寒的病机。其次,论述了风寒之邪入侵人体后,寒邪从热而化的根本原因是由患者的阴虚体质所决定的,指出体质与疾病演变的关系,对中医发病学影响深远。再次提出体质是可以改变的观点,肾气素旺之人,如果长期不注意保养(以水为事),可以导致肾精的亏损(肾脂枯不长)。最后经文分析了肾阳虚病证以寒邪痹阻、骨关节拘急疼痛为特点,与全身阳衰之寒冷而战栗有所不同,通过层层演绎,说明在中医临床疑似症状病机分析中不仅要重视病因、病性的分析,还要重视病位的分析,以此说明病因、病位、病性为临床疾病诊断的三大要素。

五

5314 黄帝问曰:有病温者,汗出辄复热,而脉躁疾①不为汗衰,狂言不能食,病名为何?岐伯对曰:病名阴阳交②,交者死也。帝曰:愿闻其说。岐伯曰:人所以汗出者,皆生于谷,谷生于精③。今邪气交争于骨肉而得汗者,是邪却而精胜也,精胜则当能食而不复热。复热者邪气也,汗者精气也,今汗出而辄复热者,是邪胜也,不能食者,精无俾④也,病而留者,其寿可立而倾也。且夫《热论》曰:汗出而脉尚躁盛者死。今脉不与汗相应,此不胜其病也,其死明矣。狂言者是失志,失志者死。今见三死,不见一生,虽愈必死也。(《素问·评热病论》)

5315 帝曰:论言治寒以热,治热以寒,而方士不能废绳墨而更其道也。有病热者寒之而热,有病寒者热之而寒,二者皆在,新病复起,奈何治?岐伯曰:诸寒之而热者取之阴,热之而寒者取之阳,所谓求其属也。帝曰:善。服寒而反热,服热而反寒,其故何也?岐伯曰:治其王气⑤,是以反也。(《素问·至真要大论》)

【校注】

① 脉躁疾:指脉象躁乱迅疾。

② 阴阳交：指阳邪入于阴分而交结不解，邪盛正衰的一种危重证候。阴，指阴精正气。阳，指阳热邪气。交，交结、交争。

③ 谷生于精：即谷生精。于，助词，无义。

④ 精无俾(bǐ)：即精气得不到充养。俾，补益之意。

⑤ 王气：亢盛之气。

【临床应用】

中医诊断中的反证法，是指对某病证一时难以从正面进行诊断时，可以寻找该证的类似证的证据，通过否定类似证而达到明确诊断的目的。如常发热患者，余无明显症状，用清热、养阴、利湿、解郁诸法不效，观其舌不红、苔不黄不腻、脉不数，可以排除实热、虚热、湿热等类似证，尽管患者气虚证候表现不突出，但经否定类似证后，可按气虚治疗。

《素问·评热病论》认为热病汗出后热不衰、脉象躁疾，是邪胜正气衰的表现，因为汗出后邪随汗解，正胜邪退，疾病好转，应当脉静身凉。狂言是邪热炽盛，闭窍扰神的表现。不能进食，则阴精化源竭绝，导致阳热之邪无制。温热病出现上述诸症，与《素问·玉机真藏论》所说"五实"证相同，是邪热炽盛，热烁津液，精气消竭，精不胜邪的表现。《内经》根据其病机特点命名为"阴阳交"，属于温热病中的危重病证，类似于后世温病卫气营血辨证中的营分证。

《素问·至真要大论》运用反证法，说明阴虚证与阳虚证的治疗原则。患者发热，运用苦寒清热药治疗，不仅没有疗效，反而出现了新的病情，说明其发热的原因，不是有火热之邪，而是由于阴虚不能制阳，以致阳偏亢而发热。苦寒之剂，一方面，有清热泻火之效，但苦能化燥，寒亦可从苦而燥化，多用久用，则可伤阴；另一方面，苦寒又能伤脾胃之阳，以致中焦虚寒，脾运失健，故用之治疗阴虚，不仅不能退热，反伤其阴而虚热愈甚。对于阴虚证的治疗，应补阴以配阳，阴足则阳潜，使阴阳恢复相对平衡，即王冰所说"壮水之主，以制阳光"。临床上常用一贯煎、六味地黄丸、左归饮之类以治肝肾阴虚发热；用天王补心丹、琼玉膏、百合固金汤之类以治心肺阴虚发热。这些方剂，多用甘寒之品，与苦寒药之寒性虽同，而味则一苦一甘，作用大异。

患者寒甚，用辛热药治疗，畏寒依旧，甚至出现其他变证，说明患者畏寒的原因仍阳虚不能制阴，以致阴偏盛。辛热之剂，一方面，有温中祛寒之效，但辛味能散，热能伤气，久用辛热之品治疗阳虚之证，不仅不能去寒，反有伤阴而畏寒愈甚之忧；另一方面，辛热可伤脾胃之阴，久用可出现咽干、口燥、胃脘嘈杂似饥等脾胃阴伤之症。对于阳虚证的治疗，应补阳以配阴，阳足则阴消。亦即王冰所说"益火之源，以消阴翳"。例如在临床上常用参附汤、《金匮》肾气丸、右归饮治心肾阳虚畏寒；用理中丸、附子理中丸、建中汤治脾胃阳虚畏寒。上述方剂多用桂、附、干姜之品，既是祛寒药，也是补阳药。但补肾阳者，应配以甘温滋阴之品，如熟地、山萸等，使其辛而不散，热而不燥，此即张景岳所云"善补阳者，必于阴中求阳"；补脾胃之阳，应配以甘温益气之品，如人参、黄芪等，使辛而有制，气足阳生。药物虽同，而配伍有异，功效亦殊。

5316 雷公曰：于此有人，头痛筋挛骨重，怯然①少气，哕噫腹满，时惊不嗜卧，此何脏之发也？

脉浮而弦,切之石坚,不知其解,复问所以三脏者,以知其比类也②。帝曰:夫从容之谓也。夫年长则求之于府,年少则求之于经,年壮则求之于脏③。今子所言皆失,八风菀熟(疑"热")④,五脏消烁,传邪相受。夫浮而弦者,是肾不足也。沉而石者,是肾气内著⑤也。怯然少气者,是水道不行,形气消索⑥也。咳嗽烦冤者,是肾气之逆也。一人之气,病在一脏也。若言三脏俱行,不在法⑦也。(《素问·示从容论》)

【校注】

① 怯然:胆小、害怕的样子。

② 复问所以三脏者,以知其比类也:《类经·十三卷·疾病类》注:"此下言肾病之疑似也。脉浮类肺,脉弦类肝,脉石坚类肾,难以详辨,故复问三脏之比类。"

③ 年长则求之于府,年少则求之于经,年壮则求之于脏:老年人多因饮食不节而易伤六腑,故其病多从通畅腑气来治疗。少年人多因劳倦汗出而致风寒外感中于经脉,故多从经脉肌腠而治。壮年人多因房劳而耗损五脏精气,故多从调理五脏而治。

④ 菀熟(疑"热"):郁而化热。菀,郁结。熟,如原文所注,疑为"热"的错字。

⑤ 肾气内著:《类经·十三卷·九》注:"阴中无阳,则肾气不达,故内著不行也。"

⑥ 水道不行,形气消索:王冰注:"肾气不足,故水道不行。肺脏被冲,故形气消散。索,尽也。"

⑦ 不在法:不符合医理。法,法度,此指诊断的原则。

【临床应用】

中医在诊疗过程中既要遵循"整体观点"和"辨证施治"原则,又要力求用"一元论"的观点分析研究疾病发展过程及其在各阶段表现出的不同临床症状,只有这样才能抓住疾病的本质,确定治法和用药,以取得较好的疗效。所谓"一元论"即尽量用一个疾病来解释表现出来的所有临床征象。《素问·示从容论》通过具体病例分析,说明"一元论"思维在中医辨证诊断中的重要作用。

"头痛,筋挛骨重,怯然少气,哕噫腹满,时惊,不嗜卧。"从表面上看,上述症状之间相互关联不大,分别归之于肝、脾、肾,是三脏俱病。针对这一复杂病情,《内经》通过三个步骤对此病作了详细而深刻的分析。

第一步,"年长则求之于府,年少则求之于经,年壮则求之于脏",强调不同年龄的人,生活规律和嗜好不一样,病因不同,病机不同,疾病易发部位亦不同,提醒医生诊断疾病时应当从每个患者不同生理与病理特点出发分析疾病。

第二步,"今子所言皆失,八风菀热,五脏消烁,传邪相受",强调医生分析病情不能仅看到一个个孤立的症状,而应当通过审症求因,深入探求症状之间的内在相互联系。

第三步,经过细致的诊察和全面的分析之后,《内经》指出"头痛,筋挛骨重,怯然少气,哕噫腹满,时惊,不嗜卧",上述诸症皆由肾气不足引起,而不是肺、脾、肾三脏皆病。说明临证分析疾病病因、探求病本要遵循一个基本法度:抓住"病在一脏",即掌握疾病之根本,是做出正确诊断与治疗成败的关键。

案6 阴斑泻血:壬午七月,余至琴川,吾友张芝卿劝余施诊。八月间,温热大行,病诊甚多,每日应接不暇。至腊月初五,因年事催迫,欲回孟河度岁,是晚与芝卿同饮于醋库桥。芝卿曰:吾腿上起红斑,已有二日,并无所苦。余视之,两股两胫及手腕等处,起红斑如豆如栗,视肌肤稍高,色微紫而不鲜泽,有时作痒,谅由冬天温暖,风热所致。当时开一辛凉解肌之方。初六早解缆启行,过扬库之西塘市,河冰泊舟,五日冻解,一路耽搁,至十九日到常州,接得吾友胡少田信云芝卿病危,即速回琴。斯时雪深冰坚,余即寄装于怡芳泰行,负絮被一条,趁航至锡山,连夜过航,至琴川,到已十二月廿三日午后矣。一见芝卿,形容十分狼狈,囚首丧面,色亦黧黑,发根上逆,大便血利滑泻,手足拘束,如同桎梏,身上红斑皆聚成块,大骨骱处及肩胛、尺泽、足膝、环跳等处,俱结红色一块,坐不能卧。余亦为酸鼻,即细问其病之始末。病家曰:初六日身起红斑,亦无所苦,至十一日,即胸中痞闷而呕,且有寒热,延裴姓医,进以高良姜、两头尖、吴(茱)萸、红豆蔻、官桂、香附、干姜等味两剂,后觉胸中更阻,大便秘结。至十五日大便后,猝然下血甚多,自此每日下血下利,斑疹渐收聚于骨骱,两手足拘曲,寒热亦止。至今七八日,日夜下利无度。余诊其脉细而弦紧,舌苔白滑而润。余细思之:斑由冬温而来,热阻胸中,肺气不宣则气逆而呕,被裴姓辛热大剂,劫动血络,阴络受伤,血从下溢,大便血后,血不能养筋,则筋拘束不伸,正气下陷,则斑疹随之而收束,聚于骨空节骱之处而成片。检近日所服之方皆槐花、地榆、山楂、银花、枳壳之类。余思此症乃失表症也。若以人参败毒散服之,逆流挽舟,冀其斑透而痢止。服人参败毒散后,果能得汗,斑疹结聚,散布满体,痢仍不止,再服依然。虽属知己,余亦难自专主,即邀王简修诊之,用当归赤小豆加槐花、地榆之类。又邀沈心田诊之,进以阿胶、地黄之类,皆在阴分一边,方俱难以惬意。余再诊其脉,仍如前,舌白不化,下利清谷,血脱则气亦脱,血脱先固气,当服温补,似乎合符,故王、沈二君之方俱未敢服。彻夜思维:服温补又恐碍红斑,然阴斑虚疹亦不忌温热,况事已如此,完谷不化,汤药入腹,即滑而出,断无再服阴药之理,当舍表救里为是。先进以四君子汤加木瓜、萸肉等消息之,调以赤石脂、米汁,服后即滑脱而下,亦无所苦,惟面红目红,夜不能寐,舌滑口和,俱少阴之见症。他医皆云下血太多,阴不敛阳,不如清热养阴。余专主此事,总不能听各医眩惑,若不升阳固气,利断难止。余进以重剂附子理中汤:党参五钱,白术三钱,干姜一钱,附子一钱,炙草一钱,红枣五枚,煎汁,服之虽无所苦,而舌转干黄,渴而不能饮,各人皆谓药不对症。余曰:治病当有药主,其权在我,若再服寒凉,岂有生理?再服原方一剂,舌苔又转焦黑,扪之如炭,脉仍沉迟不浮,面红目赤,夜仍不寐。余心焦灼,即着人请支塘邵聿修先生。时正天寒雪厚,邵先生不能来城。廿六日,年事忽忽,再服理中汤一剂,黑苔皆剥,舌变干绛色,胃气稍苏,利亦稍稀。余曰:阳分已回,稍顾其阴,原方加入生地、阿胶,服后利又甚,舌转薄白。余曰:阴药不能进,阳回而无依,如之奈何?二十八九日,又加呃逆,仍服附子理中,加丁香、代赭,去阴药不用,而利稍减。访得东乡丁姓医,颇有名望,遣人请之,是日已大除夕矣。余思元旦无市,即开单买药十余种,参、术、附、桂、苓、草之类,配而与服,服三剂,至正月初二,利已止。丁姓医到,看前诊诸君之方,无一不错,惟用山栀、连翘、桑叶、杏仁、蝉衣、芦根之属,谓此症极轻,服两剂,再邀复诊可也。病家亲戚辈见此症面红目赤,舌绛而干,凉药最宜,心中反咎余用温热药,口虽不言,而色见于面。余曰:既请丁君到此,不服其药,心必不甘,况丁君之言,津津有味,姑且煎好,服少许试之。先服一杯,便觉寒战,舌转白润,作哕不上,利又下甚。余即进以理中汤,哕止,病家仍不信余,再服丁药半杯,舌仍转润薄白,而呕又至。余曰:虚阳上戴,假热无疑。至初三夜,邵聿修先生到,诊之曰:舌干而绛,下血极多,血脱则气亦脱,若专服阳药,阴液何存?阳无所依,阴躁即见,岂能久持?斟酌一方,用归脾汤和黄土汤,去黄芩,阴药少而阳药多,可保无妨,余亦为然。邵先生即时返棹,照方煎服,病人云背脊中寒凉,而药仍从大便流出。余曰:聿修先生为常昭两邑医生之冠,无出其右者。投之无效,真束手无策。然既能纳温补,只能仍归温补。即进以鹿角、杜仲、枸杞、附(子)、(肉)桂、党参、冬(白)术、炙(甘)草、干姜、巴戟、红枣大剂,服三剂利止,面红目赤仍不退,夜仍不寐。至初六即刻,猝然冷汗如浴,呃逆频频,连续不止,已见欲脱之象。余曰:难矣!按脉仍沉而不浮,汗出如冰,此时亦无可奈何。余即以附子三钱,高丽参一两二钱,煎浓汁,作三服,巳刻服一次,不觉胀热;申刻服二次,汗稍收,呃亦减;亥刻服三次,尽剂。又另煎潞党参四两,终日饮之,到尽剂,汗出呃止,而能安寐,面目红色亦退,从此转机。后暖气不休,是胃中新谷之气与病之旧气相争,服仲景旋覆代赭汤十余剂而平。(《余听鸿医案·阴斑泻血·案一》)

按:本案病机并不复杂,但因病情变化较快,寒热真假难辨,用药出现"虚虚实实"之误,导致病情反复,值得深思。

患者初发红斑,运用辛凉解肌法治疗未效,且出现发热,病在营分,宜清营凉血。然庸医猛浪,重用温补之品,导致热迫血行,每日下血。因出血过多,气随血脱,病情转为虚寒。但医家又未能及时辨识病情转变,一再误用寒凉止血之品,致大便滑脱不止。延及余听鸿诊治,先以益气解表,但药轻病重,疗效欠佳;后健脾固涩,病少阴而治太阴,故滑脱依旧;他医寒凉养阴,南辕北辙,致胃气衰败,病情更重。此后余听鸿紧紧抓住"完谷不化,汤药入腹,即滑而出",且服用温补药后利止的特点,力主温补,最终力挽狂澜,病情转危为安。本案充分说明掌握疾病之根本,是做出正确诊断与治疗成败的关键。故余听鸿在案末感慨说:"此症舌干而黑,目赤面红,且兼血痢,能专主温补,一日夜服高丽参一两二钱、党参四两、附子三钱者,辛病家能信余而不疑,而余亦能立定主见而不移。若一或游移,以寒凉养阴之品,不死何待?"

案中患者服温补药后出现"面红目赤,舌绛而干,夜不能寐",有人主张苦寒清热或甘寒养阴,但药后患者泻利加重,反证病情属于阴寒内盛、虚阳上浮之危候。患者服温补药后利止,正符《素问·玉机真藏论》"浆粥入胃,泄注止,则虚者活"之旨。

复习思考题

1. 察色的浮沉、泽夭、散抟、上下,在辨证上各有什么意义?

2. 结合《内经》原文,谈谈望五脏的意义。

3. 谈谈对《素问·逆调论》"阳虚则外寒,阴虚则内热,阳盛则外热,阴盛则内寒"的认识。

4. 谈谈对厥头痛、瘀血头痛、偏头痛的认识。

5. 结合《内经》原文,谈谈水胀、肤胀、鼓胀诊断与鉴别诊断。

6. 举例说明反证法在诊断中的应用。

第六章

《内经》治则治法理论与临床应用

> ① 掌握标本理论的临床应用;② 了解三因制宜理论的临床应用;
> ③ 了解气反治法的临床应用;④ 掌握五郁治法的临床应用;⑤ 掌握
> 汗法理论的临床应用;⑥ 掌握下法理论的临床应用。

| 第一节 |

标本理论与临床应用

一

【原文】

6101 帝曰:夫病之始生也,极微极精①,必先入结于皮肤。今良工皆称曰:病成②名曰逆,则针石不能治,良药不能及也。今良工皆得其法,守其数③,亲戚兄弟远近音声日闻于耳,五色日见于目,而病不愈者,亦何暇不早乎?岐伯曰:病为本,工为标,标本不得,邪气不服,此之谓也。(《素问·汤液醪醴论》)

6102 黄帝曰:治之奈何?岐伯曰:春夏先治其标,后治其本;秋冬先治其本,后治其标④。(《灵枢·师传》)

6103 足太阳之本,在跟以上五寸中,标在两络命门⑤。命门者,目也。足少阳之本,在窍阴之间,标在窗笼之前。窗笼者,耳也。足少阴之本,在内踝下上三寸中,标在背腧与舌下两脉也。足厥阴之本,在行间上五寸所,标在背腧也。足阳明之本,在厉兑,标在人迎颊挟颃颡也。足太阴之本,在中封前上四寸之中,标在背腧与舌本也。手太阳之本,在外踝之后,标在命门之上一寸也。手少阳之本，在小指次指之间上二寸，标在耳后上角下外眦也。手阳明之本，在肘骨中，上至别阳，标在颜下合钳上⑥也。手太阴之本，在寸口之中，标在腋内动也。手少阴之本，在锐骨之端，标在背腧也。手心主之本，在掌后两筋之间二寸中，标在腋下下三寸也。（《灵枢·卫气》）

6104 少阳之上，火气治之，中见厥阴⑦；阳明之上，燥气治之，中见太阴⑧；太阳之上，寒气治之，中见少阴⑨；厥阴之上，风气治之，中见少阳⑩；少阴之上，热气治之，中见太阳⑪；太阴之上，湿气治之，中见阳明⑫。所谓本也⑬，本之下中之见也⑭，见之下气之标也⑮。本标不同，气应异象⑯。（《素问·六微旨大论》）

6105 帝曰：六气标本⑰，所从不同奈何？岐伯曰：气有从本者，有从标本者，有不从标本者也。帝曰：愿卒闻之。岐伯曰：少阳太阴从本⑱，少阴太阳从本从标⑲，阳明厥阴，不从标本从乎中也⑳。故从本者化生于本，从标本者有标本之化，从中者以中气为化也。（《素问·至真要大论》）

【校注】

① 极微极精：疾病初起时轻浅单纯。

② 病成：病情严重。

③ 数：技术。

④ 春夏先治其标，后治其本；秋冬先治其本，后治其标：《太素·卷第二·顺养》注："春夏之时，万物之气上升，在标；秋冬之时，万物之气下流，在本。候病所在，以行疗法，故春夏取标，秋冬取本。"《灵枢注证发微·卷之四·师传》注："春夏阳气在外，病亦在外，故先治其后病之标，而后治其先病之本。秋冬阳气在内，病亦在内，故先治其先病之本，而后治其后病之标。"《类经·十二卷·论治类》注："此言治有一定之法，有难以顺其私欲而可为假借者，故特举标本之治以言其概耳。如春夏之气达于外，则病亦在外，外者内之标，故先治其标，后治其本。秋冬之气敛于内，则病亦在内，内者外之本，故先治其本，后治其标。一曰：春夏发生，宜先养气以治标。秋冬收藏，宜先固精以治本。亦通。"上述注家从不同角度进行了解释，可参。

⑤ 两络命门：两络指目内眦外的睛明穴，左右各一，故称为两络。命门，这里是指目而言。

⑥ 钳上：颊耳两旁的部位。

⑦ 少阳之上，火气治之，中见厥阴：《类经·二十三卷·运气类》注："少阳之本火，故火气在上，与厥阴为表里，故中见厥阴，是以相火而兼风木之化也。"

⑧ 阳明之上，燥气治之，中见太阴：《类经·二十三卷·运气类》注："阳明之本燥，故燥气在上，与太阴为表里，故中见少阴，是以燥金而兼湿土之化也。"

⑨ 太阳之上，寒气治之，中见少阴：《类经·二十三卷·运气类》注："太阳之本寒，故寒气在上，与少阴为表里，故中见少阴，是以寒水而兼君火之化也。"

⑩ 厥阴之上，风气治之，中见少阳：《类经·二十三卷·运气类》注："厥阴之本风，故风气在上，与少阳为表里，故中见少阳，是以风木而兼相火之化也。"

⑪ 少阴之上，热气治之，中见太阳：《类经·二十三卷·运气类》注："少阴之本热，故热气在上，与太阳为表里，故中见太阳，是以君火而兼寒水之化也。"

⑫ 太阴之上，湿气治之，中见阳明：《类经·二十三卷·运气类》注："太阴之本湿，故湿气在上，与阳明为表里，故中见阳明，是以湿土而兼燥金之化也。"

⑬ 所谓本也：本指风寒暑湿燥火。《素问集注·卷之八·六微旨大论》注："风寒暑湿燥火，天之阴阳也，三阴三阳上奉之，故以天气为本而在上。"

⑭ 本之下中之见也：指在天的六气之下，与在地之三阴三阳的标气相表里之气，谓之中见之气。中之见，即中气。

⑮ 见之下气之标也：中气之下，是六气之标气，即三阴三阳。

⑯ 本标不同，气应异象：由于六气标本不同，所反映的气候和疾病的表现也不一致。象，高世栻注："病形也。"

⑰ 六气标本：《素问直解·第八卷·至真要大论》注："三阴三阳，六气之标也。风火湿热燥寒，六气之本也。"

⑱ 少阳太阴从本：王冰注："少阳之本火，太阴之本湿，本末同，故从本也。"

⑲ 少阴太阳从本从标：王冰注："少阴之本热，其标阴，太阳之本寒，其标阳，本末异，故从本从标。"

⑳ 阳明厥阴，不从标本从乎中也：王冰注："阳明之中太阴，厥阴之中少阳，本末与中不同，故不从标本，从乎中也。"

【临床应用】

(一) 标本的含义

《内经》中标与本是相对的概念，本的含义是指树木之根，标的含义是指树木之枝末。《内经》引申其义，用于说明疾病过程中主要矛盾与次要矛盾、矛盾主要方面与次要方面的关系，运用范围十分广泛，具体如下。

1. 医患标本　病在先为本，医在后为标。医生的治疗措施只有通过患者自身的功能活动才能发挥治疗作用。此论对医生与患者二者之间的关系做出了正确的判断。对于医生而言，要认识到患者及其病情是根本，临床必须全面准确收集病情资料，科学分析临床资料，才能全面准确把握病情，制订符合实际的治疗措施。反之，主观片面，先入为主，本末倒置，必然会导致治疗的失败。对于患者而言，应当充分认识到自身是治疗的主体，密切与医生配合，如实反映病情及治疗的反映，充分发挥自己的主观能动性，调动一切积极因素，提高自身抗病能力，才能为医生的治疗效果提供基础。

2. 表里标本　里病为本，表病为标。《灵枢·师传》云："春夏先治其标，后治其本；秋冬先治其本，后治其标。"指治病必须顺应春夏秋冬四时阴阳之气消长特点而确定标本先后。春夏人体阳气疏泄，外邪易入侵，故病多在表；秋冬人体阳气闭藏，易患内伤之病，故病多在里。

3. 人体组织结构的标本　内在脏器为本，外在形体为标；经脉所起之处为本，经脉所过之处为标。《内经》还用"标本"说明经气集中和扩散的部位，即"本"是经气汇聚的中心，"标"是经气扩散的区域，以此说明四肢与躯干头面各部之间气血运行上下相应的关系，是临床"上病下取""下病上取"的理论依据。

4. 病变脏腑之间的标本　《内经》认为水肿病的病机是"其本在肾，其标在肺"，肾为水脏，又主一身之气化,全身水液代谢均与肾之气化功能有关,肾失主水功能,水停为肿。肺主通调水道,若肺失宣肃,同样水液气化受阻,积水为病。因肺的位置最高,为水之上源,上者为标。而肾属水脏,位在下,下者为本,故曰:"其本在肾,其标在肺。"

5. 六气阴阳标本　风寒暑湿燥火六气为本,三阴三阳为标。

6. 疾病先后标本　《内经》认为疾病的病因、病机、原发病,先发病为本,后发病、继发病、病因病机所引发病证为标。

(二)治病求本与标本理论

治病求本是中医学最高治疗原则。治病求本之"本",指疾病发生、发展过程中的根本原因,属于狭义之"本"。而《内经》中的"标本"之"本",与"标"相对而言,属于广义之"本",代表疾病发生、发展过程中的主要矛盾或矛盾的主要方面,是《内经》用于分析和指导疾病治疗的一种理论与方法。

案1泄泻:朱孔阳,年二十五岁。形体清瘦,素享安逸。夏月因构讼,奔走日中,暑湿合内郁之火,而成痢疾。昼夜一二百次,不能起床,以粗纸铺于褥上,频频易置。但饮水而不进食,其痛甚厉,肛门如火烙,扬手踢足,躁扰无奈。余诊其脉,弦紧劲急,不为指挠。谓曰:此证一团毒火,蕴结在肠胃之内。其势如焚,救焚须在顷刻,若二三日外,肠胃朽腐矣。于是以大黄四两,黄连、甘草各二两,入大砂锅内煎,随滚随服。服下人事稍宁片刻,少顷仍前躁扰,一昼夜服至二十余碗,大黄俱已煎化,黄连、甘草俱煎至无汁。次日,病者再求前药,余诊毕,见脉势稍柔,知病可愈。但用急法,不用急药,遂改用生地、麦门冬各四两,另研生汁,而以天花粉、牡丹皮、赤芍药、甘草各一两,煎成和汁,大碗咽之。以其来势暴烈,一身津液,从之奔竭。待下痢止,然后生津养血,则枯槁一时难回。今脉势既减,则火邪俱退,不治痢而痢自止,岂可泥润滞之药,而不急用乎:服此药,果然下痢尽止。但遗些少气沫耳。第三日,思食豆腐浆。第四日,略进陈仓米清汁。缓缓调至旬余,方能消谷。亦见胃气之存留一线者,不可少此焦头烂额之客耳。(《寓意草·卷二·辨痢疾种种受症不同随症治验》)

按:本案患者夏月泻痢无度,喻昌依据其脉"弦紧劲急,不为指挠",结合"肛门如火烙","扬手踢足,躁扰无奈",辨为"毒火蕴结在肠胃"。患者虽下痢无度,但喻氏仍以大剂苦寒,单刀直入,以大黄四两,黄连、甘草各二两,一昼夜服至二十余碗,直折毒火之势。次日,患者脉象已转柔,病情转危为安,因虑其泻下无度阴液损伤太过,再以生地黄、麦冬甘寒养阴之品,配合天花粉、牡丹皮、赤芍药之类缓下凉血散瘀之药治之,痢疾即止。该案中,喻氏运用"通因通用"之法,以大剂苦寒,荡涤实邪,救焚于顷刻之间,实"治病求本"之典范。

(三)"六气标本中气"理论

《素问·六微旨大论》以六气分主六经,区分六经性质,并提出六经之间互为中见的特定关系:"少阳之上,火气治之,中见厥阴;阳明之上,燥气治之,中见太阴;太阳之上,寒气治之,中见少阴;厥阴之上,风气治之,中见少阳;少阴之上,热气治之,中见太阳;太阴之上,湿气治之,中见阳明。"六气是自然界变化之本源,故六气为本;三阴三阳为阴阳二气所化故为标;而中见之气则是三阴三阳互为表里之气。所以"六气标本中气"本质是用阴阳学说来解释六气对疾病病机的影响及其传变机制。

《素问·至真要大论》在"六气标本中见"的基础之上,进一步论述了六经变化的规律:"少阳、太阴从本,少阴、太阳从本、从标,阳明、厥阴不从标本,从乎中也。"所谓从本,是指疾病的变化以本气为主。少阳性质属火,太阴性质为湿,标本性质相同,故从本化。少阴本热而标寒;太阳本寒而标热,少阴太阳标本异气,既可从标而化,亦可从本而化。阳明中见太阴湿土,燥从湿化;厥阴中见少阳相火,木从火化,所以称"从乎中气"。

清代以张志聪、张令韶为代表的《伤寒论》气化学派注家立论的主要依据即是"六气标本中气理论"。陈修园对运用"六气标本中气"理论诠释六经极为推崇,甚至在《伤寒论注》中提出:"六气标本中气不明,不可以读《伤寒论》。"

案2 咳吐脓血:陆中行室,年二十余。腊月中旬,患咳嗽,挨过半月,病势稍减。新正五日复咳倍前,自汗体倦,咽喉干痛。至元夕,忽微恶寒发热,明日转为腹痛自利,手足逆冷,咽痛异常。又三日则咳唾脓血。始延张石顽诊治,其脉轻取微数,寻之则仍不数,寸口似动而软,尺部略重则无,审其脉证,寒热难分,颇似仲景厥阴例中麻黄升麻汤症。盖始本冬温,所伤原不为重,故咳至半月渐减,乃勉力支持岁事,过于劳役,伤其脾肺之气,故复咳甚于前。至望夜忽憎寒发热,来日遂自利厥逆者,当是病中体疏,复感寒邪之故。热邪既伤于内,寒邪复加于外,寒闭热邪,不得外散,势必内奔而为自利,致邪传少阴厥阴,而为咽喉不利,唾脓血也。虽伤寒大下后,与伤热后自利不同,而寒热错杂则一。遂与麻黄升麻汤一剂。肢体微汗,手足温暖,自利即止。明日诊之,脉亦向和。嗣后与异功生脉散合服,数剂而安。(《伤寒绪论·卷下·唾脓血》)

按:本案病中体虚,复感寒邪,上有寒邪郁闭,热邪内郁,故见恶寒发热、咽喉不利而唾脓血;下有脾胃虚寒,故见腹痛自利、手足逆冷。张璐用具有寒热同调,虚实同治,祛风补气之麻黄升麻汤,药证相符,故一剂而利止。

麻黄升麻汤,出自《伤寒论·辨厥阴病脉证辨治第十二》:"伤寒六七日,大下后,寸脉沉而迟,手足厥逆,下部脉不至,咽喉不利,唾脓血,泄利不止者,为难治。麻黄升麻汤主之。麻黄二两半,升麻一两一分,当归一两一分,知母、黄芩、葳蕤各十八铢,石膏、白术、干姜、芍药、桂枝、茯苓、甘草、天门冬去心,各六铢。"全方共十四味药,集温、散、补、清于一体,略显庞杂,且用量悬殊,后世对此方颇有争议。

张志聪在《伤寒论集注》中提出:"厥阴风木为本,咽喉不利是厥阴本气风气在上;泄利不止,是厥阴标阴在下;唾脓血,是厥阴中见少阳相火,木从火化。"麻黄升麻汤是厥阴标、本、中见三气皆病。阳气下陷,则见寸脉沉而迟。阴极而阳不生,故下部脉不至。方中麻黄、升麻启少阳之气而直达肌表,葳蕤、天冬清少阳之火而养其阴液,当归、芍药和三焦以养血,苓、术、甘草益土气以和中,干姜、桂枝温阳而止利,知母、黄芩、石膏凉三焦而泻火。特别强调升麻、当归是启阳气于阴中,而上达厥阴心包,滋养心血。

张志聪运用《内经》"六气标本中气"学说解释麻黄升麻汤证极有见地。厥阴在脏为肝与心包,"木郁达之,火郁发之",故以麻黄、升麻以散郁阳。"见肝之病当先实脾,四季脾旺不受邪",故以茯苓、白术、甘草补益中土,调节肝郁。肝体阴而用阳,心主血脉,心包代心行令,亦主血脉。火热内盛,灼伤血络,吐脓血,故以知母、黄芩、石膏清热凉血。厥阴风木为本,热邪伤阴,肝阳上亢,肝风内动,上冲咽喉,咽喉不利,故以葳蕤、天冬清火阴液以息肝风。

——— 二 ———

【原文】

6106 黄帝问曰：病有标本，刺有逆从①奈何？岐伯对曰：凡刺之方，必别阴阳，前后相应，逆从得施，标本相移②，故曰有其在标而求之于标，有其在本而求之于本，有其在本而求之于标，有其在标而求之于本。故治有取标而得者，有取本而得者，有逆取而得者，有从取而得者。故知逆与从，正行无问，知标本者，万举万当，不知标本，是谓妄行。（《素问·标本病传论》）

6107 夫阴阳逆从标本之为道也，小而大，言一而知百病之害。少而多，浅而博，可以言一而知百也。以浅而知深，察近而知远，言标与本，易而勿及③。治反为逆，治得为从。先病而后逆者治其本，先逆而后病者治其本，先寒而后生病者治其本，先病而后生寒者治其本，先热而后生病者治其本，先热而后生中满者治其标，先病而后泄者治其本④，先泄而后生他病者治其本，必且调之，乃治其他病，先病而后生中满者治其标，先中满而后烦心者治其本。人有客气，有同气⑤。小大不利治其标，小大利治其本。病发而有余，本而标之⑥，先治其本，后治其标。病发而不足，标而本之，先治其标，后治其本。谨察间甚，以意调之，间者并行⑦，甚者独行⑧。先小大不利而后生病者治其本。（《素问·标本病传论》）

【校注】

① 刺有逆从：指针刺等治法有逆治和从治的不同。《素问注证发微·第八卷·标本病传》注："逆者，如病在本而求之于标，病在标而求之于本；从者，如病在本求本，在标求标。"

② 标本相移：治病或先治标，或先治本，没有固定的次序。《素问吴注·第十八卷·标本病传》注："刺者，或取于标，或取于本，互相移易。"

③ 易而勿及：指标本的原理讲起来容易，但运用却较难。

④ 先病而后泄者治其本：《素问识·卷八·标本病传》注："本，疑标误。泄者，脾胃虚败所致，故宜治其标。下文云：先泄而后生他病者，治其本，且调之，乃治其他病。其义自明。"当从。

⑤ 同气：《新校正》云："按全元起本，'同'作'固'。"当从。固气，指人体内原有的邪气。

⑥ 本而标之：谓先为本治，而后为标治。下文"先治其本，后治其标"，即是申明此意。

⑦ 间者并行：病证轻浅者，标本兼治。间，指病轻。

⑧ 甚者独行：病证急重者，标本单独施治。先治标而后治本，或先治本后治标，以求治之精专，增强疗效。

【临床应用】

（一）标本先后的运用原则

标本代表疾病的先后主次，先发病为本，后发病为标；以病因病机和症状而言，病因病机为本，症状为标；以表里而言，里病为本，表病为标。《素问·标本病传论》通过列举十四种疾病治标与治本的情况，提出临床标本先后运用的一般原则。

1. 本病先治　一般而言，标根于本，病本能除，标亦随之而解。因此治本是临床疾病治疗之根本大法。《素问·标本病传论》所举绝大部分病证皆针对本病而治。如"先中满而后烦心者治其本"。中满为本，烦心是由中满而引起，症状为标。先治中满，则烦心之标病，自可解除。《伤寒论》241条："大下后，六七日不大便，烦不解，腹满痛者，此有燥屎也，所以然者，本有宿食故也，宜大承气汤。"即属于此类病情。

案3咳嗽：张某。十年前三疟之后，盗汗常出，阴津大伤。去秋咳嗽气升，痰中带血。至今行动气喘，内热多汗，食少无力，脉虚细数，劳损根深。四君子汤加五味子、熟地、焦六曲、粟壳、紫石英、熟附子、黄芪、白芍、麦冬。（《王旭高临证医案·卷四·咳嗽门》）

按：患者十年前患疟之后，阴液大伤，故盗汗常出，久之则肾中阴阳两亏。在秋季受燥邪外袭，出现咳嗽痰中带血。患者病情迁延日久，刻下患者无恶寒发热，而见咳嗽痰中带血，乃肾阴亏损，虚火熏灼肺络所致，而非外邪侵袭。肾主纳气，肾虚不能纳气，故见动则气喘。汗出阳虚，咳血阴虚，加之食少内热，乃肺脾肾三脏皆虚之候。治当健脾补肺摄肾之法，王旭高采用四君子汤加五味子、熟地黄、焦六曲、粟壳、紫石英、熟附子、黄芪、白芍、麦冬治之。方中用四君子汤，一是培土生金，二是防止滋阴之药碍胃。而用紫石英、附子，一降肾中逆气，二阳中求阴。肺肾之阴充足，则咳嗽咳血随之而愈。方中皆为健脾益气，滋补肺肾之品，而无宣肺、止咳、化痰、止血之药，乃本病先治之义。

2. 标病先治 《素问·标本病传论》列出了四种标病先治的情况："小大不利治其标"，即无论先病是何原因，患者出现大小便不利的情况，都应当先通利大小便，强调通利二便在临床治疗中的重要性。"先热而后生中满""先病而后中满""先病而后泄"三种影响脾胃情况下当先治标，充分体现了脾胃为后天之本的功能对疾病转归的影响。

案4痞满：东垣治一贵妇，八月中，先因劳役饮食失节，加之忧思，病结痞，心腹胀满，且食则不能暮食，两胁刺痛，诊其脉，弦而细。至夜，浊阴之气当降而不降，膜胀尤甚。大抵阳主运化，饮食劳倦损伤脾胃，阳气不能运化精微，聚而不散，故为胀满，先灸中脘，乃胃之募穴，引胃中生发之气上行阳道。又以木香顺气汤助之，使浊阴之气自此而降矣。（《名医类案·卷四·痞满》）

按：患者因脾胃虚弱，肝木乘脾土，故见心腹胀满、且食则不能暮食，两胁刺痛。《素问·标本病传论》云"先病而后生中满者治其标"，患者心腹胀急，故李东垣先灸中脘，再服木香顺气汤（木香、青皮、陈皮、厚朴、当归、草蔻仁、益智、苍术、半夏、吴茱萸、干姜、茯苓、泽泻、升麻、柴胡）以行气除胀，标病先治，待胀满减轻后，再以补中益气治其本。

3. 间者并行，甚者独行 指在病情轻浅、病势和缓的情况下，宜标本兼治。在病情危重、病势较急的情况下，或先治其标或先治其本。后世引申为"急则治其标，缓则治其本"的治疗原则。

案5痰饮：费。痰饮伏于胸中，咳嗽喘促。其标在肺，其本在肾。此症本虚未甚，标实有痰，法当两顾。大熟地，茯苓，蛤壳，川贝，牛膝，半夏，陈皮，杏仁，桑白皮，枇杷叶。（《王旭高临证医案·卷三·痰饮门》）

按：本案患者咳嗽喘促，乃痰伏胸中，此为标；其本在于肾阳虚、水饮不化。王旭高以熟地、牛膝温肾，半夏、陈皮、杏仁、蛤壳、川贝止咳化痰，桑白皮、枇杷叶泻肺平喘。因病势和缓，故标本同治。

案6吐血：洞庭张姓。素有血证，是年为女办装，过费心力，其女方登轿，张忽血冒升余，昏不知人,医者浓煎参汤服之,命悬一息,邀余诊视。六脉似有如无,血已脱尽,急加阿胶、三七,少和人参以进,脉乃渐复,目开能言,手足展动,然后纯用补血之剂以填之,月余而起。盖人生不外气血两端,血脱则气亦脱,用人参以接其气,气稍接,即当用血药,否则孤阳独旺而阴愈亏,先后主客之分,不可不辨也。(《洄溪医案·卷四·吐血》)

按:本案患者平素有出血病史,突然间大量吐血,昏不知人,仍血脱亡阳之候,急则治标,当固脱元气为先。他医予独参汤以补气固脱,但患者病情仍重,六脉尽脱,徐灵胎以人参、阿胶益气养血,稍佐三七以养血活血,防瘀血内停。待患者病情稳定后,缓则治其本,再纯用补血之剂以养阴血。

案7伤寒: 一乡人邱生者,病伤寒。许为诊视,发热头痛烦渴,脉虽浮数而无力,尺以下迟而弱。许曰:虽麻黄证,而尺迟弱。仲景云:尺中迟者,荣气不足,血气微少,未可发汗。用建中汤加当归、黄芪令饮。翌日脉尚尔,其家煎迫,日夜督发汗药,言几不逊矣。许忍之,但只用建中调荣而已。至五日,尺部方应,遂投麻黄汤,啜二服,发狂,须臾稍定,略睡,已得汗矣。(《名医类案·卷第一·伤寒》)

按:本案患者感寒,发热、头痛、烦渴,本应用麻黄汤发汗为宜,然而患者尺脉迟弱,此为营血不足之候。若发汗,乃犯《灵枢·营卫生会》"夺血者无汗"之戒,恐有虚脱之虞。故许叔微先治其本,以建中汤加当归、黄芪,调补营血。气血调和后,再用麻黄汤发汗,以治其标。

(二)标本相移

在疾病治疗过程中,随着疾病发展,原有的标本关系可发生变化,如标可转为本、本可转为标,或者原有的标或本消除,又产生了新的本或标,形成新的标本关系。标病、本病之间的关系发生转变时,治疗的重点也要随之加以调整,即标本相移。临证时必须根据疾病的具体情况,灵活地运用标本理论分析疾病,及时调整治疗策略。

案8咳血感寒: 素有失血之患,心肺营卫俱伤,近乃复感寒邪,已经表散未解,身热憎寒,短气自汗,痰嗽带血,声嘶脉软,正虚邪实,殊为棘手。柴胡,孩儿参,黄芩,甘草,半夏,陈皮,当归,白芍。昨服小柴胡汤加减,表邪已解。本症阴虚,曾经咳血,龙雷内炽,五液交枯,虚热往来,渴不欲饮,自汗不收,痰嗽带血,面色戴阳,声嘶脉软,所幸胃气尚存,犹虑复感寒邪,变生难治。用药大旨,迎夏至一阴来复,以滋金水之源。六味去萸肉,加麦冬、阿胶、小麦。进补金水之剂,诸症悉退,惟喉痒咳频仍然,夫肺属金而主咳,金之所畏者火也,金之所化者燥也。燥甚则痒,痒甚则必咳。症本阴亏,水不制火,火灼金伤,精不化气,则肺病燥。法当润补为宜。六味去萸肉,加五味、麦冬、杏仁、胡桃肉。(《王九峰医案·上卷·咳血》)

按:患者素有出血,气血不足。初诊时感受外邪后,表邪已解,但热未除,仍然憎寒,咳嗽痰中带血,短气自汗,脉软弱,此正虚邪恋。王九峰以柴胡、黄芩清热治标,以孩儿参、当归、白芍补益气血以治本虚,标本同治。佐以半夏、陈皮化痰,甘草清热利咽,调和诸药。

二诊时,热邪已清,出现虚热往来,渴不欲饮,自汗不收,痰中带血,一派阴虚之象,故治疗以滋肾阴为大法,以六味地黄丸,去山萸肉之收敛,加麦冬、阿胶,养肺肾之阴,小麦滋补肺胃。以治本为要。三诊患者诸症悉退,但喉痒咳嗽仍在,此阴虚生燥,燥邪化火。仍以六味去山萸肉,加五味、麦冬、胡桃肉补益肺肾,另以杏仁清肺化痰,以治本为主,治标热为辅。本案充分反映了王九峰灵活地运用标本理论分析病情并指导用药的高超学识。

第二节

三因制宜理论与临床应用

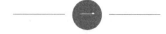

【原文】

6201 以一日分为四时,朝则为春,日中为夏,日入为秋,夜半为冬。(《灵枢·顺气一日分为四时》)

6202 故阳气者,一日而主外,平旦人气生,日中而阳气隆,日西而阳气已虚,气门乃闭。(《素问·生气通天论》)

6203 平旦至日中,天之阳,阳中之阳也;日中至黄昏,天之阳,阳中之阴也;合夜至鸡鸣,天之阴,阴中之阴也;鸡鸣至平旦,天之阴,阴中之阳也。故人亦应之。(《素问·金匮真言论》)

6204 春亟治经络,夏亟治经俞,秋亟治六腑,冬则闭塞。闭塞者,用药而少针石也。(《素问·通评虚实论》)

6205 用寒远寒,用凉远凉,用温远温,用热远热,食宜同法,此其道也。有假者反常①,反是者病。所谓时也。故曰:无失天信②,无逆气宜③,无翼其胜,无赞④其复,是谓至治。(《素问·六元正纪大论》)

6206 不远热则热至,不远寒则寒至。寒至则坚否⑤腹满,痛急下利之病生矣,热至则身热,吐下霍乱,痈疽疮疡,瞀郁注下,瞤瘛肿胀,呕鼽衄头痛,骨节变肉痛,血溢血泄,淋闷之病生矣。(《素问·六元正纪大论》)

6207 帝曰:法阴阳奈何? 岐伯曰:阳胜则身热,腠理闭,喘粗为之俯仰,汗不出而热,齿干以烦冤腹满死,能⑥冬不能夏。阴胜则身寒汗出,身常清,数栗而寒,寒则厥,厥则腹满死,能夏不能冬。此阴阳更胜之变,病之形能也。(《素问·阴阳应象大论》)

【校注】

① 有假者反常:若天气反常,如夏当热而反寒者,则不必拘泥于"用寒远寒""用凉远凉""用温远温""用热远热"用药之说。

② 无失天信:谓不要延误气候的常时。天信,即主客之气,应时而至。

③ 无逆气宜:谓不要违背六气所宜。

④ 翼、赞:皆谓佐之。

⑤ 否:通"痞"。

⑥ 能:通"耐"。

【临床应用】

因时制宜

时间与人体的关系是人与自然关系中的重要组成部分,人体的生理、病理与时间因素有密切关系,根据时间对人体的影响而制定的治疗方法,即为因时制宜。《内经》认为人体生理、病理与时间关系主要有以下几个方面:① 与昼夜阴阳变化周期相应:地球的自转产生了昼夜阴阳的变化,人体也顺应着这种变化,人体阴阳的变化与天相应。如《素问·生气通天论》所说:"故阳气者,一日而主外,平旦人气生,日中而阳气隆,日西而阳气已虚,气门乃闭。"② 与月亮盈亏周期相应:海水受日月引力的影响而有定期的潮汐涨落。日月引力不仅直接影响海水潮汐涨落,人体气血运行的盛衰变化也与月亮盈亏的周期变化相应。如《素问·八正神明论》所说:"月始生,则血气始精,卫气始行;月郭满,则血气实,肌肉坚;月郭空,则肌肉减,经络虚,卫气去,形独居。"此外,月相的变化还影响人体的腑脏功能,如女子的月经及冲任二脉的调节有关。女子月经一月一行,恰与月亮盈亏周期吻合。③ 与四时变化周期相应:如《素问·脉要精微论》说:"四变之动,脉与之上下。以春应中规,夏应中矩,秋应中衡,冬应中权。"即人的脉象存在着四季变化的规律。④ 与五运六气变化周期相应:运气学说认为历年气象存在着 5 年、6 年、10 年、12 年及 60 年等节律性周期变化,人体疾病亦随气候的变化,出现周期性的流行疾病。如《素问·气交变大论》云:"岁木太过,风气流行,脾土受邪……岁火太过,炎暑流行,肺金受邪……岁土太过,雨湿流行,肾水受邪……岁金太过,燥气流行,肝木受邪……岁水太过,寒气流行,邪害心火。"

　　《内经》认为掌握人体节律对于临床治疗具有重要的意义。因为人体的生理功能、病理变化受时间变化规律的影响,因而疾病的治疗亦应随时间周期的变化而有不同,即所谓因时制宜,主要可归纳为以下几个方面。

　　1. 治随运气变化　五运六气学说以六十年为一个大周期,分析六十年间不同年份的气候变化特点,以及不同气候因素对生命的影响,通过推演预测,认识不同年份其发病和病证的不同特点,以此作为疾病预防和治疗的重要依据。如《素问·六元正纪大论》指出:太阳司天之年,"岁宜苦以燥之温之";阳明司天之年,"岁宜以咸以苦以辛,汗之清之散之";少阳司天之年,"岁宜咸辛宜酸,渗之泄之,溃之发之"。

　　2. 治随四时变化　春夏秋冬四时,寒热温凉气候不同,对人体的生理有着重大的影响,临床用药,必须遵循自然环境的变化规律因时用药,以防药物性质与气候性质相同而加重病情,导致严重后果。一般而言,春夏两季气候由温渐热,阳气升发,人体腠理开泄,即使外感寒邪,也不宜过用辛温发散的药物,以免开泄太过,耗伤气阴;秋冬两季,气候由凉变寒,阳气收藏,人体腠理致密,若非大热之证,当慎用寒凉药物,以防伤阳。

　　案1黄疸:戊申六月初,枢判白文举年六十二,素有脾胃虚损病,目疾时作,身面目睛俱黄,小便或黄或白,大便不调,饮食减少,气短上气,怠惰嗜卧,四肢不收。至六月中,目疾复作,医以泻肝散下数行,而前疾增剧。予谓大黄、牵牛虽除湿热,而不能走经络,下咽不入肝经,先入胃中。大黄苦寒重虚其胃,牵牛其味至辛能泻气,重虚肺本,嗽大作,盖标实不去,本虚愈甚。加之适当暑雨之际,素有黄证之人,所以增剧也。此当于脾胃肺之本脏,泻外经中之湿热,制清神益气汤主之而愈。(《脾胃论·卷下·调理脾胃治验治法用药若不明升降浮沉差互反损论》)

　　按:本案患者素脾胃虚弱,不能运化水湿,水湿内困,故见食少便溏,气短懈怠,四肢痿软不用;湿热熏蒸,胆汁外溢,故见身目发黄。恰逢六月长夏,外湿困脾,故黄疸复发。李东垣以清神益气汤主之。清神益气汤由升麻、茯苓、泽泻、苍术、防风、生姜、青皮、陈皮、生甘草、白芍、白术、人参、麦冬、五味子、黄柏组成，重在补脾升阳化湿，脾健阳升，水湿得运，湿热自除，黄疸乃退。李东垣重视时令季节，气候变化对疾病的影响，认为本案黄疸的病机是脾病及肝，土壅木侮。由于长夏湿热，影响脾胃，脾虚湿盛，黄疸复发，治疗以健脾化湿为重点。前医以大黄、牵牛子攻逐湿热，导致脾胃更虚，黄疸加重。

3. 针随四时之气 针灸治疗也当据四时而异。春夏秋冬，四时寒热相异，人气浮沉，邪气所在的部位不同，各有相应的刺法。如《灵枢·终始》云："春气在毛，夏气在皮肤，秋气在分肉，冬气在筋骨。刺此病者，各以其时为齐。"说明针刺治疗疾病宜根据四时气血运行状况而用针，春夏宜浅刺，秋冬宜深刺。

4. 治随日月盈亏 即根据人之血气随日月的盈亏变化而有相应的盛衰变化规律，治疗时应根据这一规律因势利导，补虚泻实。就月之盈亏而言，运气学说强调月盈无补，月亏无泻。如《素问·八正神明论》曰："月生无泻，月满无补，月郭空无治。"

一日之中，昼夜晨昏的变化，自然阴阳的消长，人体的阳气亦与之相应，疾病亦随之发生变化。《灵枢·顺气一日分为四时》曰："夫百病者，多以旦慧、昼安、夕加、夜甚……朝则人气始生，病气衰，故旦慧；日中人气长，长则胜邪，故安；夕则人气始衰，邪气始生，故加；夜半人气入藏，邪气独居于身，故甚也。"治疗亦需因时而宜。如元代王好古在《此事难知》中认为，发汗药上午服，可借阳气升发之力助其发汗；苦寒药下午服，可借阴气沉降之势利于攻下。

【原文】

6208 夫年长则求之于府，年少则求之于经，年壮则求之于脏。（《素问·示从容论》）

6209 能毒①者以厚药，不胜毒者以薄药。（《素问·五常政大论》）

6210 黄帝曰：人之病，或同时而伤，或易已，或难已，其故何如？少俞曰：同时而伤，其身多热者易已；多寒者，难已。黄帝曰：人之胜毒，何以知之？少俞曰：胃厚色黑大骨及肥者，皆胜毒；故其瘦而薄胃者，皆不胜毒也。（《灵枢·论痛》）

6211 黄帝曰：二十五人者，刺之有约乎？岐伯曰：美眉者，足太阳之脉，气血多；恶眉者，血气少；其肥而泽者，血气有余；肥而不泽者，气有余，血不足；瘦而无泽者，气血俱不足。审察其形气有余不足而调之，可以知逆顺矣。（《灵枢·阴阳二十五人》）

6212 黄帝问曰：妇人重身，毒之何如？岐伯曰：有故无殒，亦无殒②也。帝曰：愿闻其故何谓也？岐伯曰：大积大聚，其可犯也，衰其太半而止，过者死。（《素问·六元正纪大论》）

【校注】

① 能（nài）毒：耐受气猛味厚作用峻猛的药物。

② 有故无殒，亦无殒：《类经·十二卷·十三》："故，如下文大积大聚之故。有是故而用是药，所谓有病则病受之，故孕妇可以无殒，而胎气亦无殒也。"殒，损伤。

【临床应用】

因人制宜

《内经》认为疾病治疗应当考虑病人年龄、性别、体质等不同因素，即为"因人制宜"。

1. **年龄因素** 不同年龄因脏腑功能与气血盈亏不同,治疗用药应当有所区别。如《素问·示从容论篇》云:"年长则求之于腑,年少则求之于经,年壮则求之于脏。"这就是说,老年人易因饮食而伤六腑,故治病多求之于腑;少年人易因汗出而风邪中于经脉,故求之于经;壮年人易因房劳而耗伤五脏之精,故求之于脏。"年长则求之于府"的观点充分反映老年人的生理、病理特点。男子"八八",女子"七七",肾脏已衰,天癸衰竭,先天之本已虚,人体必然要依赖后天之本的滋养方能保持体内阴阳的相对平稳。倘若肾亏脾也弱,则衰老立至,诸病由生。例如,老年人头痛、耳鸣常与胃肠痞塞不通有关,故《素问·通评虚实论》曰说:"头痛耳鸣,九窍不利,肠胃之所生也"。有些高血压病患者的头痛、耳鸣采用润肠通腑药治疗后,能明显改善头痛、耳鸣症状。再如,老年人常见高脂血症的发病因素中脾胃失调是首要原因之一,脾胃失健,水谷运化失常,痰浊内生是它的主要病理机转。因此,对老年病的辨证除注意了解肾脏情况外,观察脾胃的强弱非常重要。老年肾亏,病程多缠绵,若长期进药,戒伤脾胃,脾胃受损,生化乏源,且有碍药物之收,故治疗老年病不论补虚、泻实,皆当刻刻不忘顾护胃气。

案2小儿咳嗽:翁姓子,方数月。秋燥潮热,咳嗽如疟。幼科用发散药二日不效,忙令禁乳。更医用泻白散,再加芩、连二日,昼夜烦热,喘而不咳,下痢黏腻,药后竟痢药水。延余诊之,余曰:稚年以乳食为命,饿则胃虚气馁,肺气更不爽矣。与玉竹、甘草、炒广皮、竹叶心,一剂热缓。继与香粳米、南枣、广皮、甘草、沙参二剂,与乳少进,令夜抱勿倒,三日痊愈。(《临证指南医案·卷十·秋燥》)

按:本案患者,出生数月,秋燥咳嗽。儿科医生用解表发散药无效后,令小儿禁食。再延医,采用泻肺清热之品,损伤脾胃,小儿发热加重,喘而腹泻。叶天士认为外有燥热、内因禁食导致小儿脾胃虚弱。故治以滋阴润燥、健脾和胃。外燥一除,继以健脾养胃,三天即愈。可见儿童稚阴稚阳,若非伤食,不宜禁乳,以免脾胃受损。

案3便秘:某。高年下焦阴弱,六腑之气不利。多痛,不得大便,乃幽门之病。面白脉小,不可峻攻。拟五仁润燥,以代通幽,是王道之治。火麻仁,郁李仁,柏子仁,松子仁,桃仁,当归,白芍,牛膝。(《临证指南医案·卷四·便秘》)

按:本案患者高年腹痛,便秘。面色发白、脉小。叶天士认为此便秘源自下焦阴液不足,肠腑失濡润,传道失常所致。脉小乃气血不足之象,故不宜攻下,以防伤正,治宜润肠通腑为要。此亦属"年长则求之于府"之义。

2. **性别因素** 男女性别不同,各有其生理特点,妇女有经、带、胎、产等情况,治疗用药时必须加以考虑。《素问·六元正纪大论》指出妇人妊娠期间,感邪受病,即使是毒药亦应及时用药医治,因毒药可因病而当之,不致损伤胎儿。如担心毒药影响胎儿而放弃治疗,则有可能病情恶化,酿成不良的后果。但妊娠期间如用毒药治疗时,应当慎勿过用,切忌猛浪。故经文接着说:"大积大聚,其可犯也,衰其大半而止,过者死。"指出孕妇若内有积聚,可用毒药以攻之,但在病情好转后应当停止用药,不可过用,过量用药可导致胎儿死亡。后世在此基础上提出了妊娠的用药禁忌,认为某些药物有引起流产、早产的可能。并分为禁用,慎用两类。禁用的药物,虽病情需要,也不能应用;而慎用的药物,则在不得不用的情况下可斟酌使用。如半夏为妊娠慎用药物之一,但往往用以治疗妊娠呕吐,而无流产之弊,亦即"有故无殒"之义。随着科学的发展,认识更加深入,某些药物虽不属于孕妇禁忌之药,但经实验证明可通过胎盘血液循环而影响胎儿发育者,亦当禁用。

案4 崩漏: 徽州盐商汪姓,始富终贫,其夫人年四十六。以忧劳患崩证,服参、附诸药而病益剧。延余治之,处以养血清火之剂,而病稍衰,盖此病本难除根也。越三年夫卒,欲往武林依其亲戚,过吴江求方,且泣曰:我遇先生而得生,今远去,病发必死耳。余为立长服方,且赠以应用丸散而去。阅十数年,郡中有洋客请治其室人,一白头老妪出拜,余惊问,曰:我即汪某妻也,服先生所赠方药,至五十二而崩证绝,今已六十余,强健逾昔,我婿迎我于此,病者即我女也。不但求治我女,必欲面谢,故相屈耳。盖崩证往往在五十岁以前天癸将绝之时,而冲任有火,不能摄纳,横决为害,至五十岁以后,天癸自绝,有不药而自愈者,亦有气旺血热,过时而仍有此证者,当因时消息,总不外填阴补血之法。不知者以温热峻补,气愈旺而阴愈耗,祸不旋踵也。此极易治之病,而往往不治,盖未能深考其理,而误杀之耳。(《洄溪医案·卷五·崩》)

按: 本案患者为年近五旬妇女,正值七七,天癸将绝之时。任脉、冲脉阴虚,加上忧思劳倦郁结,致冲、任二脉火热内生,迫血妄行,不能摄纳而崩。徐灵胎用滋阴补血之法治疗,甚合病机。此案说明妇女有经、带、胎、产的特殊生理期,临证用药须考虑女性不同生理时期病机特点,因人制宜,谨而调之。

3. **体质因素** 体质是一个很广泛的概念,包括人体生命的禀赋、生理、心理等诸多方面。不同体质的人,在治疗时用药有差异。如《灵枢·论痛第五十三》云"胃厚、色黑、大骨及肥者,皆胜毒;故其瘦而薄胃者,皆不胜毒也",说明体质不同,治疗用药亦不相同。此外,不同体质之人对针刺治疗反应亦不相同,如《灵枢·通天》云:"太阴之人,多阴而无阳,其阴血浊,其卫气涩,筋缓而厚皮,不之疾泻,不能移之。"即选择疾泻之法,以荡其浊滞,推陈致新,是太阴之人最有效的治疗方法。故《内经》提出针刺治疗应当"审察其形气有余不足而调之"。

案5 伤寒: 刘老,七十有四。禀赋素强,身体健康。一日突患伤寒发热,医投辛温之药,病不少减,而反增重。壮热烦渴,六脉洪实,谵语无度,不可终日。举家惊慌,于是再请一医生为其诊治。医曰:"此为温病,虑其病入心包,有痉厥之变。"处方则银翘散之类,自夸轻可去实。服药2帖,毫无效果。病者不安,更为狂妄,于是又换一医诊治曰:"病者年高病重,慎防暴脱之变。"予潜阳之品,亦无效果。闻祝师之名,请其出诊。祝诊之曰:"病者禀赋素强,服桂枝汤而转入阳明,可用白虎汤法,如体质虚弱者,可加人参,即人参白虎汤。今迁延日久,所幸正气未虚,可以大剂速抑病邪。"处方:生地30克,石膏30克,知母12克。家属睹其方,颇以为异。认为祝医生以用温药而传远近,今此病用此大凉之药,患者年老,是否有碍?祝曰:"余之常用温药者,因近人阳虚者多,刘君禀赋强,热度高,宜及时清热抑邪,可放心服之。"果然一剂热减,二剂热退神清,三剂能下床行走矣。(《祝味菊经典医案赏析·伤寒》)

按: 本案患者平素禀赋强,身体健康,虽年高七十,伤寒发热,医者用辛温之品治疗,病情加重而见壮热烦渴,谵妄,脉洪。再投银翘散,病重药轻,不能力挽狂澜,热势更甚。祝味菊认为患者虽然年事已高,但平素体质强,伤寒可从阳盛体质而化为实热证,治当"热者寒之"。急用石膏、知母清热,生地、麦冬养阴,犀角、羚羊角平肝息风,防惊厥之变,三剂而愈。本案说明用药应全面分析体质差异对疾病的影响,因人而宜,方能准确论治。

三

【原文】

6213 黄帝问曰：医之治病也，一病而治各不同，皆愈何也？岐伯对曰：地势^①使然也。故东方之域，天地之所始生也，鱼盐之地，海滨傍水，其民食鱼而嗜咸，皆安其处，美其食，鱼者使人热中，盐者胜血，故其民皆黑色疏理，其病皆为痈疡，其治宜砭石，故砭石者，亦从东方来。西方者，金玉之域，沙石之处，天地之所收引也，其民陵居而多风，水土刚强，其民不衣而褐荐^②，其民华食而脂肥，故邪不能伤其形体，其病生于内，其治宜毒药^③，故毒药者，亦从西方来。北方者，天地所闭藏之域也，其地高陵居，风寒冰冽，其民乐野处而乳食，脏寒生满病，其治宜灸焫。故灸焫者，亦从北方来。南方者，天地所长养，阳之所盛处也，其地下，水土弱，雾露之所聚也，其民嗜酸而食胕，故其民皆致理而赤色，其病挛痹，其治宜微针。故九针者，亦从南方来。中央者，其地平以湿，天地所以生万物也众，其民食杂而不劳，故其病多痿厥寒热，其治宜导引按跷^④。故导引按跷者，亦从中央出也。

故圣人杂合以治^⑤，各得其所宜，故治所以异而病皆愈者，得病之情，知治之大体也。（《素问·异法方宜论》）

6214 西北之气散而寒之，东南之气收而温之^⑥，所谓同病异治也。故曰：气寒气凉，治以寒凉，行水渍之。气温气热，治以温热，强其内守。必同其气，可使平也^⑦，假者反之^⑧。

帝曰：善。一州之气，生化寿夭不同，其故何也？岐伯曰：高下之理，地势使然也。崇高则阴气治之，污下则阳气治之，阳胜者先天，阴胜者后天，此地理之常，生化之道也。帝曰：其有寿夭乎？岐伯曰：高者其气寿，下者其气夭。（《素问·五常政大论》）

【校注】

① 地势：地理形势。

② 不衣而褐荐：不衣，不穿丝绵。褐，毛巾。荐，草席。

③ 毒药：泛指治病的药物。

④ 导引按跷：即摇动肢节，按摩皮肉，捷举手足。

⑤ 杂合以治：集中各种疗法，用以治病。

⑥ 西北之气散而寒之，东南之气收而温之：王冰注："西方北方人，皮肤腠理密，人皆食热，故宜散宜寒；东方南方人，皮肤疏，腠理开，人皆食冷，故宜收宜温。"散而寒之，即以发散之品以祛外邪，寒凉之品以清内热。收而温之，即以收敛之品以固其表阳，温补之品以温里祛寒。

⑦ 必同其气，可使平也：指上文"气寒气凉，治以寒凉"，"气温气热，治以温热"，治法的性质与气候的特性相同，乃可使体内阴阳之气平和。

⑧ 假者反之：指假寒假热，当以相反之法治之。《类经·二十五卷·十六》注："西北未必无假热，东南未必无假寒，假者当反治。"

【临床应用】

因地制宜

《内经》认为治疗疾病应当考虑不同的地理特点，即为"因地制宜"。

1. 因地异质 《内经》认为地区不同，人群的体质不同。《素问·异法方宜论》指出东方是"天地之所始生"，"其民皆黑色疏理"；西方"金石之域，沙石之处，天地之所收引"，"皆华食而脂肥"；北方"天地所闭藏之域"，故"脏寒"；南方"天地所长养，阳之所盛之处也"，"其民皆致理而赤色"。此段《内经》运用地理学知识说明人们生活在不同的地理环境下，受到不同的水土性质、气候类型、生活条件的影响，因而形成了不同的体质，为临床辨别证候提供理论基础。

案6喘嗽：往昔壮年，久寓闽粤，南方阳气易泄。中年以来，内聚痰饮，交冬背冷喘嗽，必吐痰沫，胸脘始爽。年逾六旬，恶寒喜暖，阳分之虚，亦所应尔。不宜搜逐攻劫，当养少阴肾脏。仿前辈水液化痰阻气，以致喘嗽之例。肾气丸减牛膝、肉桂，加北五味、沉香。诒按：议论明确，立方亦极精当。邓评：牛膝本能纳降肾气，今反减去者，想为肾气失固，嫌其有滑泄之力耳。孙评：喘不得卧，徐批叶案，桂、膝二味是最要之药，细按亦是有理。此二案均去之未用，想因痰沫多，恐温摄则痰束于内，而喘反甚也。后遗精门有喘而危坐者加桂膝，可知也。凡读书总须彼此对勘，方有进境，若徒恃高唱遥吟无益也。（《增评柳选四家医案·评选静香楼医案上卷·痰饮门》）

按：患者壮年时寓居闽粤地区，闽粤潮湿炎热，汗出多，气随汗出，易导致体内阳虚。中年之后回到尤在泾生活的苏南地区，气候相对寒冷，冬至时出现背冷喘嗽，尤在泾认为此证属阳虚痰饮内聚。《内经》云："东南之气收而温之。"故温肾化痰乃正治之法，方用肾气丸减去牛膝、肉桂加北五味、沉香。肾气丸指济生肾气丸，方由熟地黄、山茱萸、牡丹皮、山药、茯苓、泽泻、肉桂、附子、牛膝、车前子组成。加北五味收敛肺气、沉香降肺气，对痰涎壅盛者疗效更显著。减牛膝、肉桂二药，邓养初评价中肯。

2. 因地异寿 《内经》认为地区不同，人群的平均寿命亦有差异。《素问·五常政大论》云："东南方，阳也。阳者，其精降于下"，"阳精所降其人夭"。"西北方，阴也。阴者其精奉于上"，"阴精所奉其人寿"。即东南方阳热气盛，其阳热之气至上而下降，人的寿命要短些，而北方阴寒气盛，其阴寒之气自下而上升，人的寿命要长些。其原因是气候温热的地方，人的阳气容易耗泄，容易感受风湿之邪，因而寿命较短。

3. 因地异邪、异病 导致疾病发生的原因是多种多样的，主要有六淫、七情、饮食等。《内经》认为地区不同，六淫之邪各有偏胜。故《素问·阴阳应象大论》云："东方生风"，"南方生热"，"西方生燥"，"北方生寒"，"中央生湿"。《素问·五运行大论》亦云："地有高下，气有温凉，高者气寒，下者气热。"亦即是说东方风气较盛，南方热邪较盛，西方易生燥邪，北方易生寒邪，中央则湿邪较盛。

《内经》还认为地区不同，其所出产物不同，人们的饮食习惯亦有差异。饮食是人类生存和保持健康的重要条件，如饮食偏嗜，会使脏腑功能偏盛，久之损伤内脏。《素问·异法方宜论》认为东方之人易患痈疡，西方之人其病生于内，北方之人脏寒生满病，南方之人易病挛痹，中央之人易病痿厥寒热。上述所言各地多发疾病未必尽然，但地域不同确实可引发地区性疾病。

案7湿温：曹秋霞，庚申避乱于太平洲，其母年逾六旬，发热不休，面红目赤，进以芩、栀等，热甚不解。再以生地、石斛大剂寒凉，其热更甚，彻夜不寐，汗出气喘，症已危险，邀吾师诊之。吾师曰：治病宜察气候土宜。此处四面临江，低洼之乡，掘地不及三尺，即有水出，阴雨日久，江雾上腾，症由受湿化热，湿温症也。如物受潮，郁蒸化热，当曝以太阳，其湿一去，其热自清，治以寒凉，是湿蒸之热,沃以凉水,添其湿,即助其热矣。《内经》云:燥胜湿,寒胜热。湿淫所胜,平以苦热,以苦燥之,以淡泄之。进以茅苍术二钱,干姜一钱,厚朴一钱,赤苓一两,薏仁一两,黄柏半钱,猪苓三钱,桂枝一钱,车前二钱,滑石五钱。必须多服尽剂,方能退热。病家因热甚,不敢服。吾师曰:热而不烦,渴面不饮,舌苔黄腻而润,脉来模糊滞涩不利,皆湿热之明症也,若再服寒凉,必致发黄,或呕吐,或下利,则不可救药矣。促而饮之,日晡饮尽一大碗,至天明,热退身安,即能安寐。(《诊余集·湿温》)

按:本案患者发热不休,面红目赤,用清热、养阴治之,病情加重。余听鸿之师费兰泉依据患者居处环境,结合病情热而不烦,口渴而不欲饮,舌苔黄腻而润,诊为湿温,采用燥湿清热之法,一剂热退身安。可见临床辨证应当考虑地域环境因素的影响。

4. 因地异治 《内经》认为在临床上可根据地理环境的不同辨识疾病,并随机应变再进行治疗。如《素问·异法方宜论》记载东方的砭石,西方的药物、北方的灸焫,南方的九针,中央的导引按蹻等,就是古人在同疾病斗争过程中,根据各地人们的体质及其多发病的特点,创造出的适宜于各种不同地理环境的医疗方法。《素问·五常政大论》还根据"高者气寒""适寒凉者胀"的情况,认为"下之则胀已";根据"下者气热""之温热者疮"的情况,指出"汗之则疮已"。此外,由于西北之地"气寒气凉",人们多因寒邪外束而热郁于内,故治宜"散而寒之","治以寒凉";东南之地"气温气热",人们多因阳气外泄而内生虚寒,故治宜"收而温之","治以温热,强守其内"。

5. 因地用药 由于地域的不同,患者致病特点不同,故治疗用药也要考虑不同地区的特点。如孙思邈在《备急千金要方·治病略例》指出:"凡用药皆随土地所宜,江南岭表,其地暑湿,其人肌肤薄脆,腠理开疏,用药轻省;关中河北,土地刚燥,其人皮肤坚硬,腠理闭塞,用药重复。"张锡纯在《医学衷中参西录》中论述麻黄用量时指出:"如大江以南之人,其地气候温暖,人之生于其地者,其肌肤浅薄,麻黄至一钱即可出汗,故南方所出医书有用麻黄不过一钱之语;至黄河南北,用麻黄约可以三钱为率;至东三省人,因生长于严寒之地,其肌肤颇强厚,须于三钱之外再将麻黄加重始能得汗,此因地也。"

案8附子过量案:王庆其曾在京城求学,师从著名中医专家方药中教授,先生第四川成都人,遣方用药很有特色。侍诊期间,见先生治慢性肾病甚多,针对其中脾肾阳虚者,辄用附、桂之类,其附子常用达15~30克,且持续数月乃至经年,收效甚佳。及学成返沪工作,在平素诊疗中,亦以方师经验付诸实践,动辄以附子15克佐方中,谁知竟有数位病人或鼻衄,或牙龈、咽痛,或口干便秘,自忖乃附子过量之故,反思京沪两地人体质有别,对辛热之品耐受性有异,遂日减其量,火烛小心。读《异法方宜论》"医之治病也,一病而治各不同",今一药而量不同,何也?地势使然,体质使然。(《内经临证发微·治则治法篇·医之治病也,一病而治各不同》)

按:本案为王庆其的临证体会。王庆其认为,京沪两地人体质有别,对辛热之品耐受性有异,故对附子的使用剂量亦有差异。近年来"火神派"兴起,临床附子用量,动辄30克、50克,甚至100克以上。若对证,确可屡起沉疴;若不对证,患者轻则口麻、鼻衄、牙龈肿痛、口腔溃疡、便秘、身起肿疡,重则头痛、心悸,甚至晕仆。临床用药当因地制宜,切勿胶柱鼓瑟,贻误病情。

第三节

气反治法理论与临床应用

【原文】

6301 气反者，病在上，取之下；病在下，取之上；病在中，傍取之。(《素问·五常政大论》)

6302 远道刺①者，病在上，取之下，刺府腧②也。(《灵枢·官针》)

6303 病在上者下取之，病在下者高取之，病在头者取之足，病在足者取之腘。(《灵枢·终始》)

6304 是以头痛巅疾③，下虚上实④，过在足少阴、巨阳，甚则入肾。徇蒙招尤⑤，目冥⑥耳聋，下实上虚，过在足少阳、厥阴，甚则入肝。腹满䐜胀，支膈胠胁⑦，下厥上冒⑧，过在足太阴、阳明。咳嗽上气，厥在胸中，过在手阳明、太阴。心烦头痛，病在膈中，过在手巨阳、少阴。(《素问·五藏生成》)

【校注】

① 远道刺：指取针的部位离疾病的部位较远的针刺方法。

② 府腧：指六腑所属的三阳经的俞穴。

③ 巅疾：巅顶(头部)的疾病。

④ 下虚上实：即肾脏精气虚而膀胱经邪气实。《类经·十三卷·十四》："盖足太阳之脉从巅络脑，而肾与膀胱为表里，阴虚阳实，故为是病。"

⑤ 徇蒙招尤：头晕目眩而动摇。徇，《素问直解·卷之二》注："徇，作眴"。眴与"眩"通，目动也。蒙，目不明之义。招尤，《正韵》："音韶"。尤，与"摇"同。《读素问钞·卷上之四·病能》注："招摇谓头振掉而不定也。"

⑥ 目冥：视物不清。冥，同"瞑"。

⑦ 支膈胠胁：指脘腹胀满，累及胠胁，觉支撑痞塞，为土滞木郁之象。支，支撑。胠，腋之下，胁之上。

⑧ 下厥上冒：下厥，指阳明经气上逆。上冒，指脾胃浊阴上遏清阳。

【临床应用】

(一)气反与气反治法

气反指疾病的病理变化的根本所在与其症状表现的部位不一致。张景岳云："气反者，本在此而标在彼也。"气反治法，是在疾病出现气反的情况时，根据"治病求本"的原则，针对疾病的病理变化的根本所在，分别采用"病在上，取之下""病在下，取之上"或"病在中，傍取之"的治疗方法。

案1 咳血：大宗伯董玄宰少妾，吐血咳嗽，蒸热烦心。先与清火，继进补中，药饵杂投，竟无少效，而后乞治于余。余曰，两尺沉且坚，小腹按之即痛，此有下焦瘀血，当峻剂行之。若平和之剂，血不得行也。以四物汤加郁金、穿山甲、䗪虫、大黄,武火煎服。一剂而黑血下二碗,而痛犹未去,更与一服,又下三四碗而痛方止。(《脉诀汇辨·里中医案·董玄宰少妾下焦瘀血》)

按:本案患者吐血咳嗽、蒸热烦心一派阴虚火旺的证候,但清火、补中无效。李士材依据尺脉沉且坚,辨为下焦蓄血证,予郁金、穿山甲、䗪虫、大黄攻下逐瘀,以四物汤养血活血,疗效明显。本案患者吐血咳嗽、蒸热烦心,乃下焦瘀热,迫血上行,热扰心神,故见蒸热烦心;热灼肺络,迫血妄行,故见吐血咳嗽,治以攻下逐瘀。本案属于"病在上,取之下"的气反治法。

(二)气反病理变化的理论基础

1. 气反的根本原因是脏腑之间相互关系的失常 人体是一个有机的整体,各脏腑组织器官之间相互依存、相互制约,它们既有各自不同的生理功能,又共同组成协调统一的整体,每一局部都不能离开整体而独立存在。疾病的病理变化的根本所在与其症状表现的部位不一致的原因在于脏腑之间的相互联系与相互影响。

从五脏之间的关系而论:肺与肾在人体的呼吸运动中,肺主气而司呼吸,肾藏精而主纳气。人的呼吸运动,虽然由肺所主,但亦需要肾的纳气功能协调。生理上肺气肃降,有助于肾的纳气;肾精充足,有利于肺气之肃降。病理上肺气久虚,肃降失司,与肾气不足、摄纳无权相互影响,出现气短喘促、呼吸表浅、呼多吸少等肾不纳气的变化。

从五脏与六腑的关系而论:肺与大肠的生理联系主要体现在肺气肃降,气机调畅,布散津液,可促进大肠的传导,有利于糟粕排出体外。大肠传导正常,糟粕顺利排出体外,亦有利于肺气的肃降。如肺气壅塞,气不下行,津不下达,可导致大肠传导失常,可见肠燥便秘。若大肠实热,传导不畅,亦可影响肺气的宣降,出现胸满、咳嗽、气喘等肺热壅盛之症。

从脏腑之间五行生克制化关系而论:心居于上焦属阳,五行属火;肾居下焦,五行属水。肾制约心,即水克火,肾水上济于心,可以防止心火的过亢。

2. 气反的病理变化与经络的联络功能密切相关 生理上经络具有沟通全身脏腑组织器官的功能,病理上经络则是疾病传变的重要途径。《素问·五藏生成》列举了三种临床常见病机,说明气反的病理变化与经络联络功能密切相关。

(1)下虚上实:足少阴与足太阳为表里之经,下虚指足少阴之气虚,上实指足太阳之邪实。如少阴虚寒,太阳之气不足,太阳主表,其脉从巅络脑,风寒之邪外袭,以致巅顶疼痛,痛连项背,治当疏风散寒,可用川芎茶调散,酌加桂、附等温肾之品。

案2头痛:张。头痛巅疾,下虚上实,过在足少阴、巨阳,甚则入肾,徇蒙招尤。此段经文,明指肝胆风阳上盛,久痛不已,必仿少阴肾阴。肾阴一衰,故目眈眈无所见,而腰痛复起也。前方清镇无效,今以育阴、潜阳、镇逆法。生地,龟板,杜仲(盐水炒),牡蛎,茯神,枣仁,磁石,阿胶(米粉炒),女贞(盐水炒),沙苑(盐水炒),石决明。渊按:此厥阴头痛也。三阴经皆至颈而还,惟厥阴上额交巅。甚则入肾者,木燥水必亏,乙癸同源也。(《王旭高临证医案·卷二·肝风痰火门》)

按:本案患者头痛,伴视物不清,腰痛。前医以清热镇肝无效。王旭高认为本病肝肾阴亏于下、而肝阳亢于上,治当育阴、潜阳、镇逆。方中以生地、龟板、阿胶、女贞厚味滋阴,杜仲、沙苑温阳,取阳中求阴之意;以磁石、牡蛎、石决明重镇潜阳;以茯神、枣仁养血安神。诸药合用,具有滋阴潜阳、重镇安神之效。本案头痛属下虚上实之证。

（2）下实上虚：足少阳之脉起于目内眦，上抵头角，下耳后，足厥阴之脉连目系，上出巅，与督脉会于巅。肝胆郁火，症见两胁肋疼痛、口苦、咽干，如火郁日久，灼伤肝阴肝血，濡养功能下降，出现头晕、目眩、耳鸣、耳聋，此即下实上虚之病机，治宜一方面清肝胆之火，一方面滋阴养血。临床可以龙胆泻肝汤、六味地黄丸、四物汤等配合治疗。

案3气陷：一男子，形体倦怠，饮食适可，足趾缝湿痒，行坐久则重坠。此脾胃气虚而下陷，用补中益气加茯苓、半夏而愈。（《内科摘要·卷上·脾肾虚寒阳气脱陷等病症》）

按：本案患者形体倦怠，行坐久则重坠，此脾胃气虚下陷。足趾缝间湿痒乃脾虚不运，水湿下注。故薛己以补中益气汤升提中气，加茯苓、半夏以除湿健脾。本证脾胃虚于上，水湿之邪盛于下，属于下实上虚之证。

（3）下厥上冒：足太阴与足阳明相表里，脾气宜升，胃气宜降。脾胃气机郁滞，升降失常，则见下厥上冒之证。高世栻认为，腹满胀是脾胃之气逆乱于下，而支膈胠胁是逆气上冒。张景岳则说："四肢厥逆于下，胸腹冒闷于上。"脾主四支，脾气阻滞，不能达于四末，而致四肢厥逆，两者虽不同，但在临床均可见到。治当运脾和胃，疏理中焦，俾气机调畅，则诸证自除。

案4气陷：一男子，食少胸满，手足逆冷，饮食畏寒，发热吐痰，时欲作呕，自用清气化痰及二陈、枳实之类，胸腹膨胀，呕吐痰食，小便淋漓，又用四苓、连、柏、知母、车前，小便不利，诸病益甚。余曰：此脾胃虚寒无火之证，故食入不消而反出。遂用八味丸补火以生土，用补中益气加姜、桂培养中宫，生发阳气，寻愈。（《内科摘要·卷上·脾肾虚寒阳气脱陷等病症》）

按：本案患者因脾胃虚寒，故饮食减少、胸脘胀满、手足逆冷、饮食畏寒，脾虚阴火上冲故见发热，胃气不降故吐痰、时欲作呕。前医误认为热，以清气化痰及行气耗气之二陈、枳实治疗，更伤脾阳，故胸腹膨胀、呕吐痰食；经云"中气不足，溲便为之变"，故小便淋漓。再用黄连、黄柏、知母、车前等清热利湿，终致肾阳虚损，小便不利。薛己用八味丸温补肾阳，补火生土；同时用补中益气汤加干姜、肉桂温补脾阳，二者共奏温补脾肾，升举脾阳之效。本案初期"食少胸满、手足逆冷、饮食畏寒、时欲作呕"，即《素问·五藏生成》所云"下厥上冒"之证。

3.气反治法的临床运用

（1）病在上，取之下：适用于症状表现于上部，而其病变之本在下部的病证。如虚喘，喘促日久，动则喘甚，呼多吸少，仍久病及肾，肾不纳气，病本在肾，但症状主要表现在肺部喘促，治疗当以补肾纳气为主，可予参蛤散、金水六君煎加减。又如因肝失调达，肝阳偏亢，循经上扰清窍，引起的头痛，病本在肝，症状表现在头，治当平肝潜阳，可予天麻钩藤饮治疗。肾虚引起的头晕耳鸣，病本在肾，症状表现在头，治疗以补肾为主：肾阴不足者，可予左归丸加减；肾阳不足，可予右归丸加减。还有用通腑降气法治疗肺热移于大肠的咳喘等，均属于"病在上，取之下"。运用本法在药物选择上应注意选取质重，具有寒凉之性，味酸、苦、咸之品，以取其沉降之性。如治疗肝阳上亢之头痛、眩晕时，常用石决明、牡蛎平肝，鳖甲、龟板潜阳，代赭石、生铁落镇逆等。

案5眩晕：某，二四。晕厥烦劳即发，此水亏不能涵木，厥阳化风鼓动，烦劳阳升。病斯发矣。据述幼年既然，药饵恐难杜绝。熟地四两，龟板三两，牡蛎三两，天冬一两半，萸肉二两，五味一两，茯神二两，牛膝一两半，远志七钱，灵磁石一两。（《临证指南医案·卷一·眩晕》）

按：患者肝肾阴亏，水不涵木。《素问·生气通天论》云"阳气者，烦劳则张"，烦劳过度，阴液更亏,阳气鸱张,肝阳化风,上扰清窍,故晕厥频作。叶天士以熟地、天冬、山萸肉、五味子酸甘之品滋养肝肾之阴,以牡蛎、龟板介类潜阳,磁石重镇安神,茯神、远志养心安神,牛膝补肝肾、强腰膝,同时引火下行。以方测证,此类患者平素尚有眩晕耳鸣,头目胀痛,面红烦躁,腰膝酸软等上盛下虚症状。对于肝肾阴亏、肝阳上亢证的治疗,叶天士主张采用"缓肝之急以息风,滋肾之液以驱热","介以潜之,酸以收之,厚味以填之",亦即"清上实下之法",其用药思路,可供临床参考。

(2)病在下,取之上:适用于症状表现在下部,而病本在上部的病证。如因脾气不足引起的脱肛、子宫下垂,病位在下部,治当补中益气,可予补中益气汤加减。又如因肺气郁闭导致大便秘结或小便不通,病在下部,但治当宣肺行气,"提壶揭盖",药如麻黄、防风、苏叶、杏仁等宣肺之品。再如肺胃津伤之痿证,病变在肺胃,但临床表现为下肢痿软无力,治当养肺益胃,可予《温病条辨》之沙参麦冬汤。运用本法在药物选择上应取质轻,具有温热之性,味辛、甘、淡之品为主,常用药如麻黄、紫菀、杏仁、苏叶、桔梗、柴胡、升麻、知母、黄芪、白术、枇杷叶等。

案6便秘:食入脘胀,大便兼旬不解,肠中攻痛,此名肠覃。丹溪治法在肺,肺气化则便自通,是亦腑病治脏,下病治上之法。紫菀,郁金,桔梗,杏仁,瓜蒌仁,枳实,枇杷叶。(《王九峰医案·中卷·便结》)

按:本案患者便秘20多日,伴肠中疼痛、食入脘中作胀。便秘属于肠道失常,然肺与大肠相表里,肺宣肃失常,腑气不降,故便秘;肺辅心行血,肺气郁滞,血液凝结,故肠中攻痛。王九峰以紫菀、杏仁润肺下气;桔梗、枳壳一升一降,行气导滞;枇杷叶肃肺降气;郁金行气活血;瓜蒌仁润肠通便。病在大肠,治疗重点在宣肃肺气,故云"下病治上"。此病诊为肠覃,考虑患者腹中可触及肿块。

(3)病在中,傍取之:历代注家认为"中"是指内在脏腑,"傍"即外之经络,即以针灸熨按之法,通其经脉治疗内在脏腑的病变。如《素问注证发微·第八卷·五常政大论》注:"盖在于中,而经脉行于左右,则或灸或刺或熨或按,皆当取之于傍也。"《类经·二十五卷·十四》注:"病生于内而经连乎外,则或刺或灸,或熨或按,而随其所在也。"由于《五常政大论》在论述气反治法前后均是讨论药物治疗,故本法不仅指针灸,对药物治疗也具有重要的指导意义。

生理上,脾胃居中,旁邻四脏,为万物之母,只有脾胃运纳正常,化源旺盛,方能滋养其他四脏;但同时脾胃也需要得心火之资生,赖肺金之宣降,借肝木之疏泄,凭肝阳之温养,才能发挥其正常功能。病理上,脾病可以影响四脏,四脏病变也可累及脾胃,如心火亢盛或衰微、肺金宣降失常、肝木疏泄失职、肾中水火亏乏皆能影响脾胃而产生一系列病变。如心属火,脾属土,火暖土。因此脾土的健运,需心阳的温煦。若心阳偏虚,不能温煦脾土,可致心悸气短、饮食不思、食后难化、心下痞满或大便溏泄等症,治疗可予《伤寒论》桂枝人参汤。又如肝属木,脾属土,木有疏土之功,郁怒伤肝,肝气横逆,乘脾犯胃,常令脘腹胀满疼痛,嗳气呃逆,或食少便溏等。可用逍遥丸,疏肝理气、健脾和胃。再如肾阳是人体生命活动的原动力,古人又称为命门之火。若肾阳虚衰,不能温煦中土,脾胃虚寒,运化无权,食谷不化,腹胀满或疼痛,甚则五更泄泻,治当温补肾阳以暖脾胃,代表方如四神丸、附子理中汤。故"病在中,傍取之"可理解为:心、肺、肝、肾四脏影响脾胃而致病者,以调心、肺、肝、肾为主,兼顾脾胃。

案7胃痛:高鼓峰治一妇人,胃痛勺水不入,寒热往来,或从火治,用黄连、栀、柏,或从寒治,用姜、桂、茱萸,辗转月余,形体羸瘦,六脉弦数,几于弊矣。高曰:此肝痛也,非胃痛也,其病起于郁结生火,阴血受伤,肝肾枯干,燥迫成痛,医复投以苦寒辛热之剂,胃脘重伤,其能瘳乎?急以滋肾生肝饮与之,一昼夜尽三大剂,五鼓熟寐,次日痛定,再用加味归脾汤加麦冬、五味子,十余剂而愈。(《续名医类案·卷十八·心胃痛》)

按:患者胃脘疼痛,伴见寒热往来,乃邪在少阳,治当疏肝解郁为主。他医先用苦寒之品,继用辛热之剂,耗伤脾胃之阴,胃失濡养,故胃痛、形体羸瘦,六脉弦数。高鼓峰认为本病属于肝郁化火,肝肾阴亏,胃失濡养,痛在胃,而病本在肝,治当养肾疏肝为法。方用滋肾生肝饮,方证相符,一剂而痛止。

滋肾清肝饮由熟地、当归身、白芍、枣仁、山萸肉、茯苓、山药、柴胡、山栀、丹皮、泽泻等药组成,具有滋阴养血、清热疏肝之效。适用于阴虚肝郁,胁肋胀痛,胃脘疼痛,咽干口燥,舌红少苔,脉虚弦或细软等症。

案8 泄泻: 有人久患泄泻,以暖药补脾,及分利小水,百法治之,不愈。医诊之,心脉独弱。以益心气药、补脾药服之,遂愈。盖心,火也;脾,土也。火生土,脾之旺赖火之燥(此少火生气之说)。心气不足,则火不燥,脾土受湿,故令泄泻。今益心补脾而又能去湿,岂有不效者。(《名医类案·卷四·泻》)

按:本案患者心阳偏虚,不能温煦脾土,见大便溏泄。何梦瑶在《医碥·五脏生克说》中云:"脾之所以能运化饮食者,气也。气寒则凝滞而不行,得心火以温之,乃健运而不息,是为心火生脾土。"说明脾土的健运,依赖心阳的温煦。故治疗以温补心阳兼益脾气为大法。具体方药可用《伤寒论》桂枝人参汤加减。临床除见大便溏泄外,还可兼见心悸气短、饮食不思、食后难化、心下痞满等症。

4. 气反治法在针刺选穴中的应用 气反治法运用于针刺选穴又称远部取穴法,病在上半身,可以取刺下部的穴位;病在下半身,可以取刺上部的穴位;病在头部,可以取刺足部的穴位;病在腰部可以取刺膝部的穴位。如头痛可以取头部的百会、风池、风府等穴位,亦可取下肢的昆仑、太冲、三阴交等穴位。腰痛既可以针刺局部的肾俞、大肠俞、环跳等穴位,又可以取下肢的委中、飞扬、承山等穴位。

第四节

五郁治法理论与临床应用

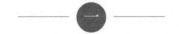

【原文】

6401 帝曰:善。五运之气,亦复岁^①乎?岐伯曰:郁极乃发,待时而作也。帝曰:请问其所谓也？岐伯曰：五常之气，太过不及，其发异也。帝曰：愿卒闻之。岐伯曰：太过者暴，不及者徐，暴者为病甚，徐者为病持②。（《素问·六元正纪大论》）

6402 土郁之发，岩谷震惊，雷殷气交，埃昏黄黑，化为白气，飘骤高深，击石飞空③，洪水乃从，川流漫衍，田牧土驹④。化气乃敷，善为时雨，始生始长，始化始成。故民病心腹胀，肠鸣而为数后⑤，甚则心痛胁膜，呕吐霍乱，饮发注下⑥，胕肿身重。云奔雨府，霞拥朝阳，山泽埃昏，其乃发也，以其四气。云横天山，浮游生灭。怫之先兆。

金郁之发，天洁地明，风清气切，大凉乃举，草树浮烟，燥气以行，霜雾数起，杀气来至，草木苍干，金乃有声。故民病咳逆，心胁满引少腹，善暴痛，不可反侧，嗌干面尘色恶。山泽焦枯，土凝霜卤，怫乃发也，其气五。夜零白露⑦，林莽声凄，怫之兆也。

水郁之发，阳气乃辟⑧，阴气暴举，大寒乃至，川泽严凝，寒雾⑨结为霜雪，甚则黄黑昏翳，流行气交，乃为霜杀，水乃见祥⑩。故民病寒客心痛，腰脽痛，大关节不利，屈伸不便，善厥逆，痞坚腹满。阳光不治，空积沉阴，白埃昏暝，而乃发也，其气二火前后。太虚深玄⑪，气犹麻散⑫，微见而隐，色黑微黄，怫之先兆也。

木郁之发，太虚埃昏，云物以扰，大风乃至，屋发折木，木有变。故民病胃脘当心而痛，上肢两胁，膈咽不通，食饮不下，甚则耳鸣眩转，目不识人，善暴僵仆。太虚苍埃，天山一色，或气浊色，黄黑郁若，横云不起雨，而乃发也，其气无常。长川草偃⑬，柔叶呈阴⑭，松吟高山，虎啸岩岫，怫之先兆也。

火郁之发，太虚肿翳⑮，大明不彰，炎火行，大暑至，山泽燔燎，材木流津，广厦腾烟，土浮霜卤，止水乃减，蔓草焦黄，风行惑言⑯，湿化乃后。故民病少气，疮疡痈肿，胁腹胸背，面首四肢，膜愤胪胀，疡痱呕逆，瘛疭骨痛，节乃有动，注下温疟，腹中暴痛，血溢流注，精液乃少，目赤心热，甚则瞀闷懊恢，善暴死。刻终大温⑰，汗濡玄府，其乃发也，其气四。动复则静，阳极反阴，湿令乃化乃成。华发水凝，山川冰雪，焰阳午泽，怫之先兆也。有怫之应而后报也，皆观其极而乃发也，木发无时，水随火也。谨候其时，病可与期，失时反岁，五气不行，生化收藏，政无恒也。（《素问·六元正纪大论》）

6403 帝曰：水发而雹雪，土发而飘骤，木发而毁折，金发而清明，火发而曛昧，何气使然？岐伯曰：气有多少⑱，发有微甚，微者当其气，甚者兼其下⑲，征其下气而见可知也⑳。（《素问·六元正纪大论》）

【校注】

① 复岁：五运之气有所胜制，必受怫郁，郁极便会产生报复。《类经·二十六卷·二十三》注："复，报复也。此问五运之气，亦如六气之胜复而岁见否。"

② 持：《类经·二十六卷·二十三》注："持者，进退缠绵，相持日久也。"

③ 击石飞空：形容雨大，落在岩石之上，向天空飞溅。

④ 田牧土驹：形容洪水退去，田野之间的土石山丘，若群驹散牧于田野。

⑤ 数后：指里急后重。数，指大便次数多。后，指后重。

⑥ 饮发注下：指因食饮不洁导致腹泻。饮，食饮。发，导致。注下，水样泄泻。

⑦ 夜零白露：即夜晚天降雾露。零，义同临，指下降。

⑧ 辟：通"避"，指退避。

⑨ 寒雾(fēn)：指寒冷的湿空气。

⑩ 水乃见祥：水气郁发之征兆。祥，灾异吉凶之兆。

⑪ 深玄：王冰注："言高远而黯黑也，即黑色。"

⑫ 麻散：《类经·二十六卷·二十三》注："如麻散乱可见，微见而隐也。"

⑬ 长川草偃：野草被风吹而偃伏，犹如长长的流水。

⑭ 柔叶呈阴：《类经·二十六卷·二十三》注："凡柔叶皆垂，因风翻动而见叶底也。"

⑮ 太虚肿翳：天空中曛翳昏昧。肿，《类经·二十六卷·二十三》注："肿字误，当作曛。"

⑯ 风行惑言：《素问注证发微·第八卷·六元正纪大论》注："谓火气薰蒸，风亦行之，人有所言，难以听清，不免有惑也。"可参。

⑰ 刻终大温：刻终，丑时与寅时之交，相当于凌晨三时。大温，天气炎热。

⑱ 气有多少：《素问集注·卷之八·六元正纪大论》注："五运之气，有太过不及也。"

⑲ 下：六气各自的下承之气。如水位之下，土气承之。

⑳ 征其下气而见可知也：《类经·二十六卷·二十三》注："征，证也。取证于下承之气，而郁发之微甚可知矣。"

【临床应用】

（一）运气郁发

五郁，即木郁、火郁、土郁、金郁、水郁。《内经》五郁理论以五运六气学说为基础，说明自然界气候变化对人体生理、病理的影响。五运六气在自然界不断运动，运气亢害承制（即存在制胜关系），若运气太过或不及，导致某运（气）被胜气所制，气机升降失常，抑郁不伸而成为郁气，郁气到一定的程度，则会变成复气发作，出现异常气候甚或灾变，即"郁极乃发"，称为运气郁发或五运郁发。人与天地相参，与日月相应，"天地有五运之郁，人身有五脏之应"，郁气应于人体，就会导致相应脏腑气机升降失调，气化失常，气机郁滞而发病。如岁运为金气太过之年，金胜乘木致木郁，或木气不及之年，金气来乘致木郁。木郁之发，摧屋拔树，狂风大作，风气偏盛，以肝胆病为主，病性以风为主。又如，岁运为木气太过之年，木胜乘土致土郁，或土运不及之年，木气来乘致土郁。土郁之发，狂风暴雨，湿气偏盛，以脾胃病为主，病性以湿为主。故《内经》所谓"五郁"，就指自然界的运气之郁及相应的脏腑之郁，强调外感运气之郁导致脏腑气机郁滞之证。

案1 昏厥：张意田，乙酉岁治一人，忽患泄泻数次，僵仆不省，神昏目瞪，肉瞤口噤，状若中风，脉之沉弦而缓，手足不冷，身强无汗，鼻色青，两颐红，此肝郁之复也。用童便、慈葱热服稍醒。继以羌活、防风、柴胡、钩藤、香附、栀子之属，次用天麻白术汤加归、芍、丹、栀而愈。或问：肝郁之复，其故云何？曰：运气不和，则体虚人得之。本年阳明燥金司天，金运临酉为不及，草木晚荣。因去冬晴阳无雪，冬不潜藏。初春，乘其未藏，而草木反得早荣矣。燥金主肃杀，木虽达而金胜之。故近日梅未标而吐华，密霰凄风，交乱其侧，木气郁极，则必思复。经所谓偃木飞沙，筋骨掉眩，风热之气，陡然上逆，是为清厥。今其脉沉弦而缓，乃风木之热象。因审量天时，用童便慈葱，使之速降浊阴，透转清阳，则神气自清。用羌、防等以舒风木，香附、栀子解汗而清郁火，再用天麻白术汤加归、芍、丹、栀，培土清火，畅肝木以成春。虽不能斡旋造化，亦庶几不背天时也已。（《续名医类

案·卷二·厥》)

按：本案患者泄泻之后，僵仆不省，神昏目瞪，肉瞤口噤，状若中风。张意田从《内经》五郁理论出发，认为患者乙酉年发病，阳明燥金司天，肺金之气过于亢盛，使肝气被肺金之气制约，日久化而为风、为热，导致患者肝阳上亢，反伤肺金，邪热上逆，出现厥逆，神志昏迷。如肝阳上亢常见面红目赤、口苦咽干、尿赤便干、脉弦有力，而本案患者昏厥后，脉沉弦而缓，手足不冷，鼻部颜色青，面色发红，此乃木郁之发，风邪为甚。故当疏风通络、平肝息风。张氏以天麻白术汤为主，佐以芍药、丹皮、栀子清热开郁，使肝气舒畅，脾土安宁。

（二）五脏自郁

《内经》后的众医家进一步推演，提出"五脏自郁"或"五脏本气自郁"的观点，重视内伤因素导致的脏腑气机郁滞之证。如王履《医经溯洄集·五郁论》云："且凡病之起也，多由乎郁。郁者，滞而不通之义，或因所乘而为郁，或不因所乘而本气自郁，皆郁也，岂惟五运之变能使然哉？"认为《内经》外感运气之郁，可扩充至更广义的范畴。孙一奎《医旨续余·论五郁》亦云："夫五脏一有不平则郁"，"木郁者，肝郁也"，"火郁者，心郁也"，"土郁者，脾郁也"，"金郁者，肺郁也"，"水郁者，肾郁也"。并且认为五脏之郁"其或病有因别脏所乘而为郁者，有不因别脏所乘而本气自郁者"，五郁可因他脏传变而来，亦可因本脏自病。

马莳《素问注证发微》亦认为，人身之五郁有二：一是人体五脏应天之五行而为郁，即"或有天时之郁而成之者"，二是五脏自成之郁，即"或以五脏之郁而自成者"，并将人身之"五郁"归结为五脏之郁，即"木郁者，肝病也……火郁者，心病也……土郁者，脾病也……金郁者，肺病也……水郁者，肾病也"。由此可见，后世所谓"五郁"，主要是指外感、内伤导致的五脏之郁，以脏腑气机郁滞为基本特点的病证。

【原文】

6404 帝曰：善。郁①之甚者治之奈何？岐伯曰：木郁达之，火郁发之，土郁夺之，金郁泄之，水郁折之，然调其气，过者折之，以其畏②也，所谓泻之。（《素问·六元正纪大论》）

【校注】

① 郁：《素问注证发微·第八卷·六元正纪大论》注："此言五郁，人身之郁也。"

② 以其畏：用相制之药泻之。畏，指相制之药。

【临床应用】

五郁的基本病机是气机升降失常，脏腑功能失调，故治疗以顺应五脏本性，使其升降调和，气机调畅为原则，本质上是因势利导。具体方法，有"木郁达之""火郁发之""土郁夺之""金郁泄之""水郁折之"。

（一）木郁达之

木郁，即肝胆之郁。《儒门事亲》云："诸风掉眩，皆属于肝。甲乙木也，木郁达之。"《类经》认为木郁"其脏应肝胆"。木郁之病因，有内、外两端，外感主要责之六淫之邪郁于少阳，少阳经气郁遏，内伤以情志因素的影响较大。无论外感或是内伤因素,皆可使肝失疏泄,气机郁滞,以气血运行不畅为主要病理特征。肝郁先是气郁,继则乘脾犯胃,或化火,或伤阴,或耗血,或生湿热,或生痰瘀,或动风,临床见证多端。

达,即畅达、疏通。达之主要指疏肝理气。如用四逆散治气郁厥逆证,用柴胡疏肝散治肝气犯胃证,用逍遥散治肝郁脾虚证等,皆属"木郁达之"之法。

案2郁证:寒热无期,中脘少腹遽痛,此肝脏之郁也,郁极则发为寒热;头不痛,非外感也。以加味逍遥散主之。加味逍遥散。诒按:此木郁达之之法。邓评:此亦治肝郁祖方。认证既确,投剂必效。(《增评柳选四家医案·评选静香楼医案上卷·诸郁门》)

按:本案患者恶寒发热无规则,伴见胃脘、少腹突发腹痛。尤在泾认为患者恶寒发热时作,是肝气郁结所致,"木郁达之",治以加味逍遥散。患者肝气郁结,阳气不能外达,故见恶寒;肝郁化火,郁火外泄,故时感发热;肝旺侮土,故时见胃脘、少腹疼痛。加味逍遥散又称丹栀逍遥散,由逍遥散加牡丹皮、栀子而成,清肝之郁火效果更佳。

(二) 火郁发之

火郁病位广泛,不专于心。火气游居三焦,无处不到,全身任何部位,皆可出现火热之气内壅。如孙一奎云:"凡瞀闷目赤,少气疮疡,口渴溲黄,卒暴僵仆,呕吐酸,狂乱,皆火郁证也。"无论外感或内伤病因,凡能使气机阻滞的,均可致火气郁遏,结聚敛伏,不得发越。如外感六淫、疫疬等邪,致体表阳气郁遏而火郁。又如饮食不节,劳倦内伤,致脾胃受损,升清降浊失序,气机受阻,阳气内郁而化火。再如痰饮、瘀血、结石等病理产物,阻遏气机,壅郁化热等。故火郁不仅指火热之气郁滞,还包括疾病过程中的郁而生火,火气郁而不宣。

发,即宣散发越。张介宾云:"凡火所居,其有结聚敛伏,不宜蔽遏,故当因其势而解之、散之、升之、扬之,如开其窗,如揭其被,皆谓之发。"郁热在表,或表里郁热,发散与清解之法合用;脾虚火郁,调补脾胃,益气升阳;风热疫毒之邪上攻,清热解毒,疏散风热等,皆属"发之"的范畴,旨在开塞通闭,泄越郁火,祛邪外出。如用大青龙汤治外寒里热,用栀子豉汤治邪热郁于胸膈,用泻黄散治火热郁伏于脾胃,用普济消毒饮治风热疫毒上攻头面,用升阳散火汤治过食冷物,阳气郁遏于脾胃等,皆属"火郁发之"之法。

案3大头瘟:杜左。巅顶之上,唯风可到,风温疫疬之邪,客于上焦,大头瘟头面焮红肿痛,壮热口干,溲赤便结,苔薄腻,脉郁滑而数。风属阳,温化热,如烟如雾,弥漫清空,蕴蒸阳明,症非轻浅。亟拟普济消毒饮加味,清彻风邪,而通腑气。仿经旨火郁发之,结者散之,温病有下不嫌早之例。薄荷八分,山栀一钱五分,马勃八分,银花三钱,豆豉三钱,大贝三钱,牛蒡二钱,生草八分,赤芍一钱五分,连翘三钱,桔梗八分,淡芩一钱五分,生军八分,板蓝根三钱。一剂腑通,去川军,服三剂愈。(《丁甘仁医案·卷八·大头瘟》)

按:本案患者头面焮红肿痛,壮热口干,为风温疫疬之邪所致"大头瘟"。风温疫疬之邪,火热之性特强,风与温合,酿生热毒,热毒蕴于肺胃攻窜头面,则出现头面焮红肿痛、溲干便结。因其病位在上焦,遵"火郁发之"之旨,泄越郁火,开塞通闭,祛邪外出。普济消毒饮加减,以疏风消肿,清热解毒。方中薄荷、银花、豆豉,皆轻清上浮、疏散风热之品,桔梗载诸药上行,为舟楫之用,皆有发越上焦郁火之功。

（三）土郁夺之

土郁，即脾胃之郁。外感寒湿或湿热，劳倦太过，饮食失调，皆可损伤脾胃，致脾胃之气壅滞，化运失常，产生痰湿、宿食等，这些继发因素又可加重脾胃之郁；食饮辛辣，或阳明经邪盛，可致阳明腑实，肠胃壅热；若情志失和，肝气疏泄失常，肝气郁结，乘犯脾胃，也可致脾胃气郁。故土郁的病机特点，就是脾失运化，脾胃之气壅滞。

夺，即攘夺、疏通。张子和认为"夺"即下法："土郁则夺之……里壅为实，故可下之。"张介宾认为土郁为湿滞之属，"直取之也"，治以劫夺祛除湿邪。故"土郁夺之"，就指攘夺脾胃壅滞，疏通脾胃气机，旨在恢复脾胃的运化功能。如湿热郁阻中焦，以苦寒之品燥湿清热，寒湿郁滞中焦，以苦温之品散寒化湿；又如胃家邪实，腹中窒塞，大满大实，以枳实导滞丸、承气汤导滞泻下等，均属"夺之"之法。

案4肿胀门：湿热内陷太阴而成胀。茅术，川柏，厚朴，陈皮，桑皮，木通，泽泻，大腹皮，草果仁。诒按：此专治脾土湿热，古方小温中丸亦可服。邓评：此症苔必腻浊，溺必短少，系湿热实症，故用斯法。孙评：湿中生热，故术、柏并用。（《增评柳选四家医案评选静香楼医案·下卷·肿胀门》）

按：本案患者系湿热秽浊之气阻于脾胃，阻滞气机而作胀，当遵"土郁夺之"之旨，以清热化湿，调畅气机。用厚朴、苍术、陈皮、大腹皮、草果仁辛苦温以化湿行气，黄柏、桑白皮、木通苦寒以清热化湿。全方起到清热、化湿、行气、开郁的作用。邓养初评论认为"此症苔必腻浊，溺必短少"，为有得之见，因方中厚朴、大腹皮、草果仁透化湿浊的作用较强，有达原饮疏利透达之意。

（四）金郁泄之

金郁，即肺和大肠之郁。肺和大肠相表里，五行属金，肺宣发肃降功能受损，大肠传导失司，气机壅滞则为郁。肺为清虚之脏，清轻肃静，不容纤芥，外邪侵袭，痰浊阻滞，水饮客肺，情志内伤，肺气虚弱等，皆可致肺气宣发肃降失常，肺气壅滞，出现肺、大肠郁闭不通之证。

泄，即疏利开泄。王冰云："泄，谓渗泄之，解表利小便也。"王履补注"疏通其气也"。张介宾云："泄，疏利也。"故"金郁泄之"，指疏散、宣泄、疏利肺气之壅，恢复其宣发肃降功能。如用麻杏石甘汤治热壅肺气之喘促，用桑菊饮治风热犯肺、肺气不清之咳嗽，是宣泄肺气之法；而用葶苈大枣泻肺汤治咳逆上气、喘鸣迫塞，用宣白承气汤治痰热内蕴、二便不利，则是降泄肺气之法。

案5咳喘：浮肿咳喘，颈项强大，饮不得下，溺不得出，此肺病也。不下行而反上逆，治节之权废矣。虽有良剂，恐难奏效。葶苈大枣泻肺汤。诒按：此痰气壅阻之证，故重用泻肺之剂。邓评：拟参风水治法。（《增评柳选四家医案·评选静香楼医案上卷·咳喘门》）

按：本案患者"浮肿咳喘，颈项强大，饮不得下，溺不得出"，病变波及上、中、下三焦：浮肿咳喘、颈项强大属上焦；饮不得下属中焦；溺不得出属下焦。但其病因属于上焦肺。肺位最高，宣发肃降，通调水道，为水之上源，上述诸症，皆源于痰浊郁闭肺气，遵"金郁泄之"之旨，尤在泾用葶苈大枣泻肺汤泻肺化痰降气，肺之宣肃正常，则津液代谢正常，浮肿咳嗽自除。

（五）水郁折之

水郁，即肾和膀胱之郁。"水郁者，肾郁也。"《证治汇补》云："肾郁，腰胀淋浊"，"水肿胀满，二便阻隔，皆水郁也。"《医旨绪余》言"腰膝不利，屈伸不便"亦为水郁。风寒湿之邪客于肾经，或过度恐惧惊吓，先天不足，劳倦伤体，久病不愈等，皆可损伤肾阳，致蒸腾气化失利，阴邪势盛，郁滞于内。故"水郁"的病机特点是肾失气化、气机郁遏。当然,"水之标在肺","其反克在脾",水液代谢失常的病证,亦常与肺、脾密切相关。

折,即折抑、调制。王冰云:"折,谓抑之,制其冲逆也。"张介宾云:"折,调制也。凡水郁之病,为寒为水之属也……水性善流,宜防泛滥。凡折之之法,如养气可以化水,治在肺也;实土可以制水,治在脾也;壮火可以胜水,治在命门也;自强可以帅水,治在肾也;分利可以泄水,治在膀胱也。凡此皆谓之折,岂独抑之而已哉?"如用苓桂甘枣汤治水饮奔豚证,用真武汤治阳虚水泛证,用实脾饮治疗脾虚水肿,或用乌头汤、白术附子汤治疗寒痹骨痛等,均属"水郁折之"之法。

案6浮肿: 康某,男性。患四肢浮肿,易冷,下肢尤甚,小便少,小腹作胀,脉沉微。投予真武汤(茯苓12克,白术12克,炒白芍9克,炮附子9克,生姜9克),4剂后,小便见多,再续予数剂,浮肿见消,唯夜间下利,改用实脾饮以止泻,兼防浮肿再现。(《岳美中医案集·真武汤治浮肿》)

按: 本案患者,由于脾肾阳气不足,气化无力,导致水液内停,为肿为胀。故临床表现见四肢浮肿、易冷,下肢尤甚,小便少,小腹作胀,脉沉微。治疗当遵"水郁折之"之旨,以"益火之源,以消阴翳",岳美中用真武汤温阳利水,恢复肾之气化功能,如离照当空,阴霾自消。

第五节

汗法理论与临床应用

【原文】

6501 腠理发泄……邪气与汗皆出。(《素问·疟论》)

6502 体若燔炭,汗出而散。(《素问·生气通天论》)

6503 汗之则疮已。(《素问·五常政大论》)

6504 湿上甚而热,治以苦温,佐以甘辛,以汗为故而止。(《素问·至真要大论》)

6505 其有邪者,渍形以为汗[1]。(《素问·阴阳应象大论》)

6506 热病七日八日,脉口动喘而短者[2],急刺之,汗且自出,浅刺手大指间。(《灵枢·热病》)

6507 热病而汗且出,及脉顺可汗者,取之鱼际、太渊、大都、太白[3],泻之则热去,补之则汗出。(《灵枢·热病》)

【校注】

① 其有邪者,渍形以为汗:邪伏于肌表,以汤液浸渍取汗以祛其邪。张志聪注:"渍,浸也。古者用汤液浸渍取汗,以去其邪,此言邪之在表也。"

② 喘而短者:《太素·卷二十五·热病说》云"喘而眩",为是。

③ 鱼际、太渊、大都、太白：鱼际、太渊穴为手太阴肺经穴位，大都、太白穴为足太阴脾经穴位。其中，鱼际、大都为手足太阴经荥穴，太渊、太白为手足太阴经原穴。

【临床应用】

（一）汗法的功效

汗法是指通过疏解腠理、宣通肺卫以祛邪外出的治疗方法，是中医常用治疗疾病的"八法"之首。《内经》虽未有专篇论述汗法，但散见于各篇之中有关汗法的功效、适应证、运用方法等内容论述颇为详尽，是中医汗法理论之肇始。《内经》对汗法功效的认识总结如下：

1. 外邪客表，以汗解之　汗法可以宣通腠理，使外邪随汗而解。故《素问·疟论》云："腠理发泄……邪气与汗皆出。"《素问·玉机真藏论》指出汗法可以祛除风寒之气："今风寒客于人，使人毫毛毕直，皮肤闭而为热，当是之时，可汗而发也。"

案1湿毒流注： 多年湿毒，左足前臁腐烂，今则膝骨臀股，上及缺盆，疼痛而木肿。此湿得热而蔓延，循经窜络，病在阳明，名湿毒流注。口苦带腻，脉缓而小。湿胜于热，热伏湿中，仿防己饮法。防己，苍术，黄柏，制南星，木通，威灵仙，防风，归身，独活，红花，萆薢，羚羊角，滑石。诒按：此治外疡正法，是疡证之偏于阳者。邓评：见证属湿热溜于关节无疑。再诊：前用防己法，宣通关节，以化湿热，膝股之痛稍缓，惟缺盆处咳嗽引痛不平，拟参以清肺化痰。前方去羚羊角、防风、木香、红花，加薏仁、杏仁、川贝、沙参。邓评：肺主治节周身，此病自当从肺经疏利。（《增评柳选四家医案·评选环溪草堂医案下卷·外疡门》）

按：本案患者湿热之毒内郁，随经络流窜四肢，故左足前臁腐烂，膝部、臀部、股部、缺盆均见疼痛而麻木、肿胀，舌苔腻，脉缓而小。王旭高认为此病属于湿热循经窜络，湿胜于热，热伏湿中，治以清热化湿。方中除运用苍术、黄柏、制南星、木通、威灵仙、独活、萆薢、滑石等清热化湿之品，另外加用擅长发汗除湿的防己、防风，其机制即是通过宣通腠理，使湿毒随汗而散。

2. 内生之邪，随汗而出　正常情况下的气血津液等物质和功能，属于正气，若由于各种病因引起脏腑物质和功能不正常，导致气逆、气滞、津停、湿阻、血瘀等留置体内，久而化热、化火，可出现各种变证。通过宣通腠理，汗法可使人体内津气运行恢复正常。《素问·五常政大论》云："汗之则疮己。"陈实功在《外科正宗》云："凡疮初起……得汗解为妙，或万灵丹发汗亦可，使毒气随汗而散，最为捷径。"说明汗法治疗疮疡的机制是使"毒气随汗而散"。

案2疮疡： 寒痰凝阻，颊车不利，高而肿硬，色白不红，此属阴寒骨嘈，与色红身热者不同。熟地，麻黄，桂枝，防风，制蚕，白芥子，当归，秦艽。（《柳选四家医案·评选环溪草堂医案·外疡门》）

按：本案患者在面颊部、下颌角前上方发生肿疡，高而肿硬，色白不红。王旭高认为局部疮疡色白不红，与色红身热的阳热之证不同，当属于气血亏虚，寒湿入侵经络，形成阴证之疮疡。《素问·五常政大论》云："汗之则疮己。"模仿阳和汤之意，以熟地、当归养血扶正；麻黄、桂枝、防风开腠理，使邪从表解。

3. 宣通肺气，调气行津　《素问·五藏生成》云："肺之合皮也，其荣毛也。"说明皮毛与肺关系密切。皮毛包括皮肤、汗孔、毫毛等组织。所谓汗孔，《素问·生气通天论》称之为"气门"，认为它不仅是排泄汗液之门户，更重要的是人体内外气体出入之门户。人体之皮毛需要肺宣发之卫气与津液的温润。反之，皮毛得养，汗孔开阖正常，又有助于肺气的宣散，调节体内气的运行。

肺主治节,有通调水道之功能。当外邪入侵,卫气被遏,除了可见头身疼痛、无汗等症外,同时可直接影响到肺气的宣发与肃降功能,出现水液代谢的障碍。运用汗法可恢复肺之宣发肃降功能,使体内津液输布正常。

4. 升阳助脾,畅中化湿　脾气运动的特点是升清,汗法具有升浮、向上向外的功效,有助脾气升清之功能。所以,发汗药用于表证是发散,伸达卫阳,宣发湿邪;用于脾虚证是升阳,具有鼓舞中阳之效,健脾化湿。

案3泄泻:黄,九岁。久泻兼发疮痍,是湿胜热郁。苦寒必佐风药,合乎东垣脾宜升、胃宜降之旨。人参,川连,黄柏,广皮,炙草,生于术,羌活,防风,升麻,柴胡,神曲,麦芽。(《临证指南医案·卷六·泄泻》)

按:本案患者长期腹泻,同时发作疮疡。叶天士认为其病机为脾胃虚弱、湿胜热郁,选用李东垣升阳益胃汤治加减治疗。方中用人参、白术、陈皮、甘草燥湿健脾,黄连、黄柏苦寒清热,以羌活、防风、升麻、柴胡等大队疏风之药以升散郁热,健脾升阳,畅中化湿。

5. 宣通腠理,疏调脏腑　腠理分布广泛,可以通行气津等精微物质,是人体气化的场所,在人体中起到沟通联系的作用。五脏六腑之间的联系,与腠理的作用是分不开的。腠理是气机升、降、出、入的通道,通过气化作用,使得脏腑之间的功能得以协调。若腠理开阖失常,必然导致脏腑通道受阻,脏腑功能协调失常。汗法可通过宣通腠理,恢复脏腑之间的协调功能。

案4黄疸:褚左。躬耕南亩,曝于烈日,复受淋雨,又夹食滞,湿着于外,热郁于内,遂致遍体发黄,目黄溲赤,寒热骨楚,胸闷脘胀,苔腻布,脉浮紧而数。急仿麻黄连翘赤小豆汤意。净麻黄四分,赤茯苓三钱,六神曲二钱,连翘壳三钱,枳实炭一钱,福泽泻一钱五分,淡豆豉三,苦桔梗一钱,炒谷麦芽各三钱,西茵陈一钱五分,杜赤豆一两。(《丁甘仁医案·卷五·黄疸案》)

按:本案患者在烈日下劳作,体内外皆热,淋雨后寒湿束表、内热蕴于体内,不得发越。又兼饮食不当,食积停于肠胃,导致湿热在里,熏蒸肝胆,胆汁外溢,故见遍身发黄,小便赤涩。恶寒发热、骨节酸楚,仍寒湿之邪外袭之候。胸闷脘胀、舌苔满布腻苔,乃湿热内蕴之象,脉浮紧数乃寒湿束表,里热炽盛之象。丁甘仁以麻黄连翘赤小豆汤方加减,麻黄解表,使邪从表解;桔梗伍麻黄宣畅气机;茵陈清热利湿,尤善退黄疸,是治疗湿热黄疸之要药,伍赤豆、赤茯苓、泽泻以加强利湿之功。因有食积停滞,故用炒谷麦芽、六神曲、枳实炭化积导滞。一用汗法,使湿热之邪从表而解;一用化湿之法使湿热之邪从小便而去。邪气一去,肝胆疏泄功能正常,则黄疸自退。本案说明宣通腠理,有助于调节体内脏腑的功能。

(二)汗法的具体方法

《内经》中发汗的方法包括针刺、药物、药浴和药熨等方法,其中针刺发汗法运用最多。如《灵枢·热病》云:"热病七日八日,脉口动,而短者,急刺之,汗且自出,浅刺手大指间。"《灵枢集注》说:"此即《伤寒论》之太阳病脉浮紧,无汗发热,身疼痛,八九日不解,表症仍在,麻黄汤主之。夫麻黄汤,即取手大指汗出之剂也。"即认为麻黄汤为取汗出之剂。反之亦然,浅刺手拇指端少商穴亦具有与麻黄汤一样的发汗效果。

《内经》明确提出了选择发汗药的基本原则。《素问·至真要大论》云:"湿上甚而热,治以苦温,佐以甘辛,以汗为故而止。"王冰释:"身半以上,湿气有余,火气复郁,郁湿相薄,则以苦温甘辛之药,解表流汗而祛之,故云以汗为除病之故而已也。"认为服用辛甘苦温之药具有发汗之功。《素问·藏气法时论》亦云:"辛以润之,开腠理,致津液,通气也。"张景岳注:"盖能开腠理致津液者,以辛能通气。"足见辛能开宣腠理,通畅气机,促进气化。《神农本草经》中记载了麻黄、桂枝、防风、细辛、藁本等16种发汗药物,均是辛味药。《伤寒杂病论》中的麻黄汤、桂枝汤、葛根汤、大青龙汤、小青龙汤等发汗方剂,其药物组成均是以辛味的发汗药为主。

其他如药浴发汗法,即用汤液浸渍、熏蒸形体肌肤以取汗之法。药浴发汗法目前已成为多种内科疾病的辅助治疗方法。文献可见到用药浴法治疗慢性肾小球肾炎、肾功能衰竭、冠心病、高血压、糖尿病性周围神经病变、神经衰弱等十余种疾病的报道。

【原文】

6508 寒痹之为病也,留而不去,时痛而皮不仁。黄帝曰:刺寒痹内热奈何?

伯高答曰:刺布衣者,以火淬之。刺大人者,以药熨之。黄帝曰:药熨奈何?伯高答曰:用淳酒二十升,蜀椒一升,干姜一斤,桂心一斤,凡四种,皆㕮咀①,渍酒中。用绵絮一斤,细白布四丈,并内酒中。置酒马矢煴中②,盖封涂,勿使泄。五日五夜,出布绵絮,曝干之,干复渍,以尽其汁。每渍必晬其日③,乃出干。干,并用滓与绵絮,复布为复巾④,长六七尺,为六十巾。则用之生桑炭⑤炙巾,以熨寒痹所刺之处,令热入至于病所,寒复炙巾以熨之,三十遍而止。汗出以巾拭身,亦三十遍而止。起步内中,无见风。每刺必熨,如此病已矣,此所谓内热也。(《灵枢·寿夭刚柔》)

6509 发于胁,名曰败疵,败疵者女子之病也,灸之,其病大痈脓,治之,其中乃有生肉,大如赤小豆,到䔖薽草根各一升,以水一斗六升煮之,竭为取三升,则强饮厚衣,坐于釜上,令汗出至足已。(《灵枢·痈疽》)

6510 发表不远热。(《素问·六元正纪大论》)

【校注】

① 㕮(fǔ)咀(cū):古代加工药物用牙齿咬成粗块,后世改用刀锉仍通作"㕮咀"。

② 马矢煴(yūn)中:燃烧干马屎而煨之。煴,聚火使无光焰。

③ 晬(cuì)其日:一日一夜。

④ 复布为复巾:用双层布做成双层的夹袋。复布,双层布。复巾,双层夹袋。

⑤ 生桑炭:用新鲜桑枝烧成的炭。

【临床应用】

(一)汗法的具体应用

1.寒痹　寒痹由于寒邪侵犯经络、血脉,久留不去使经络之气凝涩,血脉痹阻不通,致营卫的运行和气血的运行受到阻碍,因而疼痛不息甚至麻木不仁。因此,寒痹的治法当以温经散寒,调和营卫为原则,方中酒性悍烈,能通达十二经,循行肌肤,蜀椒散寒除湿,温补命门;干姜健胃培土,化生血气;桂心温养肝筋,三药复得酒与炭之热力,在针刺前后,熨帖患处,久久施行,则寒气去,营卫通,寒痹自愈。此方虽然制用较繁,但其理法,颇有深意。

熨法是一种古老的外治方法,《五十二病方》中就记载了多种单味药热熨,而《内经》提出的寒痹熨法,则是多味药配合组方,较之《五十二病方》有很大发展。其后,历代用药熨方法治疗疾病范围不断扩大,而且方法多样,有热熨、冷熨和湿熨诸法,在使用药熨时,常配伍酒、醋及芳香走窜药物以提高疗效。文中提到治疗后"无见风"成为后世医家运用热熨法治疗时"慎风寒"的源头。

2. 败疵 败疵亦称胁痈。李东垣说:"胁者,肝之部也,妇人多郁怒,故患此疮。"蔕即连翘,翘草根,指连翘壳及根,连翘壳性味甘凉,泻心、肝经火热,功能散结消肿、泻火败脓。根能泻热气,疗痈疽肿毒。目前外科用药中,连翘仍为有效的常用药之一,唯药后强令汗出的方法已少见用。

蔆,菱角。《本草纲目》菱角功效可解丹石毒、酒毒、伤寒极热。连翘可治寒热、鼠瘘、瘰疬、痈肿、恶疮、瘿瘤、结热蛊毒等。所以二者并用,辅以蒸气熏之,可以清热解毒,使热毒从汗而出,败疵得愈。本方后世较少应用,但以连翘为主药治疗外科痈疽疮肿则多见,连翘遂成疮家之圣药。如《证治准绳》连翘饮治痈肿疮疖,连翘饮子治疗乳痈,连翘败毒散治发颐及痈疽初起等。

案5乳痈:肝不调达,胃热瘀凝,外吹乳痈,肿硬疼痛,寒热不清。宜疏散消解。荆芥穗一钱五分,忍冬藤三钱,青陈皮(各)一钱,青橘叶一钱五分,炒牛蒡三钱,全瓜蒌(打)四钱,连翘壳一钱五分,生甘草一钱,炙甲片三钱,大贝母三钱,京赤芍三钱,蒲公英一两,丝瓜络一钱五分,梅花点舌丹(分吞)一粒。(《诊方辑要·四十二·乳痈》)

按:本案患者哺乳期患乳痈,乳房肿硬疼痛。丁甘仁认为此乃哺乳期情绪波动,肝气郁结,胃热壅结而成。方中以连翘、忍冬藤、蒲公英、牛蒡子、梅花点舌丹等清热解毒;以全瓜蒌、贝母等清热化痰;以炮山甲、赤芍、青橘叶、丝瓜络等清热活血、活络通乳;以荆芥、青皮、陈皮疏肝行气。可见连翘是治疗乳痈的要药之一。

(二) 汗法的运用注意事项

1. 注重辨证 《内经》认为临床运用汗法时应当重视辨证。一是辨疾病之轻重,一般情况下病情轻、浅者方可采用发汗法。如《素问·阴阳应象大论》云:"因其轻而扬之,因其重而减之。"二是辨疾病之病位。《素问·阴阳应象大论》云:"其在皮者,汗而发之。"《素问·热论》云:"三阳经络皆受其病,而未入于脏者,故可汗而已。""其未满三日者,可汗而已,其已满三日者,可泄而已。"反复强调邪在肌肤、在表、在卫才可发汗。此外,《素问·刺热》认为:热病始于手臂痛,可针刺手阳明、太阴;热病始于头首,可针刺项太阳;热病始于足胫,可针刺足阳明经,指出临床应当根据疾病发生的部位,分经取穴治疗。《内经》这种分经论治的思想对后世倡导分经用药有很大的启迪。三是辨疾病之虚实。《素问·阴阳应象大论》云"其实者散而泻之",认为实证宜使用汗法。《灵枢·营卫生会》则提出"夺血者无汗",即在大失血的情况下禁忌使用汗法。

案6戴阳:陈怡太。年老体弱,辛苦劳力之人。得伤风小病,头身作痛,发热畏寒,医者不以劳力伤风之例施治,乃以败毒散二服,遂变大汗如雨,舌干如刺,满面赤色,神色昏惑。问其小便不利,大解不通,俨似热极之症,余固知为误治所致。老年阴气既虚,误汗愈涸,故舌刺口渴,而泉源既竭,两便必变。诊脉洪大,按之寂然,虽无急疾之象,然恐误表戴阳于面,元气随汗立散。意欲行真武坐镇之法,但津液内竭,难受辛温之亢味;将欲与生脉救阴之意,而甘酸之药,何以回垂绝之元阳。继思独阳不生,盖阳无阴,则孤阳失所,而飞越戴出矣,必得扶阳之药而兼济阴可也。处古益元汤回阳生阴,药一下咽,果获熟睡,舌刺少减。再剂,热退身凉,汗收食进,与理阴煎数服而康。

理阴煎：熟地，黑姜，当归，炙草。(《谢映庐得心集医案·卷二虚寒门·误表戴阳》)

按：本案患者因老年劳力伤风，头身疼痛，发热恶寒，前医处以败毒散发汗攻邪致使大汗淋漓、舌刺口干、满面赤色、神志昏惑，二便不通，脉虽洪大，但重按无力，且无躁急之象。谢映庐认为患者满面赤色，乃误用解表药后，气津两伤，虚阳上浮之"戴阳"危证，以具有回阳救逆、益气生津之益元汤主治。方中用干姜、附子、人参、艾叶、葱白、大枣回阳救逆；麦冬、五味子、黄连、知母、童便益气生脉、养阴生津，本方益气养阴，阴阳同调，方药对证，二剂后上浮之虚阳重返宅窟，热退而身凉。本案说明阳虚体弱之人，误汗当有阳气暴脱之虞。

2. 发汗宜温　《素问·阴阳应象大论》云"辛甘发散为阳"，《素问·六元正纪大论》云"发表不远热"，可见《内经》主张无论是外感寒邪还是外感温热之邪，在运用汗法时均不必忌讳辛温之药，实为临床运用汗法之法度。外感寒邪使用辛温解表是理所当然，为何治疗外感温热病邪亦须使用温热之药？一是温热药可增强发汗祛邪之力，以补辛凉解表药发汗之力不足之弊；二是温热药可防止过用辛凉药物，致邪气郁闭迁延不愈。

3. 杂合以治　《素问·异法方宜论》云："故圣人杂合以治，各得其所宜。"这种杂合以治的思想在汗法中尤为突出。如《灵枢·热病》说："热病而汗且出，及脉顺可汗者，取之鱼际、太渊、大都、太白，泻之则热去，补之则汗出。"热病虽有汗出而表邪不解，但脉证相符，仍当汗解，故取手足太阴经之荥穴鱼际、大都，用泻法以泻热解表；取手足太阴经之原穴(阴经以输代原)太渊、太白二穴，用补法以补脏腑之气，益汗之源。《内经》将汗法与补法结合运用，实为后世益气解表法之理论源流。《内经》还采用针灸与药物相结合的方法发汗，如《素问·评热病论》在论述风厥的治疗时提出"表里刺之，饮之服汤"。

案 7 痛痹：陆养愚治孙监司，体肥畏热，平时澡浴，每以扇代拭，后因丧子悲哀，不思粥饭，惟恣饮自解，忽脊背似胀，渐及肘膝酸疼。医谓脉气涩弱，骨节酸疼，乃血虚火郁也，用四物汤加丹皮、山栀、香附等，十剂不效。改用牛膝、首乌、枸杞辈，又十剂亦不效。再用鹿胶、虎骨、河车，病如故，举止甚艰，时时令人热手附摩，初则轻按如刺，良久虽重亦不痛矣。脉极浮极滑，中按即和。诊毕，以溢饮症对。问出何书？曰：仲景《要略》云，饮水流行，归于四肢，当汗出而不汗出，名曰溢饮。今闻澡浴不拭，是外之水湿，侵入皮肤矣。又悲忧饮酒，《内经》谓悲哀伤肺，肺伤则分布之令失，且又过饮，则内之水湿，能不溢于经络乎？其特于阳分部位者，外湿不拭，阴处热而易干，阳处冷而难干。又酒性属阳，故其湿亦并溢于阳分也。治法：溢饮者，当发其汗。时天气颇寒，令构一密室，四围生火，以热汤置浴桶中，乘腹饱时浴之良久。投药一剂，用防风五钱，苍术三钱，麻黄、苏叶、羌活、独活、威灵仙、甘草各一钱，煎一二沸，热服一满碗，频添热汤，浴至汗透方止，逾时便觉身体宽畅，夜间甚安。间三日又为之，如是五次，遍体轻快，病全去矣。因浴得病，即以浴治之，所谓求其属以衰之也。由此类推，可以应无穷之变矣。(《续名医类案·卷十三·痛痹》)

按：本案患者关节疼痛，屡医乏效。陆养愚根据患者平素洗澡时不及时擦拭身体，丧子悲哀后发病，脉浮滑，诊为饮邪溢于阳分，以汗法祛饮外出，病得痊愈。本案体现了中医内外同治的汗法特色，同时也说明了汗法可恢复肺之宣发肃降功能，调节体内津液的输布。

(三) 汗后的护理

《内经》十分重视汗后的护理工作，具体内容有三。

1. 药物发汗时可适当运用物理方法以加强发汗　如在运用菱藭饮治疗败疵时令患者坐于热汤之釜熏蒸取汗；后世采用服热粥的方法加强桂枝汤的发汗之力，较之《内经》令患者坐于热汤之釜熏蒸取汗之法影响更广。

2. 汗后要及时将汗拭净，以防再次感受外邪　《灵枢·寿夭刚柔》记载用药熨治疗寒痹时云："汗出，以巾拭汗……起步内中，无见风。"

3. 汗出不可太过，如汗出太过，宜及时止汗，以防汗出亡阳　《灵枢·热病》曰："汗出太甚，取内踝上横脉以止之。"后世《伤寒论》在论述桂枝汤的用法时云："适寒温服一升，服已须臾，啜热稀粥一升余，以助药力，温覆令一时许，遍身挚挚微似有汗者益佳，不可令如水流离，病必不除。"

案8 风寒外感： 庚寅。张季端殿撰夫人。体虚难眠，延余诊视，脉沉细，用温补药数服而愈。嗣后感冒风寒，渠以为旧症，用参、芪等药服之以致沉重，复延诊视。脉紧无力，知为虚人外感，治以再造散加减，解邪和中之剂。服之寒战，似药不合，渠言奈何？余复诊之脉动，言时发汗以姜白糖水饮之助气。夫人胞叔杨子琛明府，知医信余，力言不错，药邪相争，故寒战耳。张留余俟之至十点钟时，果汗而愈矣。（《许氏医案》）

按： 本案患者平素失眠，以温补药服之而愈。此次感受风寒，仍以为气虚旧疾复作，又用人参、黄芪等单纯温补药，闭门留寇，病情加重。许恩普从"脉紧无力"，认为本案属于"虚人外感"，故用发散风寒与温补阳气并举的再造散治疗，将汗法与补法结合运用。关于药后战汗，乃阳气得助，与表邪斗争剧烈。但药尚欠力，"脉动"为阳气欲出不得出之象。与此类似，仲景《伤寒论》中用桂枝汤也有"脉促"之症，仲景继续用桂枝汤。此乃邪正相争的关键时刻，许恩普急以姜糖水以助汗力，效仿仲景啜热稀粥以助药力，果然再剂而汗出，邪解病愈。本案体现了汗后护理的重要性。

| 第六节 |

下法理论与临床应用

【原文】

6601 阳蓄积病死，而阳气当隔，隔者当泻，不亟正治，粗乃败之。（《素问·生气通天论》）

6602 留者攻之[①]。（《素问·至真要大论》）

6603 其下者，引而竭之[②]。（《素问·阴阳应象大论》）

【校注】

① 留者攻之：对病邪留而不去，如留饮、蓄血、停食、便闭等，当用攻下法治疗。

② 其下者，引而竭之：对邪在大小肠和膀胱者，应因势利导，采用通利二便之法使邪气从下窍

排出。下，指邪在下焦。引，引导。竭，完、尽。

【临床应用】

（一）下法的概念

下法是指运用具有泻下作用的药物，攻逐体内积滞，通泻大便，以逐邪外出的治疗方法，又称泻下法，是中医临床常用治疗疾病的八法之一。《内经》有关下法的论述是后世下法的理论基础。

（二）下法的功效

下法是中医祛邪三法之一，《内经》认为下法具有以下三种功效。

1. 祛邪外出　《素问·生气通天论》认为邪热入里，阳气内结，阻隔不通，应当攻下。现代研究发现攻下方法可加速肠内容物排泄，降低肠腔内毒素浓度，起到釜底抽薪的作用；通下大便时间越早、积滞大便排出越多，腹部症状体征缓解越快，内毒素吸收越少。邪热入里，阳气内结，阻隔不通，应当攻下。

案1头痛：若华。忽病头痛，干呕，服吴茱萸汤，痛益甚，眠则稍轻，坐则满头剧痛，咳嗽引腹中痛，按之则益不可忍，身无热，脉微弱，但恶见火光，口中燥，不类阳明腑实证状。盖病不传系肠中，而所重在脑，此张隐庵所谓阳明悍热之气上循入脑之证也。按即西医所谓脑膜炎之类。及其身无热，脉微弱之时，而急下之，所谓釜底抽薪也。若身有大热，脉大而实，然后论治，晚矣。生川军三钱，芒硝三钱，枳实四钱，厚朴一钱。佐景按：若华女士服本方后约三小时即下，所下非燥矢，盖水浊也，而恙乃悉除，不须再诊。是时，余按日从师受课，故知之稔。（《经方实验录·上卷·大承气汤证其二》）

按：本案患者头痛干呕，身无热，脉微弱，似属肝寒，但服吴茱萸汤后头痛加重。曹颖甫根据患者恶见火光、口中燥之症状，认为此病仍现代医学脑膜炎范畴，属于"阳明悍热之气上循入脑"，故以大承气汤攻下祛邪外出，约三小时后泻下水浊也，头痛好转。可见攻下可有效祛除体内之邪气。

2. 调节脏腑气机　《素问·五藏别论》云："魄门亦为五脏使"。《类经·四卷·二十三》注："魄门，肛门也。大肠与肺为表里，肺藏魄而主气，肛门失守则气陷神去，故曰魄门。不独是也，虽诸脏腑糟粕固由其泻，而脏气升降亦赖以调，故亦为五脏使。"即是说五脏功能活动支配肛门之启闭，肛门正常开阖亦有助于脏腑功能活动的协调。《素问·玉机真藏论》则明确提出"脉盛，皮热，腹胀，前后不通，闷瞀，此谓五实……身汗得后利，则实者活"，即五脏的实性病变皆可通过解表与攻下的方法进行治疗。因此，后世对由于各种实邪所导致五脏功能失常的疾病常用下法治疗，如治疗癫狂痰火扰心之礞石滚痰丸；治疗肺热痰喘之宣白承气汤；治疗脾胃湿热之茵陈蒿汤等。

案2咳喘：孟河都司刘文轩之太夫人。发热，汗出不解，咳嗽气喘，苔黄带灰，胸腹胀痛，势濒于危，急延余诊。脉来沉滑。此痰滞交阻，肺胃失降肃之权，非攻下不可。礞石滚痰丸五钱，淡姜汤送下。服后大便即行，热退痛止，喘咳皆平。（《孟河四家医集·费绳甫医话医案·内科十八》）

按：本案患者咳嗽气喘，发热汗出不解，胸腹胀痛，病情较重。费绳甫紧扣胃气不降，肺气失宣，治疗以攻下化痰为大法，以礞石滚痰丸主治。药后大便得通，肺气得降，喘咳即平。

3. 促进气血运行　《素问·至真要大论》云："留者攻之。"秦伯未认为，"留"指"脏腑积滞不能排除，如留饮、停食、蓄水、便秘、以及妇科经阻等"，"攻"指"用攻逐泻下药，如十枣汤、大承气汤、舟车丸、抵当汤等"。即食积、水停、瘀血等引起的气滞、血瘀，通过下法去除积滞，可达调理气血之目的。

气的升降出入运动是脏腑功能活动的基本形式,脾胃居中焦,转运水谷,清气上升以输心肺,糟粕向下排出体外。脾胃的升降功能对整个人体内气机的升降出入具有重要的意义,是人体气机升降出入的枢纽。因而调理脾胃之升降具有促进人体内气机的正常运转的功效。下法调理气机,主要是针对气滞之实证,通过祛邪外出,使胃气得降,气机调畅。《素问·五常政大论》云"下之则胀已",则是从临床疗效上说明了下法具有调节气机的作用。此外肠道血络丰富而表浅,肠膜又薄嫩,阳明又是多血多气之府,通过攻下,可促进肠道血络活动,使瘀血消散,此即《灵枢·五邪》所说"恶血在内……取血脉,以散恶血"之意。《内经》中治疗外伤瘀血、肠覃、石瘕等瘀血类疾病皆运用攻下,说明了攻下方法在治疗瘀血中的重要作用。

【原文】

6604 其未满三日者,可汗而已;其满三日者,可泄而已。(《素问·热论》)

6605 人有所堕坠,恶血留内,腹中胀满,不得前后①,先饮利药。(《素问·缪刺论》)

6606 黄帝问曰:有病心腹满,旦食则不能暮食,此为何病?岐伯对曰:名为鼓胀②。帝曰:治之奈何?岐伯曰:治之以鸡矢醴③,一剂知,二剂已。(《素问·腹中论》)

6607 石瘕何如?岐伯曰:石瘕生于胞中,寒气客于子门,子门闭塞,气不得通,恶血当泻不泻,衃以留止,日以益大,状如怀子,月事不以时下。皆生于女子,可导而下。(《灵枢·水胀》)

6608 故适寒凉者胀……下之则胀已。(《素问·五常政大论》)

6609 攻里不远寒。(《素问·六元正纪大论》)

【校注】

① 不得前后:大小便不通。

② 鼓胀:新校正云:按《太素》鼓作"谷"。指谷食不化所致之胃肠气胀如鼓。

③ 鸡矢醴:矢,通"屎"。醴,酒的一种。鸡矢醴是一种用来治疗谷胀的药酒方名。

【临床应用】

(一)下法的具体应用

1. 外感热病 《素问·热论》在论及热病治疗时提出:"其满三日者可泄而已。"《素问释义·卷四·热论》注:"经言刺法,故曰通其脏脉,三日以前,病在三阳,故可汗。三日以后,病在三阴,故可泄。泄谓泄越其热,非攻下之谓。"认为"泄"指"泄越",而非攻下之意。张琦此说恐非《内经》本义。其一,《热论》为专论热病成因、传变、治疗、预后、禁忌之篇,其论热病治疗应当对针、药皆有指导意义,而非专指针刺一法,故《太素》云:"三日以外,热入脏腑之中,可服汤药泄而去也。"其二,邪热入里,阳气内结,阻隔不通,应当攻下。《热论》所论邪热入太阴之症可见"腹满而嗌干",属于"当泻"之症,绝非针刺泄热之法力所能逮。故《类经·十五卷·三十九》注"满三日者,其邪传里,故可以下",明确提出外感热病传里时可用下法治疗。

案3温病:华。温邪八日,神识昏糊,斑色红紫,脘腹拒按,结热旁流。舌红干燥,目赤唇焦,而又肤冷汗出,脉伏如无,邪热内闭,阴津外泄,颇有内闭外脱之虑。勉进黄龙汤法。大生地,参须,生军,枳实,连翘,天竺黄,元参,菖蒲,鲜斛。(《王旭高临证医案·卷一·温邪门》)

按:本案患者温病八日,热入营血,心神被扰故见神识昏糊,斑色红紫。阳明热结故脘腹拒按,结热旁流。肤冷、汗出、脉伏皆为热邪内闭之象;舌红干燥,目赤唇焦仍一派津伤之候,治当急下存阴。王旭高以生军、枳实攻下通腑,正符合《内经》"阳气当隔,隔者当泻"之旨。以生地、参须、元参(玄参)、鲜石斛益气养阴,以连翘、天竺黄、菖蒲清热化痰开窍。诸药合用,可防内闭外脱之虑。

2. 外伤瘀血 《内经》认为攻下一法可用于治疗瘀血之证,瘀血可从谷道而消散仍是由肠胃之生理特点和瘀血的病理特性所决定的。一者,肠道血络丰富而表浅,肠膜又薄嫩,阳明又是多血多气之府,通过攻下,可促进肠道血络活动,使血中瘀血消散,亦即《灵枢·五邪》所说"取血脉,以散恶血"之意。二者,瘀血在内,久而化热,常可致热肠胃而腹满。攻下逐瘀法一般较清热去瘀通经诸法的逐瘀之力更强,效果更快,属于釜底抽薪之法,常用于瘀血邪热较重之证。

案4外伤胁痛:孙文垣治桂亭兄。壮年原有湿热痰积,年逾艾,偶坠桥,跌伤背胁,外敷内攻而愈。越十五年,左胁痛,手不可近。左脉弦数,坚劲搏指,小腹亦痛,知为旧瘀及痰积作祟。以青皮、赤芍、黄连、当归尾各一钱,滑石三钱,临服调元明粉一钱,服下,吐痰碗余。大便仅行一次,左胯及腿膝皆痛,卧不安,小腹痛甚,此瘀血欲行未能也,再与前方加减,便三次,皆沉香色稠黏瘀物,腹痛除,胯痛仍在,再与加减,便行四次,所下紫黑如筋膜者甚多,诸症悉减,因食鸡汤、牛肉,腹痛复重,此余积未尽,欲再下之,恐年高不任。曰:药力已到,积已动,行而后补,庶无后顾之忧。仍以前药去大黄,调元明粉,下二次,瘀物如前之半,诸痛俱平。用人参,白芍,甘草,陈皮,山楂,桂心,当归,半夏,调理半月而愈。(《续名医类案·卷三十六·脾伤腹痛》)

按:患者因坠桥导致瘀血内停,左胁疼痛。孙一奎根据患者左脉弦数,坚劲搏指,断为瘀血痰积之实热证,虽然患者年事已高,且治疗过程中病人出现每日大便四次,仍坚持活血攻下,直至疼痛完全解除,再行调补。本案说明瘀血内停可用下法治疗。

3. 胀病 《灵枢·胀论》云:"胀论言无问虚实,工在疾泻,近者一下,远者三下。"认为胀病不论虚实,初起阶段皆可运用针刺泻法治疗。此法可推及采用泻下药物治疗腹胀,其机制是借下行趋势帮助和顺应六腑的气机运行特点,消除六腑的有形或无形郁滞,从而恢复六腑正常功能。《素问·腹中论》所论鼓胀主要是指因饮食不节,导致的心腹胀满,且食不能暮食,时有复发而难愈之证,属于胀病的范畴。鸡矢醴具有消积下气,通利二便之功效,故临床可用于治疗鼓胀。鸡矢醴因人多恶其秽浊而很少应用,清代咸丰、同治年间的苏北名医赵海仙善用鸡矢醴治小儿消化不良。现代研究认为人体肠道菌群有100多种,包括细菌、真菌及古生菌等,而肠道菌群失调可引起消化道症状,调节肠道菌群可有效治疗消化不良,鸡矢醴治疗消化不良很可能与调节肠道菌群平衡有关。

案5单腹胀:菜佣某。初患腹胀,二便不利,予用胃苓之属,稍效。渠欲求速功,更医目为脏寒生满病,猛进桂、附、姜、萸,胀甚,腹如抱瓮,脐突口干,溲滴如墨,揣无生理。其兄同来,代为恳治。予谓某曰:尔病由湿热内蕴,致成单胀,复被狠药吃坏,似非草木可疗,吾有妙药,汝勿嫌秽可乎?某泣曰:我今只图愈疾,焉敢嫌秽!令取干鸡矢一升,炒研为末,分作数次,每次加大黄一钱,五更清酒煎服,有效再商。某归依法制就,初服肠鸣便泻数行,腹胀稍舒,再服腹软胀宽。又服数日,十愈六七,更用理脾末药而瘳。众以为奇,不知此本《内经》方法,何奇之有。予治此证,每用此法,效者颇多。视禹功、神佑诸方,其功相去远矣。(《程杏轩医案·初集·菜佣某单腹胀》)

按:患者腹胀,二便不利,用胃苓温中化湿乏效,用桂、附、姜、萸病情加重,程杏轩认为此证属于湿热内盛,故以鸡矢炒,加大黄,以清热化湿、消积下气而效。

4. 水肿 《素问·汤液醪醴论》云:"开鬼门,洁净府。"王冰注:"开鬼门,是启玄府遣气也……洁净府,谓泻膀胱水去也。"认为治疗水肿当"发汗、利小便",王冰之后大多医家皆从此说。但"鬼"亦通"魄","魄门",亦指肛门。"开鬼门"亦指通过攻下逐水方法,使体内水液通过大便排出体外,以达消除体内积水肿之目的。《金匮要略·痰饮病脉证并治》"腹满,口舌干燥,此肠间有水气,己椒苈黄丸主之",即以大黄攻逐水饮。

案6 肿胀:面黑,目黄,腹满,足肿,囊肿。湿热壅滞,从脾及肾,病深难治。苍术,制军,厚朴,陈皮,木通,茵陈,猪苓,椒目,泽泻。诒按:邪机壅滞,正气已伤,故云难治。邓评:此等病明知正气已伤,亦只得以驱导为法,为背城借一之计。孙评:急泻其壅滞,以存其正,或可挽回。此则正气未致大伤者之法,另是一格。(《增评柳选四家医案·评选静香楼医案下卷·肿胀门》)

按:本案患者腹胀、下半身浮肿,且伴见面黑、目黄。目黄、腹满,仍脾经湿热之邪壅盛;面色黑乃病已及肾,肾气不足。逐水则易伤正气;不攻则水湿停聚、正气日耗,故尤在泾云难治。权衡之际,尤在泾认为急则治标,以攻逐水饮为大法,以存其正。故孙梓文认为:"此则正气未致大伤之法,另是一格。"本案说明在水湿壅盛之时,正气未衰,或正气尚能耐受情况下,可用攻下之法,逐邪利水。

5. 石瘕 《内经》认为石瘕是由于寒邪从子门侵入胞宫,致使气血凝滞,久而成块,日渐增大,甚则如怀子之状,现代一般认为属于妇科学中的子宫肌瘤的范畴。因其病在胞宫,故影响月经"不以时下"。不以时下者,即不以一定周期而下,可为月经先期、后期、先后无定期,甚或闭经等。如子宫肌瘤患者,初期月经周期可提前,亦可错后,至后期如怀子之状时,气血皆为瘤所耗伤,可致闭经。对于石瘕的治疗《内经》指出:"可导而下。"这一治疗原则,仍为现在临床所采用。

案7 石瘕:陈姓女,23岁。某年春三月,午后来蒲老处求诊,自诉月经三月多未潮,渐渐腹胀疼痛,小腹硬,手不能近,连日流血,时多时少,坠胀难受,食欲减少,某医院检查,认为"是妊娠,已五六月",而患者自知非孕,与第一、第二次妊娠不同。观其颜青,舌色紫,扪其腹,拒按,大如箕,脉象沉弦涩,末次月经是去年十二月中旬,正在经期,随夫运货,拉车于旅途之中,自此月经停止,下月应至不至。蒲老指出:"此病实非孕也,腹大如箕非三月孕形,腹胀痛而小腹坠甚,拒按而坚,亦非孕象,且连日流血而腰不痛,又不似漏胎。此必经期用力太过,兼之途中感受冬候严寒所致。"《灵枢·水胀》曰:"石瘕生于胞中……可导而下。"此女素体健壮,主以当归饮,血竭散合剂:当归二钱,川芎二钱,醋制鳖甲五钱,吴萸一钱五分,桃仁、赤芍各二钱,肉桂一钱,槟榔一钱,青皮一钱,木香、莪术、三棱、大黄各一钱,延胡索二钱,血竭一钱。浓煎温服。此方乃温通破坚之剂,服一剂,下掌大黑血一片,痛稍减,坠胀不减,脉仍如故,乃以原方再进,并随汤药送化癥回生丹一丸。次日其妹来告:"服药一时许,患者突然昏倒,不知人事,手足亦冷,见下衣皆湿,宽衣视之,皆为血块,大如碗者一枚,余如卵者数枚,色多瘀黑,不一会,手足自温,神志渐清,今日有恶心,不思食,昨日之药,能否再服?"患者自觉小腹胀痛俱减,但觉尚有似茄子硬块未去,蒲老思之良久说:"大积大聚,衰其半而止,大毒治病,十去其六,况血海骤空,胃虚不纳,宜急扶胃气。"原方止服后,易以异功散加味……越三日,其妹来告:"患者服药后,胃口已好,睡眠亦安,已不流血,惟连下豆渣状物,今晨复下卵大硬块,色白,坚如石,弃之厕中。"惜未将其送化验室分析。再以十全大补,连服三剂,诸证皆除,惟全身浮肿。蒲老告之曰:"此虚肿也。"仍以十全大补,肉桂易桂枝又进三剂,身肿消失,精神渐复,停药,以饮食调理,又一月恢复健康,月经应期而至,一切如常。(《蒲辅周医案·内科治验·石瘕》)

按:本案患者腹胀疼痛,小腹硬,手不能近,停经3个月后,连日流血不止,蒲辅周从患者特点及舌、脉诊为石瘕,用温通破坚之药攻下,疗效满意。

(二)《内经》下法的特点

1. 攻下以辨证为前提 理论上讲,全身各脏腑组织的实证皆可运用下法治疗。但临床并非符合下法的疾病皆可用下法治疗,《内经》认为应当根据病邪所在部位的不同、各脏腑组织的生理特性及邪正斗争的情况,合理运用下法以提高疗效。

从病位而言,《内经》认为下法多用于治疗中、下二焦的病变,如《素问·阴阳应象大论》云:"其下者,引而竭之",其目的是用最简捷的方法、最快的速度将邪气排出体外,以免邪气入里损伤正气。从五脏而言,《内经》认为下法多适用于肺、脾二脏的病变。《素问·六元正纪大论》云:"金郁泄之","土郁夺之"。"金郁"指肺气郁滞,肺与大肠相表里,又主通调水道,因此肺气郁闭,常常导致大便秘结,而大便不通,亦常使肺气不降,故攻下可使郁遏之肺气得舒。"土郁",指脾气郁滞,因脾主运化,转输水谷,与胃肠关系密切,脾失健运,邪壅中焦,可致食积、水湿留滞为患,当用消积攻下等以驱邪外出。从脏腑而言,下法多用于六腑病变,《素问·五藏别论》云:"六腑者,传化物而不藏,故实而不能满也。"六腑的生理特点是水谷与糟粕暂时充实,而不能壅滞不行,六腑病变常以满而不通为主要病理特征,如胀病、外伤瘀血所致腹满,《内经》皆以攻下法治疗。

从虚实而言,实则泻之,虚则补之。下法为祛邪而设,对于纯虚无实者切不可滥用,故《灵枢·百病始生》云:"当补则补,当泻则泻。"此外临床运用下法时,对于虚实疑似之证,更要注意鉴别。《素问·至真要大论》提出运用通利的方药治疗结实下利的病证的方法,即"通因通用"的治则,张景岳注:"虚者宜补,实者宜泻,此易知也。而不知实中复有虚,虚中复有实,故每以至虚之病,反见盛势,大实之病,反有羸状,此不可不辨也。"

案8胀满:何挺芳。患伤寒病,服表散药而头痛、身痛、发热、恶寒诸症已除,可知表邪固解,惟大小便不利,咳唾多涎。医者不察,拘于伤寒法中有表邪既除、里邪可下之说,误与承气一服,遂至通腹反满,呕逆上气,前医再视,骇然辞去。余视口不渴,身不热,且脉来弦滑,知无热邪实结在里,不过痰饮阻滞肠胃。承气苦寒,徒损胃气,以致传化失常,湿邪不走,痰饮愈逆,故胃气愈乱,胀满愈增。当取五苓散,重桂化气利湿,加入陈、半、甘遂,和中逐饮,一剂二便俱通,病者立时精神爽利,未劳再剂而愈。盖气化湿走,又病机中当以小便不通之为标急也。五苓散(仲景),猪苓,泽泻,茯苓,白术,官桂。(《谢映庐得心集医案·卷一伤寒门·误下胀满》)

按:本案患者伤寒用解表药后,表证已除,只余大小便不利,咳唾多涎,此乃伤寒后,脾胃虚弱,水湿内停之证,治宜温阳化湿。前医误以承气汤攻下,导致脾胃更虚、胀满愈甚、痰饮内停、胃气上逆。谢映庐以五苓散加味治之,方中重用桂枝以通阳化气利水,再以半夏、陈皮健脾燥湿化痰,另用甘遂泻水,一剂而二便俱通。本案说明攻下应当注重辨证,误下可损伤脾胃之气,导致变证。

2. 注重攻下的时机 下法是临床祛邪的重要方法,若运用得当,可收立竿见影之效。反之,轻则邪陷入里,加重病情;重则伤阴耗阳,祸不旋踵。如何正确使用下法?《素问·热论》云"其未满三日者可汗而已,其满三日者可泄而已",说明只有邪热入里方可使用攻下的方法。《素问·生气通天论》则提出了急下的情况:"故阳蓄积病死,而阳气当隔,隔者当泻,不亟正治,粗乃败之。"指出阳热内结,应当攻下,当下不下,迟疑不决,可造成病情恶化。《素问·标本病传》则从"急则治标"的角度提出"小大不利治其标",强调内伤杂病不论何种原因,临床出现大小便不利,邪无出路的情况,均应当先通利大小便,使邪有出路。可见《内经》认为掌握攻下的时机是正确使用攻下的关键。

案9瘟疫:癸丑年(1793)七月初一日。史氏,二十七岁。温热误汗于前,又误用龙胆、芦荟等极苦化燥于后,致七月胎动不安,舌苔正黄,烂去半边。目睛突出眼眶之外,如蚕豆大。与玉女煎加犀角,以气血两燔,脉浮洪数极故也。生石膏四两,知母一两,炙甘草四钱,犀角六钱,京米一撮,细生地六钱,麦冬五钱。初二日,烦躁稍静,胎不动,余如故。照前方再服,三贴。初五日,大便不通,小便数滴而已,溺管痛,舌苔黑,唇黑裂,非下不可。虽有胎,经云:有故无殒,故无殒也。生大黄六钱,元明粉四钱,川朴一钱,枳实一钱,煮两杯,分二次服,得快便即止。初六日,下后脉静身凉,目睛渐收,与甘寒柔润。(《吴鞠通医案·卷一·温疫》)

按:本案患者怀孕7个月后,感染温疫,因误治,导致目睛突出眼眶、舌质半边糜烂、舌苔黄,脉浮洪数极。吴鞠通初诊为气血两燔,治以养阴清营凉血,但病情如故,且出现大便不通,小便少,舌苔黑,唇黑裂,胎不动的情况。此乃燥热内盛,燥屎内结之阳明腑实证,治当攻下泄热。但患者怀孕7个月,依据妊娠用药应时刻注意固护胎气,慎用辛香走窜、峻下滑利、祛瘀破血、耗气散气、大辛大热之品之律,当慎用泻下。但吴氏意识到患者情况严重,仍然采用通腑攻下作用最强的大承气汤,以攻下泄热。下后脉静身凉,病情转危为安。吴鞠通对攻下时机的选择,以及对妊娠用药禁忌的灵活把握,值得临床借鉴。

3. 以寒下为主 《素问·六元正纪大论》云:"攻里不远寒。"马莳注:"热郁于里,则用寒药以攻之。"《类经·运气类》亦说:"郁于里者多热邪,故攻里之治不能远寒,冬月亦然。"可见《内经》中的下法以寒下为主,用药宜寒凉。据统计《伤寒论》113首方中,寒下方占35首,除治热痢下重的白头翁汤外,其余方中都用了大黄。大黄性寒、味苦,历代为苦寒攻下之代表药。

复习思考题

1. 如何理解"治病必求于本"?

2. 临床如何运用"治标"与"治本"的治疗原则?

3. 谈谈三因制宜对临床的指导意义。

4. 试述《内经》"病在中,傍取之"治法理论的临床应用。

5. 如何理解"五运郁发"?

6. 试述"五郁"治法及其应用。

7. 结合《内经》原文,谈谈汗法的功效。

8. 谈谈《内经》下法理论对后世的影响。

第七章

《内经》运气学说与临床应用

学习目标

> ① 掌握五运六气的推算方法；② 了解五运六气理论的临床运用。

五运六气学说(简称"运气学说")是《黄帝内经》的重要组成部分,是古人探讨自然变化的周期性规律及其对人体健康和疾病影响的一门学问,其中包含了天文、历法、气象、物候、医学等多学科的学术内涵,是"天人合一"思想在医学运用方面的最高体现,也最具中国传统文化特色,但又是中医学理论中被误解最深,传承最为薄弱的部分。

气象万千、气动于中、象形于外,气化是中医学的主要特点。五运六气学说是《内经》气化理论的重要部分,但气化理论并不止于运气。气化论是运气学说所要阐述的核心。

五运六气气化说,将人体的气化规律置于自然整体气化环境之中,研究天道-气候-物候-病候-证候-药性之间的关系,研究天地阴阳与生命阴阳的关系,是中医学"天人合一"思想的理论基础和主要载体。

每个历史时期都出现了一批精通探究气令时变、天人关系,用药自成一家的名医,历代医家运用运气学说指导疾病、疫病的防治,"活人无数"的同时也成就了各家学说,推动了中医学的进步,对中华民族的繁衍昌盛发挥了重要作用。历代医家的医疗实践证明,五运六气对养生、预防、诊断和治疗疾病、疫病均有较大指导意义,值得进一步继承、发掘和研究。

学习五运六气气化理论,要高度重视《内经》十二正经阴阳五行属性。十二正经的阴阳五行属性是《内经》理论的核心,是中医学三阴三阳辨证和脏腑辨证的基石,亦是五运六气理论的基础和内核。

学好五运六气,可以加深对《内经》三阴三阳、五行理论的理解和认识,培养天人合一的气化思维,提升对《伤寒杂病论》及后世三阴三阳辨证、脏腑辨证的理解和认识。

|第一节|

运气学说基本内容

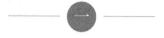

【原文】

7101 太虚寥廓,肇基化元①,万物资始,五运终天,布气真灵,总统坤元,九星悬朗,七曜周旋,曰阴曰阳,曰柔曰刚,幽显既位,寒暑弛张,生生化化,品物咸章。(《素问·天元纪大论》)

7102 五日谓之候,三候谓之气,六气谓之时,四时谓之岁,而各从其主治焉。五运相袭,而皆治之,终期之日,周而复始,时立气布,如环无端,候亦同法。故曰:不知年之所加,气之盛衰,虚实之所起,不可以为工矣。(《素问·六节藏象论》)

7103 根于中者,命曰神机,神去则机息。根于外者,命曰气立,气止则化绝。(《素问·五常政大论》)

7104 上知天文,下知地理,中知人事,可以长久。此之谓也。帝曰:何谓也?岐伯曰:本气位也。位天者,天文也。位地者,地理也。通于人气之变化者,人事也。(《素问·气交变大论》)

7105 知迎知随,气可与期。至数之机,迫迮②以微,其来可见,其往可追。(《素问·天元纪大论》)

7106 必先岁气,无伐天和。(《素问·五常政大论》)

7107 谨候气宜,无失病机……时有常位,而气无必也……审察病机,无失气宜。(《素问·至真要大论》)

7108 黄帝问曰:天有五行,御五位,以生寒暑燥湿风,人有五脏,化五气,以生喜怒思忧恐,论言五运相袭③而皆治之,终期之日,周而复始,余已知之矣,愿闻其与三阴三阳之候奈何合之?鬼臾区稽首再拜对曰:昭乎哉问也。夫五运阴阳者,天地之道也,万物之纲纪,变化之父母,生杀之本始,神明之府也,可不通乎!故物生谓之化,物极谓之变,阴阳不测谓之神,神用无方谓之圣。夫变化之为用也,在天为玄④,在人为道,在地为化,化生五味,道生智,玄生神。神在天为风,在地为木,在天为热,在地为火,在天为湿,在地为土,在天为燥,在地为金,在天为寒,在地为水,故在天为气,在地成形,形气相感而化生万物矣。然天地者,万物之上下也;左右者,阴阳之道路也;水火者,阴阳之征兆也;金木者,生成之终始也。气有多少,形有盛衰,上下相召而损益彰矣。(《素问·天元纪大论》)

7109 帝曰:善。何谓气有多少,形有盛衰?鬼臾区曰:阴阳之气各有多少,故曰三阴三阳也。形有盛衰,谓五行之治,各有太过不及。故其始也,有余而往,不足随之,不足而往,有余从之,知迎知随,气可与期。(《素问·天元纪大论》)

7110 黄帝问曰:六化六变,胜复淫治,甘苦辛咸酸淡先后,余知之矣。夫五运之化,或从五气⑤,或逆天气,或从天气而逆地气,或从地气而逆天气,或相得,或不相得,余未能明其事。欲通天之纪,从地之理,和其运,调其化,使上下合德,无相夺伦,天地升降,不失其宜,五运宣行,勿乖其政,调之正味,从逆奈何? 岐伯稽首再拜对曰:昭乎哉问也,此天地之纲纪,变化之渊源,非圣帝孰能穷其至理欤! 臣虽不敏,请陈其道,令终不灭,久而不易。帝曰:愿夫子推而次之,从其类序⑥,分其部主⑦,别其宗司⑧,昭其气数⑨,明其正化⑩,可得闻乎? 岐伯曰:先立其年以明其气,金木水火土运行之数,寒暑燥湿风火临御之化⑪,则天道可见,民气可调,阴阳卷舒,近而无惑,数之可数者,请遂言之。(《素问·六元正纪大论》)

【校注】

① 太虚寥廓,肇基化元:广阔无垠的天空,是化生的开始与本源。肇:开始。化元:生化之本源。

② 迮(zé):狭窄之义。

③ 五运相袭:五,指金、木、水、火、土五类现象。运,指运行或行动。袭,指承袭。五运相袭,指自然界或人体生理活动中的五类现象,它们之间不是孤立的,而是互相联系、互相转化、循环不已的。

④ 玄:幽远的意思,此指道理的微妙之处。

⑤ 五气:新校正云:详五气宜作天气,则与下文相协。

⑥ 类序:类别及次序,如甲乙丙丁为天干,子丑寅卯为地支,甲为天干之始,子为地支之初,各有次序。

⑦ 部主:司天在泉,左右间气,各有一定部位,各主持相应的时间。

⑧ 宗司:一年之中,有主岁的运气以统领,各步之中有相应之气以对应。

⑨ 气数:五运六气各有其气与之对应,也各有其数与之相应。

⑩ 正化:当其位为正,非其位为邪。

⑪ 临御之化:指六气司天在泉的气化。

【理论应用】

(一) 气化说是运气学说的理论基础

气是古人探究构成自然界及人体的物质与功能及二者之间相互转化的理论方法。自然界万事万物都是永远处于不断运动变化中的,新事物不断产生、发展、壮大,旧事物不断衰退直至消亡,这些过程都是气"始""散""布""终"运动的结果,即气化。人体的生命活动亦是由气化推动实现的,是动态的,通过气化理论可以将人体生命活动这一动态过程与自然界的动态变化进行有效关联,以此探讨人的生理活动和病理变化,并可以有效地指导临床。

气化理论是学习运气学说必需的基础与概念,因此在进行运气学说学习前,需对气化理论有一定的了解与认识,进而更深入地认识运气学说。

天人合一、同源一气是中医学的显著特点。生命与天地共阴阳,任何生命形式的存在都必须顺从其所处环境的阴阳变化,完全顺应时可表现为生命现象的健康有序,生命阴阳之序与天地阴阳时序不相顺应时可显现出各种病证,当天地阴阳时序变化超出了生命可以调节承受的范围时,生命就难以维系。所以中医在疾病过程中可以通过调节人体阴阳气化之序来纠正疾病状态。

天地气化导致自然出现周期性节律是有迹可循、可以求知的,临证必先岁气,把握顺应天时,同时当谨记"时有常位,而气无必",时至气未必至,但气至则候必至。古人确立的二十四节气是把握天地气机变化的重要时间节点,但天地气机之转变不会严格按照节气的改变而变化,所以除了掌握节气之外,还需要特别注重候那个候,时时与候、步步与候。只有相应的候出现了,才表明天地相应的气化已经发生了,见图13、图14。

人禀受天地之气而生,人活一口气,人身之气要与天地之气相顺接,所以知天、知地、知人气与天地气交的变化,可以长久。人所禀受天地之气的运气特点对人体的体质特点有重要影响,天地之气的运气特点还可以影响疾病的病证特点,所以,从临床而言,对体质和病机的把握,一定程度上就是对天地人气化状态的把握。《内经》十分重视抓病机,强调握机于先。

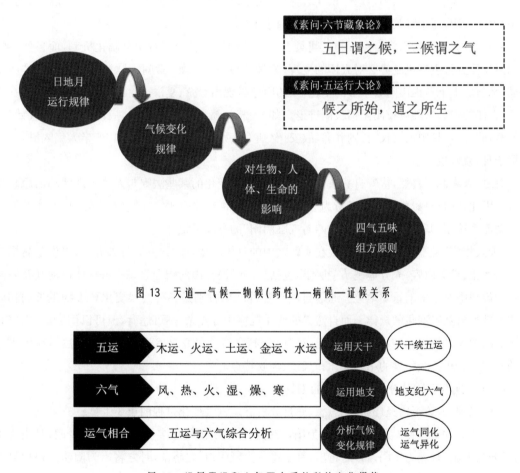

图 13　天道—气候—物候(药性)—病候—证候关系

图 14　运用五运和六气两大系统归纳变化规律

(二)"天人相应"是运气学说的指导思想

天,指自然。天人合一泛指人与自然是一个统一的整体。首先,《内经》认为人是由天地之间阴阳二气交互作用所产生的,《灵枢·本神》说得最为明白:"天之在我者德也,地之在我者气也,德流气薄而生者也。"即自然赋予了形成人类生命的物质与特性。此外,人类生存于自然界,自然界存在着人类赖以生存的物质基础,如《素问·六节藏象论》所说:"天食人以五气,地食人以五味。五气入鼻,藏于心肺,上使五色修明,音声能彰。五味入口,藏于肠胃,味有所藏,以养五气,气和而生,津液相成,神乃自生。"五气、五味入于脏腑,达于肌表,使脏腑的功能协调、气血旺盛,人体生命活动方能正常。

其次,《内经》认为人与天地自然共同具有阴阳五行之结构。如《素问·金匮真言论》说:"故曰:阴中有阴,阳中有阳。平旦至日中,天之阳,阳中之阳也;日中至黄昏,天之阳,阳中之阴也;合夜至鸡鸣,天之阴,阴中之阴也;鸡鸣至平旦,天之阴,阴中之阳也。故人亦应之。"说明人体具有与自然相同的阴阳时空结构。同时,《内经》还提出"五脏应四时,各有收受乎"的问题,具体阐述了人与自然具有相同的五行时空结构。如《素问·六节藏象论》认为:心"为阳中之太阳,通于夏气";肺"为阳中之少阴(原作太阴),通于秋气";肾"为阴中之太阴(原作少阴),通于冬气";肝"为阴(原作阳)中之少阳,通于春气";脾"为至阴之类,通于土气"。

此外,《内经》认为人与自然万物之间具有相同的阴阳消长及五行生克制化机制,而自然界的阴阳消长及五行生克机制势必对人体的生理、病理造成影响。如《素问·脉要精微论》认为"四变之动,脉与之上下",提出随着季节的变化,人的脉象呈现出春弦、夏洪、秋浮、冬沉的变化。就一日而言,人体的疾病常随昼夜阴阳消长而进退。如《灵枢·顺气一日分为四时》说:"朝则人气始生,病气衰,故旦慧;日中人气长,长则胜邪,故安;夕则人气始衰,邪气始生,故加;夜半人气入脏,邪气独居于身,故甚也。"

总之,人来源于自然,依赖自然条件而生存,自然界变化的某些法则与人体生理活动的原理是一致。由此,《内经》藏象学说以五行为原理,将自然界的五方、五时、五气、五化等,与人体的五大脏腑功能系统密切联系,构成了一个"四时五脏阴阳"的整体系统。

"天人相应"是基于阴阳五行学说在实践之中的具体应用,如"天有五行御五位,以生寒暑燥湿风""五运相袭"等内容,充分体现了中医学,包括运气学说在内的指导思想——整体恒动观及阴阳五行学说在中医学中的重要地位。通过自然界各种现象特别是各种气候变化和生物生长的相应变化来推求自然界变化的规律。而自然界的变化规律十分复杂,不可违背,但可以用五运、六气和运气之间的关系加以总结,即"天道可见,民气可调"之意。研究自然规律的具体方法是在干支纪年的基础上分析各个年度的不同变化和气候、物候特点。

(三) 三阴与三阳是分析五运六气的工具

三阴三阳是《黄帝内经》的独创思想,亦是分析五运六气变化过程的重要工具。

1. 三阴三阳的划分　昼夜阴阳,日为阳,夜为阴。以阴阳气之多少分:日出为少阳,月出为少阴;日光为太阳,月光为太阴。日之将出,月之将藏为厥阴;日之将落,月之将出为阳明。根据自然气候,六气时序性的属性是:厥阴风木→少阴君火→少阳相火→太阴湿土→阳明燥金→太阳寒水→厥阴风木,其次序与四时五行的相生次序一致。

2. 三阴三阳的演化　天地有三阴三阳之气,人身亦有三阴三阳之气。气与宇宙的演化、物质的组成、生命的起源、人体的健康、疾病相联系,六气化生万物。《素问·至真要大论》曰:"天地合气,六节分而万物化生矣。"天地源于一气,气又分阴与阳,气的属性有六类分为三阴三阳:风-厥阴、寒-太阳、热-少阴、湿-太阴、燥-阳明、火-少阳,它们分别与一岁中六个时段的某一时段相联系。六气与六个时段及脏腑、经络等构成了六个系统,六个系统之间既有空间的联系,又有时间的联系,相互影响、相互制约。

"顺天以察运,因变以求气"。五运是象态,以象统物;阴阳是动态,变生之动力;六气是性态,机变之根本。五运与三阴三阳六气相合,即为厥阴风木、少阴君火、太阴湿土、少阳相火、阳明燥金、太阳寒水。人体的三阴三阳,脏腑、经络类分其中,构成了人体与天地三阴三阳六气相合的整体循环系统模式。生之本,本于阴阳,人身三阴三阳之六气,通应天之六气,化生于五脏,六气是气化、经络、脏腑的统一体。五运六气学说的特点是以五运六气统括天地三阴三阳的气化特征,人体感应天地三阴三阳后表现出自身的三阴三阳气化特征,以及与之相应的时间、方位、脏腑、经络等的气化特征。《素问·至真要大论》把五运(五脏)气化和六气(六经)气化的关系结合起来,以气化论述疾病之征兆,即"病机十九条"。《内经》气化理论通过将五运与六气合参,用分析自然气化作用影响人体的时空条件与特点、发病时间、病位、病性及其传变规律。天之阴阳化生地之五行,地之五行又上应天之三阴三阳。《内经》创造性地将阴阳与五行结合,将天地自然与人体之脏腑、经络、官窍、形神、情志等融合,构建成整体的生命体系。人身与天地三阴三阳之气相通的通道就以其气来命名的,如与天地少阳之气相通的道路,名之少阳经,从而形成顺应三阴三阳的十二正经。

3. 三阴三阳的应用 三阴三阳是阴阳动态变化过程中不同阶段的表达,其中蕴涵了阴阳之气盛衰多少的变化,故而厥阴为一阴,少阴为二阴,太阴为三阴,少阳为一阳,阳明为二阳,太阳为三阳。

三阴三阳又包含了开、阖、枢作用机制,其中太阳为开,阳明为阖,少阳为枢,太阴为开,厥阴为阖,少阴为枢。人体与之同名的手足六经即包含了阴阳气多少和调节人体气机动态变化的机能。

五行是地气顺应天之三阴三阳产生的具体象态,五脏即是人体五种象态的具体体现。自然界五行有盛衰之常,如甲年为土运太过,乙年为金运不及,丙年为水运太过,丁年为木运不及,等等。人体五脏亦会与之相应,产生五脏盛衰不等变化,从而表现出不同的生理特点和病理表现。

【原文】

7111 东方生风,风生木,木生酸……神在天为风,在地为木……南方生热,热生火,火生苦……其在天为热,在地为火……中央生湿,湿生土,土生甘……其在天为湿,在地为土……西方生燥,燥生金,金生辛……其在天为燥,在地为金……北方生寒,寒生水,水生咸……其在天为寒,在地为水。(《素问·五运行大论》)

7112 丹天之气经于牛女戊分,黅天之气经于心尾己分,苍天之气经于危室柳鬼,素天之气经于亢氐昂毕,玄天之气经于张翼娄胃。所谓戊己分者,奎璧角轸,则天地之门户①也。(《素问·五运行大论》)

7113 甲己之岁,土运统之;乙庚之岁,金运统之;丙辛之岁,水运统之;丁壬之岁,木运统之;戊癸之岁,火运统之。(《素问·天元纪大论》)

7114 帝曰:主岁何如?岐伯曰:气有余,则制己所胜而侮所不胜;其不及,则己所不胜侮而乘之,己所胜轻而侮之。侮反受邪^②,侮而受邪,寡于畏也^③。帝曰:善。(《素问·五运行大论》)

7115 帝曰:其于三阴三阳,合之奈何?鬼臾区曰:子午之岁,上见少阴;丑未之岁,上见太阴;寅申之岁,上见少阳;卯酉之岁,上见阳明;辰戌之岁,上见太阳;巳亥之岁,上见厥阴。少阴所谓标也,厥阴所谓终也。厥阴之上,风气主之;少阴之上,热气主之;太阴之上,湿气主之;少阳之上,相火主之;阳明之上,燥气主之;太阳之上,寒气主之。所谓本也,是谓六元。(《素问·天元纪大论》)

7116 子午之上,少阴主之;丑未之上,太阴主之;寅申之上,少阳主之;卯酉之上,阳明主之;辰戌之上,太阳主之;巳亥之上,厥阴主之。(《素问·五运行大论》)

【校注】

① 天地之门户:天门与地户。天门:当太阳的周年视运动位于奎、壁二宿时,时值春分,正当由春入夏,是一年之中白昼变长的开始,也是温暖之气流行,万物复苏生发,故曰天门,言阳气开启。地户:角、轸二宿为巽位已方,时值秋分,正当由秋入冬,是一年白昼变短的开始,又是燥凉之气流行,万物收藏敛伏,故称地户,言气开始收敛闭藏。

② 侮反受邪:《素问集注·卷之八·五运行大论》注:"此言乘侮而反受其复也。如岁木不及,则所不胜之金气侮而乘之,而金反自虚其位矣。至秋令之时,金气虚而反受木之子气来复,则火热烁金,所谓侮反受邪也。"

③ 寡于畏也:《类经·三卷·六》注:"五行之气,各有相制,畏其所制,乃能守位,寡于畏则肆无忌惮,而势极必衰,所以反受其邪。"

【理论应用】

(一) 干支甲子

天干和地支:是运气学说的推演符号(工具)。五运配以天干(十干统运),六气配以地支(十二地支纪气)。根据各年纪年由干支组合成的甲子,来推测各年的气候变化和发病概况。十干统运,运从甲始;十二地支纪气,气从子始(见表1)。甲子相合,就成为推算六十年中运和气演变,气候变化,及其对生物及人体影响的方法。将干支运用于运气学说时,总原则是"天干取运,地支取气"。即:

十天干:甲、乙、丙、丁、戊、己、庚、辛、壬、癸。

十二地支:子、丑、寅、卯、辰、巳、午、未、申、酉、戌、亥。

十二生肖与十二地支:子鼠、丑牛、寅虎、卯兔、辰龙、巳蛇、午马、未羊、申猴、酉鸡、戌狗、亥猪。

表1 干支阴阳属性

阳干	甲	丙	戊	庚	壬	
阴干	乙	丁	己	辛	癸	
阳支	子	寅	辰	午	申	戌
阴支	丑	卯	巳	未	酉	亥

注:奇数位为阳干,偶数位为阴干。阳干主岁运太过,阴干主岁运不及。

甲子：甲为天干在上，子为地支在下，甲子、乙丑、丙寅等，顺次相合，就叫"甲子"。天干地支这样依次相合，凡六十又回到甲子，故又称"六十甲子"。天干数为十，阴阳相合是五，地支数为十二，阴阳相合是六，天干周转六次，地支周转五次，合为六十甲子之数。由此五六之数化合，则成岁、时、节气。干支结合纪年法其推算方法见表2。

表2 六十年干支结合纪年

甲子	乙丑	丙寅	丁卯	戊辰	己巳	庚午	辛未	壬申	癸酉
1804	1805	1806	1807	1808	1809	1810	1811	1812	1813
1864	1865	1866	1867	1868	1869	1870	1871	1872	1873
1924	1925	1926	1927	1928	1929	1930	1931	1932	1933
1984	1985	1986	1987	1988	1989	1990	1991	1992	1993
甲戌	乙亥	丙子	丁丑	戊寅	己卯	庚辰	辛巳	壬午	癸未
1814	1815	1816	1817	1818	1819	1820	1821	1822	1823
1874	1875	1876	1877	1878	1879	1880	1881	1882	1883
1934	1935	1936	1937	1938	1939	1940	1941	1942	1943
1994	1995	1996	1997	1998	1999	2000	2001	2002	2003
甲申	乙酉	丙戌	丁亥	戊子	己丑	庚寅	辛卯	壬辰	癸巳
1824	1825	1826	1827	1828	1829	1830	1831	1832	1833
1884	1885	1886	1887	1888	1889	1890	1891	1892	1893
1944	1946	1947	1948	1949	1950	1951	1952	1953	1954
2004	2005	2006	2007	2008	2009	2010	2011	2012	2013
甲午	乙未	丙申	丁酉	戊戌	己亥	庚子	辛丑	壬寅	癸卯
1834	1835	1836	1837	1838	1839	1840	1841	1842	1843
1894	1895	1896	1897	1898	1899	1900	1901	1902	1903
1954	1955	1956	1957	1958	1959	1960	1961	1962	1963
2014	2015	2016	2017	2018	2019	2020	2021	2022	2023
甲辰	乙巳	丙午	丁未	戊申	己酉	庚戌	辛亥	壬子	癸丑
1844	1845	1846	1847	1848	1849	1850	1851	1852	1853
1904	1905	1906	1907	1908	1909	1910	1911	1912	1913
1964	1965	1966	1967	1968	1969	1970	1971	1972	1973
2024	2025	2026	2027	2028	2029	2030	2031	2032	2033
甲寅	乙卯	丙辰	丁巳	戊午	己未	庚申	辛酉	壬戌	癸亥
1854	1855	1856	1857	1858	1859	1860	1861	1862	1863
1914	1915	1916	1917	1918	1919	1920	1921	1922	1923
1874	1875	1876	1877	1878	1879	1880	1881	1882	1883
2034	2035	2036	2037	2038	2039	2040	2041	2042	2043

（二）五运

五运是根据五行的气化特征，用以代表不同年份的气候变化和一年中五季的气候特点。根据纪年的天干及其阴阳属性作为推演的工具，可以推演出值年的岁运（中运、大运）、主运和客运，以及五运之气的太过不及。在《类经图翼·运气》有言："运气有三，曰大运、主运、客运，皆有五音之属。"

1. 十干统运　五行配以天干的方法，称之为"十干统运"，也叫"十干纪运"。十干统运不同于一般五方五行的配合，而是另有一种天干与五行的配属关系，叫作"天干化五运"。

《素问·五运行大论》云："臣览《太始天元册》文，丹天之气经于牛女戊分，黅天之气经于心尾己分，苍天之气经于危室柳鬼，素天之气经于亢氐昴毕；玄天之气经于张翼娄胃。所谓戊己分者，奎壁角轸，则天地之门户也。"

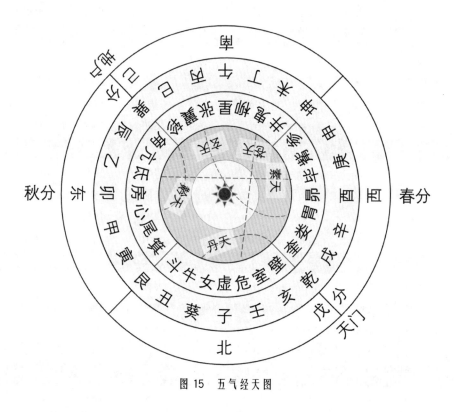

图 15　五气经天图

五天之气，是出现在天上的五色之气。这些气分别名叫丹元、素天、黅天、玄天、苍天。五气经天二十八宿，临于十天干的位置。此图源出《太始天元册》，亦载《素问·五运行大论》。如图 15 中第二圆内所列，为五天之气。第三圆内，列记奎、壁、室、危等二十八宿。第四圆内的十天干、十二地支，是五天之气所临的方隅。土居中宫，应于四隅而不偏于一方，故以乾、巽、坤、艮表示四隅的卦爻（作为罗盘针定的方位）。古人占候五天之气，从而分定每岁的五运。据丹天所属的火气，从二十八宿中的奎、壁、女、牛是戊癸的位置，推定戊癸之岁为火运。其余依此类推。故《素问·五运行大论》云："土主甲己，金主乙庚，水主丙辛，木主丁壬，火主戊癸。"速记：甲己化土乙庚金，丁壬化木水丙辛，戊癸化火为五运，五运阴阳仔细分。

2. **岁运(中运、大运)** 指统主一岁的五运之气,又因五行之气处于天地气升降之中,也称"中运",亦称"大运"。岁运主全年的气候特征、物化特点及发病规律,反映的是年与年之间的差异。岁运是根据当年的年干确定的。其中每运主管一年,按五行每5年循环一周,始于木运,终于水运,每10年循环一周。推算方法:先求出当年的干支甲子,确定年干支,再根据"十干化运"的规律,得出当年的岁运(见表3)。

表3 天干统五运,定岁运

土		金		水		木		火	
甲	1∧	乙	2∨	丙	3∧	丁	4∨	戊	5∧
己	6∨	庚	7∧	辛	8∨	壬	9∧	癸	10∨

注:∧表太过,∨表不及。甲年为土运太过,己年为土运不及;乙年为金运不及,庚年为金运太过。
十干与出生年尾数:甲-4,乙-5,丙-6,丁-7,戊-8,己-9,庚-0,辛-1,壬-2,癸-3。
举例:1968年,尾数为8,岁运为戊,戊为阳干,则为火运太过之年。
2021年,尾数为1,岁运为辛,辛为阴干,则为水运不及之年。

岁运值年与气候的关系:大运值年,代表了每年不同的气候变化。《素问·五运行大论》曾说明气候对自然环境的影响:"燥胜则地干,暑胜则地热,风胜则地动,湿胜则地泥,寒胜则地裂,火胜则地固。"(见表4)

表4 年干、大运及气候对自然环境的影响

年 干	大 运	气 候	气候对自然环境的影响
甲·己	土	湿胜	地泥
乙·庚	金	燥胜	地干
丙·辛	水	寒胜	地裂
丁·壬	木	风胜	地动
戊·癸	火	暑胜、火胜	地热、地固

岁运太过不及与气候的关系:岁运有太过、不及,据其年干的阴阳推演,凡年干属阳干者为太过,属阴干者为不及。十干纪年中,甲、丙、戊、庚、壬各年为岁运太过,各运之气在大寒节前13日交运;乙、丁、己、辛、癸各年属岁运不及,各运之气在大寒节后13日交运。例如:甲己土运,甲为阳土,所以凡逢甲年,为土运太过之年。

岁运太过之年气候规律:表现为该运本身的五行属性所代表的气化特点偏胜,即本运之气盛,本气流行。五运先天(阳干为太过,为先天)。

岁运不及之年气候规律:表现为该运本身气衰,不能抵御克制之气,其气化特点为相克之运所代表的气化,即本运之气衰,胜运之气(胜气)大行。五运后天(阳干为太过,为先天;阴干为不及,为后天)。

3. **主运、客运** 主运主司一年五季气化常令的五运,根据季节的气候变化和五行属性而定,反映了一岁五季之间天时的常规差异。客运主司一年之中各季气化变令的五运,相对主运而言,用以表述五季气象变化的特殊规律,亦以"季"为单位,五步太少推移、交司时刻均与主运相同。临床此部分实际应用不多。

三

【原文】

7117 论言天地者,万物之上下,左右①者,阴阳之道路,未知其所谓也。岐伯曰:所谓上下者,岁上下见阴阳之所在也。左右者,诸上见厥阴,左少阴右太阳;见少阴,左太阴右厥阴;见太阴,左少阳右少阴;见少阳,左阳明右太阴;见阳明,左太阳右少阳;见太阳,左厥阴右阳明。所谓面北而命其位②,言其见也。帝曰:何谓下?岐伯曰:厥阴在上则少阳在下,左阳明右太阴;少阴在上则阳明在下,左太阳右少阳;太阴在上则太阳在下,左厥阴右阳明;少阳在上则厥阴在下,左少阴右太阳;阳明在上则少阴在下,左太阴右厥阴;太阳在上则太阴在下,左少阳右少阴。所谓面南而命其位,言其见也。上下相遘③,寒暑相临④,气相得⑤则和,不相得⑥则病。(《素问·五运行大论》)

7118 上下有位,左右有纪。故少阳之右,阳明治之;阳明之右,太阳治之;太阳之右,厥阴治之;厥阴之右,少阴治之;少阴之右,太阴治之;太阴之右,少阳治之。此所谓气之标⑦,盖南面而待也。故曰:因天之序,盛衰之时,移光定位,正立而待之⑧。此之谓也。(《素问·六微旨大论》)

7119 帝曰:善。愿闻地理之应六节气位⑨何如?岐伯曰:显明⑩之右,君火之位也;君火之右,退行一步⑪,相火治之;复行一步,土气治之;复行一步,金气治之;复行一步,水气治之;复行一步,木气治之;复行一步,君火治之。(《素问·六微旨大论》)

【校注】

① 上下,左右:上,指司天;下,指在泉;左右,指司天、在泉的左右,即左右间气。

② 面北而命其位:上为南,下为北。面向南方时的左右和面向北方时的左右恰恰相反,故经文说明司天的左右是面向北方时所定的左右。

③ 上下相遘(gòu):遘,遇见的意思。上指客气,下指主气,就是客主加临的意思。

④ 寒暑相临:客气与主气交感,则客气与主气相加临,六气之中,此处只提寒暑,是举例而言。

⑤ 相得:相互生旺为相得。

⑥ 不相得:相互克贼为不相得。

⑦ 气之标:三阴三阳为六气之标。

⑧ 移光定位,正立而待之:是古代测天以定节气的方法,在最初用"树立木杆"来观看日影,后来逐步改进而成为一种叫作圭表的天文仪器。

⑨ 地理之应六节气位:地理之应,是指主时之六气,年年相同,静而守位;六节气位,是指主时之六气,有一定的步位。地理之应六节气位,是说明六气主时的位置。

⑩ 显明:是正当日出之所,卯正之位。在一年的时间里,则正当春分时。

⑪ 退行一步:主气六步运转的方向是自右而左,即自西而东,故位退行。

【理论应用】

(一) 六气

六气是气候变化的本源,三阴三阳是六气之标。每年的六气,分为主气与客气及客主加临三种情况。主气用以述常,客气用以测变,客主加临即是把主气和客气相结合,进一步综合分析气候变化及影响。六气运行规律分析则用地支纪气,以当年纪年的地支作为推演工具,见表5、表6。

表5 十二地支纪气表

十二支	子午	丑未	寅申	卯酉	辰戌	巳亥
三阴三阳	少阴	太阴	少阳	阳明	太阳	厥阴
六气	君火	湿土	相火	燥金	寒水	风木

表6 地支纪六气客气,定司天

地支	巳亥	子午	丑未	寅申	卯酉	辰戌
六气	厥阴风木	少阴君火	太阴湿土	少阳相火	阳明燥金	太阳寒水

举例:1968年,属猴,地支为申,则司天为少阳相火。

(二) 主气

主气是主司一年的正常气候变化是季节性、时段性的气候变化,所以又叫"主时之气"。由于具有恒居不变,静而守位,年年如此的特点,又称"地气",以一年为周期。主要了解两部分内容:主气六步和亢害承制。

1. 主气六步 主气一年分六步,一步主四个节气,也即六十天八十七刻半,始于厥阴风木,终于太阳寒水,主气恒居不变,静而守位,年年不变。具体为:厥阴风木→少阴君火→少阳相火→太阴湿土→阳明燥金→太阳寒水→厥阴风木(见图16)。规律特点与四时五行的顺序一致:木火火土金水。

2. 亢害承制 六气主时,主司季节性正常气候的变化,还必须得下承之气的抑制。如春季厥阴风木主令,必得下承燥金之气的抑制,才能保持气候温和而不致太亢。正因主时六气有下承之气的抑制,才不致使主时之气太过,从而保持各时气候正常,相互承袭,顺序不乱,即《素问·六微旨大论》曰"亢则害,承乃制,制则生化,外列盛衰,害则败乱,生化大病"。

主气气候规律:用主气说明一年之中气候的正常变化,与春夏秋冬四季的意义相同,同时也与五运的主运意义相同,但六气推步则更为细致,如四季气候,一般是春温、夏热、秋凉、冬寒,如果用六气的风、暑、湿、火、燥、寒,以说明一年的气候正常变化,则更为具体,见表7。

表7 节气、六气与气候的关系

六气(步)	初	二	三	四	五	终
节气	大立雨惊 寒春水蛰	春清谷立 分明雨夏	小夏芒小 满至种暑	大立处白 暑秋暑露	秋寒霜立 分露降冬	小大冬小 雪雪至寒
六气(位)	厥阴风木	少阴君火	少阳相火	太阴湿土	阳明燥金	太阳寒水
气候常规	多风	转热	炎热如火	雨湿浸淫	凉燥	水冰地坼

由此一年分为六个时段对应六气,六时段速记规律:大(寒)(春)分小(满),大(暑)(秋)分小(雪)。具体为:初之气:大寒到春分;二之气:春分到小满;三之气:小满到大暑;四之气:大暑到秋分;五之气:秋分到小雪;终之气:小雪到大寒。

二十四节气：立春、雨水、惊蛰、春分、清明、谷雨、立夏、小满、芒种、夏至、小暑、大暑、立秋、处暑、白露、秋分、寒露、霜降、立冬、小雪、大雪、冬至、小寒、大寒。

速记：春雨惊春清谷天,夏满芒夏暑相连,秋处露秋寒霜降,冬雪雪冬小大寒。

(三) 二十四节气与六气主气

按照阳历:一年分为六个时段,每个时段为两个月、四个节气,见图16。

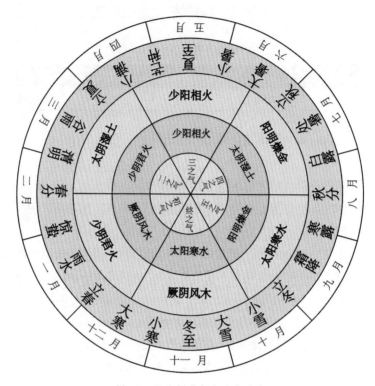

图 16　二十四节气与六气主气

速记口诀:大(寒)(春)分小(满),大(暑)(秋)分小(雪)。

(四) 客气

客气是指一年时节气候的特殊变化规律,用以说明一年二十四节气气候在不同年份的特殊差异。因其与固定的主气不同,犹如客之往来,故称"客气"。又有"天气"之别称,因"天为阳,地为阴",因其运动不息。客气由司天、在泉、左右间气三部分组成。

客气虽然和主气同样也是每年分六步,但二者在六步的次第上完全不同。其六步次第,是以阴阳为序,三阴在前,三阳在后。形成如下顺序:一阴厥阴风木→二阴少阴君火→三阴太阴湿土→一阳少阳相火→二阳阳明燥金→三阳太阳寒水→一阴厥阴风木。客气六气顺序见图17。推算客气,主要根据地支化气的规律,确定司天在泉之气及左右四间气。

1. **司天和在泉** 是客气变化上的两个专用名称。司天和在泉,是值年客气在这一年主事的统称,司天与在泉对全年气化均有影响。司天对上半年影响较大,在泉则对下半年影响较大,如《素问·六元正纪大论》曰:"岁半之前,天气主之,岁半之后,地气主之。"就是轮值主司天之令,也就是当令的气候,称为"司天"之气;统率下半年气候的客气,称为"在泉"之气,司天与在泉各值客气半年。

司天、在泉推算方法：由于客气是以阴阳为序，所以轮值的司天、在泉，总是一阴一阳，二阴二阳，三阴三阳相对。即司天如果是一阴，在泉就是一阴；司天如果是三阳，在泉就是三阴。总规律如此：子午少阴君火与卯酉阳明燥金相对，互为司天在泉；丑未太阴湿土与辰戌太阳寒水相对，互为司天在泉；寅申少阳相火与巳亥厥阴风木相对，互为司天在泉，见表8。

表8　年支与司天、在泉的推算

年支	子午	丑未	寅申	卯酉	辰戌	巳亥
司天	少阴君火	太阴湿土	少阳相火	阳明燥金	太阳寒水	厥阴风木
在泉	阳明燥金	太阳寒水	厥阴风木	少阴君火	太阴湿土	少阳相火

举例：2015年，为癸巳年，地支为巳，巳亥之年为厥阴风木司天，因此少阳相火在泉。

2.间气　客气六步除司天（三之气）和在泉（终之气）外，其余初、二、四、五之气统称"间气"。间气主要是用以标记客气六步（见图17）。司天在泉的左右，即是间气的位置。《素问·至真要大论》曰"帝曰：间气何谓？岐伯曰：司左右者，是谓间气也。帝曰：何以异之？岐伯曰：主岁者纪岁，间气者纪步也。"

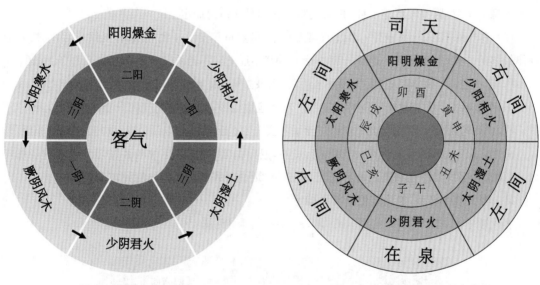

图17　客气六气顺序　　　　　图18　司天、在泉、左右间气位置

间气位置：由于司天、在泉南北方位不同，司天左间右间和在泉左间右间不同。确定方法：司天、在泉，均面向中心论左右。司天左间，在主气四之气上，右间，在主气二之气上；在泉的左间，在主气初之气上，右间，在主气五之气上（见图18）。

3.客气的气化规律　司天在泉与四步间气所主气化在时间上区别。《素问·至真要大论》云："司左右者，是谓间气也……主岁者纪岁，间气者纪步也。"这就是说司天在泉是主一年的气化，而四步间气，每步主60.875天的气化，6步合计365.25天，即一年。

（1）客气司天的一般规律：《素问·至真要大论》中明确指出："厥阴司天，其化以风；少阴司天,其化以热;太阴司天,其化以湿;少阳司天,其化以火;阳明司天,其化以燥;太阳司天,其化以寒。"这就是客气司天的气化规律。

(2)客气的胜复变化:什么是胜复?胜是主动的,作强胜解。复是被动的,作报复解。所谓"胜复之气"即上半年有超常的胜气,下半年随之而发生相反的复气,如上半年热气偏胜,则下半年寒气来复等。

《素问·天元纪大论》云:"物极谓之变。"用后世的话来说,即物极必反,寒极生热,热极生寒之意。前面谈过,上半年为司天之气主政,下半年为在泉之气主政,所以这里实际上是说:司天之气有胜,则在泉之气有复。《素问·至真要大论》说:"帝曰:胜复之动,时有常乎?气有必乎?岐伯曰:时有常位,而气无必也。帝曰:愿闻其道也。岐伯曰:初气终三气,天气主之,胜之常也,四气尽终气,地气主之,复之常也,有胜则复,无胜则否。帝曰:善。复已而胜何如?岐伯曰:胜至则复,无常数也,衰乃止耳。复已而胜,不复则害,此伤生也。"这一节经文说明了如下四个问题:一是说明胜复之气在时序是有一定的规律。初气到三气是上半年司天主政,发生了超常的气候叫胜气,四气到终气为下半年在泉之气主政,发生与上半年相反的气候叫复气。二是说明胜复之气每年有无,没有一定的规律。上半年有胜气,下半年才有复气,如无胜气,则无复气。三是说明有胜气,不一定有复气。如有胜无复,就产生灾害,以致人体真气衰竭,生机受伤。四是说复后有胜,并不等于循环不变,因胜气不止一种,它随气候变化的具体情况而定。

(3)客气的不迁正、不退位:客气的司天在泉,虽然每年转换一次,但亦有气候反常,不按一般规律推移的。这就是《素问·遗篇·刺法论》所谓"不迁正""不退位""升不前""降不下"的问题。

所谓"不退位",如今年应该是太阳寒水司天,如果去年的阳明燥金司天之气有余,复作布政,留而不去,因而影响了今年太阳司天不得"迁正"就位,相应地也影响了左右间气的升降,"升不前,降不下"了。所以"不退位"也可以说是岁气司天的"至而不去"。"不迁正"也可以说是岁气司天的"去而不至"。

总之,客气司天的气化规律,虽有以上三种,但归纳之,第一种是说明客气司天气化的一般规律,而第二种客气的胜复和第三种不迁正、不退位,则说明客气司天气化的异常变化。

即:客气规律循环,加临方位由司天确定。

客气顺序:一阴→二阴→三阴→一阳→二阳→三阳(见图19)。

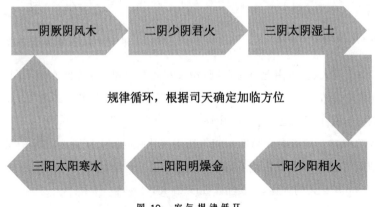

图19 客气规律循环

司天：加在三之气上。在泉：加在终之气上。

规律：司天与在泉相对，即一阴对一阳，二阴对二阳，三阴对三阳。

举例：1968年，戊申年，地支为申，寅申之岁，少阳相火司天，为一阳，加在三之气上，根据一二三一二三的顺序：二之气为三阴，太阴湿土；初之气为二阴，少阴君火；四之气为二阳，阳明燥金；五之气为三阳，太阳寒水；终之气为一阴，厥阴风木。

（五）客主加临

客主加临就是每年轮值的客气六步，分别加在年年不变的主气六步之上。其中加指迭加；临指会合。加临的方法，将司天之气加于主气的三之气上，在泉加于主气的终之气上，其余四个间气依次相加（见图20）。其意义主要是用以推测该年四时气候变化的正常与否。

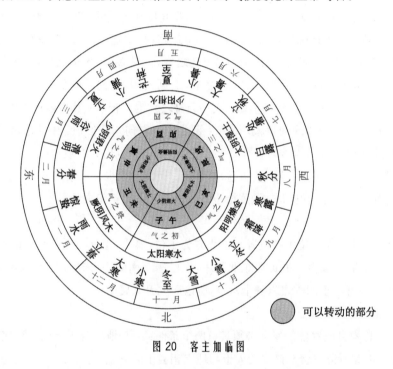

图 20 客主加临图

客主加临结果：客主加临对气候正常与否的影响，是根据客主之间相得不相得，顺和逆的关系来表明的。

1. **主客之气是否相得** 《素问·五运行大论》说："气相得则和，不相得则病。"凡客主之气，五行相生，或客主同气，便是相得。相得，则气候和平，人不病。如果是五行相克，便是不相得。不相得，就是气候反常而人体致病。

2. **主客之气的顺逆** 由于相克之中，有主胜客和客胜主的不同，因而又有逆和从的不同情况。《素问·至真要大论》说："主胜逆，客胜从。"主气居而不动，为岁气之常，客气动而不居，为岁气之暂，主气制胜客气，则客气即无从司令。因而宁使客气制胜主气，而毋使主气制胜客气，也正因为客气的时间短暂，它虽制胜主气，但很快就会过去，所以说："主胜逆，客胜从。"

3. **君火与相火的加临** 少阴君火与少阳相火加临时，虽是同属火气，但并不一定因其客主同气而皆属相得，还要以君臣位置的上下来定其顺逆。君火为主，相火为从。因此，当君火为客气加临于相火(主气)时,为顺;而当相火为客气加临于君火(主气)时,便为逆。《素问·六微旨大论》说:"君位臣则顺,臣位君则逆。逆则其病近,其害速;顺则其病远,其害微。所谓二火也。"如:子午年的三之气,因其君居臣上,故为顺;卯酉年的二之气,因其臣凌驾于君位之上,故为逆。

举例:1968 年 5 月 15 日生人,出生时段客主加临,出生时段为 5 月 15 日,为二之气,主气为少阴君火,客气为太阴湿土。

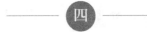

【原文】

7120 帝曰:盛衰何如?岐伯曰:非其位①则邪,当其位则正,邪则变甚,正则微。帝曰:何谓当位?岐伯曰:木运临卯,火运临午,土运临四季②,金运临酉,水运临子,所谓岁会③,气之平也。帝曰:非位何如?岐伯曰:岁不与会也。帝曰:土运之岁,上见太阴;火运之岁,上见少阳、少阴;金运之岁,上见阳明;木运之岁,上见厥阴;水运之岁,上见太阳,奈何?岐伯曰:天之与会④也。故《天元册》曰天符。天符岁会何如?岐伯曰:太一天符之会也。帝曰:其贵贱何如?岐伯曰:天符为执法,岁位为行令,太一天符⑤为贵人。帝曰:邪之中也奈何?岐伯曰:中执法者,其病速而危;中行令者,其病徐而持;中贵人者,其病暴而死。帝曰:位之易也何如?岐伯曰:君位臣则顺,臣位君则逆⑥。逆则其病近,其害速;顺则其病远,其害微。所谓二火也。(《素问·六微旨大论》)

7121 太过而加同天符,不及而加同岁会也。(《素问·六元正纪大论》)

【校注】

① 位:指十二地支在方位中的位置。正北方为子位,属水;正南方为午位,属火;正东方为卯位,属木;正西方为酉位,属金。丑寅居东北隅中,辰巳居东南隅中,未申居西南隅中,戌亥居西北隅中。土位居中央,寄旺于四季之末各十八日,所以辰戌丑未属土。

② 四季:指辰戌丑未四个方位。

③ 岁会:又称岁直或岁位。岁会必须具备两个条件:一是地支与天干的五行属性相同;二是当五方之正位。因此所谓岁会是该岁的天干与地支相会于五方正位。

④ 天之与会:即司天与中运相符合。

⑤ 太一天符:就是"天元纪大论"里所说的"三合",共有四年,即戊午、己丑、己未、乙酉。

⑥ 君位臣则顺,臣位君则逆:这里所说的位是指客主加临,即客气加在主气之上的位置,就是把一年之中各个季节正常应有的气候变化和该年中各个季节所出现的反常变化放在一起,加以比较分析,再从中总结它们之间的各种变化规律。

【理论应用】

五运和六气的配合,叫运气相合。又称运气相临,它是以干支为基础的,所谓"天干取运,地支取气"。运气相临的意义,主要是将五运与六气结合起来,测算各年的大致气候变化情况及可能出现的异常气候。

(一)运和气的盛衰

运和气的盛衰,是以运和气的五行生克关系推算的。凡运生气或运克气者,都叫运盛气衰。

例如丙寅年的年干为丙,丙辛化水,故丙寅年的大运为水运;丙寅年的年支为寅,寅申少阳相火,故寅年的岁气为火,用在这里是运克气(水克火),因此,丙寅年的运气相临是运盛气衰。与此相反,若气生运或者气克运的,便叫气盛运衰,例如乙丑年的年干是乙,乙庚化金,故乙丑年的大运为金运;乙丑年的年支是丑,丑未太阴湿土,故乙丑年的岁气为土,用在这里是气生运(土生金),因此,乙丑年的运气相临是气盛运衰。凡是运盛气衰的年分,在分析当年的气化时,便以运为主,以气为次;反之,当气盛运衰的年份,在分析该年的气化时,便以气为主,以运为次。

推算出运和气的盛衰情况,可进一步分析气候的变化:气生运,称为"顺化";气克运称"天刑";运生气称"小逆";运克气称为"不和"。凡是顺化之年,其气候变化,较为平和;小逆与不和之年则变化较大;天刑之年变化特甚。

(二)运和气的同化

运和气的同化,就是五运六气的同类化合。即岁运与岁气在某种情况下出现了五行属性相同的情况,形成特殊的年份,可能出现比较典型的气候变化。岁运有太过不及,岁气中的客气有司天、在泉的不同,因此有同天化与同地化的不同。根据运与气结合的不同情况,有天符、岁会、太乙天符、同天符、同岁会等五种不同的情况。一般而言,每逢"天符"与"同天符"之年,气候变化较大,逢"岁会"与"同岁会"之年,气候变化较小,若逢"太乙天符"之年,则气候变化最烈。

(1)天符:每年的值年大运与同年的司天之气在五行属性上相同。在六十甲子中,逢天符的有乙卯、乙酉、丙辰、丙戌、丁巳、丁亥、戊子、戊午、己未、己丑、戊寅、戊申十二年。

(2)岁会:每年值年的大运与同年年支的五行属性相同。在六十甲子中,逢岁会年的有甲辰、甲戌、己丑、己未、乙酉、丁卯、戊午、丙子八年,其中己丑、己未、乙酉、戊午四年既属岁会,又属天符,因此纯粹是岁会的年份,共有四年。

(3)同天符:年干与年支在阴阳属性上都属于阳,同时值年大运又与同年的在泉之气的五行属性相同。在六十甲子中,逢同天符的有甲辰、甲戌、庚子、庚午、壬寅、壬申六年。其中甲辰、甲戌两年,既属同天符,又属岁会,因此单属同天符之年,实际上只有四年。

(4)同岁会:年干与年支在阴阳属性上都属于阴,同时值年大运又与同年在泉之气的五行属性相同。在六十甲子中,逢同岁会的有辛未、辛丑、癸卯、癸酉、癸巳、癸亥六年。

(5)太乙天符:既逢天符,又为岁会,也就是该年的大运与司天之气、年支的五行属性均相同。在六十甲子中,逢太乙天符的有己丑、己未、乙酉、戊午四年。

3.平气 五运之气平和,无太大的变化,既非太过,又非不及,就叫作平气。平气之年的推算方法,总的来说是在五行生克的基础上推算的。其具体方法则大致有二。

(1)根据运气之间的关系来推算:按照岁运的太过不及与同年司天之气及干支的五行属性之间的相互关系来确定。

① 运太过而被司天所抑:即岁运太过之年,同时该年的司天之气在五行上与它相克,该年太过之岁运被克制后便构成平气。如戊辰年,戊为火运太过,辰是太阳寒水司天,太过的戊火被司天寒水之气所抑制,故得平气。在六十甲子中,逢运太过被抑的有戊辰、戊戌、庚子、庚午、庚寅、庚申六年。② 岁运不及而得司天之助:即岁运不及之年,同时该年的司天之气在五行上与它相生。如辛亥年,辛为水运不及,亥属北方之水,不及之水得到年支之水的佐助,故得平气。在六十甲子中,

逢运不及而得佐助的平气之年有乙酉、丁卯、己丑、己未、辛亥、癸巳等六年。

(2) 根据每年交运时(大寒日)年干与日干的关系推算：若交初运的大寒日其年干与日干相合，或年干与时干相合，也可产生平气。例如，若丙寅年初运交接的大寒节第一天的日干如果是辛亥，则丙辛同可化水，阴阳相交，刚柔并济，这就是年干与日干相合，故丙寅年也可称作平气之年。余可类推。

第二节

运气学说的临床应用

【原文】

7201 帝曰：善。五味阴阳之用何如？岐伯曰：辛甘发散为阳①，酸苦涌泄为阴②，咸味涌泄为阴③，淡味渗泄为阳④。(《素问·至真要大论》)

7202 夫五味入胃，各归所喜，故酸先入肝，苦先入心，甘先入脾，辛先入肺，咸先入肾，久而增气，物化之常也。气增而久，夭之由也。(《素问·至真要大论》)

7203 调气之方，必别阴阳，定其中外，各守其乡。(《素问·至真要大论》)

7204 诸气在泉，风淫于内，治以辛凉，佐以苦，以甘缓之，以辛散之⑤。热淫于内，治以咸寒，佐以甘苦，以酸收之，以苦发⑥。湿淫于内，治以苦热，佐以酸淡，以苦燥之，以淡泄之⑦。火淫于内，治以咸冷，佐以苦辛，以酸收之，以苦发之⑧。燥淫于内，治以苦温，佐以甘辛，以苦下之⑨。寒淫于内，治以甘热，佐以苦辛⑩，以咸泻之，以辛润之，以苦坚之。(《素问·至真要大论》)

7205 司天之气，风淫所胜，平以辛凉，佐以苦甘，以甘缓之，以酸泻之。热淫所胜，平以咸寒，佐以苦甘，以酸收之。湿淫所胜，平以苦热，佐以酸辛，以苦燥之，以淡泄之。湿上甚而热，治以苦温，佐以甘辛，以汗为故止。火淫所胜，平以酸冷，佐以苦甘，以酸收之，以苦发之，以酸复之。热淫同。燥淫所胜，平以苦湿，佐以酸辛，以苦下之。寒淫所胜，平以辛热，佐以甘苦，以咸泻之。(《素问·至真要大论》)

7206 帝曰：先岁物⑪何也？岐伯曰：天地之专精⑫也。帝曰：司岁者何如？岐伯曰：司气者主岁同，然有余不足也⑬。帝曰：非司岁物何谓也？岐伯曰：散也⑭，故质同而异等⑮也，气味有薄厚，性用有躁静，治保有多少，力化有浅深⑯，此之谓也。(《素问·至真要大论》)

【校注】

① 辛甘发散为阳：辛味与甘味，相合具有发汗散寒解表作用，去除在表之邪气，阴阳属性上为阳。如桂枝与甘草，生姜配大枣。

② 酸苦涌泄为阴：酸味与苦味相合具有涌吐或泻下的作用，可以去除在内之邪气，阴阳属性上为阴。如大黄味苦能泻，瓜蒂与赤小豆相配能催吐。

③ 咸味涌泄为阴：咸味的药物或食物具有泻下和催吐的作用。如芒硝可以使人泻下，浓盐汤可以催吐，去除内在邪气，阴阳属性上为阴。

④ 淡味渗泄为阳：淡味药物或食物具有利尿作用，利尿后有助于促进气化功能，气属阳。如茯苓，白扁豆，薏苡仁。

⑤ 风淫于内，治以辛凉，佐以苦，以甘缓之，以辛散之：风邪袭人，邪在表，风为阳邪，易致表里生热，风五行属木，易克脾土。固以辛凉解表以清表热，佐苦以清里热，以甘缓中补虚，缓风性之急，补脾土之虚。以辛散之可加强清散表邪的作用。用五行概念来说，风五行属木，辛凉五行属金。"风淫于内，治以辛凉"，即以金制木，亦即"所胜平之"，"所胜治之"之意。"苦"五行属火，"甘"五行属土。"佐以苦"，即以火制金，使辛味药物不致辛散过甚。佐以"甘"即以甘补土，使土不致由于木气偏胜而受损。

⑥ 热淫于内，治以咸寒，佐以甘苦，以酸收之，以苦发之：热（火）邪伤人，以咸寒降火清热，"佐以甘苦"，以苦味加强清热作用，甘为以缓和药性补益中气，以防损伤中气。热（火）病易致发热汗出而耗气伤阴，配合使用酸味药物收敛其阳，并且酸甘化阴，以补热（火）之邪所伤之阴。"以苦发之"，发是发泄之意，在这里作泻热解。用五行概念来说，即："热"在五行属火，"咸"在五行属水，"热淫于内，治以咸寒"，亦即以水制火，治以所胜之意。"甘"在五行属土，"苦"为火之味。"酸"在五行属木。佐以"甘"，即以土制水，使咸寒药物的作用不致过甚。佐以"苦"，是使热邪能从里发泄。佐以"酸"，是使木火不致因热盛而过于上亢。

⑦ 湿淫于内，治以苦热，佐以酸淡，以苦燥之，以淡泄之：湿邪致病，以苦味，性热的药物燥湿化湿。湿邪易伤脾土，容易出现肝木乘脾，故以酸味以收肝气，淡味渗湿利湿，除了由内燥化湿邪外，也促进湿邪从小便而出。用五行概念来说，即：湿五行属性属土，苦为火之味，热与火同类，酸五行属木，木与火同气。"湿淫于内，治以苦热，佐以酸淡"，亦即以木制土，治以所胜之意。《类经·二十七卷·二十五》云："湿为土气，燥能除之，故治以苦热，酸从木化，制土者也，故佐以酸淡，以苦燥之者，苦从火化也，以淡泄之者，淡能利窍也。《素问·藏气法时论》曰脾苦湿，急食苦以燥之，即此之谓"，即属此义。

⑧ 火淫于内，治以咸冷，佐以苦辛，以酸收之，以苦发之：火与热属于同一类，只是程度上的不同，因此火病的临床特点，其本与热病相似。"治以咸冷"之义与前述之"治以咸寒"相同。"以酸收之""以苦发之"之义亦与前同。不过"热淫于内"条下是"治以咸寒，佐以甘苦"，"火淫于内"条下是"治以咸冷，佐以苦辛"，佐之以苦，二者相同，一甘一辛则有所不同。"火淫于内"之所以佐以"辛"，因为辛味药物具发散的作用。因为火为热之极，"火淫于内"时，体内火热炽盛，此时给体内热邪以出路可使热邪迅速被削弱，特别是存在肌表开合不利，汗出减少或无汗的情况下，更要在咸冷清热、苦寒泄热的同时使用辛味药物求表里双解。

⑨ 燥淫于内，治以苦温，佐以甘辛，以苦下之："治以苦温"中的"苦温"，此处应作为苦寒药和温热药两类药物、两种治法来理解。燥病的发生，可以由于凉，亦即由于阳气不足、阳不化阴继发阴虚而出现燥象。这样的燥病在治疗上应该用温热药。还可以由于热，亦即由于火热太盛，热盛伤阴，继发阴虚而出现燥象。这样的燥病治疗上则应该用清热药或甘润药。"佐以甘辛"与"治以苦温"之义基本相同。"甘"者，即甘寒或甘润药物。"辛"者，即辛温或辛热药物。这就是说，"燥淫

于内",如系因寒凉生燥者,要用辛温药或辛热药;如系因热生燥者,不但要用苦寒药而且还必须合用甘寒或甘润药。"以苦下之",在此是解释为什么在用苦寒清热药。

⑩ 寒淫于内,治以甘热,佐以苦辛:"治以甘热",指以味甘性热的药物驱寒。寒易伤阳,阳气受损还可出现水液输布不利,至水湿内停,如《素问·至真要大论》病机十九条:"诸病水液,澄澈清冷,皆属于寒"。故"佐以苦辛"以辛来散寒,以苦来燥湿。苦味燥湿又可坚固肾阳,即"以苦坚之"。"以咸泻之",因"咸入肾",如病机十九条"诸寒收引,皆属于肾",此处是指在用甘热药物的同时配合咸味药物,可以增强温肾阳的作用。

⑪ 先岁物:预先准备高效优质药物,以备不时之需。岁物,即由于当年运气作用而产生相应的优质高效药物。

⑫ 天地之专精:因为岁物,亦即当年应时而产生的药物是应时而生,所以能得"天地之专精",亦即药物性能与当年岁气特点完全一致,因此它的性能较非应时而生的药物性能好,作用大。

⑬ 司气者主岁同,然有余不足也:《素问集注·卷之八·至真要大论》注:"司气,谓五运之气,五运虽与主岁相同,然又有太过不及之分。太过之岁,则物力厚,不及之岁,则物力浅薄矣。"

⑭ 非司岁物……散也:即不是当年应时而生的药物。得不到"天地之专精",质量相对不好。

⑮ 质同而异等:指"司岁物"与"非司岁物",虽然在性味上相同,但在质量等级上却有显著差别。

⑯ 气味有厚薄,性用有躁静,治保有多少,力化有浅深:"气味",指药物的四气五味,"厚薄",指药物气味的轻重浓淡;"性用",指药物的性能和作用,"躁静",指药物作用发生的快慢;"治保",指药物对人体的补养作用,"多少",指这种补养作用的强弱;"力化",指药物作用的范围,"浅深",指作用范围的大小。全句意即由于药物有司岁物和非司岁物之分,因此也就自然产生了"质同异等"的差别,而这些差别具体表现在药物的气味、性用等各个方面。

【临床应用】

(一) 运气学说在药物性味理论中的应用

五运六气是天地气化的大规律,中药生长于天地之间,禀受天地之精气,中药的四气(寒、热、温、凉)和五味(酸、苦、甘、辛、咸)自然会受到天地运气变化的影响。由于不同时段的气候条件不同,不同地域的气候条件亦不同,所以才会有道地药材,中药材需应时而生,亦需应时而采。在不同的年份需要注重相应的品质优良的药材收集,如张志聪认为"备物"可根据司岁之气,分备寒、热、风、燥、甘温之药。其论曰:"如少阴少阳二火司岁,则当收附子、姜、桂之热物;如阳明燥金司岁,则当收桑皮、苍术之燥物;如厥阴风气主岁,则当收防风、羌活之风物;如太阳寒水司岁,则当收芩、连、大黄之寒物;如太阴土气司岁,则当收山药、黄精之甘平、甘温之品。"所以,《内经》五运六气理论是中药药性理论形成、临床复方运用的思想渊源。中医即是运用天地赋予中药四气五味的偏性(即药性)调节人体寒热、阴阳、虚实、上下、表里的不平衡,调整人天关系的不相应,以达到恢复动态平衡目的的。

六气本乎一气,因运动变化,一分为六,化分阴阳。天地之运气,影响药物之气味,通于人体六经脏腑,突出了天、人、药之间的关系。所以《内经》中中药四气五味药性理论是五运六气学说、天人合一思想的一部分,运气学说是中药药性理论形成、临床复方运用的思想渊源。现代药理学着重于药物组分的作用,但还无法针对中药四气五味理论进行实质性研究,即无法从天、人、药的关系上研究中药的药物价值。

(二)运气学说在辨证中的应用

基于运气气化理论的辨证论治以岁运、司天在泉、不同时段客主气加临情况为重要参考因素。岁运太过,则太过之气克伐其所胜之气,岁运不及,则不及之气为其所不胜之气乘克,如六甲年土运太过则脾土气盛克伐肾水,六己年土运不及则脾土气弱为肝木乘克。司天之气通主一年尤对于上半年气化影响较大,在泉之气通主下半年之气化,司天在泉对于人身气化体质偏性形成影响较大,如丑未年太阴湿土司天,太阳寒水在泉,此年寒湿相合,民多太阴、太阳寒湿病。不同时段客、主气加临情况亦对人身气化有所影响,如丑未年五之气,阳明燥金加临于阳明燥金,凉燥大行,民多肺、肝病。需要注意的是,运气相合,病家或表现为岁运太过不及的特征,或表现为司天、在泉之气的气化特征,或表现为出生(发病)时段客主气加临的气化特征,临床需加以辨别。

对于五运、六气的气候-物候-病候特征规律较为完备的记载于《黄帝内经素问》的七篇大论中。

1. **木运之年** 丁巳厥阴司天,中运少角,少阳在泉,金兼木化,左尺不应,天符初气大寒交主厥阴,客阳明,二气春分交主少阴,客太阳,三气小满交主少阳,客厥阴,四气大暑交主太阴,客少阴,五气秋分交主阳明,客太阴,终气小雪交主太阳,客少阳。初运大寒交主少角,客少角,二运春分后十三日交主太徵,客太徵,三运芒种后十日交主少宫,客少宫,四运处暑后七日交主太商,客太商,终运立冬后四日交主少羽,客少羽。

案1反胃:邱姓,三十四。嘈杂反胃二三年,医药无效,脉象数牢。此土有湿热,而阳木之气不和也。川楝子二钱,朴硝一钱,泽泻钱半,泽兰叶二钱,旱莲草一钱,苡仁钱半,粉丹皮二钱,青皮一钱。服前方,大便中出结块,如弹子大者前后数十枚,病势稍减。

白术一两(土炒、酒炒)各半,香附八钱,茯神一两(土炒),柿蒂五钱,石菖蒲八钱(酒炒),冬葵子一两,木通一两,砂仁一两(醋炒),白花百合二两(生捣),女贞子一两(酒炒),杜仲一两(醋炒)。上共为细末,每服三钱半,白滚汤调下。(《医学穷源集·卷三》)

按:此案首诊于惊蛰前一日。丁巳年,中运木运不及,司天之气为厥阴风木,在泉之气为少阳相火,中运与司天之气同,为天符之年。蛰前一日主气为厥阴风木,客气为阳明燥金,主运客运均为少角。患者本就土湿热郁,丁巳年恰逢天符木运,又值月建寅木来乘,故此时发作。方中用苦寒之川楝子,疏利木气以降火。胃之通降统领六腑,胃气不降则肝胆之火难消,朴硝禀寒水之气,直入胃腑,导泻有形之积,荡涤无形之火。以泽兰、泽泻清降湿热,苡仁调胃除湿,青皮理气和络以破结。旱莲草、丹皮滋水以息火气。二诊于芒种前一日。节近芒种,天运仍属太徵,十日后方交少宫,而司天行令已久,天符木气克土而泄水。方内调木火之气,以生中土。更有扶金壮水之意,恐金气休囚,不能生水,则壬水不能合于丁火也。

2. **火运之年** 癸丑太阴司天,中运少徵,太阳在泉,水兼火化,右尺不应。初气大寒交主厥阴,客厥阴,二气春分交主少阴,客少阴,三气小满交主少阳,客太阴,四气大暑交主太阴,客少阳,五气秋分交主阳明,客阳明,终气小雪交主太阳,客太阳。初运大寒交主太角,客少徵,二运春分后十三日交主少徵,客太宫,三运芒种后十日交主太宫,客少商,四运处暑后七日交主少商,客太羽,终运立冬后四日交主太羽,客少角。

案2眩晕:罗氏,二十五。每至经期,头运身热,两膝上下起紫晕如斑,服药不效。脉细软而数。此湿热也。青盐一钱,防风二钱,紫花地丁二钱,荆芥一钱,银花一钱,红花一钱,地骨皮钱半,苏梗一钱,淡竹叶二十片,石斛一钱,青蒿一钱。(《医学穷源集·卷四》)

按:此案诊于夏至前八日。癸丑年,中运火运不及,司天之气为太阴湿土,在泉之气为太阳寒水,主气为少阳相火,客气为太阴湿土,主运为太宫,客运为少商,月建丁火。病本由于湿热,而病症表现为一派血虚生风之象。故王肯堂用荆、防,从太阴以去湿;用青盐、地骨、苏梗、银花,从少商以治风虚;用红花、紫花地丁,从丁火以清血热;用石斛、青蒿、竹叶,清肌肤之虚热也。脉象细徵,而不用补益之品,因前医补之不当,脉象未起,故改用调木胜湿清热之法。盖调木即以生火,胜湿即以培土,清热即以保金。

3. **土运之年** 己未太阴司天,中运少宫,太阳在泉。太乙天符。初气大寒交主厥阴,客厥阴,二气春分交主少阴,客少阴,三气小满交主少阳,客太阴,四气大暑交主太阴,客少阳,五气秋分交主阳明,客阳明,终气小雪交主太阳,客太阳,初运大寒交主少角,客少宫,二运春分后十三日交主太徵,客太商,三运芒种后十日交主少宫,客少羽,四运处暑后七日交主太商,客太角,终运立冬后四日交主少羽,客少徵。

案3咳嗽:于姓,十六。咳嗽吐血,劳热气急,多汗,脉洪实。心包络之火,下起于太阳,而上煽于阳明,当以治络为主,亦须旁及二经。浮小麦五钱,苏梗节五钱,黄芩三钱,麦冬钱半,地骨皮二钱,女贞子二钱,茯神二钱,香附钱半,远志肉二钱,净枣仁三钱,木香二钱,青皮一钱,红花炭一钱,甘草一钱。此方服后,气平汗止,血亦渐少,但虚热未清。心火证也。心为清虚之府,宜用清虚之味。净枣仁四钱,炒研,泽兰叶二钱,赤芍钱半,红花一钱,桑寄生钱半,陈佛手六分,青蒿二钱,赤豆二钱,紫苏叶二钱,牡丹皮二钱,当归三钱,防风二钱,绿豆粉四钱,侧柏叶钱半,竹叶心钱半,飞面二钱,服八剂。冬季复发。

按语:肾水不足以制心火,故当旺之时而反弱,反客为主之象。理当治少阴而兼舒太阴之滞。柿蒂霜三钱,黑芝麻三钱,血竭八分木香一钱,黑豆皮二钱,冬青子三钱,神曲二钱,白芍二钱,醋侧柏叶一钱,霜桑叶二钱,紫苏钱半,酒焙归尾二钱,紫花地丁一钱,醋炙龟板二钱。服六剂。(《医学穷源集·卷五》)

按:此案首诊于清明前三日。己未年,中运土运不及,司天之气为太阴湿土,在泉之气为太阳寒水,清明前三日主气、客气均为少阴君火,月建卯木,主运太徵,客运太商。客气属少阴君火,卯木本属厥阴,因君火主令,故移热于手厥阴,又少阴之火合于太阳之标热,而天运之太商又属阳明之燥土,燥、火、热三者合并,煽于包络之分,此火之所以盛也。太乙天符之岁,又逢火令,土气滞重已极,若不早为平治,恐气至司天之候壅极而溃,故王肯堂用苏梗、木香疏土气之壅滞。二诊于谷雨前二日方。运气如前,但月建改属辰土,厥阴卯木退令,故专以少阴为主。盖包络附于丁而非其正位也。用桑寄生、绿豆粉者,兼平太商也。用青蒿、竹叶,以少阳配少阴也。至用泽兰、佛手、防风,亦预防太乙天符之意。三诊于大雪后六日。此时主气、客气均为太阳寒水,主运少羽,客运少徵。太乙天符之岁,土气反弱为强,况兼少徵之运,燥土而侮水,故虽值太阳在泉主事,而水气终不能胜之。此时虽用滋水制火之味，但又恐土气壅滞而水气不能上行，故用木味以疏土，用金味，取子能泻其母之意，土得疏泄则水道可流通耳。

4. 金运之年 乙卯阳明司天，中运少商，少阴在泉，火兼金化，两寸不应，天符初气大寒交主厥阴，客太阴，二气春分交主少阴，客少阳，三气小满交主少阳，客阳明，四气大暑交主太阴，客太阳，五气秋分交主阳明，客厥阴，终气小雪交主太阳，客少阴。初运大寒交主太角，客少商，二运春分后十三日交主少徵，客太羽，三运芒种后十日交主太宫，客少角，四运处暑后七日交主少商，客太徵，终运立冬后四日交主太羽，客少宫。

案4血虚：徐氏，十九。四肢无力，头昏咽痛，饮食不纳。脉细数无力。此血虚脾倦之象。当归尾三钱，川芎一钱，黑山栀二钱，苍耳子一钱，肉苁蓉一钱，白芷一钱，北沙参钱半，牛子一钱，山萸肉一钱，防风四分，芙蓉叶六片，橘叶六片。(《医学穷源集·卷五》)

按：此案诊于霜降前一日。乙卯年，中运金运不及，司天之气为阳明燥金，在泉之气为少阴君火，中运与司天之气同，为天符之年。霜降前一日，主气为阳明燥金，客气为厥阴风木，主运为少商，客运为太徵。火势旺盛有乘弱金之势，又逢客气风木来煽之，故火不安于釜底而上越，此脾之所以失养，而阴血之所以不足。故王肯堂用芎、归以助血，而以黑栀、芙蓉叶清血分之燥火，白芷、苍耳子宣通庚金之气以制木，沙参、牛子、橘叶清浮火而保肺金，用苁蓉、萸肉收纳火气而敛之于釜底，少用防风祛风疏木以生土，而杀其刑金之势。

5. 水运之年 丙辰太阳司天，中运太羽，太阴在泉，太乙天符。初气大寒交主厥阴，客少阳，二气春分交主少阴，客阳明，三气小满交主少阳，客太阳，四气大暑交主太阴，客厥阴，五气秋分交主阳明，客少阴，终气小雪交主太阳，客太阴。初运大寒交主太角，客太羽，二运春分后十三日交主少徵，客少角，三运芒种后十日交主太宫，客太徵，四运处暑后七日交主少商，客少宫，终运立冬后四日交主太羽，客太商。

案5疟疾：孔翁，五三。三阴疟疾，从前岁九月起，游衍逾岁。脉左寸伏，右寸浮滑，右关迟滞。注：左寸不应岁气也。水相荡而成沫，烟将尽而结灰，物理触处可通。此症盖游症也。然痰火犹逼而未解，用疏理不用攻伐，用化解不用武断也。青蒿一钱，青木香一钱，青皮一钱，白蒺藜一钱，白茯苓一钱，白蔻仁一钱，天冬一钱，朴硝一钱，鳖甲一钱，黄芩一钱，车前子一钱，白苏子六分，白花百合二钱，鸡内金二钱，肉果一钱。服十剂。(《医学穷源集·卷六》)

按：此案诊于谷雨后三日。丙辰年中运水运太过，司天之气为太阳寒水，在泉之气为太阴湿土，谷雨后三日主气为少阴君火，客气为阳明燥金，主运为少徵，客运为少角。该患病起于卯年厥阴间气之候(乙卯年，中运金运不及，司天之气为阳明燥金，在泉之气为少阴君火，主气阳明燥金，客气厥阴风木)，延至丙辰年阳明客气之时。王肯堂用青蒿、青木香、青皮、鳖甲、黄芩以解厥阴风木之郁，用白蒺藜、白茯苓、白蔻仁、鸡内金以疏阳明金土之滞，此皆为治本。天冬、朴硝、车前以利湿而清热。苏子、百合以润燥而降痰，此皆为治标。然水旺土弱之年，土气终弱，故加肉果以益火补土，则土气旺而金气平，木气达而水气利，三阴之郁，一时通解矣。

6. 客主加临 是分析客气与主气之间的强弱程度，以测算气候的顺逆情况。气化的顺逆，是以客气为主的。即客气的力量胜过主气者为顺，如客生主、客克主、君位臣三者；相反，若主气的力量胜过客气者为逆，如主克客、主生客、臣位君三者都属逆象。

案6痉证：易思兰治瑞昌王孙毅斋，年五十二。素乐酒色。九月初，夜起小解，忽倒地，昏不知人，目闭气粗，手足厥冷，身体强硬，牙关紧闭，诸医有以为中风者，有以为中气中痰者，用乌药顺气散等药，俱不效，又有用附子理中汤者，愈加痰响。五日后，易诊之，六脉沉细紧滑，愈按愈有力，乃曰：此寒湿相搏，痉证也，属膀胱，当用羌活胜湿汤。其兄宏道问曰：病无掉眩，知非中风，然与中气中痰夹阴三者相似，先生独云痉病，但吾宗室之家过于厚暖者有之，何由得寒湿而成痉病耶？易曰：运气所为，体虚者得之，本年癸酉，岁火不及，寒水侮之，季夏土旺，土为火子，即能制水，七月八月，主气是湿，客气是水，寒水得令，不伏土制，是以寒湿相搏，太阳气郁而不行，其证主项背强直，卒难回顾，腰似折，项似拔，乃膀胱经痉病也，其脉沉细紧滑，沉为病在里，细为湿，紧为寒，中又有力而滑，此寒湿有余而相搏也。若虚证之脉，但紧细而不滑，若风脉当浮，今脉不浮而沉，且无掉眩等症。何为中风？若痰气之脉不紧，今脉紧而体强直。何言中气中痰？痉病诗云：强直反如弓，神昏似中风，痰流唇口动，瘈疭与痫同。乃先以稀涎散吐痰一二碗，昏愦即醒，随进胜湿汤，六剂痉愈，以八味丸调理一月，精气复常。（《古今医案按·卷一·类中》）

按语：本案患者突然倒地，昏不知人，目闭气粗，手足厥冷，身体强硬，牙关紧闭，极易误诊为中风，易思兰紧扣发病时节的运气学特点——寒湿相搏，且病发于夜间，恰逢两虚相得而为病，诊断为寒湿入侵之痉病。因前医用附子理中汤治疗后，痰鸣加重，故先用稀涎散催吐痰涎治其标，随后进祛寒湿方而起效。癸酉年阳明燥金司天，七八月为四之气，四之气主气为太阴湿土，客气为太阳寒水，客主加临，主气胜客气，《素问·至真要大论》云"主胜逆，客胜从"，气候变化较剧烈，故云"寒湿相搏"。

（三）运气学说在疫病防治中的应用

吴鞠通在《温病条辨·痘证总论》中说："治痘明家，古来不下数十，可称尽善，不比温病毫无把握，尚俟愚陋之鄙论也。但古人治法良多，而议病究未透彻来路，皆由不明六气为病，与温病之源。故论痘发之源者，只及其半，谓痘证为先天胎毒，由肝肾而脾胃而心肺，是矣。总未议及发于子午卯酉之年，而他年罕发者何故。盖子午者，君火司天；卯酉者，君火在泉；人身之司君火者，少阴也。少阴有两脏，心与肾也。先天之毒，藏于肾脏，肾者，坎也，有二阴以恋一阳，又以太阳寒水为腑，故不发也，必待君火之年，与人身君火之气相搏，激而后发也。故北口外寒水凝结之所，永不发痘。盖人生之胎毒如火药，岁气之君火如火线，非此引之不发。以是知痘证与温病之发同一类也。试观《六元正纪》所载温厉大行，民病温厉之处，皆君相两火加临之候，未有寒水湿土加临而病温者，亦可知愚之非臆说矣。"

余师愚在《疫疹一得·论疫疹因乎气运》中说："乾隆戊子年，吾邑疫疹流行，一人得病，传染一家，轻者十生八九，重者十存一二，合境之内，大率如斯。初起之时，先恶寒而后发热，头痛如劈，腰如被杖，腹如搅肠，呕泄兼作，大小同病，万人一辙。有作三阳治者，有作两感治者，有作霍乱治者。迨至两日，恶候蜂起，种种危症，难以枚举。如此而死者，不可胜计。此天时之疠气，人竟无可避者也。原夫至此之由，总不外乎气运。人身一小天地，天地有如是之疠气，人即有如是之疠疾，缘戊子岁少阴君火司天，大运主之，五、六月间，又少阴君火，加以少阳相火，小运主之，二之气与三之气合行其令，人身中只有一岁，焉能胜烈火之亢哉？医者不按运气，固执古方，百无一效。或有疑而商之者，彼即朗诵陈言，援以自证。要之执伤寒之法以治疫，焉有不死者乎？是人之死，不死于病而死于药,不死于药而竟死于执古方者之药也。予因运气,而悟疫症乃胃受外来之淫热,非石膏不足以取效耳!且医者意也,石膏者寒水也,以寒胜热,以水克火,每每投之百发百中。五月间余亦染疫,凡邀治者,不能亲身诊视,叩其症状,录受其方,互相传送,活人甚众。癸丑京师多疫,即汪副宪、冯鸿胪亦以予方传送,服他药不效者,俱皆霍然。故笔之于书,名曰清瘟败毒饮,随症加减,详列于后,并付治验"。

综上所述可见,每逢君、相二火加临之时需注意防范疫病,此时天地之火最易引发人身之火。虽然《素问·六元正纪大论》中疫病易发时段多为君、相二火加临于初之气、二之气、五之气、六之气,但亦不可认为疫病绝不会发生于君、相二火加临三、四之气时。可见运气学理论是指导实践的重要工具,但实际发生的事实才是理论诞生的源头,切不可固执于理论,生搬硬套,机械运用。

(四)小结

《素问·至真要大论》云:"时有常位,而气无必也。"张从正亦云:"病如不是当年气,看与何年运气同。只向某年求活法,方知都在至真中。"学习五运六气不能胶柱鼓瑟,最重要的是体会天地自然与人身之气,学会通过气候-物候-病候变化,感悟运气的常与变。五运六气远非是固化死板的对于不同时段气候-物候-病候的论述,其背后是《黄帝内经》气化理论的灵活应用,是根植于《黄帝内经》天人合一观的成果实践。

基于运气气化理论的辨治体系,仅是中医学多种辨治模式中的一种,临床并非所有患者都适用运气辨证,并非所有患者都使用司天方治疗,尤需杜绝"伤寒钤法"之弊端。

运用运气辨证,需高度关注岁运、司天及客主加临情况,患者气化特性或表现为岁运太过不及之特性,或表现为六气司天在泉之特性,或表现为出生时段或发病时段六气客主加临之特性,仔细辨识,不可混淆。需牢记有是病则用是方,临证最需关注病家当下表现出的六气气化特点而加以论治。

通过长期临床观察,司天方尤适用于具有典型气化特征的患者,若病家气化体质与首次/当下发病时段气化特点高度契合,且病家表现出明显的某气气化异常的病变表现,使用司天方,定可保其无虞,如壬寅年出生,甲寅年三之气时段发病,则少阳相火之气化明显,使用升明汤、柴胡汤、温胆汤等少阳类方,则可立效。

复习思考题

1. 如何运用五运六气思想理解生命与天地的统一性?
2. 分析当年的运气学特点及对物候、病候的影响。

本书引用注家及主要参考书目

［1］（晋）皇甫谧.《针灸甲乙经》.

［2］（唐）杨上善.《黄帝内经太素》.

［3］（北宋）林亿.《重广补注黄帝内经素问》.

［4］（明）马莳.《黄帝内经素问注证发微》.

［5］（明）马莳.《黄帝内经灵枢注证发微》.

［6］（明）吴崑.《素问吴注》.

［7］（明）张介宾.《类经》.

［8］（清）张志聪.《黄帝内经素问集注》.

［9］（清）张志聪.《黄帝内经灵枢集注》.

［10］（清）高世栻.《黄帝素问直解》.

［11］（清）姚绍虞.《素问经注节解》.

［12］（清）张琦.《素问释义》.

［13］（日）丹波元简.《素问识》.

［14］（日）丹波元简.《灵枢识》.

［15］（日）丹波元坚.《素问绍识》.

［16］程士德. 内经［M］//高等中医药院校教学参考丛书. 北京：人民卫生出版社,1987.

［17］王洪图. 黄帝内经研究大成［M］. 北京：北京出版社,1997.

［18］王洪图. 内经［M］//中医药学高级丛书. 北京：人民卫生出版社,2000.

［19］翟双庆,黎敬波. 内经选读［M］//全国中医药行业高等教育"十三五"规划教材. 北京：中国中医药出版社,2016.

［20］南京中医学院. 黄帝内经［M］//中医教·学经典备课笔记. 上海：上海科学技术出版社,2018.

［21］王自强. 内难经三十论［M］. 北京：中国中医药出版社,1994.

［22］（明）虞抟.《医学正传》.

［23］（明）王肯堂.《证治准绳》.

［24］（明）王肯堂.《医学穷源集》.

［25］（明）江瓘.《名医类案》.

［26］（清）魏之琇.《续名医类案》.

［27］（清）陈士铎.《辨证录》.

［28］（清）林佩琴.《类证治裁》.

［29］（清）张乃修.《张聿青医案》.

［30］（清）徐大椿.《洄溪医案》.

［31］（清）喻嘉言.《寓意草》.

［32］（清）余听鸿.《诊余集》.

［33］（清）俞震.《古今医案按》.

［34］（清）王旭高.《王旭高临证医案》.

［35］（清）王九峰.《王九峰医案》.

［36］（清）吴楚.《吴氏医验录全集》.

［37］（清）程文囿.《程杏轩医案》.

［38］（清）谢映庐.《谢映庐得心集医案》.

[39] （清）许恩普.《许氏医案》.

[40] 刘景超，李具双. 许叔微医学全书[M]. 北京：中国中医药出版社，2015.

[41] 田思胜. 朱肱庞安时医学全书[M]. 北京：中国中医药出版社，2015.

[42] 宋乃光. 刘完素医学全书[M]. 北京：中国中医药出版社，2006.

[43] 张年顺，吴少祯，张海凌. 李东垣医学全书[M]. 北京：中国中医药出版社，2006.

[44] 许敬生. 罗天益医学全书[M]. 北京：中国中医药出版社，2015.

[45] 田思胜，高巧林，刘建青. 朱丹溪医学全书[M]. 北京：中国中医药出版社，2006.

[46] 包来发. 李中梓医学全书[M]. 北京：中国中医药出版社，1999.

[47] 盛维忠. 薛立斋医学全书[M]. 北京：中国中医药出版社，1999.

[48] 高尔鑫. 汪石山医学全书[M]. 北京：中国中医药出版社，2015.

[49] 徐灵胎. 徐灵胎医学全集[M]. 太原：山西科学技术出版社，2001.

[50] 黄英志. 叶天士医学全书[M]. 北京：中国中医药出版社，1998.

[51] 张民庆，王兴华，刘华东. 张璐医学全书[M]. 北京：中国中医药出版社，1999.

[52] 盛增秀. 王孟英医学全书[M]. 北京：中国中医药出版社，1999.

[53] 李刘坤. 吴菊通医学全书[M]. 北京：中国中医药出版社，2015.

[54] 任春荣. 缪希雍医学全书[M]. 北京：中国中医药出版社，1999.

[55] 王鹏. 费伯雄医著大成[M]. 北京：中国中医药出版社，2019.

[56] 曹瑛. 曹颖甫医著大成[M]. 北京：中国中医药出版社，2019.

[57] 张锡纯. 医学衷中参西录[M]. 石家庄：河北科学技术出版社，2002.

[58] 许履和，徐福松. 增评柳远四家医案[M]. 南京：江苏科学技术出版社，1983.

[59] 张耀卿. 柳宝诒医案[M]. 北京：人民卫生出版社.

[60] 朱雄华，蔡忠新. 孟河四家医集[M]. 南京：东南大学出版社，2006.

[61] 武进县医学会. 丁甘仁医案[M]. 南京：江苏科学技术出版社，1985.

[62] 陈莲舫. 陈莲舫医案集[M]. 福州：福建科学技术出版社，2008.

[63] 赖良蒲. 蒲园医案[M]. 南昌：江西人民出版社，1979.

[64] 中医研究院. 蒲辅周医案[M]. 高辉远，等整理. 北京：人民卫生出版社，1972.

[65] 祝谌予，翟继生. 施今墨临床经验集[M]. 北京：人民卫生出版社，1982.

[66] 孟景春. 孟景春医集[M]. 长沙：湖南科学技术出版社，2012.

[67] 孟景春. 孟景春临床经验集[M]. 长沙：湖南科学技术出版社，2012.

[68] 翟双庆，王长宇. 王洪图内经临证发挥[M]. 北京：人民卫生出版社，2006.

[69] 浙江省中医研究院，浙江嘉善县卫生局. 陈良夫专辑[M]. 北京：人民卫生出版社，2006.

[70] 王庆其. 黄帝内经临证发微[M]. 北京：人民卫生出版社，2019.

[71] 熊继柏. 从经典到临床——熊继柏《内经》与临证治验十三讲[M]. 北京：人民卫生出版社，2012.

[72] 李家庚，蒋跃文. 祝味菊经典医案赏析[M]. 北京：中国医药科技出版社，2019.